中医名家学术精华

张喜奎 中医肾病临证精粹

主审　张喜奎

编著　朱为坤　李灵辉　高丽丽　梅之凌

参编　陈丽贞　尤雅萍　陈辉　陈燕钦
　　　陈永浩　吴祺　曾和嘉　张思潮　郑婉蓉

海峡出版发行集团 | 福建科学技术出版社
THE STRAITS PUBLISHING & DISTRIBUTING GROUP | FUJIAN SCIENCE & TECHNOLOGY PUBLISHING HOUSE

U0253859

图书在版编目 (CIP) 数据

张喜奎中医肾病临证精粹 / 朱为坤等编著 . —福州：
福建科学技术出版社，2023.7
（中医名家学术精华）
ISBN 978-7-5335-6890-0

Ⅰ . ①张… Ⅱ . ①朱… Ⅲ . ①肾病（中医）– 中医临床 –
经验 – 中国 – 现代 Ⅳ . ① R256.5

中国版本图书馆 CIP 数据核字（2022）第 257884 号

书　　名	**张喜奎中医肾病临证精粹**
	中医名家学术精华
编　　著	朱为坤　李灵辉　高丽丽　梅之凌
出版发行	福建科学技术出版社
社　　址	福州市东水路76号（邮编350001）
网　　址	www.fjstp.com
经　　销	福建新华发行（集团）有限责任公司
印　　刷	福建东南彩色印刷有限公司
开　　本	787毫米×1092毫米　1 / 16
印　　张	28.5
字　　数	492千字
版　　次	2023年7月第1版
印　　次	2023年7月第1次印刷
书　　号	ISBN 978-7-5335-6890-0
定　　价	138.00元

书中如有印装质量问题，可直接向本社调换

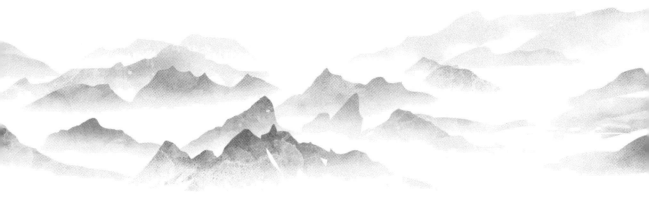

前言

  中国医药学是一个伟大的宝库，而名老中医的学术思想和经验是这个宝库的重要组成部分和宝贵财富，因此继承、整理名老中医的学术经验是发展中医药的重中之重。张喜奎是全国首届中医药高等学校教学名师，全国第六批、第七批老中医药专家学术经验继承工作指导老师，全国及福建省优秀中医临床人才指导老师，福建省保健委员会第六届保健专家组成员，福建省级高层次人才（A类），第三届福建省名中医，福建省第五届高等学校教学名师。张师业医40载，学验俱丰，见解独到，致力于仲景学说临床辨治疑难病研究，将《伤寒论》的辨治精髓融汇其中，编著了《肾脏病六经辨治》一书，首创运用六经辨治肾脏疾病，临床疗效显著。为进一步验证疗效的可靠性，张师主持了多项慢性肾衰竭的国家级和省级动物实验研究，如经方桃核承气汤对慢性肾衰竭大鼠微炎症状态影响的研究、基于TGF-β/Smad与Wnt/β-catenin通路研究经方桃核承气汤干预慢性肾衰竭大鼠肾纤维化、益肾降浊方治疗慢性肾衰竭的剂型优化与疗效研究等，临床疗效确切。

  随着数据的爆炸性增长，继承老中医临床经验和学术思想的传统方式已不能满足人们的学习需求。数据挖掘技术在生物医学领域具有一定的地位。其优点是：通过频繁模式、关联规则及聚类分析等统计方法，进而归纳提炼用药规律及治疗法则；可以直观地了解中医的经验，进行重复操作；信息化是实现中医现代化的必由之路，可以使用相关的统计算法，实现从海量数据中挖掘出隐含于其中的处方用药及辨证施治方面的关联及规律。因此，可以看出，将数据挖掘技术应用于名医经验的传承，有助于促进中医药的发展和创新，推动中医药现代化进程。本书通过收集临床医案，借助多元化统计方法，归纳、整理、探讨张师治疗肾病的临床经验。

目录

目录

第三章 张喜奎中医肾病讲座精义

第一章

张喜奎中医肾病治验精要

ZHANG XI KUI ZHONG YI SHEN BING ZHI YAN JING YAO

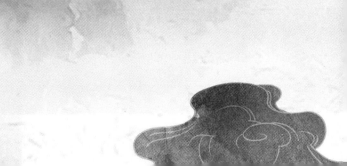

第一节

├张喜奎教授治疗慢性肾炎的临床经验研究┤

—引 言—

慢性肾小球肾炎（CGN）简称慢性肾炎，系指蛋白尿、血尿、高血压、水肿为基本临床表现，起病方式各有不同，病情迁延，病变缓慢进展，可有不同程度的肾功能减退，最终将发展为慢性肾衰竭的一组原发肾小球疾病[1]。据国内相关资料研究指出，在引起终末期肾衰竭的各种病因中，慢性肾炎居于首位，占64.1%[2]。当前对于慢性肾炎的治疗除常规治疗外现代医学尚缺乏满意疗法，一旦进入终末期肾衰竭则须行肾脏替代治疗（血液透析、腹膜透析、肾脏移植），但肾脏替代治疗仍是一种高死亡率、高花费的治疗方式。因此加强慢性肾炎的临床研究，寻求一种更科学、更有效的治疗方法，成为我们亟待解决的问题。

虽然中医学中无"慢性肾炎"的病名，但从其临床的证候特点及病程经过来看，该病属于"水肿""尿血""腰痛""虚劳"等范畴。由于该病是一种免疫介导性的肾脏炎症疾病，目前西医对此尚未有满意的治疗方案，而中医的治疗则显示了很多的优势，发掘潜力很大[3]。中医临床方药丰富，治法多样，其特色和优势是在中医理论指导下的辨病、辨证论治及个体化治疗。故总结医家临床用药经验，有助于丰富临床诊疗思路，在治疗中扬长避短，更好地发挥中医优势。

本文通过文献整理及运用统计软件对处方、用药进行统计分析，总结张师治疗慢性肾炎的临床用药特色及学术观点，为慢性肾炎的辨治及今后进一步的相关研究提供参考。

— 临床研究 —

1 临床资料

1.1 病例来源

选取2012年1月至2012年12月就诊于福建中医药大学附属第二人民医院由张师亲自接诊并处方用药的门诊患者。

2 病例选择

2.1 西医诊断标准

参照王海燕主编《肾脏病学》第3版（人民卫生出版社，2008年），《中华内科杂志》编委会肾脏病专业组于1992年6月安徽太平会议拟定的标准。

(1)起病缓慢，病情迁延，病程在3个月以上，临床表现可轻可重，或时轻时重。随着病情发展，可有肾功能减退、贫血、电解质紊乱等情况出现。

(2)可有水肿、高血压、蛋白尿、血尿及管型尿等表现中的一种(如血尿或蛋白尿)或数种。临床表现多种多样，有时可伴有肾病综合征或重度高血压等疾病的症状。

(3)病程中可有肾炎急性发作，常因感染(如呼吸道感染)诱发，发作时有可能出现类似急性肾炎的表现。有些病例可自动缓解，有些病例病情加重。

2.2 病例纳入标准

(1)符合西医诊断标准的慢性肾炎患者。

(2)有开具中药处方的患者。

2.3 病例排除标准

(1)妊娠或哺乳期妇女。

(2)恶性肿瘤及具有外科情况的患者。

(3)合并严重的心血管、肝、造血系统等原发性疾病的患者，精神病患者。

(4)检查证实由慢性乙型肝炎、系统性红斑狼疮等继发性因素所致者。

(5)不符合纳入标准的患者。

(6)中药煎、煮方法不明确者。

3 研究方法

3.1 处方收集

通过门诊电子信息系统，将每次就诊患者的详细病史资料录入门诊电子信息系统，再由医院信息科提供所需电子病历材料，收集张师治疗慢性肾炎的门诊患者的病历，主要包括基本信息（门诊号、姓名、年龄、性别、就诊时间、联系电话）、处方用药、药物剂量等，建立信息表。

3.2 药物整理

参照2002年中国中医药出版社出版的《中药学》教材，对处方药物进行分类，将药物名称有别名、道地名的进行统一，如牛蒡子、大力子统称牛蒡子，川断、续断统称续断，将炮制方法等有差异的按同一药物处理，如姜半夏、法半夏统一为半夏等。

3.3 建立数据库并统计分析

将通过医院信息科采集的病历进行整理与筛选后，在统计软件SPSS13.0及软件Excel中建立处方数据库从而进行统计、分析。统计的内容包括药物频次、频率、分类、基本组方及主要药物的配伍等。

4 统计结果

在门诊电子信息系统中，对张师门诊病例以西医诊断"慢性肾炎"为搜索条件，共查找到381个，入选124个，均以首次处方为研究对象。

4.1 用药频数频率

124个处方均为中药汤方，共用135味中药，累计频数为1540次。药物使用频率以药物总使用频数除以总的方数（即124方）。频率＞15%的总共有27味，其中＞50%的有3味，依次为黄芪(82.26%)、三七(62.10%)、茯苓(50%)；＞40%而＜50%，有2味，依次为陈皮(44.55%)、白茅根(41.13%)；＞30%而＜40%有4种，墨旱莲(36.29%)、牡蛎(33.06%)、女贞子(32.26%)、蝉蜕(32.26%)；＞20%而＜30%的有10种，桑寄生(29.84%)、柴胡(27.42%)、牛膝(27.42%)、麦芽(23.39%)、泽泻(21.77%)、生地黄(21.77%)、杜仲(21.77%)、山药(21%)、砂仁(21%)、山茱萸(20.16%)；＞15%而＜20%的有8种，炒枣仁(19.35%)、龙骨(17.74%)、芡实(17.74%)、黄芩(16.13%)、稻芽(15.53%)、地肤子(15.53%)、炮附子(15.53%)、猪苓(15.53%)。具体如表1-1-1所示。

表1-1-1　135味药物及使用频数、频率汇总表

药物	频数(次)	频率(%)	药物	频数(次)	频率(%)
黄芪	102	82.26	枸杞子	5	4.03
三七	77	62.10	野菊花	5	4.03

药物	频数(次)	频率(%)	药物	频数(次)	频率(%)
茯苓	62	50.00	栀子	5	4.03
陈皮	54	44.55	阿胶	4	3.23
白茅根	51	41.13	白术	4	3.23
墨旱莲	45	36.29	苍术	4	3.23
牡蛎	41	33.06	川芎	4	3.23
女贞子	40	32.26	莪术	4	3.23
蝉蜕	40	32.26	土茯苓	4	3.23
桑寄生	37	29.84	薏苡仁	4	3.23
柴胡	34	27.42	珍珠母	4	3.23
牛膝	34	27.42	知母	4	3.23
麦芽	29	23.39	薄荷	3	2.42
泽泻	27	21.77	萹蓄	3	2.42
生地黄	27	21.77	侧柏叶	3	2.42
杜仲	27	21.77	大腹皮	3	2.42
山药	26	21.00	佛手	3	2.42
砂仁	26	21.00	广藿香	3	2.42
山茱萸	25	20.16	红花	3	2.42
炒枣仁	24	19.35	黄柏	3	2.42
龙骨	22	17.74	火麻仁	3	2.42
芡实	22	17.74	桔梗	3	2.42
黄芩	20	16.13	忍冬藤	3	2.42
稻芽	19	15.53	首乌藤	3	2.42
地肤子	19	15.53	乌梢蛇	3	2.42
炮附子	19	15.53	巴戟天	2	1.61
猪苓	19	15.53	白及	2	1.61
益母草	18	14.52	燀苦杏仁	2	1.61
续断	18	14.52	燀桃仁	2	1.61
半夏	16	12.90	磁石	2	1.61
大黄	16	12.90	淡竹叶	2	1.61
黄连	16	12.90	蒲黄炭	2	1.61
天麻	15	12.10	瞿麦	2	1.61
白芍	14	11.29	肉苁蓉片	2	1.61
赤小豆	14	11.29	升麻	2	1.61
生晒参	14	11.29	石菖蒲	2	1.61
石韦	14	11.29	乌药	2	1.61

药物	频数(次)	频率(%)	药物	频数(次)	频率(%)
仙鹤草	14	11.29	盐黄柏	2	1.61
白鲜皮	13	10.48	淫羊藿	2	1.61
枳实	13	10.48	白扁豆	1	0.08
鳖甲	12	9.68	白果仁	1	0.08
地榆	12	9.68	柏子仁	1	0.08
合欢皮	12	9.68	北沙参	1	0.08
钩藤	10	8.06	侧柏炭	1	0.08
青皮	10	8.06	炒莱菔子	1	0.08
五味子	10	8.06	丹参	1	0.08
益智仁	10	8.06	独活	1	0.08
紫苏	10	8.06	干姜	1	0.08
当归	9	7.26	干石斛	1	0.08
党参	9	7.26	狗脊	1	0.08
熟地黄	9	7.26	谷芽	1	0.08
水牛角	9	7.26	瓜蒌	1	0.08
菟丝子	9	7.26	海金沙	1	0.08
炒鸡内金	8	6.45	鸡血藤	1	0.08
葛根	8	6.45	莲子	1	0.08
菊花	8	6.45	刘寄奴	1	0.08
醋香附	7	5.65	木瓜	1	0.08
厚朴	7	5.65	前胡	1	0.08
连翘	7	5.65	生姜	1	0.08
山楂	7	5.65	天冬	1	0.08
神曲	7	5.65	威灵仙	1	0.08
茯神	6	4.83	辛夷	1	0.08
甘草	6	4.83	徐长卿	1	0.08
金樱子肉	6	4.83	郁李仁	1	0.08
牡丹皮	6	4.83	赭石	1	0.08
桂枝	6	4.83	枳壳	1	0.08
玄参	6	4.83	紫珠草	1	0.08
车前子	5	4.03			

　　124个处方均为中药汤方，共用135味中药，累计频数为1540次。频率大于15%的药物，有27味药，共出现968次，占总用药次数的62.86%，此27味药可称为高频药物。

4.2 药物按功效分类分析

参照2002年中国中医药出版社出版的《中药学》教材分类，135味药可分为18类，由表1-1-2可知，其中补虚药的使用频数最多，共367次，占总药物使用频次的23.83%；利水渗湿药次之，共163次，占总药物使用频次的10.58%；止血药，共162次，占总药物使用频数的10.58%；清热药使用频数共130次，占总药物使用频数的8.44%；解表药共123次，占总药物使用频数的7.99%。可见张师在慢性肾炎的治疗上主要以补虚、利水渗湿、止血、清热、解表、安神、理气等治疗方法为主，使用频数大于90次在此可称作高频药物。

表1-1-2 药物按功效分类及使用频数表

药物分类	频数(次)	药物分类	频数(次)
补虚药	367	活血祛瘀药	67
利水渗湿药	163	收涩药	65
止血药	162	化湿药	47
清热药	130	祛风湿药	39
解表药	123	化痰止咳平喘药	23
安神药	111	泻下药	20
理气药	93	温里药	20
平肝息风药	75	开窍药	2
消食药	71		

使用频率大于15%的药物分别为：解表药中的蝉蜕、柴胡；清热药中的黄芩、生地黄；祛风湿药中的桑寄生；化湿药中的砂仁；利水渗湿药中的茯苓、泽泻、猪苓、地肤子；温里药中的炮附子；理气药中的陈皮；消食药中的稻芽、麦芽；止血药中的三七、白茅根；活血祛瘀药中的牛膝；化痰止咳平喘药中的半夏；安神药中的龙骨、炒酸枣仁；平肝息风药中的牡蛎；补虚药中的黄芪、墨旱莲、女贞子、山药、杜仲；收涩药中的山茱萸、芡实。具体如表1-1-3：

表1-1-3 频率大于15%的药物按功效分类使用频数表

功效分类	药味数(种)	频率大于15%的药物
补虚药	5	黄芪、墨旱莲、女贞子、山药、杜仲

功效分类	药味数（种）	频率大于15%的药物
利水渗湿药	4	茯苓、泽泻、猪苓、地肤子
解表药	2	蝉蜕、柴胡
清热药	2	黄芩、生地黄
消食药	2	稻芽、麦芽
止血药	2	三七、白茅根
安神药	2	龙骨、炒酸枣仁
收涩药	2	山茱萸、芡实
祛风湿药	1	桑寄生
化湿药	1	砂仁
温里药	1	炮附子
理气药	1	陈皮
活血祛瘀药	1	牛膝
平肝息风药	1	牡蛎
化痰止咳平喘药	1	半夏

4.3 高频药对配伍情况

频率大于15%的常用药对配伍次数依次为：黄芪与三七65次，墨旱莲与女贞子39次，龙骨与牡蛎20次，麦芽与稻芽19次，茯苓与猪苓18次，桑寄生与杜仲17次，生地黄与山茱萸16次，柴胡与黄芩15次，陈皮与砂仁14次。具体如表1-1-4所示：

表1-1-4　高频药对配伍情况

药对	频数（次）	药对	频数（次）
黄芪、三七	65	桑寄生、杜仲	17
墨旱莲、女贞子	39	生地黄、山茱萸	16
龙骨、牡蛎	20	柴胡、黄芩	15
麦芽、稻芽	19	陈皮、砂仁	14
茯苓、猪苓	18		

4.4 处方用药的主方频数

由表1-1-5可知，健脾滋肾汤使用频数最高，占33.06%，其次是知柏地黄丸，占20.16%，再者小柴胡汤合五苓散、真武汤各占8.87%。

表1-1-5 处方用药的主方频数

主方	频数（次）	主方	频数（次）
健脾滋肾汤	41	猪苓汤	4
知柏地黄丸	25	金匮肾气丸	4
小柴胡汤合五苓散	11	逍遥散	3
真武汤	11	滋水清肝饮	3
小柴胡汤	5	黄连阿胶汤	3
参苓白术散	5	半夏泻心汤	3
五苓散	5	柴胡疏肝散	1

— 讨论 —

1 高频药物所示张喜奎教授治疗本病用药特点分析

124个处方均为中药汤方，共用135味中药，累计频数为1540次。使用频数超过40次的高频药物依次为黄芪、三七、茯苓、陈皮、白茅根、墨旱莲、牡蛎、女贞子、蝉蜕，其中黄芪在124个方中使用频率为82.26%、三七为62.10%、茯苓为50%、陈皮为44.55%、白茅根为41.13%、墨旱莲为36.29%、牡蛎为33.06%、女贞子为32.26%、蝉蜕为32.26%。

据统计结果表明，以上9味药物是张师治疗慢性肾炎的临床常用药。

首先，黄芪为补气药，味甘，性微温，归脾、肺经。其有健脾补中、升阳举陷、益卫固表、利尿、托毒生肌之功效，善于补太阴肺脾之气。李东垣在《兰室秘藏》中提到："黄芪既补三焦，实卫气……黄芪温分肉、益皮毛、实腠理，不令汗出，以益元气而补三焦。"这体现了黄芪不仅能补太阴之气，而且可补三焦，太阴气足，三焦通畅，则水湿可除，瘀滞可畅，因而黄芪适用于慢性肾炎的治疗。现代学者通过研究证实，黄芪有很好保护肾脏的作用，如牟娜[4]等认为黄芪能促使细胞外基质降解，以减缓细胞外基质积聚，进而起到防治肾纤维化的作用。左川[5]等证明黄芪能抑制肾间质炎细胞浸润，缓解小管间质损伤及小管萎缩，使肾间质胶原沉积减少，而有效缓解单侧输尿管梗阻（UUO）所致肾脏损害，保护肾组织。王建娜[6]等认为黄芪能扩张血管，降低血压和血小板黏附率等，还可增强机体非特异性免疫，是良好的免疫调节剂。以上研究从各方面说明了张师在治疗慢性肾炎中使用黄芪频数最高的原因。

其次，三七为使用频数第二高的药物，因三七，味甘性温，归肝、胃经，能化瘀止血、活血定痛。虽为止血药，但其活血化瘀的作用不亚于活血药，有止血而不留瘀的功效。张林娜[7]等指出三七有止血、抗血栓功效。冯陆冰[8]等研究认为三七具有抗肾损害的作用，可通过多种机制防治肾纤维化。白茅根味甘性寒，可凉血止血，清热利尿。二者相伍，止血而不留瘀，利尿消肿不伤阴。因瘀血的产生在慢性肾炎初起时常因实而致，如水湿内停、湿热内蕴等；迁延日久后常因虚而致，气虚血运不畅，留而成瘀或不能摄血，离经之血成瘀。瘀血一旦形成，可内停而化生水湿。《素问·调经论》中提到："瘀血不去，其水乃成"，致血水互结，故常将三七与白茅根相合而用，散瘀利水。

再者，女贞子归肝、肾经，有滋补肝肾、乌须明目之功，如《本草备要》所说能"益肝肾，安五脏，强腰膝，明耳目，乌须发，补风虚"。墨旱莲归肝、肾经，滋补肝肾，凉血止血，二者相伍既能滋补肝肾，又有止血之效。女贞子和墨旱莲的高频数使用说明张师在治疗慢性肾炎时注重补少阴肾阴。

其后，茯苓为利水渗湿药，可健脾渗湿。陈皮为理气药，可理气健脾，燥湿化痰，二者相配则太阴脾土可燥而脾机可运转。再合黄芪，使中焦之水，顺利下达，湿由内解。

牡蛎，归肝、胆、肾经，具有潜阳补阴、软坚散结的作用。慢性肾炎高血压所致的头晕，可见肝阳上亢或肝风内动之征，因而可用牡蛎潜阳息风。另外，慢性肾炎主要的病理产物有瘀血、痰湿，故可用牡蛎软坚散结，使瘀散痰化，故常用之。

蝉蜕，疏风散热，亦能息风，如前文所述，张师认为风邪是慢性肾炎的重要病因之一，风邪外侵，缠绵不去可入肾成为固邪，故常用蝉蜕。现代学者汪慧惠[9]实验研究认为，蝉蜕能有效降低系膜增生性肾小球肾炎（MsPGN）大鼠24小时尿蛋白，改善脂质代谢。因而，张师认为在慢性肾炎病变过程中感受风邪,引起尿蛋白升高者尤适用蝉蜕治疗。

综上所述,高频药物分析提示,张师在治疗慢性肾炎用药中,注重太阴、少阴并补,尤其是补太阴肺脾之气及少阴肾阴,配合健脾利湿、燥湿健脾药以健脾而使脾土能燥,脾机能转,太阴与少阴相济,同时又注意疏风、息风,体现了补虚不留邪。

2 药物功效分类所示张喜奎教授治疗本病用药特点分析

根据本研究结果所示的135种药,能大致反映张师的临床治法。所收集124首验方中主要以补虚药、利水渗湿药、止血药、清热药、解表药、安神药、理气药为主。其中补虚药的使用频数最多,共367次,占总药物使用频数的23.83%,利水渗湿药次之,共163次,占总药物使用频数的10.58%,止血药,共162次,占总药物使用频数的10.58%,清热药共130次,占总药物使用频数的8.44%,解表药共123次,占总药物使用频数的7.99%。以上虽无活血化瘀类药,但止血药中的三七,其具有的活血化瘀之功不亚于活血化瘀药,出现的频数达77次。以上结果体现了张师在治疗慢性肾炎过程中,以补虚为主,配合利水、渗湿、止血、清热、祛风解表等综合治疗方法。体现了张师治法的灵活变通,对于病情复杂之慢性肾炎,宜采用多种治法综合治疗。

结果还显示,止血药三七为所有药物使用频数第二名,虽为止血药,但其有活血化瘀之功效。所谓"止血不留瘀,活血不动血",故张师常用三七治疗慢性肾炎,一则因慢性肾炎常有血尿,可予止血,二则慢性肾炎常有病理产物"瘀血",用三七可化其瘀滞,一药擅二功,甚合慢性肾炎之用药。不用白及等收敛止血药一味止血,以防瘀滞生成;不用桃仁、红花、川芎等药,一则因桃仁、红花之属其祛瘀之力较甚,又无止血之功,恐其活血动血而伤正,川芎为血中之气药,有辛窜太过之嫌,尤其是有风邪内郁者,恐其动风,而眩晕发作。因慢性肾炎虽有瘀滞之证,但其常有蛋白尿、血尿等精微物质入尿道而渗漏,故用三七活血止血、止血而不留瘀之功,此用药思路体现了治病求因,不可见血止血,应祛邪不伤正。

对于养阴,并非仅使用熟地黄等药,而是常用女贞子、墨旱莲。虽都有养阴之效,且均入肾经,但女贞子、墨旱莲滋阴而性清灵,无熟地黄之滋腻之性,因慢性肾炎患者需长期用药,过于滋腻会碍胃伤脾,脾胃一伤,则湿不运而留滞,水谷精微无以化生,甚则脾虚不运。这体现了张师滋阴而不滋腻的用药特点。

解表药中的柴胡、蝉蜕均有疏风作用，利水渗湿药中的地肤子、清热药中的白鲜皮均有祛风作用，蝉蜕出现40次，柴胡34次，地肤子19次，白鲜皮13次，前二者使用频率均大于25%，后二者均是用药频率大于10%的药物，体现了理论研究部分所述，张师认为慢性肾炎常因正虚感受风邪，且风邪善行数动，易引动固邪，因而一旦感邪当疏风、祛风为务，又因慢性肾炎固邪留着部位为肾及膀胱，风邪引动固邪易致少阳三焦不畅，太阳膀胱不利，故张师常用少阳经药的引经之药柴胡以疏利三焦，使膀胱自利。常配伍蝉蜕以疏外风，风性开泄易致肾之精微物质蛋白尿、血尿之外漏，因蝉蜕为血肉有情之品，既可疏外风，又息内风，亦能栽培身肉之精血，尤其适用于慢性肾炎的治疗，因而张师认为，其用于治疗慢性肾炎既可祛风，又可祛固邪。无论是否感受外邪，均可用之。地肤子、白鲜皮配合使用，不但可祛风，还有利湿清热之效，常用于风湿热邪相兼者，由于风邪、湿邪常相兼夹为病，缠绵难愈，湿邪郁久又可化热，因而无论是否外感与否，张师均常用其治疗慢性肾炎。体现了张师重视风邪在慢性肾炎发病中的关键作用，用药中常配伍疏风、祛风之药，外感用之可祛在外之风，平时用之可祛内着之固邪。

3 药对配伍所示张喜奎教授治疗本病用药特点分析

"药对"是在中医辨证施治的过程中为优化疗效而进行的药物合用，可起到协同且相互纠正彼此的偏差，以减轻其毒性或起到相反相成的作用。疗效较之于用单味药简单堆砌可以成倍提高，在中医方剂配伍中占有重要地位。统计结果，药物使用频率超过15%的药物中，张师治疗慢性肾炎的124个汤方中，传统药对达6对，其中出现频数从多到少排列为墨旱莲与女贞子（39次），龙骨与牡蛎（20次），稻芽与麦芽（19次），茯苓与猪苓（18次），生地黄与山茱萸（16次），柴胡与黄芩（15次）。

首先，墨旱莲与女贞子相配即二至丸，《本草备要》言，女贞子有"益肝肾，安五脏，强腰膝，……补风虚，疗百病"之功，墨旱莲，可补肝肾之阴，又有凉血止血之效，两药合方，补肝肾之阴而不滋腻。明代王三才在《医便》中言："初服便能使老者无夜起之累，……理腰膝，壮筋骨，强阴不足、酒色痰火之人服尤更奇效。"说明二者相合的补少阴肾阴之功常有奇效。现代学者也证明二至丸具有保护肾小球及调节免疫等功能，如李增鸣[10]等通过文献综述研究认为二至丸能使血浆黏度降低，抑制血小板凝集，促进已聚集的血小板解聚，防止血小板在血管壁上的黏附聚集，以保护肾小球血管内膜的完整性。刘端勇[11]等指出二至丸可有效增强阴虚动物神经、内分泌、免疫调节功能，维持机体内环境稳定。

其次，龙骨、牡蛎相须为用，可潜阳息风，收敛固涩，对于慢性肾炎高血压有头晕等动风之征者，可潜阳息风，又可固其肾关而减少精微之质蛋白尿、血尿的外漏。再者麦芽、稻芽常相须为用，可消食健脾和胃，助脾机运转，体现张师用药注意固护脾胃；其后，柴胡、黄芩为少阳经主药，可疏少阳之枢机，一则可达邪于外，再则可使少阳枢机运转，气机流通，三焦通畅，水邪自散。最后，茯苓、猪苓为伍，二者均有利水渗湿之功，常用于五苓散证之膀胱气化不利致水肿、小便不利，及猪苓汤证之阴虚水停致五心烦热、盗汗、小便不利等。

另外，发现黄芪与三七配伍最多达65次，虽非传统认为的药对，但通过上述对单药黄芪及三七分析，可看出黄芪可益气、畅三焦之效果，而三七得补药则止血化瘀之效更神，得补而无沸腾之患，故二药相合，补而不滞，止血又畅血脉，为治慢性肾炎的良药。而通脉口服液是有效治疗慢性肾炎的经验方，其主要成分是黄芪与三七，现在研究认为该配伍对肾小球系膜细胞增殖有抑制作用[11]。黄芪与女贞子、墨旱莲相配，则有脾肾气阴双补之功。故此三者也体现了张师认为慢性肾炎病机以虚为主，病变以太阴、少阴为主，如其师杜雨茂教授[12]认为："若病在太阴未能及时正确治疗，或过用温燥，或过用激素，皆可传入少阴。"因此，张师用黄芪补太阴之气，常配合滋少阴之药物，一则防过用温燥，二则入少阴则合而用之。

综上所述，张师在治疗本病药对应用上体现了少阴经用药常用墨旱莲与女贞子、生地黄与山茱萸，太阴用药常用黄芪，并配伍三七，补虚而不留邪，祛邪而不伤正。少阳经常用柴胡、黄芩配伍，太阳膀胱气化不利或少阴阴虚水停，常用茯苓、猪苓配伍。

4 主方频数与慢性肾炎六经病证相关性分析

张师在治疗慢性肾炎的处方中，健脾滋肾汤共出现41次，知柏地黄丸共出现25次，小柴胡汤合五苓散共出现11次，真武汤共出现11次。与张师六经辨治相对应的六经病证分别为：太阴少阴俱病证（气阴两虚，水湿留滞证），少阴热化证，邪犯太少，水道壅滞证，少阴寒化证。由于慢性肾炎之病程较长，起病缓慢，绝大部分已越过三阳而进入三阴，因而三阴证常见，三阳证较少，或见于病之初期，或在病程的某一阶段，感受外邪，可出现病变，以太阳膀胱经与少阳三焦经为中心。

根据统计结果所示，临床上常见太阴少阴俱病证或少阴热化证，张师从其师杜雨茂教授经验[13]总结：慢性肾炎在发生发展中，多数患者表现以肾阴虚为主，常责之肺脾肾气虚，致使水湿内泛，久用温燥，阴精损伤；久服渗利，使阴液流失；肾炎水肿期，致水不化津，滋于肌表；湿遏日久，化热伤阴；又西医常主张激素、免疫抑制剂的使用，其为阳热之物，可导致阴津耗伤；亦有素体阴虚质燥者，初期、中期即可见阴虚证候。因此，临床上常见太阴少阴俱病证或少阴热化证，治疗时应注意滋肾阴与利水并进，不可一味利水，否则真阴愈耗，病不向愈。

— 结论 —

（1）慢性肾炎发病的原因乃外因、内因二端，以"固邪说、风邪说"为主。

（2）慢性肾炎以虚为本，虚者以太阴、少阴虚为多。

（3）六经病证以太阴少阴俱病、少阴病为主，尤其是太阴气虚与少阴阴虚并见为多。

（4）用药特点：太阳膀胱气化不利或少阴阴虚水停，常使用茯苓、猪苓，少阳病常用柴胡、黄芩配伍，太阴病常用黄芪，少阴病常使用墨旱莲与女贞子、生地黄与山茱萸，太阴少阴俱病常用黄芪、女贞子、墨旱莲三者配伍。综合体现祛邪不伤正，补虚不留邪，活血不留瘀，行法圆通，防止他变。处方善用经方化裁治疗慢性肾炎。

参考文献

[1] 陆再英，钟南山. 内科学 [M]. 北京：人民卫生出版社 .2008:508-509.

[2] 中华中医药学会. 慢性肾小球肾炎诊疗指南 [J]. 中国中医药现代远程教育，2011，5（9）:129.

[3] 史伟. 慢性肾小球肾炎的中医临床治疗进展 [J]. 中国中西医结合肾病杂志，2002，7（3）:434-436.

[4] 牟娜，张庆怡，倪兆慧，等. 黄芪对高糖作用下肾间质成纤维细胞表达 HGF 的影响 [J]. 中国中西医结合肾病杂志，2002，3（1）:7-9.

[5] 左川，谢席胜，樊均明，等. 黄芪对单侧输尿管梗阻大鼠肾小管间质病理损害的作用 [J]. 西部医学，2008，20（2）:245-248.

[6] 王建娜，张喜奎，张振忠. 益气养阴法治疗慢性肾小球肾炎蛋白尿 40 例 [J]. 福建中医学院学报，2002，12（3）:12-13.

[7] 张林娜，刘莉丽. 三七药理研究新进展 [J]. 上海中医药杂志，2005，4（4）:59-62.

[8] 冯陆冰，潘西芬，孙泽玲. 三七的药理作用研究进展 [J]. 科技创新与应用，2012，11（10）:331-332.

[9] 汪慧惠，包红，于俊生. 蝉蜕、僵蚕对大鼠系膜增生性肾炎作用的实验研究 [J]. 现代生物医学进展，2012，15（12）:2814-2818.

[10] 李增鸣，王小琴. 二至九在治疗肾脏病中的临床应用 [J]. 湖北中医杂志，2009，6（6）:58-60.

[11] 刘端勇，赵海梅. 从滋阴入手，以二至九调治亚健康的理论解析 [J]. 时珍国医国药，2012，23（1）:217-219.

[12] 张喜奎，杜治宏，杜治琴等. 杜雨茂肾病临床经验及实验研究 [M]. 北京：世界图书出版公司，1998，1:25.

[13] 张喜奎. 滋阴益肾法治疗慢性肾炎 64 例 [J]. 陕西中医，1991，12（7）:301-302.

（陈丽贞　整理）

第二节

┣张喜奎教授治疗慢性肾衰竭的临床经验研究┫

一引 言一

　　慢性肾衰竭（CRF）是指各种与原发性肾病或进行性疾病相关的肾脏损害，导致肾脏萎缩，肾单位减少，肾功能受损而出现排水及排毒障碍等一系列表现的临床综合征，主要表现为含氮物质蓄积、水钠潴留、电解质紊乱以及各系统损害。随着饮食结构、生活方式改变，以及人口老龄化、高血压、糖尿病的人数增多，中国慢性肾衰竭的发病率逐年上升。据报道，美国成人慢性肾脏疾病（CKD）的患病率约为10.9%[1]，CRF的患病率为7.6%；根据中国首例多中心慢性肾脏病流行病学调查，中国慢性肾脏病患病率为10.8%。2014年最新调查显示，中国慢性肾脏病患者人数为1.35亿[2]。对于进展到尿毒症终末期（ESRD）的患者而言，替代疗法（腹膜透析、血液透析、肾移植）成为治疗该病的重要手段。研究表明，在中国，需要接受肾脏替代治疗的患者数量正以每年超过11%的速度增长[3]，但也有其局限性。具体表现为：①缺乏移植的肾源，移植后排斥反应和肾脏存活时间有限等。②价格昂贵，经济负担重。③偏远农村地区的腹膜透析和血液透析尚未开展。④透析治疗可能出现的并发症，例如血液透析患者易伴发高血压、心力衰竭、贫血、心律失常和感染等。因此，有效预防和治疗慢性肾衰竭对于降低慢性肾衰竭的发病率，改善生存质量，延缓疾病进展有重要意义。

　　与现代医学相比，中医药在慢性肾衰竭的治疗中具有独特的优势。多样化的治疗方法，如内科治疗与外治疗法，不仅可以减轻患者的临床症状，提高生存质量，还能够延缓病情进展，改善肾功能，甚至使肾功能转常。系统评价表明，中医药治疗可以提高CRF的整体临床疗效[4]。故临床治疗该病，应重视中医药对慢性肾衰竭的防治，继承名老中医对该病的诊疗经验。本文基于张师治疗该病的临床医案，运用频数分析关联规则及聚类分析等算法，总结张师在CRF诊疗方面的经验，并分析药物用法规律等，为慢性肾衰竭的有效治疗提供更多的参考和新思路。

— 临床研究 —

1 研究对象

1.1 病例资料来源

病例来自2013年9月至2018年12月福建中医药大学附属第二人民医院及福建中医药大学国医堂经张师门诊亲自诊治的慢性肾衰竭患者，均符合CKD3～5期的诊断标准，共100例，详细记录每次就诊信息，可为非初诊患者，具体内容包括：时间、姓名、性别、年龄、病史以及处方用药等。

1.2 西医诊断标准

慢性肾衰竭诊断标准：参照美国肾脏病基金会2012年发布的K/DOQI慢性肾脏病临床实践指南及2016年中国中西医结合学会肾脏疾病专业委员会制定的慢性肾衰竭中西医结合诊疗指南而制定。

诊断标准：美国肾脏病基金会2012年发布的K/DOQI慢性肾脏病临床实践指南。

肾脏损伤（肾脏结构或功能异常）≥3个月，伴或不伴GFR（肾小球滤过率）下降。

GFR<60mL/（min·1.73m^2）≥3个月，有或无肾脏损伤证据。

分期标准：参照2016年中国中西医结合学会肾脏疾病专业委员会制定的慢性肾衰竭中西医结合诊疗指南，该指南结合国外的研究进展和中国的具体情况，将CRF分为3个阶段，具体如表1-2-1所示。

表1-2-1 慢性肾衰竭分期标准

分期	GFR[mL/(min·1.73m²)]
早期，相当于CKD3期	30～59

分期	GFR$[\text{mL}/(\text{min}\cdot1.73\text{m}^2)]$
中期，相当于CKD4期	15～29
晚期，相当于CKD5期	小于15mL/(min·1.73m²)的非透析患者

1.3 纳入标准

（1）符合诊断标准的患者，以口服中药汤剂治疗为主，年龄、性别不限。

（2）临床资料完整可靠者，详细记录患者的四诊信息等。

1.4 排除标准

（1）严重原发病如心脑血管疾病，肝内或造血和恶性肿瘤。

（2）不能配合，患精神病患者。

（3）怀孕或哺乳期妇女。

（4）信息严重不全者。

2 研究方法

本研究收集福建中医药大学附属第二人民医院和福建中医药大学国医堂张师诊治的慢性肾衰竭患者，时间从2013年9月始截至2018年12月，以回顾性调查研究方法，建立处方数据库。通过IBM SPSS 23.0及SPSS Modeler 18软件，采用描述性统计方法客观分析患者的年龄、性别等，采用频率分析法计算处方药物，采用聚类分析和关联规则提取主要聚类和可靠的基本配方以提供临床处方用药方面的指导。

2.1 病案收集与整理

通过福建中医药大学附属第二人民医院和福建中医药大学国医堂的跟诊，了解肾衰竭患者的治疗情况并加以记录，按统一标准组织成Excel文件。初诊、复诊时变化不大的，对基本方进行纳入。对病情变化、药物及指标改变明显者，视为2个诊次。

2.2 中药规范化处理

由于中药来源、产地、炮制等不同，中药名称多样化、一药多名较常见，故本文参考全国统编教材第十一版《中药学》及《中华人民共和国药典》来规范中药药名。

2.3 录入信息和数据库建立

在 Microsoft Office Excel 表格中录入时间、性别、年龄、病史、诊断及具体用药等信息，创建临床信息表数据库，并将具体药物赋值量化，即将出现的药物量化为1，反之则为0，创建处方数据库。完成后将输入的信息与原材料进行比较，以确保所有的相关信息全部正确录入，并在核实后随机抽查对比，以再次确保录入数据的准确性。

2.4 统计学方法

运用IBM SPSS 23.0进行频数分析和聚类分析，运用 IBM SPSS Modeler 18.0 软件的Apriori 算法进行关联分析。

3 研究结果

3.1 一般资料结果

3.1.1性别分布　符合纳入标准的共100例，其中男性66例，女性34例，男：女≈1.9：1。该结果与第三军医大学统计的重庆市四家医院356例非透析CRF患者男女比例（男：女=1.52：1）[5]相类似，比例均是男性超过女性，但关于CRF发病与性别之间联系的大规模相关调查而言，目前暂无文献报道。就本课题而言，男性的比例超过女性，暂考虑与其在较大的压力下工作以及精神紧张等因素相关。

3.1.2年龄分布　最小年龄19岁，最大年龄84岁，平均年龄53.89岁，各年龄阶段具体分布情况如表1-2-2，说明CKD3～5期患者以中老年居多，年龄分布较为集中。本研究中45～59岁年龄段人数较多，可能与此阶段中年人的生活节奏快、精神压力大相关[6]，60岁及以上年龄段分组居第二，可能与老年人器官老化、代谢功能减退有关[7]。

表1-2-2　年龄段分布情况

年龄段(岁)	人数(例)	百分比(%)
15～44	29	29
45～59	36	36
60～74	28	28
75～89	7	7

3.1.3原发病结果　如表1-2-3所见，慢性肾小球肾炎、高血压肾病、糖尿病肾病是慢性肾衰竭常见的病因。

表1-2-3　原发病情况

原发病	例数(例)	百分比(%)
慢性肾小球肾炎	25	25
高血压肾病	16	16
糖尿病肾病	15	15
痛风性肾病	8	8
梗阻性肾病	5	5
遗传性肾病（多囊肾）	4	4
肾病综合征	3	3
无法明确原发病	25	25

3.1.4 CKD分期　如表1-2-4所示。

表1-2-4　CKD分期

CKD分期	例数(例)	百分比(%)
3期	35	35
4期	45	45
5期	10	10

3.2 频数分析结果

3.2.1 单味药频数分析结果　共统计出中药126味，共242个处方，总频数达3017次，频率＞5%的中药有56味，以下仅列出此56味高频药物。见表1-2-5。

表1-2-5　前56味高频药物

药物	频数(次)	频率(%)	药物	频数(次)	频率(%)
黄芪	241	99.6	党参	25	10.4
大黄	231	95.5	巴戟天	25	10.4
附子	202	83.5	石韦	25	10.4
茯苓	190	78.5	益母草	23	9.5
人参	124	51.2	枳实	21	8.7

药物	频数(次)	频率(%)	药物	频数(次)	频率(%)
谷芽	111	46.1	赶黄草	21	8.7
麦芽	111	46.1	金樱子	21	8.7
杜仲	106	43.8	车前子	20	8.3
泽泻	95	39.3	蝉蜕	20	8.3
鸡内金	72	29.9	砂仁	18	7.4
牡蛎	68	28.2	菟丝子	18	7.4
桑寄生	67	27.7	黄精	17	7.0
陈皮	60	24.8	葛根	17	7.0
石斛	60	24.8	仙茅	17	7.0
山楂	46	19.1	仙鹤草	16	6.6
续断	43	17.8	半夏	16	6.6
芡实	43	17.8	土茯苓	16	6.6
淫羊藿	42	17.4	木瓜	15	6.2
白鲜皮	39	16.2	柴胡	15	6.2
紫苏	39	16.2	鳖甲	14	5.8
天麻	35	14.5	黄芩	13	5.4
神曲	35	14.5	酸枣仁	13	5.4
钩藤	29	12.0	白术	13	5.4
百合	29	12.0	白芍	13	5.4
墨旱莲	28	11.6	地肤子	12	5.0
山慈菇	28	11.6	当归	12	5.0
女贞子	27	11.2	桂枝	12	5.0
大腹皮	27	11.2	薏苡仁	12	5.0

注：频率＝药物频率／处方总数，即处方中某种药物的发生频率。

3.2.2 药类频数分析结果　通过对100例医案中的126味中药进行归类，参照2011年中国中医药出版社出版的《中药学》教材及《中华人民共和国药典》，在3017次使用频率中，共统计出17类中药。然后逐一统计每一类中药包含的药味数，从中可见张师最常用的12种治疗CRF的药物品类，具体见下表1-2-6。

表1-2-6　药物按功效分类及频数表

药类	味数(种)	频数(次)	频率(%)	药物
补虚药	28	899	29.8	黄芪、人参、党参、当归、太子参、北沙参、杜仲、续断、黄精、白术、白芍、女贞子、墨旱莲、枸杞子、石斛、熟地黄、山药、龟板、仙茅、淫羊藿、巴戟天、肉苁蓉、菟丝子、益智仁、鳖甲、百合、甘草、白扁豆
利水渗湿药	13	405	13.4	茯苓、泽泻、猪苓、薏苡仁、赤小豆、石韦、瞿麦、萹蓄、金钱草、海金沙、车前子、地肤子、赶黄草
消食药	6	379	12.6	鸡内金、山楂、神曲、谷芽、麦芽、莱菔子
泻下药	2	233	7.7	大黄、火麻仁
温里药	3	207	6.9	附子、干姜、肉桂
清热药	17	150	5.0	黄芩、赤芍、黄连、胡黄连、生地黄、牡丹皮、玄参、山慈菇、土茯苓、忍冬藤、白鲜皮、板蓝根、连翘、金银花、败酱草、紫花地丁、知母
平肝息风药	6	140	4.6	天麻、钩藤、牡蛎、石决明、珍珠母、地龙
理气药	6	121	4.0	陈皮、青皮、枳实、大腹皮、香附、木香
解表药	8	110	3.6	柴胡、生姜、桂枝、紫苏、葛根、麻黄、蝉蜕、防风
祛风湿药	6	100	3.3	桑寄生、狗脊、海桐皮、木瓜、伸筋草、乌梢蛇
收涩药	5	84	2.8	芡实、金樱子、山茱萸、五味子、莲子
活血化瘀药	7	57	1.9	鸡血藤、益母草、泽兰、牛膝、桃仁、丹参、灯盏花
止血药	5	40	1.3	白茅根、地榆、三七、大蓟、仙鹤草
化湿药	3	35	1.2	砂仁、厚朴、藿香

药类	味数(种)	频数(次)	频率(%)	药物
化痰止咳平喘药	5	32	1.1	半夏、桔梗、葶苈子、苦杏仁、瓜蒌
安神药	5	25	0.8	龙骨、酸枣仁、合欢皮、首乌藤、远志
开窍药	1	1	0.04	石菖蒲

注: 频率=某种药物的发生频率／药物的总频率, 表示某类药物在整体药物使用中的比例。

经统计, 补虚药是最常用的药类, 主要包含补气药(47.1%)、补阳药(29.7%)、补阴药(19.9%)、补血药(3.3%)。利水渗湿药是仅次于补虚药的一类药, 总使用频数为405次, 主要包括利水消肿药(75.6%)、利尿通淋药(16.0%)、利湿退黄药(6.2%)。泻下药主要包括攻下药(99.1%)、润下药(0.9%), 其中攻下药大黄的使用频数高达231次, 润下药火麻仁的使用频数为2次。清热药主要包括清热解毒药(44%)、清热燥湿药(39.3%)、清热凉血药(10%)、清虚热药(4.7%)、清热泻火药(2%)。活血化瘀药主要包括活血调经药(82.6%)及活血止痛药(17.4%), 可见张师多使用活血调经药治疗该病。

3.2.3 单个处方药味频数分析结果　根据所收集的242张处方药物的数量统计, 张师常用的处方中近80%由11~15种药味组成。其中, 有47个处方(19.42%)由11味中药组成, 52个处方(21.49%)由12味中药组成, 有43个处方(17.77%)由13味中药组成, 27个处方(11.16%)由14味中药组成, 有25个处方(10.33%)由15味药物组成。此外, 药物使用数量最多的处方由19味药物组成, 共出现了1次; 使用最为精简的药物处方仅含有8味药, 共出现了1次。

3.3 聚类分析结果

使用频率大于5%的药物共计56味, 总频率为2708次, 占总用药频数的89.6%。对这56味药物进行聚类分析。使用SPSS23.0中的系统聚类法, 将药物进行R型聚类。方法选用组间距离, 度量方法选用皮尔逊相关系数, 其值介于-1~1, 值越大则说明相关性越强。聚类分析结果用相关系数矩阵表、树状图和冰柱图来呈现, 见表1-2-7、图1-2-1、图1-2-2。

表1-2-7　聚类分析相关系数矩阵表

阶段	组合聚类		系数	首次出现聚类阶段		下一阶段
	聚类1	聚类2		聚类1	聚类2	
1	7	8	1.000	0	0	38
2	33	34	0.927	0	0	8
3	20	21	0.861	0	0	16
4	37	38	0.837	0	0	15
5	18	19	0.692	0	0	33
6	43	51	0.663	0	0	33
7	24	25	0.662	0	0	19
8	33	36	0.597	2	0	10
9	40	41	0.578	0	0	12
10	33	35	0.568	8	0	25
11	47	49	0.554	0	0	17
12	22	40	0.526	0	9	30
13	1	2	0.490	0	0	26
14	26	44	0.473	0	0	28
15	37	55	0.461	4	0	18
16	12	20	0.448	0	3	20
17	30	47	0.419	0	11	42
18	29	37	0.394	0	15	23
19	24	46	0.368	7	0	41
20	12	45	0.363	16	0	27
21	5	9	0.359	0	0	45
22	10	16	0.316	0	0	34
23	15	29	0.315	0	18	29
24	17	27	0.275	0	0	29
25	28	33	0.251	0	10	35
26	1	4	0.229	13	0	34
27	12	56	0.212	20	0	40

阶段	组合聚类		系数	首次出现聚类阶段		下一阶段
	聚类1	聚类2		聚类1	聚类2	
28	26	39	0.201	14	0	39
29	15	17	0.197	23	24	38
30	13	22	0.181	0	12	46
31	6	32	0.181	0	0	36
32	23	42	0.163	0	0	44
33	18	43	0.162	5	6	42
34	1	10	0.157	26	22	43
35	14	28	0.142	0	25	45
36	6	11	0.126	31	0	46
37	31	52	0.121	0	0	43
38	7	15	0.112	1	29	47
39	26	50	0.101	28	0	51
40	12	53	0.100	27	0	52
41	24	54	0.099	19	0	49
42	18	30	0.094	33	17	44
43	1	31	0.074	34	37	48
44	18	23	0.071	42	32	53
45	5	14	0.052	21	35	47
46	6	13	0.044	36	30	49
47	5	7	0.042	45	38	50
48	1	48	0.034	43	0	51
49	6	24	0.033	46	41	53
50	3	5	0.025	0	47	55
51	1	26	-0.003	48	39	52
52	1	12	-0.007	51	40	54
53	6	18	-0.020	49	44	54
54	1	6	-0.038	52	53	55
55	1	3	-0.049	54	50	0

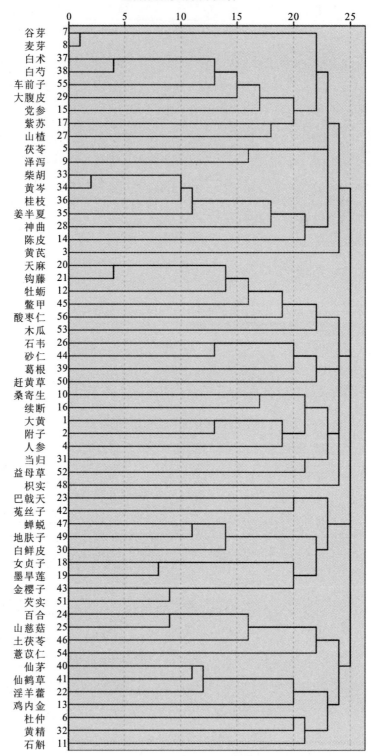

图1-2-1　聚类分析树状图

个案

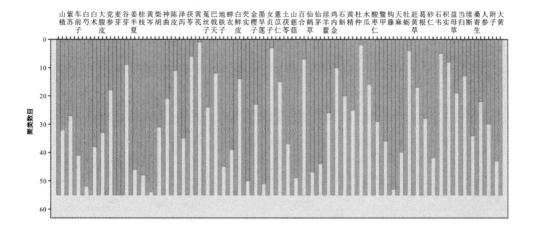

图1-2-2 聚类分析冰柱图

3.3.1核心药对结果 根据聚类分析树状图及聚类相关系数矩阵表,列出系数超过50%的药对,另结合张师临证经验,大黄、附子,石韦、砂仁,蝉蜕、白鲜皮,白鲜皮、地肤子,牡蛎、木瓜,百合、土茯苓,大黄、黄芪等系数虽未超过50%,仍将其纳入核心药对,得出以下有意义的核心药对18组,具体见表1-2-8。

表1-2-8 核心药对表

编号	药对	编号	药对
1	谷芽、麦芽	10	蝉蜕、地肤子
2	柴胡、黄芩	11	淫羊藿、仙茅
3	天麻、钩藤	12	大黄、附子
4	白术、白芍	13	白鲜皮、地肤子
5	女贞子、墨旱莲	14	石韦、砂仁
6	百合、山慈菇	15	蝉蜕、白鲜皮
7	柴胡、桂枝	16	牡蛎、木瓜
8	仙茅、仙鹤草	17	百合、土茯苓

续表

编号	药对	编号	药对
9	柴胡、半夏	18	大黄、黄芪

3.3.2核心药物组合表　根据冰柱图及树状图结果，结合张师临床经验，将其聚集为5类时结果较为合理，具体如表1-2-9所示。

表1-2-9　核心药物组合表

编号	药物数量(种)	药物
A1	11	大黄、附子、黄芪、人参、杜仲、续断、谷芽麦芽、鸡内金、神曲、砂仁
A2	16	柴胡、黄芩、半夏、党参、桂枝、茯苓、白术、泽泻、大腹皮、车前子、益母草、桑寄生、枳实、紫苏、陈皮、山楂
A3	11	当归、白芍、天麻、钩藤、牡蛎、鳖甲、女贞子、墨旱莲、黄精、石斛、酸枣仁
A4	7	仙茅、淫羊藿、仙鹤草、巴戟天、菟丝子、芡实、金樱子
A5	11	百合、山慈菇、土茯苓、石韦、薏苡仁、白鲜皮、地肤子、蝉蜕、木瓜、赶黄草、葛根

3.4 关联规则结果

采用IBM SPSS Modeler18.0 软件的Apriori算法进行关联分析，设置最低置信度为90%，最小支持度为30%，最大前项数为5，后项数均为1，得到符合条件的频繁项集为122条。支持度反映的是规则的广泛程度，置信度代表前项药物出现的基础上，后项药物出现的概率。根据中医学理论，五味及六味药物关联的意义不大，故选取二阶、三阶、四阶药物进行关联规则分析，具体见表1-2-10。

表1-2-10　关联规则构成表

规则	总数(例)
两味药组成的规则	19
三味药组成的规则	48
四味药组成的规则	43

两味药组成的规则共19条，支持度最高的是黄芪→大黄，说明黄芪、大黄组合在处方中应用广泛，置信度100%中，支持度最高的是茯苓→黄芪，说明茯苓、黄芪药物配伍稳定且应用范围广。

三味药组合的规则共48条，其中置信度100%中，支持度最高的是附子、黄芪→大黄，提示有附子、黄芪的处方中均有应用大黄，说明上述药物配伍稳定，应用范围广。支持度最高的是附子、大黄→黄芪，说明附子、大黄、黄芪是处方中应用范围广泛的药物。

四味药组成的关联规则共有43条，其中置信度100%中，支持度高的前四味依次为：茯苓、附子、黄芪→大黄，人参、附子、黄芪→大黄，谷芽、大黄、黄芪→麦芽，麦芽、谷芽、大黄→黄芪，说明上述药物组合固定且较为常见。支持度最高的是茯苓、附子、黄芪→大黄，说明应用茯苓、附子、黄芪、大黄在处方中应用范围广。

— 讨论 —

1 张喜奎教授治疗CRF的用药规律探讨

1.1 高频药物分析

通过本课题的药物频数分析可知，张师治疗慢性肾衰竭所涉及的药物较多，但最常用的药物分布相对集中，其中使用频数高于12次的有56味，累计2708次，使用频率达89.6%，占全部中药数的4/5以上，将其归纳为常用药物，其中排序在前14味的药物包括黄芪、大黄、附子、茯苓、人参、谷芽、麦芽、杜仲、泽泻、鸡内金、牡蛎、桑寄生、石斛、陈皮，将这14味药列为核心药物。药物分类结果显示以补虚药、利水渗湿药、消食药、泻下药、温里药、清热药、平肝息风药、理气药等为主。结合以上统计结果，将其分类并对功效进行分析。

1.1.1 补虚药 是本课题使用频数最高的药类。张师认为慢性肾衰竭基本病机是本虚标实，本虚以脾肾衰败为主，治疗上以补虚扶正为重点，兼以祛邪泄浊。而补虚应根据机体气血阴阳的偏颇，加以纠正。如图2所示，补气药占47.1%、补阳药占29.7%、补阴药占19.9%、补血药占3.3%。可见肺脾肾之气是益气的重点，肾阳的温补是补阳的关键，肝肾之阴是补阴的重点，益气补阳药占的比重较大。可知张师诊治CRF时，重视补益肾气肾阳，肾气足，肾阳充，则有助于病情改善。

（1）黄芪：黄芪甘温益气，为补气要药，在本研究中使用频数高达241次。《本草纲目》称其为"补药之长"，功善补气健脾、升阳举陷、益气固表、托毒生肌、利尿消肿。朱良春谓其能充养大气，调整肺、脾、肾三脏之功能，促进全身血液循环，提高机体免疫力，同时兼有利尿的作用[8]。张师取其补气涩关之意，一可补气健脾，二可利水消肿，认为黄芪可收精微于纳气之中，对精微外漏之证，取效较捷，对慢性肾衰竭蛋白尿疗效较好[9]，且黄芪用量大（＞30g）时有扩张血管和降血压的作用。此外，《黄帝内经·素问》提出"卫出于下焦"，慢性肾衰竭元气不足，卫气亏虚，温分肉功能失常导致反复感冒，常用黄芪益气固表，正如《配得本草》所说："黄芪补气，而气有内外之分……肌表之气，宜补黄芪；五内之气，宜补人参。"再者，气为血之帅，血为气之母，对于治疗慢性肾衰竭合并肾性贫血患者时，常配伍当归以益气生血，改善患者的贫血情况。现代药理研究证明，黄芪能调节免疫、抗炎、抗氧化、延缓衰老、降低血糖血脂、利尿[10]。实验研究也表明，黄芪在5/6肾切除术诱导的肾小球硬化大鼠模型中降低了血尿素氮和肌酐水平，使肾小球滤过率得到提高，减轻了肾脏病理损害，起到了保护和改善残留肾单位的作用[11]。

（2）人参：药中四维之一，可大补元气，在本课题中使用频数为124次。《神农本草经》谓其"主补五脏"，因气雄体润，具有补气固脱、健脾益肺、宁心益智、养血生津的功效[12]，可调节和复壮人体的生理机能，尤能治久病、大病、以及失血、脱液等所致的元气欲脱、神疲脉微、气短喘促等危重症[13]。慢性肾衰竭元气衰败，病程较长，治疗上应以培补元气，恢复肾的气化功能为要。临证时，张师喜欢用白条参，认为其性平，比较温润，既可培补元气，又不耗损机体阴液。因慢性肾衰竭患者病情复杂，寒热夹杂，须终身服药，长期服用白条参可达到扶正培元，益脾肺，复脉固脱的效果。现代药理研究表明，人参的药理主要归功于人参皂苷，其有明显的肾脏保护作用，可以作为良好的抗氧化剂、抗炎剂、抗凋亡剂[14]。

（3）杜仲：是本研究中使用频数最高的补阳药，共计106次，频率达43.8%。《神农本草经》指出杜仲味辛平，主治腰脊痛、坚筋骨，与慢性肾衰竭肾虚之腰背酸痛等症状相符合，临证时常配伍桑寄生、狗脊以补肝肾、强筋骨。此外，人参亦能补中益精气。对于肾精不足，肝阳上亢之高血压，可灵活选用，常合桑寄生、石决明、天麻、钩藤等配伍使用。现代研究表明，杜仲能够保护镉对大鼠造成的肾损害，延缓大鼠因单侧输尿管阻塞造成的肾间质纤维化，且有较好的降压作用，且能提高机体免疫力[15-16]。

（4）石斛：根据统计结果显示，石斛是本研究中使用频数最高的补阴药，总频数达60次。《神农本草经》指出其能补五脏虚劳羸瘦、强阴，久服可厚肠胃，说明其能滋阴补肾，且能健脾养胃。对于CRF肝肾阴虚者，用之较为适当。临证时常配伍女贞子、墨旱莲以滋补肝肾。现代药理研究表明，石斛能抗氧化，提高机体免疫力，且能使小鼠运动后的血乳酸及血清尿素氮的水平得到降低[17]。

1.1.2 利水渗湿药　张师认为水湿内停是各种肾脏病的共同特点和病机，虽然临床表现不一，病机亦千差万别，或外溢为水肿，或湿邪内阻，侵渍脏腑经络等，故治疗的主要目的在于疏利体内的水湿浊邪[9]。水湿不化，蕴久易化热，热与湿合，易形成湿热，壅遏三焦，气机不畅，人体经络脏腑功能失调，故治疗时重视利水渗湿。

（1）茯苓：味甘淡，可健脾补中，利水渗湿，在本研究中使用频数达190次。《神农本草经》说其能"利小便"，常与泽泻、猪苓、桂枝等合用，治疗水湿内停所致的小便不利、全身水肿等症状。茯苓亦可健脾，与党参、白术等合用取四君子汤之义，则脾气运，水湿化，有利于延缓病情进展。现代研究表明，茯苓素、茯苓多糖是其主要成分，具有抗氧化、提高机体免疫力作用，茯苓皮醇提取物有较好的利尿效果，其作用机理是增加钠离子的排出，减少钾离子的排出，是消补兼施的一味药[18]。

（2）泽泻：在本课题中使用频数达95次，是仅次于茯苓的利水渗湿药。泽泻，味甘、性寒，归肝、肾经，功效利水渗湿，泄热。泽泻淡渗，利水作用较强，《本草要略》指出其能"除湿通淋，治水肿"，临床常合茯苓、猪苓等增强其利水渗湿之力。此外，泽泻能清膀胱之热，泄肾经虚火，对于下焦湿热尤为适宜。慢性肾衰竭时，湿热之邪是重要的致病因素，故使用泽泻与此病机相契合。现代研究表明，泽泻具有类似螺内酯的利尿作用，并且具有抗肾炎活性的作用，使湿热清，水湿化，水道通，延缓肾功能恶化[19-20]。

1.1.3消食药　慢性肾衰竭病情发展到后期，因血中毒素水平的升高致脾胃功能失常，而出现纳差、呕吐等症状，脾胃气虚，一者不能运化水谷以充养机体，再者不能运药至病所发挥药力。故张师认为CRF治疗时应重视顾护脾胃之气，"有胃气则生，无胃气则死"。患者只有在脾运健旺，充分吸收水谷精微以荣养机体，脾肾阳气充足时，才有资本与疾病作长期抗争。张师临证喜用谷芽、麦芽、鸡内金等药物以强饮食、顾脾胃。

（1）谷芽、麦芽：在本研究中使用频数均达111次。临床上多数医家一般将其应用于消饮食积滞，忽略了其在内伤虚证中的重要作用。王海藏说"胃气虚人宜服麦芽、神曲……，以化戊土，腐熟水谷"，可见谷芽、麦芽在内伤虚证的重要地位。谷芽、麦芽秉天地之气而生，重在开胃健脾。《本草述》提出谷芽、麦芽能"开发胃气，宣五谷味"，《本草纲目》说谷芽能"快脾开胃，下气和中"。可见谷芽、麦芽能健脾开胃，麦芽兼能疏肝，两者合用能生发胃气，启脾机。正如赵棻称谷芽、麦芽可赞化中枢，谷芽入胃，麦芽入脾，脾主升清，胃主降浊，升降相合，能达到脾胃和合的状态，运化自如[21]。

（2）鸡内金：在本研究中使用频数达72次，其味甘、性平，功善消食健胃，涩精止遗、化坚消石，临证时一可配伍谷芽、麦芽、陈皮以消食健脾，运转脾机；一可固精缩尿，对于肾虚型夜尿频多，多配伍芡实、金樱子、菟丝子以达其效。再者，对于肾结石等，常配伍海金沙、金钱草以清热利湿、化坚消石。

1.1.4泻下药　泻下药是张师常用的治疗慢性肾衰竭的药物之一。慢性肾衰竭多为本虚标实之证，"邪气盛则实"，实多为水湿、浊毒、瘀血等病理产物，故治疗上以祛邪为主，法当清热活血解毒，泄浊化瘀。临床证实，大黄是治疗慢性肾衰竭的要药。

大黄：乃中药四维之一，气味重浊，走而不守，功善推陈致新，荡涤肠胃，下瘀血。《黄帝内经》曰："味厚则泻，薄则通。"《本草正义》指出，大黄"迅速善走，直达下焦，深入血分，无坚不破，荡涤积垢，有犁庭扫穴之功。"故知道大黄苦寒质重，直达下焦，可推陈出新，降阴中之浊阴，清导积滞，且可活血化瘀解毒，使邪去正安，定乱致治[10]。慢性肾衰竭患者肌酐、尿素氮等升高，于机体而言乃是浊毒，浊毒内留，血脉不畅，加之阳虚寒凝，亦见瘀血，故可见浊毒瘀血相互夹杂，蕴久化热，方中用大黄以泻浊，清热解毒，活血脉。此与《伤寒论》桃核承气汤专治瘀血邪热内结下焦相契合，通过下法以"祛菀陈莝"使体内浊毒从下而走。其药效成分有大黄素、大黄酸及大黄酚等，具有调节免疫、清除氧自由基、抑菌抗炎抗病毒、致泻、保肝利胆、止血、利尿、调节心血管系统等多种药效作用[22]。现代药理研究表明，大黄素可抑制基质金属蛋白酶1（TIMP-1）的表达，使基质金属蛋白酶9（MMP-9）表达得到提升，能加快细胞外基质（ECM）的降解速度，改善血中肌酐、尿素氮等毒素的潴留，并且使肾纤维化的进程得到延缓[23]。此外，日本森岛库的《药物学》指出，大黄能治疗因肾脏病之尿量减少或闭止而引起的体内代谢产物蓄积的尿毒症[24]。张师运用大黄，一般每剂用量6～12g，视患者病情轻重及对大黄的耐受能力而定，以每天大便通畅，排便控制在每日2次及以下为佳。但大黄并非所有慢性肾衰竭患者的必用之品。若患者处于氮质血症期伴见蛋白尿、血尿时，可舍去大黄，恐用之精微物质进一步流失，若患者伴大便秘结时，可酌情使用。

1.1.5温里药　本类药物味辛，性温热，多具有温通之性，善走脏腑而温里祛寒。张师认为慢性肾衰竭脾肾阳气衰微，阴寒内生，故临证时需佐以温通之药以祛里寒，喜用炮附子。

附子：在本研究中使用频数达202次，使用频率为83.5%。其味辛甘，性大热，归心、肾、脾经，纯阳无阴，是中药四维之一，性走而不守，通行十二经，可温五脏之阳，善补命门之火，峻逐寒邪。正如虞抟所说"附子秉雄壮之质，有斩关夺将之气，能引补气药以复散失之阳；引补血药以资不足之真阴；引发散药开腠理，以逐在表之风寒；引温暖药达下焦，以祛在里之寒湿"。临证时张师喜用炮附子，减轻其毒性，达到下温肾阳，中温脾阳，脾肾同调。此外，不论患者有无阳虚，张师均用炮附子。因慢性肾衰竭寒热错杂，大黄是治疗CRF的要药，但大黄苦寒，久服有苦寒败胃等弊端，张师效仿《金匮要略》大黄附子汤之义，用附子抑制大黄苦寒之性，两者合用，一寒一热，功善温阳攻下，通滞散结，相得益彰，凉而不寒，温而不热，寓攻于补之中，祛邪不伤正，扶正不助邪[9]。阳虚患者用之，事半功倍；若该患者无阳虚之征象时，亦可用之，取其温通之性，兼制大黄苦寒败胃之弊端。但患者若有明显热象时，不可用之，此种情况张师常用淫羊藿代替。张师认为淫羊藿通阳解毒，而无助邪火之虞，其通络作用甚为可靠[25]。

1.1.6平肝息风药 此类药物主要用于治疗肝阳上亢、肝风内动证。慢性肾衰竭深入厥阴，寒热错杂、动风是其特性。肝肾不足，水不涵木，易致肝风内动而见眩晕、抽搐等，如《素问·至真要大论》指出"诸风掉眩，皆属于肝"。故张师诊治CRF时，针对肝风内动之证，常加用平肝息风药。

牡蛎：是本研究中使用频数最高的平肝息风药，频数达68次。牡蛎，咸，微寒，归肝、胆、肾经。功善平肝潜阳，重镇安神，收敛固涩，软坚散结。临证时见血压升高，眩晕等阴虚阳亢者，常配伍白芍、天麻、钩藤、石决明、鳖甲等滋阴平肝潜阳；心主神明，若见心神不安者，常配伍炒酸枣仁、柏子仁等宁心安神。

1.1.7祛风湿药 此类药物多以祛除风寒湿邪为主要功效。味多辛苦，性或温或凉，主要用于祛除肌肉、经络、筋骨间的风湿之邪。慢性肾衰竭肝肾亏虚，易遭风寒湿邪侵袭而见腰膝酸软、脚弱无力等，故张师在诊治CRF时喜用补益肝肾兼能祛风湿的药。

桑寄生：经统计，桑寄生在本课题中是使用频数最高的祛风湿强筋骨中药。其味苦、甘，性平，擅长祛风湿、补肝肾、强筋骨。杜雨茂教授认为桑寄生具有较强的利尿作用，亦能祛湿解毒，性平无偏倚，适用范围广泛，无论阴虚阳虚皆能用之[26]。临证时见肝肾不足、兼有风寒湿邪之腰背酸痛者，常配伍狗脊、杜仲、续断等补肝肾、祛风湿、强腰膝。对于血压高者，在平肝潜阳的基础上，亦配伍桑寄生以滋水涵木。现代研究表明，桑寄生的主要成分为总黄铜，并含有挥发油等，具有降血压、降血脂、抗氧化等药理作用[27-28]。

1.1.8理气药 此类药物多以疏理气机为主要作用。慢性肾衰竭脾肾衰败，水湿瘀血浊毒内生，易致气机运行失常，故诊治时需佐以理气药物。

陈皮：据统计结果显示，陈皮是使用频数最高的理气药。其性味辛苦温，归脾、肺经，功善理气健脾、燥湿化痰。临证时见身困乏力、纳差等脾虚者，多配伍党参、茯苓、白术合异功散之义以益气健脾，补而不滞；若见脘腹胀满、恶心呕吐、泄泻痰多等湿浊阻滞中焦气机者，多配伍茯苓、木香、姜半夏等以祛湿醒脾，调畅中焦气机。现代药理研究表明，陈皮具有抗氧化、降脂等作用[29]。

1.1.9清热药　此药在慢性肾衰竭治疗中亦占据重要地位，从图中可见清热解毒药占主要部分。因"毒"邪在慢性肾衰竭发病中占据一定地位。"毒"邪有内外之分，杜雨茂教授认为毒邪可对人体健康产生较大的危害，他指出外毒是自然界气候的异常变化而产生的，内毒则是脏腑功能失常所产生的病理产物，包括现代医学所说的免疫复合物及补体的活化所产生的炎症趋化因子以及常见的体内代谢产物潴留诸如肌酐、尿素氮、尿酸等[30]。因慢性肾衰竭病程较长，毒邪炽盛和动血耗血常常发生。故张师临证时喜用大黄、土茯苓、山慈菇、金银花、连翘、败酱草以清热解毒泄浊，若见动血耗血，则佐以生地黄、赤芍以清热凉血。

1.1.10活血化瘀药　此药是张师治疗CRF常用的药物之一，瘀血是各种肾脏疾病的一个重要致病因子，是病情顽固、持续发展的重要因素。现代医家用微观辨证诠释瘀血，例如有研究表明，肾脏随着年龄的增加亦老化，主要体现在肾脏实质结构的病理改变，具体表现为肾小球系膜基质增多和缺血性变化，肾小管萎缩和间质纤维化，以及小动脉有明显的透明质性[31]。故在慢性肾衰竭的诊治中，活血化瘀法应贯穿全过程。张师临证时喜用当归、丹参养血活血，益母草、牛膝、泽兰等以活血利水。虽然大黄在药物功效分类属于泻下药，但大黄亦可清热活血。此外，张师慎用破血逐瘀药物，虽瘀血是其重要的致病因素之一，但长期使用破血逐瘀之品，会损伤人体元气，故临证时慎用破血逐瘀之药，如水蛭等。全国名老中医药专家学术继承工作指导教师李莹教授亦认为诊治CRF时应慎用破血逐瘀之法[32]。

再者，通过对单个处方中药味数统计，可见张师认为病情发展到慢性肾衰竭阶段，用药应简单以减少肾脏负担，力求辨证准确，用药精准。若见兼夹证，则在大黄附子汤基础上，根据患者不同情况进行加减，用药灵活，若兼夹证较重时，则应抓主症，先处理当前主要矛盾。

1.2 核心药对分析

根据前文聚类结果及张师临床用药，提炼出张师治疗CRF的重要药对有：大黄和附子、大黄和黄芪、淫羊藿和仙茅、女贞子和墨旱莲、茯苓和泽泻、谷芽和麦芽、白鲜皮和地肤子、百合和山慈菇、柴胡和黄芩，因大黄和附子、大黄和黄芪、茯苓和泽泻、谷芽和麦芽前文已论述，故不再重复，下面着重对以下药对进行阐述。

1.2.1淫羊藿和仙茅　两者均为补阳药，是张师治疗慢性肾衰竭温补命门之火常用的药对之一。淫羊藿补肾壮阳，兼能祛风除湿，《神农本草经》谓其能"治一切冷风劳气，补腰膝"。仙茅温肾壮阳，祛寒除湿，《本草纲目》称其为"补三焦、命门之药"。两者合用，可加强命门之火的温补之力。

1.2.2女贞子和墨旱莲　女贞子及墨旱莲又称为二至丸，杜雨茂教授指出女贞子甘凉，专补肾阴，且补而不腻，既无助湿之弊，且能除热填精[33]。正如《本草正》所云其能"养阴气，平阴火，解烦热骨蒸"。墨旱莲性寒，入肝肾经，能滋阴补肾，且能凉血止血。二者相伍，可加强滋阴补肾之力，且有清热止血之功。

1.2.3白鲜皮和地肤子　慢性肾衰竭表现以周身水肿为主者，张师宗《黄帝内经》观点，称其为"肾风"，可见肾病发生发展过程中风邪亦是重要致病因素。风为百病之长，易兼夹他邪，如水湿之邪。慢性肾衰竭常伴风邪夹水湿，日久化生浊毒内蕴的表现，故临证时重视疏风降浊解毒，喜用白鲜皮及地肤子。《玉楸药解》指出"白鲜皮清金利水，治黄疸溺癃"，地肤子清热利湿，利尿通淋，《名医别录》说其可"去皮肤中热气，散恶疮疝瘕"，《神农本草经》说其能"主治膀胱热，利小便"，两者合用可加强疏风解毒，利湿泄浊之功。张师临证时，用两者于肾炎所致蛋白尿及肾炎进展所致慢性肾衰竭，出现血中毒素水平升高或因其侵犯肌表呈现出皮肤瘙痒[34]。

1.2.4百合和山慈菇　百合和山慈菇是张师临床上针对湿热毒邪内蕴所致的高尿酸、痛风性关节炎患者所用的药对之一。百合能滋阴清热止痛，药理学研究证明，百合的主要成分是甘油酯、糖苷、生物碱、多糖、微量元素、蛋白质、磷脂、矿物元素等。它具有秋水仙碱样作用，能抑制白细胞趋化，降低血中的尿酸水平[36]。山慈菇清热解毒，有研究发现，其不仅具有抗菌、抗病毒作用，还具有拮抗炎性细胞因子的作用，能抑制自由基的氧化反应，保护人体组织细胞[36]。两者合用，能祛除体内蓄积的湿热毒邪，尤适用于高尿酸血症患者。

1.2.5柴胡和黄芩　柴胡和黄芩是张师临床上针对厥阴少阳气机壅滞常用的药对。柴胡透表泄热，疏肝解郁，宣畅气机，黄芩清热除湿，泻火解毒，两者合用，一升一降，升清降浊，调畅气机。

1.3 核心方分析

通过关联规则及聚类分析得出核心方如下。

（1）大黄、附子、黄芪、人参、杜仲、续断、谷芽、麦芽、鸡内金、神曲、砂仁：本方集温肾健脾开胃、活血祛瘀、清热解毒泄浊之功，仿《金匮要略》大黄附子汤之义化裁而成。方中以大黄清热解毒泄浊，活血化瘀通络，炮附子温阳散寒，且可抑制大黄的苦寒之性，两者配伍，与慢性肾衰竭虚实互见、寒热错杂病机相适宜。黄芪为补气要药，人参培补元气，两者配伍使用，可增强其补气之力，谷芽、麦芽、鸡内金、神曲、砂仁健脾开胃，杜仲、续断补益肝肾，强筋健骨，全方扶正祛邪并举，是张师治疗CRF常用的基础方。

（2）柴胡、黄芩、半夏、党参、桂枝、茯苓、白术、泽泻、大腹皮、车前子、益母草、桑寄生、紫苏、陈皮、枳实、山楂：此方为畅达厥少气机，利湿泄浊，由《伤寒论》小柴胡汤合五苓散化裁所致。张师非常重视厥阴少阳气机在CRF发生发展过程中所起的作用。方中柴胡、黄芩调畅气机，半夏燥湿化痰、和胃止呕，党参、茯苓、白术、泽泻、大腹皮、车前子健脾益气、利水渗湿，桂枝通阳化气，枳实、陈皮、紫苏理气和胃健脾，桑寄生补肝肾、强筋骨、祛风除湿。益母草活血利水，山楂消食兼能活血。

（3）仙茅、淫羊藿、仙鹤草、巴戟天、菟丝子、芡实、金樱子：本方具补肾壮阳、固肾涩精之功，由三仙汤合水陆二仙丹加减而成，是张师针对慢性肾衰竭后期，肾阳亏虚，命门火衰，封藏失司常用的方剂。方中以仙茅、淫羊藿、仙鹤草温补命门之火，巴戟天补肾壮阳，祛风除湿，芡实、金樱子、菟丝子固肾涩精。

（4）当归、白芍、天麻、钩藤、牡蛎、鳖甲、女贞子、墨旱莲、黄精、石斛、酸枣仁：本方集滋补肝肾、平肝潜阳熄风为一体，仿二至丸合镇肝熄风汤之义，肝肾同源，慢性肾衰竭阳气亏虚，日久阳损及阴，出现肝肾阴精（血）不足，可见肝风内动，风阳上扰之证，故方中以当归、白芍、酸枣仁滋养肝血，女贞子、墨旱莲、黄精、石斛、滋补肝肾阴精，天麻、钩藤、牡蛎、鳖甲平肝潜阳熄风。

（5）百合、山慈菇、土茯苓、石韦、薏苡仁、白鲜皮、地肤子、蝉蜕、木瓜、赶黄草、葛根：本方系清热解毒泄浊、祛风通络活血的功效。慢性肾衰竭重要的病机之一是瘀血水湿浊毒内蕴，风邪侵袭，是张师根据临床经验针对湿热、风邪、瘀血随证选用的药物。方中以百合、山慈菇、土茯苓、石韦、薏苡仁、赶黄草清热利湿解毒，白鲜皮、地肤子、蝉蜕疏风降浊，利尿祛湿，木瓜、葛根通络活血。

2 张喜奎教授治疗慢性肾衰竭的临床经验总结

张师认为各种慢性肾脏病患者，病情进展至慢性肾衰竭时，依六经辨证，当属厥阴病。各种肾脏疾病的传变规律多由太阳深入少阳、阳明以至三阴。慢性肾脏病患者多以三阴病为主，因邪气滞留太阴，太阴气虚进一步传入少阴，寒化则损伤肾阳，热化则耗损肾阴，若病仍不解，毒邪炽盛，损伤脏腑，气血败坏，犯及肝脏及心包出现动风及神志改变等，提示其已深入厥阴。厥阴为三阴之末，乃六经辨证的最后阶段，疾病的演变多趋极端，不是极热，便是极寒，临床可出现不同程度的肾功能减退。

2.1 病因

张师认为慢性肾衰竭的发生关乎内、外二端。外因多责之于风、寒、湿、热、毒等邪气的侵袭，如寒邪中肾，初可束表，致太阳经气不利，久则入少阴损伤肾阳；风邪发病，每首犯太阳，若少阴正气不足，易遭风邪入侵，致肾关开阖失常；湿邪外袭，每首入太阴致脾机不畅，久则病传少阴，伤及肾阳；热邪致病，多侵及下焦肾与膀胱；毒邪致病，可分外毒及内毒。每因肾脏正虚，外毒从皮毛、口鼻、尿道等深入下焦，早期多波及太阳，内毒则为脏腑功能失调产生的病理产物蓄积于肾脏所化生，易损伤脏腑，败坏气血。内因多责之先天禀赋不足，七情内伤、劳逸过度、食饮不节、药物损害等造成的后天失调，以及瘀血、痰饮等病理产物的瘀积。内外因相互影响，形成恶性循环，加重或恶化病情[10]。

2.2 病机

张师认为CRF乃本虚标实、寒热错杂之证。首先，脏腑阴阳衰败是其本质，尤以脾肾衰败为主，可波及五脏，如心、肺、肝、心包等。在正气亏虚的基础上，邪毒留恋，进一步损伤人体正气，致脏腑阴阳气血俱亏。其次，浊毒瘀血内留是其关键。脾失运化，肾失气化，水液代谢失常，湿浊内生，蕴久化热生毒，浊毒壅塞不去，留而为瘀。或因CRF病程较长，气血耗损，气虚行血无力，血行不畅成瘀；或外邪侵袭，与下焦固有之邪相合，致气机升降失常，清浊相干，下焦瘀阻；或湿热蕴结下焦，脉络闭阻，积瘀化毒；或病久脾肾肝阳虚损，阳虚寒凝，血脉凝泣，日久生瘀。瘀血内生，瘀血化水，相互胶结，化热生毒，滞脾碍肺，壅滞三焦。再者，寒热错杂、虚实互见是其特征。张师认为CRF深入厥阴，厥阴之火不足，外不能温煦，阳虚生外寒，加之浊毒瘀血蕴久生火，形成寒热错杂、虚实夹杂的特点。最后，在病机演变上，以厥阴为主，可影响少阳。厥阴少阳在生理病理上息息相关，若厥阴肝失疏泄，少阳气机不利，三焦水道决渎失司，相火温煦不能，肝、脾、肾、心包络之阳虚衰，全身气机紊乱，五脏六腑俱病，气血阴阳俱乱，产生广泛病变[10]。

2.3 辨治特色

（1）辨病与辨证、辨症相结合：张师诊治CRF讲究辨病、辨证、辨症三位相结合，病是疾病整个过程的特征和规律的病理性总结；证是机体在疾病发展过程中的某阶段的病理性归纳，是对当前疾病性质的判断以及目前疾病治疗的主要矛盾；而症是诊断和鉴别当前疾病的主要依据，并且可以判断其有效性，解决当前痛苦症状。张师认为省病问疾时，应抓住CRF的基本病机，四诊合参，判断当前证型，结合目前症状进行针对性治疗。张师认为CRF以脾肾阳虚为多见，以大黄附子汤加减为其治疗CRF的基础方。再根据四诊情况，确定证型，如阳虚甚者，辅以三仙汤；阴虚者酌加二至丸或六味地黄丸；血虚者添加当归补血汤；气虚络瘀者合用自拟方补气通络方加减；厥阴少阳俱病者，合用小柴胡汤合五苓散加减等。根据患者主诉，解决患者目前所苦的症状。因CRF病情复杂，动态变化，应根据患者阴阳、寒热、虚实变化调整药物。

（2）衷中参西，理化结合：随着现代化检验方法不断发展，对疾病的检查手段越来越深入，实验室及临床诊疗仪器的普遍使用，在疾病的诊治中发挥了重要作用，可作为诊断及判断疗效依据。故张师衷中参西，在辨证论治前提下，根据理化检查结果，参考现代药理研究及临证经验，灵活选用有效的药物。如蛋白尿患者，张师喜用黄芪、党参、芡实、金樱子、薏苡仁等补气涩关；若见血尿，则酌加三七、白茅根、地榆、大蓟、小蓟等药物清热化瘀止血。

2.4 用药规律总结

（1）突出扶助正气、顾护胃气：扶正以益气温阳为主，喜用黄芪、白条参、炮附子等药物，次则滋补肝肾，喜用女贞子、墨旱莲、生地黄等药物；时时顾护胃气，慢性病重视顾脾胃，促脾机转运，善用谷芽、麦芽、鸡内金、山楂等药物。

（2）重视利水渗湿，喜用茯苓、泽泻、薏苡仁、石韦等利水渗湿药。

（3）活血化瘀法贯穿全过程，慎用破血逐瘀药，喜用大黄清热活血，当归、丹参养血活血，益母草、泽兰活血利水，慎用莪术、水蛭破血逐瘀。

（4）重视清热解毒泄浊，喜用大黄、土茯苓、山慈菇、连翘等清热解毒泄浊。

— 结论 —

（1）张师认为慢性肾衰竭深入厥阴，本虚标实、寒热错杂是其基本病机，本虚以脾肾衰败为主，标实多责之于水湿、湿热、瘀血、浊毒、风邪等。

（2）诊治时张师辨病与辨证、辨症相结合，认为慢性肾衰竭临床上以脾肾阳虚型患者多见，以大黄附子汤为基本方，再根据气血阴阳变化调整药物，阳虚甚者辅以三仙汤，阴虚者佐以二至丸，血虚者合用当归补血汤，气虚络瘀者合用自拟方补气通络方加减；厥阴少阳俱病者合用小柴胡汤合五苓散加减等。最后根据患者目前不适，随证加减。

（3）用药特点以扶助正气、利水渗湿、活血化瘀、清热解毒泄浊为主要方向。

参考文献

[1] 万崇华,李晓梅,杨峥,等.慢性病患者生命质量测评与应用 [M]. 北京:科学出版社,2015:359-373.

[2] ZANG L,WANG F,WANG L,et al.Prevalence of chronic kidney disease in China: a cross-sectional survey[J].Lancet,2012,379(9818): 815-822.

[3] 王海燕.肾脏病学 [M].第 3 版.北京:人民卫生出版社,2008:1814.

[4] 吴锋,孙悦,何立.中医药治疗慢性肾衰竭疗效的系统评价 [J].中国中西医结合肾病杂志,2011,12(8): 687-689.

[5] 熊利,伍亚舟,牟庆云,等.356 例非透析慢性肾衰竭患者抑郁情况及生命质量的分析研究 [J].第三军医大学学报,2019,41(2):163-169.

[6] 贾慧,任广胜,李樱,等.288 例慢性肾衰竭患者的病因分析[J].中国热带医学,2010,10(5):598.

[7] 王祥峰,张秀花.老年慢性肾衰竭的病因分析(附115例报告)[J].当代医学,2009,15(18):73.

[8] 朱步先,朱胜华,蒋熙,等.朱良春用药经验集[M].长沙:湖南科学技术出版社,2017:77.

[9] 张喜奎.肾脏病六经辨治[M].北京:中国中医药出版社,2006:361.

[10] 刘红,孙伟,顾刘宝,等.黄芪治疗慢性肾脏病机制及其延缓细胞衰老研究[J].中华肾病研究电子杂志,2014,3(6):40-43.

[11] 胡蓉.肾衰营养胶囊对5/6肾切除慢性肾衰大鼠微炎症状态血管损伤的抗炎作用[J].广东医学,2016(22):3345-3348.

[12] 清.孙星衍,孙冯翼辑.神农本草经[M].北京:人民卫生出版社,1963:106.

[13] 朱玉荣.人参的历代炮制方法及原理解析[J].内蒙古中医药,2017,36(5):87-88.

[14] GAO Y,CHU S,ZHANG Z,et al.Hepataprotectiveeffects of ginsenoside Rg1-a review[J].Journal of Ethnopharmacology,2017,20(6):178.

[15] 王娟娟,秦雪梅,高晓霞,等.杜仲化学成分、药理活性和质量控制现状研究进展[J].中草药,2017,48 (15):3228-3237.

[16] KWON S H,LEE H K,KIM J A,et al. Neuroprotective effects of Eucommia ulmoides Oliv. barkon amyloid beta25-35-induced learning and memory impairments in mice[J].Neurosci Lett,2011,487(1):123-127.

[17] 张诗航.铁皮石斛化学成分及药理作用的研究进展[J].当代医药论丛,2018,16(20):26-27.

[18] 田婷.茯苓和茯苓皮水和乙醇提取物的利尿作用及其活性成分的分离鉴定[J].中国药理学与毒理学杂志,2014,28(1):57.

[19] 赵宇辉,唐丹丹,陈丹倩,等.利尿药茯苓、茯苓皮、猪苓和泽泻的化学成分及其利尿作用机制研究进展[J].中国药理学与毒理杂志,2014,28(4):594-598.

[20] 友广教道.泽泻的抗肾炎活性[J].国外医学中医中药分册,1997,19(5):58-59.

[21] 蒋远征.赵棻教授从脾胃论治的经验介绍[J].中医杂志,1984,493(7):11-13.

[22] 李广降.大黄的药理作用及临床应用分析[J].中国医药指南,2013,11(11):317-318.

[23] 李冬梅,刘巍.大黄素对肾纤维化大鼠肾组织MMP-9表达的影响[J].中国中医药现代远程教育,2014,12(10):160-161.

[24] 汤本求真.皇汉医学[M].北京:中国中医药出版社,2012:300.

[25] 张喜奎.陈亦人医案医话[M].北京:中国中医药出版社,2012:89.

[26] 张喜奎,张振忠.杜雨茂教授对桑寄生的独到运用经验[J].浙江中医学院学报,1993,17(6):24-25.

[27] 叶立新,王继红,黄华利.桑寄生对肾性高血压大鼠血浆 β - 内啡肽浓度影响的量效作用[J].中国临床康复,2005,9(27):84-85.

[28] 管俊,崔瑛.桑寄生药理作用及临床应用研究进展[J].河北中医,2017,

39(3):460-463.

[29] 吴惠君, 欧金龙, 池晓玲, 等. 陈皮药理作用研究概述 [J]. 实用中医内科杂志,2013,27(17):91-92.

[30] 杜雨茂. 杜雨茂肾脏病临床经验集萃 [M].1 版. 北京: 中国中医药出版社,2013:7.

[31] BOLIGNANO D,MATTACE-RASO F. The aging kidney revisited:asystematic review.ageing[J].ResRew,2014,14(1):68-80.

[32] 刘新瑞. 名老中医李莹治疗慢性肾衰竭经验 [J]. 中国中西医结合肾病杂志,2009,10(9):755-756.

[33] 董正华, 赵天才. 杜雨茂学术思想与临证经验集锦 [M].1 版. 西安: 陕西科学技术出版社,2015:249.

[34] 陈全文, 张喜奎. 张喜奎教授临证运用白鲜皮经验举隅 [J]. 云南中医中药杂志,2016,37(12):13-15.

[35] 黄春林, 朱晓新. 中药药理与临床手册 [M]. 北京: 人民卫生出版社.2006: 425.

[36] 国家中医药管理局《中华本草》编委会. 中华本草 [M]. 上海: 上海科学技术出版社,1998:950.

（尤雅萍 整理）

第三节

张喜奎教授治疗慢性肾脏病3~5期的用药规律研究

引 言

慢性肾脏病（CKD）指各种原因引起的肾脏结构和功能异常（病史≥3个月），或不明原因引起的GFR下降（<60mL/min）[1]，2012年的调查研究显示，我国18岁以上的CKD患者已达总人口的10.8%，而知晓率仅为12.5%[2]，进行肾脏替代治疗的患者数量每年增长超过11%[3]。近年来CKD的原发疾病人群逐年扩大，在很大程度上导致了本病的发病率不断飙升；而其发病之初大多十分隐秘，患者难以自知，待到症状十分明显或检查时发现异常，往往已进入CKD3～5期，随后将不断进展为尿毒症终末期，具有并发症多、生存质量低下、预后较差等特点，此阶段主要依赖肾脏替代疗法，但该类疗法目前尚有一些不足之处。

中医药对CKD3～5期的治疗有着独一无二的优势，尤其对尚未进入肾脏替代治疗的患者格外有意义。运用中医药不仅副作用小，还可以通过辨证论治从整体的角度对患者的诸多症状进行调治，从而更好地提升患者的生存质量，更关键的是能够有效地保护和改善肾功能，延缓CKD3～5期向尿毒症发展，推迟甚至避免进行肾脏替代治疗，极大地改善本病的预后。吴锋[4]等的研究表明，本病在临床上整体疗效的改善有赖于中医药的作用，所以，治疗CKD3～5期时应重视中医药的防治，而名老中医对该病有着宝贵治疗经验，故当予以大力地总结、传承和发扬。

当今，人类社会处在科学和信息的时代大背景下，我们应当借助现代科学技术研究中医药，不断探索中医药的奥秘，尝试用科学的方法解释中医药。名老中医拥有诸多处方用药的经验，难以简单地归纳总结，运用统计学方法则可以从庞大的数据中寻找出其中辨证及用药的关联及规律[5]。方剂是一个复杂的药物集合体，我们可以应用复杂网络技术研究中药方剂的配伍规律[6]，挖掘各组药物之间的相互作用关系。

故本文通过收集、筛选并整理张师治疗CKD3～5期的临床医案，基于复杂网络规则挖掘张师治疗该病的用药经验，为更好地指导临床提供依据。

— 临床研究 —

1 研究对象

1.1 病例资料来源

病例均来源于2010年12月至2020年12月，福建省第二人民医院、福建省第三人民医院及福建中医药大学国医堂，到张师门诊就诊的CKD患者，共纳入106例患者的医案。

1.2 西医诊断标准

参照美国肾脏病基金会2012年制定的《慢性肾脏病评估及管理临床实践指南》。

（1）肾脏损害（肾脏的结构与功能异常）伴或不伴GFR的下降≥3个月，<3个月者则需进一步随访。肾脏损害具体如表1-3-1所示。

表1-3-1　CKD诊断标准

描述	指标
肾损伤标志	白蛋白尿（AER≥30mg/24h；ACR≥3mg/mmol）尿沉渣异常
	肾小管相关病变
	组织学异常
	影像学所见结构异常
	肾移植病史
GFR下降	GFR≤60mL/（min·1.73m²）（GFR分期：C3a～C5期）

注：以上任意一项指标持续超过3个月；至少满足1项。GFR为肾小球滤过率；AER为尿白蛋白排泄率；ACR为尿白蛋白肌酐比值。

（2）慢性肾脏病的分期标准如表1-3-2所示。

表1-3-2　CKD的GFR分期

分期	描述	GFR[mL/(min·1.73m²)]
G1	肾脏损害伴有正常或升高的GFR	≥90
G2	肾脏损害伴有轻度的GFR下降	60～89
G3a	轻到中度的GFR下降	45～59
G3b	中到重度的GFR下降	30～44
G4	重度GFR下降	15～29
G5	肾衰竭	<15（或透析）

注：在缺少肾损伤证据时，G1期和G2期均不能诊断为CKD。

1.3 纳入标准

（1）符合以上慢性肾脏病的西医诊断标准，其中GFR<60mL/（min·1.73m²）的患者。

（2）年龄≥18周岁，性别不限。

（3）张师诊治至少2次，资料信息完整的患者。

1.4 排除标准

（1）已行肾脏替代治疗的患者。

（2）合并有其他严重原发性疾病的患者。

（3）妊娠期及哺乳期妇女。

（4）资料信息不完整者。

2 研究方法

2.1 病案收集、整理与录入

本研究通过福建省第二人民医院、福建省第三人民医院及国医堂的跟诊及HIS系统，收集2010年12月至2020年12月符合纳入标准的患者病历资料，遴选初诊、复诊或较有治疗意义的2个诊次，按就诊时间、姓名、性别、年龄、症状、证型、处方、方名的统一标准录入Excel 2010文件，录入完成后对资料信息进行多次校对，确保数据完整无误。

2.2 中药规范化处理

中药因取材的来源，产地，俗称，别名以及炮制方法等不尽相同，具有一药多名的普遍现象，故当予以规范统一，本文参考全国统编的教材第十二版《中药学》及《中华人民共和国药典》来规范中药药名。

2.3 统计学方法

运用Excel 2010软件进行药物的频数分析，运用SPSS 25软件进行药物的聚类分析，运用SPSS Modeler 18软件进行药物的关联规则分析，运用Gephi 0.9.2软件进行药物的复杂网络分析，根据综合的统计结果，参考张师临床常用的处方用药，总结出张师治疗CKD3～5期的用药规律。

3 研究结果

3.1 频数分析结果

3.1.1单味药频数分析结果　本次共统计出中药132味，共212个处方，总频数达2658次，使用频率＞10%的中药有27味，其中使用频率在10%～20%的有9味药，依次是百合、淫羊藿、菟丝子、神曲、山慈菇、山楂、墨旱莲、酸枣仁及狗脊；使用频率在20%～30%的有8味药，依次是续断、人参、石斛、赶黄草、桑寄生、芡实、白鲜皮及牡蛎；使用频率在30%～50%的有4味药，依次是麦芽、谷芽、泽泻及陈皮；使用频率＞50%的有6味药，依次是黄芪、大黄、附子、茯苓、杜仲及鸡内金。具体如表1-3-3所示。

表1-3-3　高频药物

药物	频数(次)	频率(%)	药物	频数(次)	频率(%)
黄芪	209	98.58	桑寄生	48	22.64
大黄	194	91.51	芡实	46	21.70
附子	166	78.30	白鲜皮	46	21.70
茯苓	153	72.17	牡蛎	43	20.28
杜仲	119	56.13	百合	42	19.81
鸡内金	107	50.47	淫羊藿	36	16.98
麦芽	93	43.87	菟丝子	33	15.57
谷芽	92	43.40	神曲	30	14.15
泽泻	89	41.98	山慈菇	30	14.15
陈皮	80	37.74	山楂	28	13.21

药物	频数(次)	频率(%)	药物	频数(次)	频率(%)
续断	61	28.77	墨旱莲	26	12.26
人参	53	25.00	酸枣仁	26	12.26
石斛	52	24.53	狗脊	23	10.85
赶黄草	49	23.11			

3.1.2药类频数分析结果　本次研究中出现的中药共计17类（见表1-3-4），频数最多的是补虚药，共31味，出现804次，频率30.4%。其中补气药共出现335次，占补虚药的41.7%，补阳药共出现294次，占36.6%，补阴药共出现155次，占19.3%，补血药共出现20次，占2.5%。

表1-3-4　药物按功效分类及频数表

药类	味数(种)	频数(次)	频率(%)	药物
补虚药	31	804	30.2	黄芪、杜仲、续断、人参、石斛、百合、淫羊藿、菟丝子、墨旱莲、太子参、巴戟天、女贞子、山药、白芍、黄精、益智仁、党参、覆盆子、北沙参、甘草、白术、仙茅、枸杞子、熟地黄、鳖甲、当归、白扁豆、麦冬、骨碎补、肉苁蓉、西洋参
利水渗湿药	11	369	13.9	茯苓、泽泻、赶黄草、猪苓、车前子、地肤子、石韦、海金沙、金钱草、薏苡仁、赤小豆
消食药	6	358	13.5	鸡内金、麦芽、谷芽、神曲、山楂、莱菔子
泻下药	2	195	7.3	大黄、火麻仁
温里药	2	167	6.3	附子、干姜
清热药	17	152	5.7	白鲜皮、山慈菇、土茯苓、生地黄、玄参、黄连、牡丹皮、栀子、金银花、知母、天花粉、连翘、黄芩、赤芍、玉竹、荷叶、板蓝根

药类	味数(种)	频数(次)	频率(%)	药物
理气药	7	118	4.4	陈皮、枳实、紫苏梗、大腹皮、青皮、枳壳、木香
收涩药	7	93	3.5	芡实、金樱子、山茱萸、海螵蛸、莲子、五味子、桑螵蛸
活血化瘀药	9	83	3.1	黄蜀葵花、凌霄花、灯盏花、牛膝、母草、丹参、桃仁、银杏叶、鸡血藤
祛风湿药	8	83	3.1	桑寄生、狗脊、木瓜、忍冬藤、海桐皮、徐长卿、路路通、乌梢蛇
平肝息风药	6	68	2.6	天麻、钩藤、牡蛎、石决明、刺蒺藜
解表药	11	67	2.5	蝉蜕、葛根、紫苏叶、柴胡、菊花、桂枝、麻黄、荆芥、细辛、防风、辛夷
安神药	4	37	1.4	酸枣仁、合欢皮、首乌藤、龙骨
化痰止咳平喘药	4	27	1.3	半夏、葶苈子、桔梗、苦杏仁
化湿药	4	18	0.7	砂仁、厚朴、苍术、藿香
止血药	3	18	0.7	三七、白茅根、仙鹤草
开窍药	1	1	0.04	石菖蒲

3.2 聚类分析结果

本次研究的聚类分析对象为频数≥20次的高频药物。首先,将数据导入 IBM SPSS25.0软件中,使用系统聚类中的R型聚类,由于预先不知道分类情况,聚类成员设置为5~10类进行探索性分析,连接方式为组间连接,方法为皮尔逊相关系数,对个案进行聚类,聚类树状图见图1-3-1。从图中可以看出,使用平均连接(组间)距离在15以下的常用药对分别为:麦芽、谷芽,大黄、附子,百合、山慈菇,茯苓、泽泻,续断、狗脊,结合张师临证经验,因土茯苓常与百合、山慈菇配合使用,杜仲常与续断、狗脊配合使用,故将土茯苓及杜仲分别加入百合、山慈菇及续断、狗脊药对组中,具体如表1-3-5所示。

表1-3-5　核心药对表

编号	药对
1	谷芽、麦芽
2	大黄、附子
3	百合、山慈菇（土茯苓）
4	茯苓、泽泻
5	续断、狗脊（杜仲）

使用平均连接（组间）的谱系图

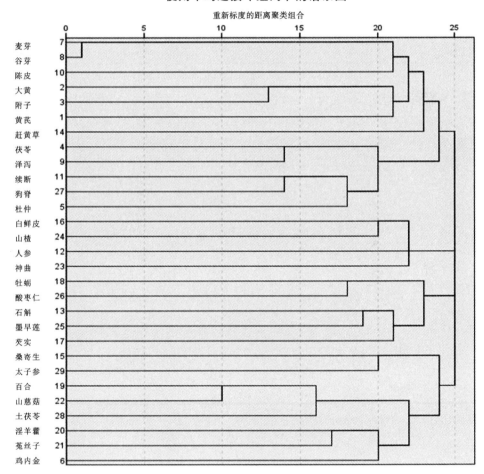

图1-3-1　聚类分析树状图

3.3 核心方

根据聚类树状图结果，结合张师临证经验，将其聚集为5类时结果较为合理，核心方分别是大黄、附子、黄芪、谷芽、麦芽、陈皮、赶黄草；茯苓、杜仲、泽泻、狗脊、续断；鸡内金、桑寄生、百合、淫羊藿、菟丝子、山慈菇、土茯苓、太子参；人参、白鲜皮、神曲、山楂；石斛、芡实、牡蛎、墨旱莲、酸枣仁等五组，具体如表1-3-6所示。

表1-3-6　核心组方表

编号	药物
1	大黄、附子、黄芪、谷芽、麦芽、陈皮、赶黄草
2	茯苓、杜仲、泽泻、狗脊、续断
3	鸡内金、桑寄生、百合、淫羊藿、菟丝子、山慈菇、土茯苓、太子参
4	人参、白鲜皮、神曲、山楂
5	石斛、芡实、牡蛎、墨旱莲、酸枣仁

3.4 关联规则结果

采用SPSS Modeler 18.0软件的Apriori算法进行关联规则分析，设置最低置信度80%，最小支持度10%，最大前项数为5，一共产生了1690条规则，关联网络如图1-3-2所示。

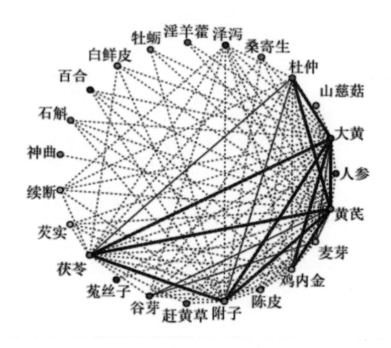

图1-3-2　关联网络图

两味药组成的规则中，支持度最高的是黄芪→大黄（98.585%），其次是大黄→附子（91.509%）、大黄→黄芪（91.509%）。置信度100%中，支持度最高的是杜仲→黄芪（56.132%），其次是谷芽→麦芽（43.396%）、续断→黄芪（28.774%），具体如表1-3-7、表1-3-8所示。

表1-3-7　支持度前10的两味药物关联规则表

后项	前项	实例（例）	支持度（%）	置信度（%）	提升度
大黄	黄芪	209	98.585	92.344	1.009
附子	大黄	194	91.509	83.505	1.073
黄芪	大黄	194	91.509	99.485	1.009
大黄	附子	165	77.830	98.182	1.073
黄芪	附子	165	77.830	98.788	1.002
附子	茯苓	153	72.170	81.046	1.041
大黄	茯苓	153	72.170	90.850	0.993
黄芪	茯苓	153	72.170	98.693	1.001
附子	杜仲	119	56.132	84.034	1.080
大黄	杜仲	119	56.132	92.437	1.010

表1-3-8　置信度前10的两味药物关联规则表

后项	前项	实例（例）	支持度（%）	置信度（%）	提升度
黄芪	杜仲	119	56.132	100.000	1.014
麦芽	谷芽	92	43.396	100.000	2.280
黄芪	续断	61	28.774	100.000	1.014
黄芪	石斛	52	24.528	100.000	1.014
黄芪	赶黄草	49	23.113	100.000	1.014
黄芪	牡蛎	43	20.283	100.000	1.014
大黄	百合	42	19.811	100.000	1.093
黄芪	百合	42	19.811	100.000	1.014
大黄	淫羊藿	36	16.981	100.000	1.093
黄芪	淫羊藿	36	16.981	100.000	1.014

三味药组成的规则中，支持度最高的是大黄、黄芪→附子（91.038%），其次是附子、黄芪→大黄（76.887%），附子、大黄→黄芪（76.415%）。置信度100%中，支持度最高的是附子、大黄→黄芪（76.415%），其次是茯苓、大黄→黄芪（65.566%），杜仲、大黄→黄芪（51.887%）。具体如表1-3-9、表1-3-10所示。

表1-3-9　支持度前10的三味药物关联规则表

后项	前项	实例（例）	支持度（%）	置信度（%）	提升度
附子	大黄、黄芪	193	91.038	83.938	1.078
大黄	附子、黄芪	163	76.887	99.387	1.086
黄芪	附子、大黄	162	76.415	100.000	1.014
大黄	茯苓、黄芪	151	71.226	92.053	1.006
附子	茯苓、黄芪	151	71.226	80.795	1.038
黄芪	茯苓、大黄	139	65.566	100.000	1.014
附子	茯苓、大黄	139	65.566	87.770	1.128
大黄	茯苓、附子	124	58.491	98.387	1.075
黄芪	茯苓、附子	124	58.491	98.387	0.998
大黄	杜仲、黄芪	119	56.132	92.437	1.010

表1-3-10　置信度前10的三味药物关联规则表

后项	前项	实例（例）	支持度（%）	置信度（%）	提升度
黄芪	附子、大黄	162	76.415	100.000	1.014
黄芪	茯苓、大黄	139	65.566	100.000	1.014
黄芪	杜仲、大黄	110	51.887	100.000	1.014
大黄	杜仲、附子	100	47.170	100.000	1.093
黄芪	杜仲、附子	100	47.170	100.000	1.014
黄芪	杜仲、茯苓	94	44.340	100.000	1.014
麦芽	谷芽、黄芪	91	42.925	100.000	2.280
麦芽	谷芽、大黄	89	41.981	100.000	2.280
黄芪	泽泻、大黄	79	37.264	100.000	2.280
麦芽	谷芽、附子	76	35.849	100.000	2.304

四味药组成的规则中，支持度最高的是茯苓、大黄、黄芪→附子（65.566%），其次是茯苓、附子、大黄→黄芪（57.547%）及茯苓、附子、黄芪→大黄（57.547%），杜仲、大黄、黄芪→附子（51.887%）及杜仲、大黄、黄芪→附子（51.887%）。置信度100%中，支持度最高的是茯苓、附子、大黄→黄芪（57.547%）及茯苓、附子、黄芪→大黄（57.547%），其次是黄芪、杜仲、附子→大黄（47.170%）及大黄、杜仲、附子→黄芪（47.170%），谷芽、大黄、黄芪→麦芽（41.509%）及杜仲、茯苓、大黄→黄芪（41.509%），具体如表1-3-11、表1-3-12所示。

表1-3-11　支持度前10的四味药物关联规则表

后项	前项	实例（例）	支持度（%）	置信度（%）	提升度
附子	茯苓、大黄、黄芪	139	65.566	87.770	1.128
黄芪	茯苓、附子、大黄	122	57.547	100.000	1.014
大黄	茯苓、附子、黄芪	122	57.547	100.000	1.093
附子	杜仲、大黄、黄芪	110	51.887	90.909	1.168
茯苓	杜仲、大黄、黄芪	110	51.887	80.000	1.108
黄芪	杜仲、附子、大黄	100	47.170	100.000	1.014
大黄	杜仲、附子、黄芪	100	47.170	100.000	1.093
茯苓	杜仲、附子、大黄	100	47.170	81.000	1.122
茯苓	杜仲、附子、黄芪	100	47.170	81.000	1.122
附子	鸡内金、大黄、黄芪	100	47.170	80.000	1.028

表1-3-12　置信度前10的四味药物关联规则表

后项	前项	实例（例）	支持度（%）	置信度（%）	提升度
黄芪	茯苓、附子、大黄	122	57.547	100.000	1.014
大黄	茯苓、附子、黄芪	122	57.547	100.000	1.093
黄芪	杜仲、附子、大黄	100	47.170	100.000	1.014
大黄	杜仲、附子、黄芪	100	47.170	100.000	1.093
麦芽	谷芽、大黄、黄芪	88	41.509	100.000	2.280
黄芪	杜仲、茯苓、大黄	88	41.509	100.000	1.014
大黄	杜仲、茯苓、附子	81	38.208	100.000	1.093

后项	前项	实例(例)	支持度(%)	置信度(%)	提升度
黄芪	杜仲、茯苓、附子	81	38.208	100.000	1.014
黄芪	鸡内金、附子、大黄	80	37.736	100.000	1.014
大黄	鸡内金、附子、黄芪	80	37.736	100.000	1.093

3.5 中药四气、五味、归经结果

3.5.1四气　以平性药为首，频数为796次，占29.95%，其次是寒性药528次（19.86%），温性药514次（19.34%），微温药448次（16.85%），具体如表1-3-13所示。

表1-3-13　四气频数分布

序号	四气	频数(次)	百分比(%)
1	平	796	29.95
2	寒	528	19.86
3	温	514	19.34
4	微温	448	16.85
5	微寒	197	7.41
6	大热	161	6.06
7	凉	76	2.86
8	热	7	0.26
9	大寒	6	0.23

3.5.2五味　以甘味药为主，频数高达1934次，占比72.76%，其次是苦味药690次，占比25.96%、辛味药658次，占比24.76%，具体如表1-3-14所示。

表1-3-14　五味频数分布

序号	五味	频数(次)	百分比(%)
1	甘	1934	72.76
2	苦	690	25.96
3	辛	658	24.76
4	淡	283	10.65

序号	五味	频数（次）	百分比（%）
5	酸	181	6.81
6	涩	95	3.57
7	微苦	95	3.57
8	咸	84	3.16
9	微辛	30	1.13

3.5.3归经　　以脾经为主，频数为1379次，占51.88%，其次是肾经药908次（34.16%），肝经药833次（31.34%），肺经药797次（29.98%），胃经药713次(26.82%)，具体如表1-3-15所示。

表1-3-15　归经频数分布

序号	归经	频数（次）	百分比（%）
1	脾	1379	51.88
2	肾	908	34.16
3	肝	833	31.34
4	肺	797	29.98
5	胃	713	26.82
6	膀胱	360	13.54
7	心	348	13.09
8	大肠	232	8.73
9	心包	219	8.24
10	小肠	142	5.34
11	胆	91	3.42
12	三焦	5	0.19

3.6 复杂网络分析结果

首先，将所有的药物整理成共现矩阵格式，导入Gephi 0.9.2软件中，设置布局为Fruchterman Reingold，区为10000，重力为10，速度为1，点击运行开始计算。接下来在过滤窗口中，设置根据度值的大小以决定节点的大小，模块化的类型设置为不同的节点颜色，边的厚度为1，随后即可绘制出所有药物的复杂网络图（图1-3-3）。在数据表窗口中，可以看到复杂网络的各个参数情况，具体如表1-3-16所示。

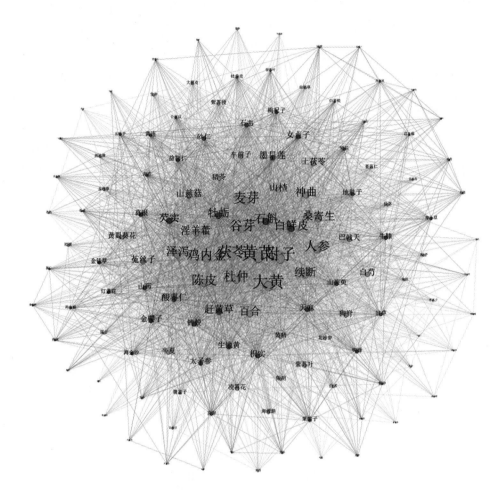

图1-3-3　总体复杂网络图

表1-3-16　复杂网络重要节点参数分布(度值≥50)

节点	度值	中心度	紧密度	模块
黄芪	133	0.993	1.000	0
大黄	127	0.950	0.983	0
附子	123	0.924	0.961	0
茯苓	118	0.893	0.950	0
杜仲	101	0.802	0.878	0
鸡内金	104	0.817	0.894	0
麦芽	105	0.822	0.905	2

续表

节点	度值	中心度	紧密度	模块
谷芽	105	0.822	0.905	2
泽泻	95	0.775	0.853	0
陈皮	101	0.802	0.876	0
续断	84	0.728	0.765	0
人参	98	0.788	0.837	0
石斛	91	0.757	0.829	1
赶黄草	79	0.709	0.764	0
桑寄生	85	0.732	0.773	0
芡实	82	0.720	0.772	0
白鲜皮	89	0.749	0.795	0
牡蛎	88	0.744	0.811	0
百合	84	0.728	0.784	1
淫羊藿	81	0.717	0.781	1
菟丝子	64	0.657	0.660	0
神曲	84	0.728	0.765	1
山慈菇	68	0.670	0.702	1
山楂	74	0.691	0.715	0
酸枣仁	63	0.654	0.654	0
狗脊	56	0.632	0.575	0
生地黄	66	0.663	0.662	1
墨旱莲	66	0.663	0.646	1
土茯苓	63	0.654	0.630	1
太子参	62	0.650	0.612	1
黄蜀葵花	55	0.629	0.560	0
凌霄花	46	0.604	0.480	0
巴戟天	56	0.632	0.586	2
金樱子	62	0.650	0.629	0
蝉蜕	59	0.641	0.622	1
葛根	56	0.632	0.581	1
半夏	53	0.623	0.524	1

随后利用K-core分析方法，用于发现药物核心组合。K-core为35以上，具体

网络如图1-3-4。其中，黄芪（133、0.993、1）、大黄（127、0.950、0.983）、附子（123、0.924、0.961）在度值、中心度、紧密度中均位列前三，由此可见，这三味药与其他药物联系最为紧密，位居复杂网络的中心，其重要性不言而喻。从图中可以看出，以黄芪为中心，其余药物围绕成四个环，其中内环即为核心药物，包括大黄、附子、泽泻、麦芽、桑寄生、赶黄草。

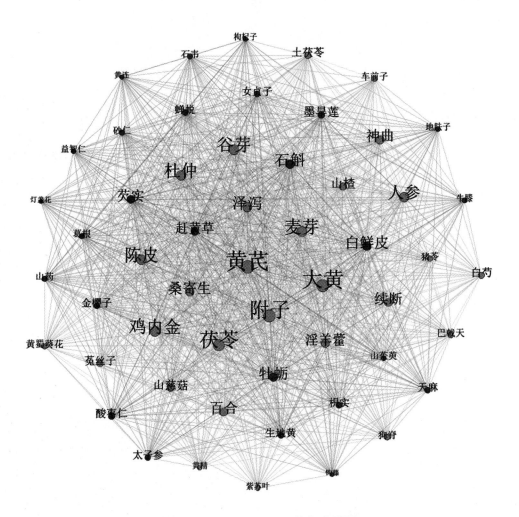

图1-3-4　K-core≥35的复杂网络

— 讨论 —

1 常用单味药分析

本次研究共统计出张师治疗CKD3～5期患者的用药132味，其中频率＞10%的药物共27味，总频数达1974次，使用率为74.27%；频率＞5%的药物共51味，总频数达2337次，使用率为87.92%，由此可见，张师治疗本病的用药总数虽多，但出现频率高的药物相对集中，现就主要药物按照中药功效分类后的频数高低顺序，结合张师的临床经验予以分析。

1.1 补虚药

补虚药是本研究中最重要的药物，味数、频率均占首位，其中补气药共出现335次，占41.7%；补阳药共出现294次，占36.6%；补阴药共出现155次，占19.3%；补血药共出现20次，占2.5%。杨洪涛[7]教授认为肾阳是一身阳气之本，易损难复，提出"治肾首辨阴阳，温扶阳气为先"的观点，在治疗CKD3～5期时重视对附子的运用；王小琴[8-9]教授则认为本病虽以阳虚者多，阴虚者少，但阴虚绝不可忽视，重视养阴八法的运用。张师亦认为CKD3～5期的基本病机是脾肾亏虚为本，病理特点多为阳虚，亦有阴虚、阴阳两虚及兼有血虚者，故尤其重视温补脾肾，用药以补气温阳为主，辅以滋阴养血。

1.1.1黄芪 《本草新编》称其为"补气之圣药"，功具益气健脾、利水消肿等，在本次研究中出现最多，高达241次，使用率为98.58%，是张师治疗CKD3～5期最重要的药物。张师选择黄芪作为君药的原因主要包括以下四个方面：其一，疲乏、畏寒是CKD3～5期患者的主要症状，当责阳气亏虚，患者常因感冒加重病情，黄芪益气固表，兼能充实卫气以防诱因的发生；其二，黄芪健脾补肺，使脾制水、肺行水，发挥利水消肿之效，对兼有水肿的患者疗效确切，如张璇等[10]使用大剂量黄芪注射液（60mL）合当归芍药散治疗肾性水肿，临床试验结果表明治疗组的疗效增加明显；其三，蛋白尿亦是本病的常见兼症，当责精微外泄，张师认为，气能摄血，亦能摄精，黄芪补气封关，用之效佳[11]，陈雪妍等对黄芪注射液治疗CKD进行的分析显示，试验组降低血肌酐及蛋白尿水平的总有效率高于对照组[12]；其四，本病常合并肾性贫血，气能生血，黄芪健脾补气，有助血之化生，颇为适宜，常与当归、熟地黄、白芍等补血药合用。

1.1.2杜仲 杜仲微温而不助火，《本草纲目》中记载："能入肝而补肾，子能令母实也"，又可平腰痛、止眩晕，在本研究中出现119次，使用率为56.13%，是张师最常用的补阳药，常与续断、桑寄生、狗脊等补肝肾、强筋骨药配合使用。腰为肾之府，肾主骨，肝主筋，对于CKD3～5期患者，久病肝肾亏虚，筋骨无力，腰府失养，故常伴腰酸腰痛、腿软无力之症，杜仲平补肝肾，强筋健骨，用之中的，兼有头晕目眩者尤为适宜，现代研究表明，杜仲可通过调节骨代谢有效发挥抗骨质疏松的作用[13]，木脂素类、苯丙素类、环烯醚萜类以及黄酮类等杜仲中分离出的成分具有降压作用[14]。

1.1.3人参 《神农本草经》说其 "主补五脏"，最擅大补元气，在本研究中出现53次，使用率为25%。由于CKD3～5期病程迁延难愈，正气损耗严重，患者的五脏可有不同程度衰败，阴津阳气俱损，张师对久病元气大伤的患者，常与黄芪相配，倍显补虚健脾，益气生津之功。王晓慧[15]研究发现，人参多糖具有提高抗氧化酶活性和总抗氧化的作用，尤以酸性多糖的效果为著。另外，人参皂苷具有较强的抗炎、抗凋亡及显著的肾脏保护效果[16]。

1.1.4石斛 《本草经解》记载其可"补五脏虚劳羸瘦，强阴益精"，尤擅滋补胃、肾二脏之阴，是张师最常用的补阴药，在本研究中出现52次，使用率为24.53%。张师认为，CKD3～5期虽脾肾阳虚者多见，然本病病程较长，往往寒热错杂，阴阳互损，症见阴虚时亦可大胆投放，即养阴清热，又益胃补肾，常与生地黄、黄精等滋阴药配合使用。现代药理研究表明，石斛可调节慢性肾小球肾炎患者细胞免疫和体液免疫，通过降低CysC、β_2-微球蛋白及Upr水平，达到保护患者肾功能的作用[17]。

1.1.5百合 《本草纲目拾遗》说其可"清痰火，补虚损"，在本研究中出现42次，使用率为19.81%。张师认为，痛风多责湿热痹阻关节，百合清热养阴，在治疗痛风性肾病时，常与山慈菇、土茯苓等清热利湿药同用，以防通利太过耗伤阴津。罗林明等[18]研究表明，百合具有较好的抗炎作用。山慈菇、土茯苓具有降低尿酸、消炎镇痛的作用[19-20]。

1.1.6墨旱莲 《分类草药性》说墨旱莲可"止血，补肾，退火，消肿"，在本研究中出现26次，使用率为12.26%。张师常以女贞子、黄芪相配，组"黄芪二至丸"，具有益气健脾、滋补肝肾的功效，以此为基本方用于治疗气阴两虚（脾气亏虚兼肾阴不足）型的CKD患者[21]。现代药理研究表明，墨旱莲石油醚提取物对肾脏具有一定的保护作用[22]。

1.2 利水渗湿药

利水渗湿药是本研究中使用率第二高的药物，张师认为，湿浊内蕴是

CKD3～5期的重要致病因素之一，亦是病理产物，故应重视利湿泄浊法的运用。

1.2.1茯苓 《医学启源》说其可"除湿，利腰脐间血，和中益气为主"，在本研究中出现153次，使用率为72.17%。脾虚湿蕴是CKD3～5期患者的基本病机之一，且常见水肿一症，茯苓培土制水，药性平和，尤其适合长期服用。陈丹倩[23]对茯苓的研究表明，茯苓素可激活Na^+-K^+-ATP酶，拮抗醛固酮受体，产生利尿作用。另外，茯苓酸A可改善肾功能，具有抗肾间质纤维化的作用[24]。

1.2.2泽泻 泽泻具有清湿热、开肾关、启膀胱、利水道之功效，在本研究中出现89次，使用率为41.98%。张师常与茯苓、赶黄草、猪苓、大腹皮、车前子等利湿药合用，陈华[25]对泽泻的研究表明，其所含三萜类成分具有利尿、抗肾纤维化等多种生物活性。

1.2.3赶黄草 赶黄草为古蔺县道地药材，具有清热利湿、活血解毒的功效，在本研究中出现49次，使用率为23.11%。CKD3～5期常见湿、热、瘀、毒互结的病理特点，张师常佐本药，用之中的。姚吉强[26]研究认为，赶黄草能够改善肾病综合征模型大鼠肾脏对蛋白的滤过，起到保护肾功能的作用，其机制可能与赶黄草抗炎、抑制免疫的药理作用有关[27]。

1.3 消食药

鸡内金：《滇南本草》说其擅"宽中健脾，消食磨胃"，在本研究中出现107次，使用率为50.47%，是张师最常用的消食药。脾脏虚损是CKD的病理基础之一，尤其病情进展至末期伴随着血中肌酐、尿素氮等水平升高，胃肠道水肿而出现食欲减退、恶心呕吐等症状，脾胃亏虚，药谷不得受纳运化，不仅气血生化乏源，汤药亦难吸收，正气渐损且药力不足，疾病必将不断恶化，故张师尤其重视脾胃功能的调理，常配伍谷芽、麦芽、山楂、神曲等药共护后天之本。肾脏耗伤亦是其基本病机，肾虚不固，可见遗溺、精微外泄之蛋白尿等症状，张师常以鸡内金配芡实、金樱子、桑螵蛸补肾涩精；对肾结石患者，张师常配海金沙、金钱草利湿排石。王楠等[28]研究表明，鸡内金具有调节胃肠道功能、抗肾结石的效用。

1.4 泻下药

大黄：《神农本草经》说其可"下瘀血……荡涤肠胃"，在本研究中出现194次，使用率为91.51%，是张师治疗CKD3～5期的第二高频药物，臣药之一。CKD患者由于湿热、瘀血、浊毒等病理产物的蕴积，导致血中肌酐、尿素氮等升高，大黄苦寒味重，清热解毒，活血逐瘀，尤其通腑泄浊之力迅猛，药力直达下焦，使实邪随糟粕而出。张师临证时，大黄常用量为6～12g，每个人因体质差异，对药物的耐受程度不同，故一般从小剂量起服，大便以通畅为度，控制在每日大约2次。现代药理研究表明，大黄具有改善消化系统、调节血液系统、促进新陈代谢，改善肾脏功能、抗炎、抗氧化应激等作用[29]，大黄素可降低血肌酐、尿素氮等的浓度，延缓肾纤维化进程[30]。李林等[31]研究得出，大黄调控肾纤维化的相关通路与其治疗慢性肾衰竭的机制密不可分。

1.5 温里药

附子：《本草备要》说其可"补肾命火"，在本研究中出现166次，使用率为78.30%，是张师使用率第三高的药物，是另一味臣药。CKD3～5期以脾肾阳虚者多见，尤其到元阳衰败之时，一身阳气俱损，非大辛大热之品可力挽，附子温壮脾肾之阳，通达脏腑表里，最为适宜，张师临床均用炮附子，以减其毒性，常用量为9～20g，常配黄芪、人参、杜仲、续断、狗脊、桑寄生、淫羊藿、巴戟天等药温补脾肾。研究表明，附子可明显降低血肌酐、尿素氮以及乳酸的水平，对肾脏有一定的保护作用[32]，能改善肾脏血液灌注及其病理变化[33]。

1.6 清热药

白鲜皮：具有清热解毒、祛风燥湿的功效，在本研究中出现46次，使用率为21.70%，是张师最常用的清热药。热毒既是CKD3～5期的部分病因，又是其病理产物之一，杜雨茂教授认为毒邪当分内外，CKD患者感受毒邪或由脏腑衰败由内而生。毒邪包括现代医学的免疫复合物、炎症趋化因子以及体内代谢产物，如肌酐、尿素氮、尿酸等[34]，故张师临证时常以此药配大黄、赶黄草、土茯苓、山慈菇等清热解毒之品。若热毒蕴肤，症见皮肤瘙痒者，可配合蛇床子，或与地肤子相须为用，清热利湿、祛风止痒之效倍增[35]。

1.7 理气药

陈皮：具有理气健脾、燥湿化痰的功效，在本研究中出现80次，使用率为37.74%，是张师最常用的理气药。《灵枢·经脉别论》指出："脾气散精，上归于肺，通调水道，下输膀胱"，脾脏为一身津液之枢纽，CKD患者常有脾气亏虚，散精和转输水液的机能失常，水湿运化不利，聚而成痰，进一步阻碍脾的功能，张师常佐陈皮健脾补肺、理气化痰，有助脾之运化，肺之通调，从而输布水津，调理气机，消痰化浊。

1.8 收涩药

芡实：《本草从新》记载其可"补脾固肾，助气涩精"，在本研究中出现46次，使用率为21.70%，是张师最常用的收涩药。蛋白尿是CKD患者的常见表现，亦可见遗尿、遗精者，属于肾气不固，失其封藏，精微外泄所致，张师常以水陆二仙丹（芡实、金樱子）、桑螵蛸、益智仁等药治之，疗效满意。研究表明，水陆二仙丹可抗氧化、抗炎、调整代谢及抑制ACE，不仅可以有效地控制糖尿病肾病患者的临床症状，而且可以延缓其病程进展至尿毒症终末期[36]。

1.9 活血化瘀药

《素问·痹论》指出："病久入深，荣卫之行涩，经络时疏"，被叶天士加以发挥，他提出了"久病入络"的观点。瘀血是CKD患者的病理产物之一[37-38]，本病的病程缠绵，符合叶氏的论述。现代众多医家亦从"瘀"论治本病，如刘光珍[39]教授从血瘀水停、热壅血瘀、肾络瘀阻、肾微癥瘕立论，治以活血利水、凉血散血、活血通络、化瘀消癥为特色。林韦翰[40]等收集李顺民教授诊治的CKD3～5期患者门诊病历，发现活血化瘀药出现的频数最高；刘宝厚[41]教授认为本病"瘀血不去，肾气难复"。现代研究亦表明，CKD存在血瘀证的客观生化及病理基础[42]，如随着年龄增大，肾小球系膜基质增多、缺血性改变，肾小管萎缩和间质纤维化以及小动脉有明显的透明质性等[43]。故张师亦在本病的治疗过程中融入活血化瘀法，常据患者证情不同，选用黄蜀葵花、凌霄花、灯盏花、银杏叶、桃仁、鸡血藤、川牛膝、益母草、丹参等药。

1.10 祛风湿药

桑寄生：具有补肝肾、强筋骨、祛风湿的功效，在本研究中出现48次，使用率为22.64%，是张师最常用的祛风湿药。杜雨茂[44]教授认为桑寄生具有较强的利尿作用，亦能祛湿解毒，较为平和，无论阴虚阳虚皆可投放。脾主肌肉，肝主筋，肾主骨，CKD患者脾肾亏虚，肝肾同源，筋骨肌肉失养，且风寒湿邪易乘虚袭人，致腰酸腿痛者，张师常配狗脊、杜仲、续断等药补肝肾、强筋骨、祛风湿。若见头晕，血压偏高，证兼肝阳上亢者，可寓天麻钩藤饮之意，平肝潜阳、息风止眩。朱开昕[45]等的研究表明，桑寄生具有抗炎镇痛、降血糖、降血压等疗效。

1.11 平肝息风药

CKD3～5期肾元衰败，水不涵木，可导致头晕耳鸣、抽颤拘挛等症状，张师喜配天麻、钩藤、牡蛎、石决明等平肝息风药，用于治疗高血压性肾病或肾性高血压的患者。其中，出现与本病相关的低钙血症、不安腿综合征时，常配木瓜、伸筋草或合用芍药甘草汤柔肝舒筋、缓急止痛，收效满意。

2 核心药对分析

据前文关联规则、聚类分析结果并结合张师经验得出的核心药对，部分已在单味药分析中提及，不再赘述，现就谷芽、麦芽及大黄、附子两对进行分析。

2.1 谷芽、麦芽

本次研究中，谷芽、麦芽是使用频率仅次于鸡内金的消食药，分别为92次、93次，占比43.40%、43.87%，是张师治疗CKD3～5期的核心药物。谷芽、麦芽效用虽近，却亦有所不同，如《本经逢原》云："谷芽，启脾进食，宽中消谷，而能补中，不似麦芽之克削也"，由此可见，谷芽偏补而麦芽行气消食之功更著，且谷芽健脾宜生用，炒用偏于化积，麦芽生用疏肝行气，炒用回乳消胀，对治疗本病而言，二者大多生用。脾脏虚损是CKD3～5期的病理基础之一，患者常见纳差食少、恶心欲呕等症，张师重视顾护脾胃之气，治以谷芽、麦芽健脾开胃，使药谷得以受纳运化，气血可生，疾病方有转机。《本草纲目》提示："但有积者能消化，无积而久服，则消人元气也"，故张师在长期使用健脾消食药时，必与黄芪、人参等补气药相配，以防久服戕害正气。

2.2 大黄、附子

大黄、附子二药亦是张师治疗CKD3～5期的核心药物，在本次研究中，出现频率分列2和3位，占比91.51%、78.30%。大黄通腑泄浊、清热解毒、活血化瘀，附子补火散寒，二者相合，恰符CKD3～5期寒热错杂之机。张师以附子之辛热配大黄之苦寒，制性取用，取长补短，可奏温阳泄浊、通滞散结、活血解毒之效，温而不热，凉而不寒，寓攻于补，扶正祛邪，配伍堪称精妙[46]。CKD3～5期虽见脾肾阳虚者多，但临证亦当审阴虚与否，如遇阴虚火旺者切不可死煞二药之伍，无异于火上浇油，加重病情，必使药证相符，乃可服之。张师认为淫羊藿通阳解毒，无助火之虞，且其通络作用堪夸，对正虚明显或阳虚不著者，当以巴戟天、三仙汤（淫羊藿、仙茅、仙鹤草）、菟丝子等较为平和之药代替附子，以免过于刚燥，有壮火食气及伤阴助热之患。

3 核心组方分析

通过聚类分析得出五个核心组方，其中组方3.1是构成张师治疗CKD3～5

期基本方的主要组成部分，另四组是张师常用佐药的组合，现将张师的用药配伍浅析如下。

3.1 大黄、附子、黄芪、谷芽、麦芽、陈皮、赶黄草

方中以大黄配附子，制性取用，温阳泄浊、通滞散结、活血解毒；黄芪、陈皮、谷芽、麦芽健脾益肺、消食和胃、理气化痰，顾护后天之本，以防久服损伤脾胃；赶黄草清热利湿、活血解毒，助黄芪通利水道，配大黄清热活血解毒。全方具有益气健脾，温阳补肾，清热解毒，利水泄浊，活血化瘀，理气燥湿等功效，寒热并用，互为制衡，药性平和，适合CKD3～5期患者长期服用，达到扶正祛邪的目的。

3.2 茯苓、杜仲、泽泻、狗脊、续断

《景岳全书·杂证谟·肿胀》记载："盖水为至阴，其本在肾……水惟畏土，故其制在脾。"CKD3～5期患者常见水肿一症，尤与脾、肾二脏关系密切，张师运用茯苓健脾渗湿，以强脾之制水；杜仲、续断、狗脊平补肾气，以助肾之主水，配泽泻利水渗湿、清泄肾火，四药合用，补肾气、开肾关，既无助火之弊，亦无壅滞之嫌。

3.3 鸡内金、桑寄生、百合、淫羊藿、菟丝子、山慈菇、土茯苓、太子参

本方具有健脾补肾、清热利湿的功效，方中太子参配鸡内金健脾益气，鸡内金又可消食排石，涩精止遗，与桑寄生、淫羊藿、菟丝子等补肾固关药相配伍，疗效倍增；山慈菇、土茯苓清热利湿，二者均具有降尿酸的功效，常配百合养阴清热，利湿而不伤津，用于治疗尿素升高的CKD患者。

3.4 人参、白鲜皮、神曲、山楂

本方偏于凉补，以人参大补元气，对CKD患者久病元气衰败者常与黄芪配合使用；白鲜皮祛风燥湿、清热解毒，CKD3～5期患者血中毒素升高，湿热之毒蕴结肌肤，症见皮肤瘙痒者，张师常与地肤子相须为用；神曲擅消面食，山楂擅消肉食，二者相配健脾消食之力尤其显著，且山楂兼具活血化瘀之功，生用效佳。

3.5 石斛、芡实、牡蛎、墨旱莲、酸枣仁

本方的构成主要为张师常用滋阴补肾、涩关止遗及宁心安神等药的组合，方中石斛清热养阴，常配墨旱莲及女贞子以滋补肝肾；芡实健脾补肾，常与金樱子合为水陆二仙丹，用于治疗CKD合并蛋白尿或尿频的患者；心藏神，肝藏魂，神魂不宁，常致不寐，故失眠主责心、肝二脏。兼见失眠的患者，张师一般使用生牡蛎，取其平肝潜阳，摄纳肝魂，重镇安神之功；心主

血脉，肝藏血，酸枣仁恰入心、肝二经，尤擅养血安神，故而二者每每相配，安神助眠，颇有效验。

4 复杂网络与张喜奎教授治疗CKD3～5期的基本方

4.1 复杂网络与中药方剂的研究

复杂网络是近年来新出现的热点研究方法，是构成复杂系统的基本框架，由节点和节点间连线所组成的可视化网络，节点表示一个自然的抽象实体，而边则表示元素间的相互作用[47]，这些节和边可以带有各种属性和注释。边可以有方向，权重或者其他属性，提供不同的层次信息效果。缘此，复杂网络通过筛选出系统内部的关联关系，筛去其他多余的信息，使复杂系统内部的特征及性质更加突出[48]。复杂网络将海量的，真实的复杂系统高度拓扑抽象，使之得以描述出来，用于理解其性质和功能，拓扑性质参数主要包括平均节点度、平均加权度、介度、紧密度、聚类系数、图密度等[49]。

医学也是一种大量的真实复杂系统，所以研究人员可以运用复杂网络技术，迅速集成不同类型的大型数据集，整合现有知识来系统地描述药物，确定新型药物和理解复杂的疾病[50]。对于中药组成及配比结构的研究，可运用合作网络的形式对中药数据集合进行建模，即每一个方剂之中的药物之间关系是一种完全图关系。在复杂网络之中，复方和药物分别是两类节点，边存在于复方和药物之间，以此说明该药物存在于复方中。当网络中复方的数量变化时，该药物的节点和与之配伍的边的权重就会随之改变，通过其相互之间的关系，即可挖掘出中药组方的配伍规律[51]。

4.2 张喜奎教授治疗CKD3～5期的基本方

本次研究通过构建药物之间的联系而形成的复杂网络，可以直观地从描绘出的网络图中寻找到位于中心的核心药物，核心药物之间的关系广泛存在于录入的处方中，从而反映出这些处方最基本也是最重要的配伍规律。参考这些药物构成基本组方及其君臣佐使，从K-core≥35的复杂网络（图1-3-4）中可以看出，张师治疗CKD3～5期的核心药物有黄芪、大黄、附子、麦芽、赶黄草、桑寄生、泽泻。综合高频药物、关联规则、聚类分析及张师临证经验，鸡内金是张师使用频率最高的消食药，陈皮是张师使用频率最高的理气药，在复杂网络中度值分别为104、101，中心度分别为0.817、0.802，紧密度分别为0.894、0.876，均位居前列，足以说明其重要性，加之以上两味药与其他药物联系的紧密性，故在基本方中加入聚类核心组方3中的鸡内金和陈皮；关联规则中，谷芽→麦芽的置信度为100%，提升度为2.280，说明谷芽与麦芽是同时使用的密切配伍关系，故基本方中再加入聚类核心组方1中的谷芽。

两味药组成的关联规则置信度100%中，支持度最高的是杜仲→黄芪（56.123%）；四味药组成的关联规则中，支持度最高的是茯苓、大黄、黄芪→附子（65.566%）；置信度100%中，支持度最高的是茯苓、附子、大黄→黄芪（57.547%）及茯苓、附子、黄芪→大黄（57.547%），说明杜仲与君药黄芪同时出现的概率较高，配伍关系密切，茯苓与黄芪、大黄、附子的配伍概率亦高，四者关系密切。故在关联规则中再加入较为重要的杜仲、茯苓，最终得出张师治疗本病的基本方（大黄附子汤加减），切合张师临床的常用处方用药，具有实际意义和极强的代表性。

在复杂网络中，黄芪、大黄、附子三药的度值、中心度及紧密度均位列前三，说明三者是网络中最重要的节点，占据网络的中心位置，与其他药物联系最为紧密，即为最核心的三个药物（黄芪为首，为复杂网络最中心的药物）。而此三药的配伍是张师治疗CKD3～5期的核心治法，最能体现张师的用药特色，故该基本方以黄芪为君药，大黄、附子为臣药，其余为佐药。诸药寒温并用，攻补兼施，因此张师对CKD3～5期患者的治疗原则是扶正祛邪，治法以温补脾肾、泄浊解毒为主，综合清热利湿、活血化瘀、理气豁痰等药物，符合本病脾肾机能减退，浊毒瘀血内蕴，三焦气化及决渎功能失常，寒热并见、虚实错杂的病理特点[16]。

5 四气、五味、归经分析

本次研究中，中药四气以平性药为首，其次是寒性药、温性药、微温药。中药五味以甘味药为主，其次是苦味药、辛味药。中药归经以脾经为主，其次是肾经药。CKD3～5期病程缠绵难愈，以脾肾阳虚者多，亦有阴虚或阴阳两虚者，故用药多以脾、肾二经为主，辛甘化阳，温补脾肾，且处方以平和为要，利于久服，扶正祛邪；湿浊热毒亦是本病的关键病因及病理产物，故以苦寒之品燥湿、泄热、排浊，甘寒之品养阴清热。

6 张喜奎教授辨治CKD3～5期的特色

6.1 肾脏疾患，不越六经

张师认为，六经钤百病，肾脏病亦可运用六经辨证进行治疗，在古代中医经典文献中即有迹可循,且肾脏病的发生、传变及病理变化符合六经特征,六经的治则、治法、方药均适用于肾脏病[16],经临床实践数十载,确有良效。CKD3~5期患者以厥阴病期为主,本次研究得出张师治疗此病的基本方具有益气健脾,温阳补肾,清热解毒,利水泄浊,活血化瘀,理气豁痰的功效,契合本病厥阴病期寒热并见、虚实错杂为主的病理特点,临证时常以此方加减化裁。

另外,张师临证之时不拘泥于一方,谨遵"观其脉证,知犯何逆,随证治之"的辨治原则,当本病出现小部分少阴阴虚(肝肾阴虚)显著的患者,张师则予经验方六味地黄汤合天麻钩藤饮加减;见太阴少阴气阴两虚(脾肾气阴两虚)为主者,则予经验方黄芪二至丸加减;见少阴阳虚水泛显著者,则予真武汤加减;见厥阴三焦壅塞明显者,则予小柴胡汤合五苓散加减;见少阴阴阳两虚为主者,则予金匮肾气丸加减;见气虚络瘀者,则予经验方补气通络方加减,"有是证即用是药",屡获效验。

6.2 急则治标,随证加减

"急则治标,缓则治本"是中医的治疗基本原则,对CKD3~5期也不例外。感冒是常见病、多发病,CKD患者正气不足,故易罹患感冒,且感冒是导致CKD病情进展的因素之一,滥用抗生素及各类感冒药将使肾功能进一步恶化,张师遇此类情形,旋即转方治标,后以原方加减,缓图痼疾。张师治疗本证时,旨在紧抓病机,照顾兼症,若见脘腹胀满者,可配苏梗、木香、莱菔子行气除满;若见恶心呕吐者,则予半夏、苏叶、黄连和胃止呕;若见眠浅寐差者,可予酸枣仁、牡蛎、鳖甲、合欢皮、首乌藤等安神助眠;若见大便稀溏者,可加木瓜、莲子、黄连、砂仁、白扁豆、石榴皮、诃子肉等健脾渗湿,厚肠止泻,合茯苓、泽泻、赶黄草等药利小便以实大便;若见大便秘结者,则予枳实、厚朴、火麻仁、柏子仁、大剂量生白术等行气通腑,润肠通便;若见腹满水停者,可加大腹皮、车前子、猪苓利水消肿;若见痰饮壅盛,气喘胸满者,可佐半夏、葶苈子化痰逐饮,止咳定喘;若见肝气郁滞,胸胁胀满者,可加青皮、枳壳疏肝理气;若见湿浊显著,舌苔厚腻者,可予藿香、苍术、佩兰芳香化浊。

不断发展的现代医学极大地推动了人类医疗的进步,张师常以西医检验、检查为参考,结合现代药理研究,使现代科学技术为传统中医所用,达到协助诊治、评估预后、提高疗效等目的。如治疗使用过激素的肾病综合征患者时,张师常配伍"中药激素"三仙汤,嘱患者随疗程逐渐撤减西药,降低毒副作用；治疗痛风性肾病患者时，常配伍山慈菇、土茯苓降尿酸，百合抗炎消肿。

张师治疗CKD3～5期时还着重强调三点：一是药物大多经肾脏代谢，本病患者的用药应当尽量简单，以免造成肾功能的进一步损害；二是缘于本病的不可治愈性，且病程在不断地向尿毒症终末期发展和变化，患者必须做到坚持不懈，每日服用维持疗效，终身如是，即使血肌酐、尿素氮等检查指标恢复正常，亦不可停药，否则药效难以发挥，一旦肾功能持续恶化，不可逆转，将极大地降低患者的预后质量；三是应注意避免过度劳累、感冒、食用豆类等不利于肾功能的因素，方可稳定残余肾功能，维持正常的生活。

— 结论 —

（1）张师治疗CKD3～5期时的用药功效方面，主要以补虚药、利水渗湿药、消食药、泻下药、温里药、清热药及理气药为主；四气方面，喜用甘、苦、辛味中药；五味方面，多用平性药，温热药多于寒凉药；中药归经方面，以脾、肾二经为主。

（2）张师在运用六经辨证的基础上，多以黄芪、大黄、附子、泽泻、茯苓、赶黄草、桑寄生、杜仲、鸡内金、谷芽、麦芽、陈皮等药组成基本方治疗本病，衷中参西，随征化裁。其中，黄芪为君药，大黄、附子为臣药，泽泻、茯苓、赶黄草、桑寄生、杜仲、鸡内金、谷芽、麦芽、陈皮等俱为佐药。

参考文献

[1] 葛均波,徐永健.内科学 [M].第 8 版.北京:人民卫生出版社,2015:524.

[2] ZHANG L,WANG F,WANG L,et al.Prevalence of chronic kidney disease in China:a cross-sectional survey[J].Lancet,2012,379(9818):815-822.

[3] 王海燕.肾脏病学 [M].第 3 版.北京:人民卫生出版社,2008:1814.

[4] 吴锋,孙悦,何立.中医药治疗慢性肾衰竭疗效的系统评价 [J].中国中西医结合肾病杂志,2011,12(8): 687-689.

[5] 丁维,蒋永光,宋姚屏,等.数据挖掘及其在中医领域的应用研究 [J].数理医药学杂志,2007,20(3):403-404.

[6] 黄源,杨铭,陈佳蕾,等.基于复杂网络的中医药治疗慢性阻塞性肺疾病的用药配伍特点 [J].中国实验方剂学杂志,2012,18(15):7-11.

[7] 武士锋,赵菁莉,杨洪涛.杨洪涛教授运用附子温阳治疗慢性肾脏病的经验 [J].中国中西医结合肾病杂志,2009,10(11):945-947.

[8] 王小琴.养阴八法治疗慢性肾功能衰竭 [J].江苏中医药,2007,39(7):4-6.

[9] 王小琴.慢性肾脏病的阴虚机理及临床证治 [J].中医药学报,2008,36(4): 25-27.

[10] 张璇,魏科祥,王清俊,等.大剂量黄芪注射液合当归芍药散治疗肾性水肿 34 例 [J].陕西中医,2017,38(7):920-921.

[11] 张喜奎.肾脏病六经辨治 [M].北京:中国中医药出版社,2006:361.

[12] 陈雪妍,慕向军,卢以苪,等.黄芪注射液治疗慢性肾脏病的 Meta 分析及试验序贯分析 [J].中医药导报,2020,26(16):176-181.

[13] 刘颖.杜仲治疗原发性骨质疏松的研究进展 [J].健康之友,2018(14):19.

[14] 梅蛟,杨帆.杜仲治疗高血压研究进展 [J].世界最新医学信息文摘,2018,18(81):35-36.

[15] 王晓慧.人参多糖联合植物乳杆菌抗氧化及免疫调节活性研究 [D].长春:吉林农业大学,2015.

[16] GAO Y,CHU S,ZHANG Z,et al.Hepataprotectiveeffects of ginsenoside Rg1-a review[J].Journal of Ethnopharmacology,2017,20(6):178.

[17] 梁柳丹.铁皮石斛对慢性肾小球肾炎患者免疫功能的影响研究 [D].百色:右江民族医学院,2018.

[18] 罗林明,裴刚,覃丽,等.中药百合化学成分及药理作用研究进展 [J].中药新药与临床药理,2017,28(6):824-837.

[19] 司函瑞,司雨,焦玉凤,等.山慈菇化学成分及其药理作用研究进展 [J].辽宁中医药大学学报,2020,22(5):151-155.

[20] 王建平,张海燕,傅旭春.土茯苓的化学成分和药理作用研究进展 [J].海峡

药学,2013,25(1):42-44.

[21] 吴祖花.基于数据挖掘研究张喜奎教授从"脾肾相关"论治慢性肾脏病的用药规律[D].福州:福建中医药大学,2019.

[22] 程敏,胡选生,程楠,等.墨旱莲石油醚提取物对STZ糖尿病大鼠生化指标及肾组织病理学的影响[J].中国药理学通报,2018,34(3):407-411.

[23] 陈丹倩.茯苓酸A抗肾间质纤维化的作用及其机制研究[D].西安:西北大学,2020.

[24] 张钟媛.茯苓药理作用研究进展[J].继续医学教育,2015,29(5):108-109.

[25] 陈华.泽泻抗肾纤维化的物质基础及其作用机制研究[D].西安:西北大学,2019.

[26] 姚吉强.基于网络药理学的赶黄草治疗肾病综合征的作用及机制研究[D].泸州:西南医科大学,2020.

[27] 白雪,姚吉强,袁叶飞.赶黄草总黄酮对肾病综合征大鼠的保护作用[J].现代食品科技,2019,35(9):126-131.

[28] 王楠,顾笑妍,吴怡,等.鸡内金的临床应用及药理作用研究概况[J].江苏中医药,2021,53(1):77-81.

[29] 金丽霞,金丽军,栾仲秋,等.大黄的化学成分和药理研究进展[J].中医药信息,2020,37(1):121-126.

[30] 李冬梅,刘巍.大黄素对肾纤维化大鼠肾组织MMP-9表达的影响[J].中国中医药现代远程教育,2014,12(10):160-161.

[31] 李林,孙晓静,孙治中,等.大黄治疗慢性肾衰竭的网络药理学机制[J].广州中医药大学学报,2020,37(5):950-955.

[32] 范建萍,杨金招,王友群.附子对两种不同慢性肾病小鼠乳酸代谢的影响[J].药学进展,2011,35(7):323-329.

[33] 李林运,王长松,杨金凤.附子对阿霉素肾病大鼠血清TNF-α的影响[J].中国社区医师(医学专业),2012,14(30):5.

[34] 杜雨茂.杜雨茂肾脏病临床经验集粹[M].1版.北京:中国中医药出版社,2013:7.

[35] 陈全文,张喜奎.张喜奎教授临证运用白鲜皮经验举隅[J].云南中医中药杂志,2016,37(12):13-15.

[36] 蔡晟宇,李佑生.水陆二仙丹防治糖尿病肾病的研究概述[A].中国中西医结合学会第八届虚证与老年医学专业委员会、中国老年学和老年医学学会中西医结合分会、江苏省中医药学会老年医学专业委员会2019年学术年会论文集,2019,4.

[37] 宋渊杰,盛梅笑.试谈慢性肾脏病瘀热病机与治则治法[J].四川中医,2018,36(5):19-21.

[38] 赵静.基于"肾虚湿瘀"理论延缓慢性肾脏病(CKD3期)进展中西医优化方案研究[D].南京:南京中医药大学,2018.

[39] 任雄飞. 刘光珍从瘀论治慢性肾脏病学术思想及临床经验研究 [D]. 太原：山西省中医药研究院,2020.

[40] 林韦翰,戈娜,郭维加等. 基于数据挖掘总结李顺民治疗慢性肾衰竭经验 [J]. 世界中医药,2017,12(12):3167-3174,3178.

[41] 赵敏,彭海平,刘宝厚. 刘宝厚教授从血瘀论治慢性肾衰竭经验 [J]. 中国老年保健医学,2017,15(3):65-66.

[42] 徐亚赟,王琛. 慢性肾脏病血瘀证研究进展 [J]. 中国中医药信息杂志,2017,24(11):128-131.

[43] BOLIGNANO D,MATTACE-RASO F.The aging kidney revisited:asystematic review.ageing[J].Res Rew,2014,14(1):68-80.

[44] 张喜奎,张振忠. 杜雨茂教授对桑寄生的独到运用经验 [J]. 浙江中医学院学报,1993,17(6):24-25.

[45] 朱开昕,苏本伟,李永华,等. 桑寄生药理作用及临床应用研究进展 [J]. 现代医学与健康研究,2018,2(12):189-190.

[46] 张喜奎. 陈亦人医案医话 [M]. 北京：中国中医药出版社,2012:89.

[47] 刘建香. 复杂网络及其在国内研究进展的综述 [J]. 系统科学学报,2009,17(4):31-37.

[48] 吕庆莉. 数据挖掘与复杂网络的融合及其在中医药领域应用 [J]. 中草药,2016,47(8):1430-1436.

[49] 孙继佳,蒋健,严广乐,等. 复杂网络理论及其在中医学研究中的应用 [J]. 复杂系统与复杂性科学,2008,5(2):55-61.

[50] 李鹏. 心血管疾病及中药治疗的系统药理学研究 [D]. 西安：西北农林科技大学,2015.

[51] 龙伟,邱馨,向剑,等. 中药方剂网络与中药化学空间的构建与分析 [J]. 北京中医药大学学报,2011,34(11):729-732,740.

（吴祺　整理）

第四节

张喜奎教授治疗肾性水肿的用药规律研究

—引 言—

肾性水肿是肾脏病常见的临床表现之一，是由于肾脏功能障碍导致过多水液潴留于人体组织间隙，引起不同程度的组织肿胀。不同类型的肾脏疾病在各个阶段皆可伴有不同程度的水肿症状[1]。肾性水肿发病时多从眼睑及面部开始，严重者可遍及全身，同时多伴有血尿、蛋白尿、高血压等肾脏病的特异性表现。引起肾性水肿的因素主要是肾小球滤过率下降、血浆白蛋白过低、毛细血管通透性改变或机体有效血容量降低等。西医临床治疗主要通过限制钠盐摄入、利尿、控制蛋白尿、补充血浆蛋白及免疫抑制剂以控制水肿症状[2]，有一定的疗效，但也存在着许多的弊端。临床实践证明，中医辨治肾性水肿的过程中着眼于病因病机，注重标本兼治，其优势在于调整恢复机体对水液代谢的自我调节能力，故取得了良好的疗效。

中医古籍中虽无对"肾性水肿"此病名有所记载，但可依其临床表现将其归属于"水""水肿""水病""水气病"等范畴。中医认为水肿多因外感六淫邪气、内伤饮食劳倦、先天禀赋不足、久病脏腑失养致使肺、脾、肾及三焦功能失常，津液不布，水液停聚，泛溢肌肤而发为水肿[3]。在辨治方面，标本兼顾，既利水消肿以治其标，又寻根溯源以顾其本；注重未病先防、既病防变、已病防传，病愈防复。强调在日常生活中应当调情志、适寒暑、慎起居、节饮食，以达到"正气存内，邪不可干"的目的[4]。

本文通过收集、筛选并整理张师治疗该病的临床病案，总结归纳张师治疗肾性水肿的临床经验及用药规律。

— 临床研究 —

1 临床资料

1.1 研究病案来源

系统收集2015年1月至2019年12月期间，就诊于福建中医药大学附属第二人民医院及福建中医药大学国医堂张师门诊，符合纳入标准的肾性水肿患者病案140例，建立肾性水肿病案处方数据库。

1.2 病案纳入标准

参照叶任高主编的《临床肾脏病学》(第二版)[1]及《中医临床诊疗指南释义·肾与膀胱病分册》[5]关于肾性水肿的诊断标准拟定。

（1）符合各种肾脏病(如肾小球肾炎、肾病综合征、紫癜性肾炎、高血压肾病、糖尿病肾病等)诊断标准。

（2）出现水肿症状。

（3）疗效评价有效者：在服用中药汤剂过程中，无加用其他药物，且饮水量无明显改变的情况下，小便量增加，水肿程度减轻。

1.3 病案排除标准

（1）合并有严重呼吸、心脑血管、消化、血液系统疾病的患者。

（2）治疗过程中加用糖皮质激素、免疫抑制剂等药物者。

（3）其他原因引起的水肿者（如心源性水肿、肝源性水肿、营养不良性水肿、内分泌性水肿、特发性水肿等）。

（4）患有精神障碍性疾病、药物依赖者。

（5）临床资料不完整者。

出现以上任何一种情况均为排除病例。

2 研究方法

2.1 病案的预处理

通过福建中医药大学附属第二人民医院及福建中医药大学国医堂门诊病案系统对张师治疗肾性水肿病案进行收集，并对其进行医学术语规范、错别字纠正、病案信息资料完善等处理。

2.2 中药名规范化处理

参照"十一五"规划教材《中药学》[6]和2015年版《中华人民共和国药典》[7]对处方中中药名称予以规范。

2.3 录入信息及建立数据库

将患者姓名、性别、年龄、就诊时间、病史、诊断及具体用药等信息录入WPS 2019表格中，建立肾性水肿病案信息数据库。

2.4 数据挖掘方法

2.4.1 频数分析　应用WPS 2019对本研究收录的患者进行基本资料、处方中单味药使用频数及药物功效分类进行统计分析，并筛选出张师治疗肾性水肿的常用药物，将其按照药物的四气、五味、归经分别进行统计分析。

2.4.2 聚类分析　应用IBM SPSS Statistics 22.0统计软件对本研究常用药物进行系统聚类分析及K-means聚类分析，以得出张师治疗肾性水肿的常用药对组合及常用处方。

2.4.3 关联分析　应用IBM SPSS Modeler 18.0统计软件对本研究常用药物进行关联规则分析，以得到常用药物的组方规律及关联规则。

3 研究结果

3.1 一般资料统计结果

3.1.1 性别　本研究共纳入肾性水肿患者140例，共193诊次，其中男性患者58例，女性患者82例，男女比例≈1∶1.4；其中男性患者诊次86次，占44.56%，女性患者诊次107次，占55.44%。

3.1.2 年龄　如表1-4-1所示，在140例肾性水肿患者中，≤20岁、21～30岁、31～40岁患者发病率较低，均接近5%；41～50岁、51～60岁、61～70岁及＞70岁四个年龄段患者发病率相近，分别为24.29%、20.21%、24.29%、15.00%，均接近20%。

表1-4-1　年龄分布表

年龄段(岁)	人数(例)	频率(%)
≤20	5	3.57
21～30	9	6.43
31～40	8	4.29
41～50	34	24.29
51～60	29	20.71
61～70	34	24.29
＞70	21	15.00

3.2 用药规律分析

3.2.1用药频数统计结果　　本研究共使用中药134味，使用总频数2439次。筛选其中使用频率大于5%的55味药物，为张师治疗肾性水肿的常用药物，其累计频数共2172次，累计频率达89.13%，常见药物如表1-4-2所示。

表1-4-2　常用药物频数及频率表

药物	频数(次)	频率(%)	药物	频数(次)	频率(%)
黄芪	177	92.19	葛根	27	14.06
茯苓	172	89.58	山楂	26	13.54
泽泻	150	78.13	人参	26	13.54
石斛	77	40.10	猪苓	22	11.46
鸡内金	67	34.90	甘草	22	11.46
麦芽	64	33.33	续断	22	11.46
白鲜皮	63	32.81	地肤子	20	10.42
谷芽	63	32.81	淫羊藿	19	9.90
杜仲	57	29.69	金樱子	19	9.90
附子	56	29.17	石韦	18	9.38
墨旱莲	54	28.13	益母草	18	9.38
车前子	53	27.60	牛膝	18	9.38
大黄	47	24.48	酸枣仁	18	9.38
牡蛎	47	24.48	党参	18	9.38
柴胡	46	23.96	黄精	18	9.38
三七	46	23.96	蝉蜕	17	8.85
女贞子	46	23.96	山药	17	8.85
陈皮	43	22.40	菟丝子	17	8.85
大腹皮	43	22.40	白芍	17	8.85
半夏	43	22.40	枳实	16	8.33
芡实	41	21.35	牡丹皮	15	7.81
黄芩	40	20.83	山茱萸	14	7.29
桂枝	37	19.27	天麻	13	6.77
白茅根	37	19.27	五味子	12	6.25

药物	频数(次)	频率(%)	药物	频数(次)	频率(%)
桑寄生	32	16.67	薏苡仁	11	5.73
红曲	32	16.67	木香	10	5.21
白术	30	15.63	仙鹤草	10	5.21
生地黄	29	15.10			

3.2.2药物功效统计分析　　通过对本研究所用的134味中药进行药物功效归类，结果共涉及16类，其中频率大于5%的有6类，累计频数为1858次，占比76.18%，分别为补虚药、利水渗湿药、消食药、清热药、解表药、理气药，详见表1-4-3。其中使用频率最高的补虚药又可分四类，依次为补气药、补阴药、补阳药、补血药，详见图1-4-1。

表1-4-3　药物按功效分类及频数表

类别	味数(种)	频数(次)	频率(%)	药物（单药频数）
补虚药	26	673	27.59	人参（26）、党参（18）、太子参（8）、黄芪（177）、白术（30）、山药（17）、甘草（22）、淫羊藿（19）、巴戟天（5）、仙茅（8）、杜仲（57）、续断（22）、益智仁（2）、菟丝子（17）、当归（7）、熟地黄（4）、白芍（17）、北沙参（3）、百合（6）、麦冬（2）、石斛（77）、黄精（18）、枸杞子（2）、墨旱莲（54）、女贞子（46）、鳖甲（9）
利水渗湿	12	453	18.57	茯苓（172）、茯神（1）、薏苡仁（11）、猪苓（22）、泽泻（150）、车前子（53）、瞿麦（1）、萹蓄（1）、地肤子（20）、海金沙（2）、石韦（18）、金钱草（2）
消食药	7	259	10.62	山楂（26）、六神曲（3）、红曲（32）、麦芽（64）、谷芽（63）、莱菔子（4）、鸡内金（67）

类别	味数(种)	频数(次)	频率(%)	药物(单药频数)
清热药	21	201	8.24	知母（9）、天花粉（1）、淡竹叶（1）、栀子（2）、黄芩（40）、黄连（4）、黄柏（3）、白鲜皮（63）、忍冬藤（1）、连翘（7）、板蓝根（1）、野菊花（2）、土茯苓（4）、半枝莲（1）、山慈菇（6）、赤小豆（6）、生地黄（28）、玄参（4）、牡丹皮（15）、赤芍（1）、地骨皮（1）
解表药	9	145	5.95	麻黄（7）、桂枝（37）、紫苏（5）、生姜（3）、蝉蜕（17）、菊花（2）、柴胡（46）、升麻（1）、葛根（27）
理气药	9	128	5.25	陈皮（43）、青皮（7）、枳实（16）、枳壳（3）、木香（10）、香附（3）、佛手（2）、大腹皮（43）、槟榔（1）
收涩药	11	102	4.18	浮小麦（3）、五味子（12）、山茱萸（14）、覆盆子（5）、桑螵蛸（1）、金樱子（19）、海螵蛸（1）、莲子（1）、荷叶（4）、芡实（41）、鸡冠花（1）
止血药	5	100	4.1	大蓟（4）、地榆（3）、白茅根（37）、三七（46）、仙鹤草（10）
平肝息风药	6	71	2.91	石决明（2）、珍珠母（1）、牡蛎（47）、代赭石（1）、钩藤（7）、天麻（13）
化痰止咳平喘药	5	59	2.42	半夏（43）、瓜蒌（1）、苦杏仁（5）、葶苈子（9）、白果（1）
活血化瘀药	9	58	2.38	郁金（1）、丹参（8）、红花（1）、桃仁（4）、益母草（18）、泽兰（3）、牛膝（18）、鸡血藤（4）、三棱（1）

类别	味数(种)	频数(次)	频率(%)	药物(单药频数)
温里药	1	56	2.3	附子（56）
泻下药	2	49	2.01	大黄（47）、火麻仁（2）
祛风湿药	4	40	1.64	木瓜（3）、海桐皮（1）、桑寄生（32）、狗脊（4）
安神药	3	26	1.07	酸枣仁（18）、首乌藤（4）、合欢皮（4）
化湿药	4	19	0.78	广藿香（4）、苍术（3）、厚朴（3）、砂仁（9）

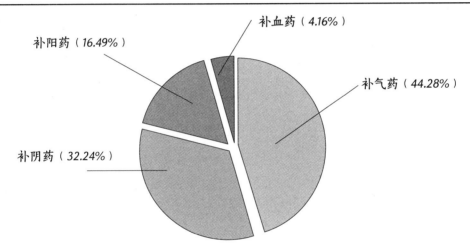

图1-4-1 补虚药类比例图

3.2.3常用药物性、味、归经统计分析　将55味常用药物参照"十一五"规划教材《中药学》（中国中医药出版社）和2015年版《中华人民共和国药典》按四气、五味及归经进行统计。结果显示：按照药性分类，温性、寒性、平性药物居多，凉性及热性药物相对较少，详见表1-4-4；按照药味分类，甘味药、苦味药、辛味药、淡味药居多，酸味药、涩味药、咸味药相对较少，详见表1-4-5；按照药物归经分类，脾经、肾经、肺经、肝经、胃经、膀胱经药物居多，心经、小肠经、大肠经、胆经、心包经、三焦经相对较少，见表1-4-6。

表1-4-4 常用药物药性分类及频数表

药性分类	味数(种)	频数(次)	药物(单药频数)
温	18	746	黄芪（177）、谷芽（63）、杜仲（57）、柴胡（46）、三七（46）、陈皮（43）、大腹皮（43）、半夏（43）、桂枝（37）、红曲（32）、白术（30）、山楂（26）、人参（26）、续断（22）、淫羊藿（19）、山茱萸（14）、五味子（12）、木香（10）
寒	17	718	泽泻（150）、石斛（77）、白鲜皮（63）、墨旱莲（54）、车前子（53）、大黄（47）、牡蛎（47）、黄芩（40）、白茅根（37）、生地黄（29）、地肤子（20）、石韦（18）、益母草（18）、蝉蜕（17）、白芍（17）、枳实（16）、牡丹皮（15）
平	16	568	茯苓（172）、鸡内金（67）、麦芽（64）、芡实（41）、桑寄生（32）、猪苓（22）、甘草（22）、金樱子（19）、牛膝（18）、酸枣仁（18）、党参（18）、黄精（18）、山药（17）、菟丝子（17）、天麻（13）、仙鹤草（10）
凉	3	84	女贞子（46）、葛根（27）、薏苡仁（11）
热	1	56	附子（46）

表1-4-5 常用药物药味分类及频数表

五味分类	味数(种)	频数(次)	药物(单药频数)
甘	37	1626	黄芪（177）、茯苓（172）、泽泻（150）、石斛（77）、鸡内金（67）、麦芽（64）、谷芽（63）、杜仲（57）、附子（46）、墨旱莲（54）、车前子（53）、三七（46）、女贞子（46）、芡实（41）、桂枝（37）、白茅根（37）、桑寄生（32）、白术（30）、生地黄（29）、葛根（27）、山楂（26）、人参（26）、猪苓（22）、甘草（22）、淫羊藿（19）、金樱子（19）、石韦（18）、牛膝（18）、酸枣仁（18）、党参（18）、黄精（18）、蝉蜕（17）、山药（17）、菟丝子（17）、天麻（13）、五味子（12）、薏苡仁（11）
苦	20	583	白鲜皮（63）、大黄（47）、柴胡（46）、三七（46）、女贞子（46）、陈皮（43）、黄芩（40）、桑寄生（32）、白术（30）、人参（26）、续断（22）、地肤子（20）、石韦（18）、益母草（18）、牛膝（18）、木香（10）、仙鹤草（10）

五味分类	味数(种)	频数(次)	药物(单药频数)
辛	15	432	附子（46）、柴胡（46）、陈皮（43）、大腹皮（43）、半夏（43）、桂枝（37）、葛根（27）、续断（22）、地肤子（20）、淫羊藿（19）、益母草（18）、菟丝子（17）、枳实（16）、牡丹皮（15）、木香（10）
淡	4	355	茯苓（172）、泽泻（150）、猪苓（22）、薏苡仁（11）
酸	9	194	墨旱莲（54）、山楂（26）、金樱子（19）、牛膝（18）、酸枣仁（18）、白芍（17）、枳实（16）、山茱萸（14）、五味子（12）
涩	4	84	芡实（41）、金樱子（19）、山茱萸（14）、仙鹤草（10）
咸	1	47	牡蛎（47）

表1-4-6　常用药物归经分类及频数表

归经分类	药味(种)	频数(次)	药物(单药频数)
脾	26	1139	黄芪（177）、茯苓（172）、麦芽（64）、白鲜皮（63）、谷芽（63）、附子（46）、大黄（47）、陈皮（43）、大腹皮（43）、半夏（43）、芡实（41）、黄芩（41）、红曲（32）、白术（30）、葛根（27）、山楂（26）、人参（26）、甘草（22）、党参（18）、黄精（18）、山药（17）、菟丝子（17）、白芍（17）、枳实（16）、薏苡仁（11）、木香（10）
肾	26	1075	茯苓（172）、泽泻（150）、石斛（77）、杜仲（57）、附子（46）、墨旱莲（54）、车前子（53）、牡蛎（47）、女贞子（46）、芡实（41）、桑寄生（32）、生地黄（29）、人参（26）、猪苓（22）、甘草（22）、续断（22）、地肤子（20）、淫羊藿（19）、金樱子（19）、牛膝（18）、黄精（18）、山药（17）、菟丝子（17）、牡丹皮（15）、山茱萸（14）、五味子（12）
肺	19	834	黄芪（177）、茯苓（172）、车前子（53）、柴胡（46）、陈皮（43）、半夏（43）、黄芩（41）、桂枝（37）、白茅根（37）、葛根（27）、人参（26）、甘草（22）、石韦（18）、党参（18）、黄精（18）、蝉蜕（17）、山药（17）、五味子（12）、薏苡仁（11）

归经分类	药味(种)	频数(次)	药物(单药频数)
肝	25	777	麦芽（64）、杜仲（57）、墨旱莲（54）、车前子（53）、大黄（47）、牡蛎（47）、柴胡（46）、三七（46）、女贞子（46）、桑寄生（32）、红曲（32）、生地黄（29）、山楂（26）、续断（22）、淫羊藿（19）、益母草（18）、牛膝（18）、酸枣仁（18）、蝉蜕（17）、菟丝子（17）、白芍（17）、牡丹皮（15）、山茱萸（14）、天麻（13）、仙鹤草（10）
胃	16	670	石斛（77）、鸡内金（67）、麦芽（64）、白鲜皮（63）、谷芽（63）、大黄（57）、三七（46）、大腹皮（43）、半夏（43）、白茅根（37）、白术（30）、葛根（27）、山楂（26）、枳实（16）、薏苡仁（11）、木香（10）
膀胱	10	451	泽泻（150）、鸡内金（67）、白鲜皮（63）、桂枝（37）、白茅根（37）、猪苓（22）、地肤子（20）、金樱子（19）、石韦（18）、益母草（18）
心	10	397	茯苓（172）、附子（56）、桂枝（37）、生地黄（29）、人参（26）、甘草（22）、酸枣仁（18）、牡丹皮（15）、五味子（12）、仙鹤草（10）
小肠	4	203	鸡内金（67）、车前子（53）、大腹皮（43）、黄芩（40）
大肠	6	191	大黄（47）、大腹皮（43）、黄芩（40）、红曲（32）、金樱子（19）、木香（10）
胆	5	161	牡蛎（47）、柴胡（46）、黄芩（40）、酸枣仁（18）、木香（10）
心包	2	65	大黄（47）、益母草（18）
三焦	1	10	木香（10）

3.2.4系统聚类分析　将55味常用药物作为变量，利用组间连接法、区间使用Pearson相关进行系统聚类分析，以得到相关系数矩阵表（表1-4-7）和聚类分析树状图（图1-4-2）。

表1-4-7 相关系数矩阵表

阶段	组合聚类		系数	首次出现聚类阶段		下一阶段
	聚类1	聚类2		聚类1	聚类2	
1	6	8	0.988	0	0	26
2	15	22	0.884	0	0	5
3	11	17	0.843	0	0	14
4	45	50	0.829	0	0	8
5	15	20	0.805	2	0	6
6	15	23	0.752	5	0	15
7	27	47	0.674	0	0	29
8	45	49	0.663	4	0	11
9	16	24	0.654	0	0	16
10	10	13	0.594	0	0	19
11	28	45	0.557	0	8	28
12	21	37	0.551	0	0	30
13	36	55	0.550	0	0	20
15	15	33	0.486	6	0	25
16	7	16	0.446	14	9	17
17	7	40	0.347	16	0	24
18	9	34	0.339	0	0	27
19	10	31	0.330	10	0	44
20	36	38	0.319	13	0	41
21	2	3	0.314	0	0	34
22	29	53	0.287	0	0	43
23	14	41	0.274	0	0	35
24	7	44	0.260	17	0	32
25	15	19	0.252	15	0	39
26	6	54	0.234	1	0	38
27	9	25	0.232	18	0	37
28	4	28	0.220	0	11	33

阶段	组合聚类		系数	首次出现聚类阶段		下一阶段
	聚类1	聚类2		聚类1	聚类2	
29	27	30	0.203	7	0	41
30	5	21	0.156	0	12	47
31	26	46	0.156	0	0	43
32	7	35	0.150	24	0	45
33	4	48	0.147	28	0	42
34	2	12	0.146	21	0	40
35	14	43	0.146	23	0	42
36	39	42	0.142	0	0	46
37	1	9	0.141	0	27	45
38	6	51	0.122	26	0	49
39	15	32	0.111	25	0	40
40	2	15	0.100	34	39	48
41	27	36	0.098	29	20	44
42	4	14	0.088	33	35	52
43	26	29	0.079	31	22	47
44	10	27	0.071	19	41	49
45	1	7	0.065	37	32	54
46	39	52	0.065	36	0	50
47	5	26	0.046	30	43	51
48	2	18	0.043	40	0	50
49	6	10	0.015	38	44	51
50	2	39	0.011	48	46	52
51	5	6	0.002	47	49	53
52	2	4	-0.033	50	42	53
53	2	5	-0.043	52	51	54
54	1	2	-0.067	45	53	0

使用平均连接（组间）的谱系图
重新标度的距离聚类组

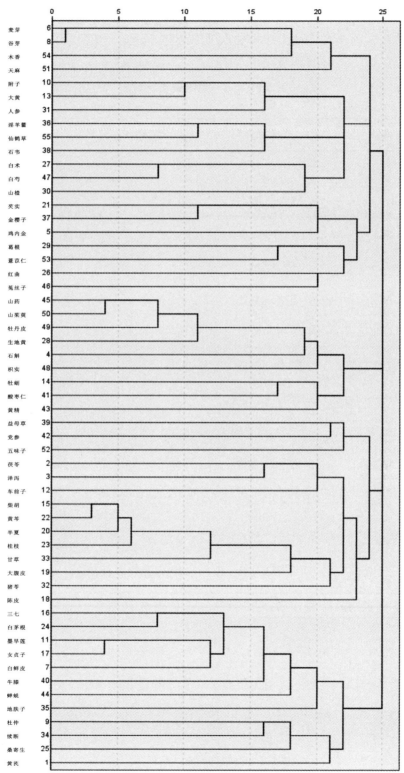

图1-4-2　聚类分析树状图

根据聚类分析中的相关系数矩阵表及树状图结果，将相关系数超过50%的药对列出，另结合张师治疗肾性水肿的经验，确定药对组合如表1-4-8所示。

表1-4-8 系统聚类药对表

编号	药对	序号	药对
1	麦芽、谷芽	11	生地黄、山药
2	柴胡、黄芩	12	芡实、金樱子
3	墨旱莲、女贞子	13	淫羊藿、仙鹤草
4	山药、山茱萸	14	白鲜皮、墨旱莲
5	柴胡、半夏	15	柴胡、甘草
6	柴胡、桂枝	16	白鲜皮、三七
7	白术、白芍	17	白鲜皮、牛膝
8	山药、牡丹皮	18	杜仲、续断
9	三七、白茅根	19	附子、人参
10	附子、大黄	20	淫羊藿、石韦

3.2.5 K-means聚类　将55味常用药物进行K-均值聚类分析，方法使用ANOVA表，聚到6类结果趋向稳定，得到K-means聚类表，如表1-4-9所示。

表1-4-9 K-means聚类处方表

分类	药物数量(种)	药物
第一类	14	柴胡、黄芩、桂枝、茯苓、泽泻、车前子、石斛、党参、麦芽、谷芽、三七、白茅根、酸枣仁、牡蛎
第二类	11	柴胡、半夏、黄芪、茯苓、车前子、鸡内金、麦芽、谷芽、杜仲、桑寄生、陈皮
第三类	11	黄芪、女贞子、墨旱莲、石斛、葛根、白鲜皮、三七、白茅根、续断、牛膝、桑寄生

分类	药物数量(种)	药物
第四类	13	黄芪、附子、大黄、淫羊藿、菟丝子、桑寄生、芡实、黄精、鸡内金、麦芽、谷芽、牡蛎、天麻
第五类	10	生地黄、山药、山茱萸、茯苓、泽泻、牡丹皮、黄芪、黄精、石斛、牡蛎、枳实
第六类	6	附子、茯苓、泽泻、白术、白芍、黄芪

根据聚类结果结合张师临床经验可知，第一类与第二类结果均为柴苓汤加减，故将其合并为一组，最终得到五组药物，具体如下。

第一组药物：柴胡、黄芩、半夏、桂枝、茯苓、泽泻、车前子、石斛、黄芪、党参、杜仲、桑寄生、麦芽、谷芽、鸡内金、陈皮、三七、白茅根、酸枣仁、牡蛎。

第二组药物：黄芪、女贞子、墨旱莲、石斛、葛根、白鲜皮、三七、白茅根、续断、牛膝、桑寄生。

第三组药物：黄芪、附子、大黄、淫羊藿、菟丝子、桑寄生、芡实、黄精、鸡内金、麦芽、谷芽、牡蛎、天麻。

第四组药物：生地黄、山药、山茱萸、茯苓、泽泻、牡丹皮、黄芪、黄精、石斛、牡蛎、枳实。

第五组药物：附子、茯苓、泽泻、白术、白芍、黄芪。

3.2.6关联规则　　以设置支持度30%，置信区间90%，选取提升度≥1的项目，并以支持度为降序为原则，对常用药物进行两药、三药、四药关联分析。

由两味药构成的关联规则有11条，支持度最高的是茯苓→泽泻，说明茯苓、泽泻二味药物的配伍应用最为广泛且相对稳定，具体见表1-4-10。

表1-4-10　两药关联结果

后项	前项	实例(例)	支持度(%)	置信度(%)	提升度
茯苓	泽泻	150	78.13	94.67	1.06
黄芪	石斛	77	40.10	93.51	1.01
茯苓	鸡内金	67	34.90	95.52	1.07
黄芪	鸡内金	67	34.90	94.03	1.02
谷芽	麦芽	64	33.33	98.44	3.00
茯苓	麦芽	64	33.33	90.63	1.01
黄芪	麦芽	64	33.33	92.19	1.00
茯苓	谷芽	63	32.81	90.48	1.01
黄芪	白鲜皮	63	32.81	98.41	1.07
麦芽	谷芽	63	32.81	100.00	3.00
茯苓	谷芽	63	32.81	90.48	1.01

　　由三味药构成的关联规则有8条，支持度最高的是茯苓→泽泻、黄芪，说明茯苓、泽泻、黄芪的配伍使用最为广泛且搭配较为稳定，具体见表1-4-11。

　　由四药构成的关联未筛选出符合标准的项目。

表1-4-11　三药关联结果

后项	前项	实例(例)	支持度(%)	置信度(%)	提升度
茯苓	泽泻、黄芪	135	70.31	94.82	1.06
黄芪	石斛、茯苓	67	34.90	92.54	1.00
黄芪	鸡内金、茯苓	64	33.33	93.75	1.02
茯苓	鸡内金、黄芪	63	32.81	95.24	1.06
茯苓	谷芽、麦芽	63	32.81	90.48	1.01
谷芽	麦芽、黄芪	59	30.73	98.31	3.00
茯苓	石斛、泽泻	59	30.73	94.92	1.06
谷芽	麦芽、茯苓	58	30.21	98.28	3.00

— 讨 论 —

1 张喜奎教授对肾性水肿的认识

1.1 病理因素众多, 常相兼为患

水肿病理因素以水邪为主, 同时可涉及风、寒、湿、热、瘀、毒等[8]。风性善动不居, 清扬开泄, 变化多端, 既可直接侵袭华盖, 使其无以通调水道; 亦可长驱直入, 直达于肾, 使其主司水液代谢功能失常; 同时还可循经传变, 侵犯膀胱、三焦, 膀胱气化不利、三焦水道受阻, 皆可导致水肿的发生和发展[9]。寒性收引凝滞, 在外可闭郁玄府, 使水湿不得外达, 泛溢肌肤腠理; 在内可损伤阳气, 使其温煦失司, 气化不利, 导致津液内停。热性伤津耗气, 热淫于内, 亏耗阴津, 肾体受损, 开阖失司, 从而导致水肿。湿伤于下, 其性类水, 肾不仅是湿邪淫害之处, 亦是湿邪化生之所, 所以无论外感之湿, 或是内生之湿均会进一步损伤阳气, 复生水湿, 形成恶性循环。毒邪可分为内毒与外毒, 药毒、疫毒等, 外毒可直接损伤肾体, 同时水湿、痰饮、瘀血均可化生内毒, 毒邪暴戾, 损伤肾体, 败坏气血, 肾主水机能失常故发为水肿[10]。瘀血成因颇多, 无论是起病之初, 外邪侵害、七情内伤等因实致瘀; 或是疾病后期脏腑虚损、气血阴阳失衡因虚致瘀; 瘀血和水湿产生均会导致或加重水肿症状, 同时瘀血和水湿又相互影响, 形成恶性循环, 瘀血阻滞水湿, 水湿加重瘀血, 使疾病缠绵难愈[11]。水肿病所涉及的病理因素众多, 且常常相兼为患, 风为百病之长, 寒、湿、热等邪气多依附于风邪侵犯机体; 湿邪重浊黏滞, 易与热邪、寒邪、风邪相结; 毒邪亦与湿邪、热邪密不可分。故张师在肾性水肿患者的治疗过程中, 遵循审因论治的原则, 随其所得而攻之[12]。

1.2 病之基础责之固邪深伏, 脏腑机能失调

张师认为在肾性水肿发病之前, 患者体内早有固邪深伏于肾与膀胱, 此邪气既可源自于先天禀赋, 亦可通过后天获得[8]。固邪留滞机体, 亦受机体正气所制约, 若正气强盛, 则固邪受制, 而不发病, 若正气虚损, 无以制邪, 邪气萌动, 或外邪侵袭机体, 引动固邪, 内外相招则可导致肺、脾、肾等脏腑功能失常, 发为水肿[13]。肾者水脏, 主津液, 肾气虚衰, 气化失常, 水湿泛溢则肿; 膀胱与肾互为表里, 肾失其所主, 膀胱亦失其所用; 脾居中焦, 主运化, 属土而制水, 脾气虚损, 运化不利则水湿内停; 肺为水之上源, 肺气失宣, 水道不通, 精微不布, 水聚而外溢出; 三焦乃

决渎之官，水道出焉，若三焦不通，气化失常则无以运行水液[14]。故张师在治疗过程中标本兼顾，利水消肿的同时亦不忘调补脏腑阴阳，扶助正气以制固邪[15]。

1.3 发病与传变规律不越六经范畴

肾性水肿发病可因脏腑阴阳盛衰不同，而有不同表现，若正气偏盛者，病邪多首犯太阳，逐渐循经入里；若正气亏虚，在外易招邪侵，亦可不经太阳之表直接入里。太阳居六经之首，乃六经藩篱，外邪侵袭，太阳首当其冲。太阳受邪，卫阳阻遏，营阴郁滞，表气闭郁，内干于肺，肺失宣肃，不能通调水道，津液不得疏泄，故发为水肿。太阳表邪不解则可循经入腑，可引动固邪，影响膀胱气化，水饮内停。若邪至少阳，枢机不利，决渎无权，三焦受阻，水道不通，泛溢于外，亦可导致水肿。若病邪不解，日久损伤正气，病至太阴，足太阴脾不能输津于上，手太阴肺不能通调水道于下，可致水蓄，浸灌表里，无所不至[16-17]。病邪直中少阴或病在太阴未解，进一步传入少阴，可因患者正气亏耗程度不一，脏腑阴阳盛衰不同，外邪多寡盛衰差异，使疾病可从阴化寒，亦可从阳化热。寒化者，责其肾阳衰微，失于温煦，阳不化气，不能制水；热化者责其阴液亏耗，化气乏源，不能行水，同时水液不循常道化生阴津，而是留置于内化生水湿，故亦可表现为水肿[17]。由于本病主要乃水邪为患，阻碍气机，壅遏三焦，交通不利，缠绵交结，还可造成不同部分水湿有寒化、热化之异，形成寒热错杂的局面。若久病不解，正气不复，脏腑衰败，阴阳俱虚，邪毒炽盛则标志着病陷厥阴，无论是脏腑阴阳衰败，抑或是水湿溺毒内阻均可导致水气泛溢，无以为治，可有生命之忧。

2 用药规律结果分析

2.1 性味归经

通过对药物药性分类统计可知，温药、寒药的频数较为接近，无明显寒热倾向。水为阴邪，易损伤阳气，阻遏气机，予之以温药可温化水饮；水湿日久，易与热结，予之以寒药可清泻水湿内蕴日久所化之热。同时肾性水肿病的基本病理特征为虚实互见、寒热错杂，故张师临床诊治过程中必细审其阴阳之盛衰，相应调整用药寒温多寡，阴平阳秘病自向愈。据药味分类统计可知，甘味药、苦味药、辛味药、淡味药使用频率较高。肾性水肿的病因不外乎内外两端，在外责之邪气外袭，在内责之正气虚损，脏腑阴阳失调[18]。

甘能补、能和、能缓，故张师常以甘味药滋养补虚，以恢复五脏六腑功能、气血阴阳虚损，此乃治本。苦能泄、能燥，故以苦味药清泄三阳经之邪热、祛除脏腑之浊毒；辛能散、能行，故以辛味药开散腠理、调畅气机、通行血气以清除水湿、痰饮、瘀血、浊毒等病理因素；淡能渗、能利，故以淡味药利水渗湿，通利小便。从归经来看，归脾、肾、肺三经药物最多，随后分别为肝经、胃经、膀胱经等。可见张师在治疗肾性水肿使用的药物中各经均有一定的涉及，但尤以肺、脾、肾三经为主，肺、脾、肾三脏乃水肿发生的主要病位，肺得通调、脾得健运、肾得开阖，水不复生[19]。

2.2 药物功效

本研究使用频率最高的10味药物为黄芪、茯苓、泽泻、石斛、鸡内金、麦芽、白鲜皮、谷芽、杜仲、附子，将其总结为核心药物。药物分类结果显示张师治疗肾性水肿常以补虚药、利水渗湿药、消食药为主，清热药、解表药、理气药、收涩药、止血药为辅。

2.2.1 补虚药　张师认为肾性水肿的发病脏腑虚损起到决定性的作用，正所谓"正气存内，邪不可干"。若脏腑亏损，正气虚衰，无以制邪，阴阳失衡，则病由此生，故治疗过程中扶正尤为重要，补虚药的使用频率最高达27.59%。张师善用人参、党参、太子参、黄芪、白术、山药、甘草等补气药，补益太阴脾肺之气，以达斡旋肺气、敦土利水之效[20]。水肿患者过用渗利、温燥之药或在西医治疗过程中应用激素或免疫抑制剂，均可耗伤阴津，故肾性水肿患者中阴亏者并不鲜见，肾阴亏耗，物质基础匮乏，其用不展，亦可导致肾主水功能失常，故补阴药中张师常以北沙参、百合、麦冬、石斛、黄精养阴润肺、益胃生津，用枸杞子、墨旱莲、女贞子滋补肝肾。罹病日久，迁延不愈，必耗阳气，阳气不固，水气不化，水肿乃成，故张师常以淫羊藿、巴戟天、仙茅、杜仲、续断、益智仁、菟丝子等补阳药温化阳气、启复肾机[21]。血为气之母，二者相互滋生、相互依存，若仅益其气，而不养其血，非其治也，故张师常予当归、熟地黄、白芍等补血药养血滋阴，以养气载气。

黄芪：在本研究中黄芪的使用频率为92.19%，为补虚药之中使用频数最高的药物，也是本研究使用频数最高的药物。其味甘性温，入脾、肺二经，温之以气，补形之不足，补之以味，益精之虚损，以达补益脾肺、生津养血之功，此乃治本。同时黄芪亦为气虚水肿的要药，可利水消肿以制其标[22]。现代研究表明，黄芪具有调节免疫、保护肾脏、消除蛋白尿、增加排尿等作用与肾性水肿尤为契合[23]。故张师在治疗过程中全程且广泛使用黄芪贯穿始末。

石斛：在本研究中石斛使用频率为40.10%，位居第四，是补阴药之中使用频数最高的药物。因其味甘性润，入胃经，可滋阴益精而厚肠胃；入肾经，下气通关，可降冲泄湿，壮骨填精，补虚劳羸瘦。张师常以鲜品入药，其养胃滋肾效果更佳。在肾性水肿治疗过程中配伍石斛既可补益肾阴之亏耗，亦可补益中焦、运转脾机，以复津液生化之机。同时还可制约补阳药、利水渗湿药、理气药等温燥、渗利之性，以防伤阴[24]。

杜仲：使用频率最高的补阳药为杜仲，其使用频率为29.69%，位居第九。其味甘，性温，入肝、肾二经，有补肝肾、益精气、强筋骨之功。同时《本草经解》指出："杜仲辛平润肺，则水道通而湿行也。小便气化乃出，有余沥气不收摄也；杜仲益肺气，气固则能摄精也。"现代药理研究亦表明，杜仲具有抗氧化、利尿、降压、增强免疫力等作用[25]。

2.2.2利水渗湿药　本研究中利水渗湿药使用频率为18.57%，仅次于补虚药。肾性水肿患者水邪内停外溢，阻滞气机，浸渍脏腑经络，因此疏利体内水湿浊邪尤为重要，利水渗湿药可通利下焦，使水有外排之道[26]。张师善用茯苓、薏苡仁、猪苓、泽泻利水消肿；车前子、瞿麦、萹蓄、地肤子、海金沙、石韦、金钱草通利下焦，灵活配伍自能小便畅利，水肿消退。

茯苓：为本研究使用频率最高的利水渗湿药，其使用频率达89.58%，仅次于黄芪，位居第二。茯苓味甘而淡，甘则能补，有健脾宁心之功；淡则能渗，有利水渗湿之效。祛邪同时，又可扶正，为利水消肿之要药。因其药性平和，张师常灵活配伍治疗各经水肿。病在太阳，可与桂枝、泽泻等配伍以通阳化气利水；病在少阳，可配伍柴胡、黄芩、泽泻等和解枢机、疏利三焦；病在太阴可配伍党参、白术、白扁豆等健脾治水；若少阴热化，可配伍猪苓、泽泻、牛膝、生地黄、山茱萸等滋阴利水；若少阴寒化则可配伍附子、桂枝、生姜等温阳利水[27]。

泽泻：为本研究使用频率第二的利水渗湿药，其使用频率为78.13%，位居第三。其味甘、淡，性寒，归肾与膀胱二经，味甘益脾，脾气健运，则化湿得力；淡能渗利，消水之力益增；且其性寒，入肾与膀胱，可起阴气，逐水邪。故张师常以泽泻配伍茯苓，盖其利水有固肾之功，燥湿有健脾之效，祛邪同时亦可扶正，正合本病之机。现代研究表明，泽泻具有利尿、抗草酸钙结石的功效，同时具有降脂、降压、降糖、免疫调节与抗炎、抗氧化等作用[28-29]。

2.2.3消食药 本研究中消食药使用频率为10.61%，消食药多味甘性平，主归脾胃二经，消食化积的同时有健脾和中之功。脾胃乃后天之本，气血生化之源，脾机得复，则正气亦盛，故张师治疗过程中注意顾护后天脾土，常予鸡内金、麦芽、谷芽、六神曲、红曲、山楂、莱菔子消食开胃，健脾和中。

鸡内金：为本研究使用频率最高的消食药，在本研究中使用频率为34.90%，位居第五。鸡内金甘缓和中，消食健胃之力较强，同时亦有涩精止遗，通淋化石之功。《玉楸药解》亦指出其可扶中燥土、利水秘精。

麦芽：在本研究中使用频率为33.33%，位居第六。肾性水肿患者常因水湿浸渍，中焦气机受阻，饮食不化。麦芽味甘性平，消食开胃的同时亦可健脾行气，脾胃和调，气机升降有序，则水气自行。

谷芽：在本研究中使用频率为32.81%，位居第八。谷芽入脾胃，赞化中枢，张师常配伍麦芽同用，甘缓补脾，降浊开胃，脾胃和调，以奠后天之基。脾机得转，水津四布，水肿得消。

2.2.4其余药物 肾性水肿病理因素众多，涉及风、寒、湿、热、瘀、毒等，张师灵活应用清热、解表、理气、活血等药物，随其所得而攻之，收效颇丰。

白鲜皮：在本研究使用药物中排名第七，使用频率为32.81%，为本研究使用频率最高的清热药。白鲜皮味苦性寒，可清热燥湿、祛风解毒，无论是水湿郁久化热，溺毒内积，或是风邪鼓荡，水气翻涌，泛溢肌肤，张师常以白鲜皮配伍益母草、地肤子、蝉蜕等药物，清热解毒、祛风散邪[30]。

附子：在本研究中使用率达29.17%，位居第十，为本研究使用频率最高的温里药。肾性水肿中阳气不足者并不鲜见，附子气温大热，可通行诸经，主六腑沉寒，三阳厥逆。张师常以附子中温脾阳，下补肾阳，复其气化，助水肿分消；同时阴寒内盛、浊毒内生者，亦可予附子配伍大黄温阳降浊[31]。

2.3 核心药对

2.3.1关联分析中的药物组合 从药物关联规则可以看出，张师治疗肾性水肿常用药物组合大多数都是围绕黄芪、茯苓进行变化，与其配伍的药物主要有泽泻、石斛、鸡内金、谷芽、麦芽。脾主运化，属土而制水，脾脏功能健运与否直接影响肾主水的功能，脾虚可导致或加重肾性水肿。黄芪具有健脾益气、利水消肿之功；茯苓具有利水渗湿、健脾宁心之效。黄芪与石斛相配，可共调脾胃，补气生津，兼养肾阴；黄芪与鸡内金、谷芽、麦芽相配可健脾益气、和胃消食；黄芪与茯苓、泽泻相配则健脾益气，利水消肿之功更著；茯苓与鸡内金、谷芽、麦芽相配则健运脾机、行气利水之效益彰。可见张师在治疗过程中，注重健脾利水、扶正祛邪。

2.3.2聚类分析中的药对　根据聚类结果及张师临床用药经验，着重对以下药对进行阐述。

柴胡、黄芩：柴胡气味俱升，为少阳、厥阴之行经药，可和解少阳、推陈致新、主寒热邪气；黄芩味苦，性寒，以清热燥湿，泻火解毒为用，入脾肺肝胆，化气逐水；二药一散一清，一升一降，和解少阳枢机，疏达表里内外，张师治疗中常以柴芩二药用于治疗邪束少阳、三焦不利的患者。

墨旱莲、女贞子：女贞子味甘平，走肝肾，性用平和，经冬不凋，《雷公炮制药性解》称其为"补阴之上剂"，可益肝补肾，养阴秘精；旱莲汁黑如墨，得少阴水色，入肾补精，养血止血；二药合用可益上荣下，并补三阴，故张师治疗中常以二药用于少阴亏耗，阴虚水泛者。

三七、白茅根：三七味甘性温，和营止血、通脉行瘀，白茅根味甘性寒，凉血止血、清热利尿。二者合用止血之中寓以化瘀，清利之中寓以养阴，使热清血宁而无耗血动血之弊，凉血止血而无留瘀伤正之嫌。瘀血不去，其水乃成，故若有肾络痹阻，瘀血内生之机张师常配伍应用[32]。

黄芪、茯苓、泽泻：茯苓，性平，善于渗泄燥脾，伐水清金；泽泻，性寒，利水泻热，《雷公炮制药性解》称其为"治小便淋涩仙药，疗水病湿肿灵丹"。二者均为利水渗湿、通利膀胱之佳品。黄芪甘温益脾，益气固表，利水消肿。茯苓、泽泻得黄芪，则渗泄水湿之力尤胜，黄芪得茯苓、泽泻补中益气之功更佳，故张师在临床治疗各证型肾性水肿患者时皆有广泛应用[33]。

谷芽、麦芽、鸡内金：谷芽、麦芽味甘性平，职宜中州，能温中下气，开胃健脾。鸡内金味甘、性平，功善消食健胃，涩精止遗。三药相合以消食健脾，运转脾机。脾土健运则水有所制，故张师不仅在治疗脾虚患者中应用此药对，脾气不虚者亦可防微杜渐，时时顾正[34]。

2.4 核心处方

第一组药物：柴胡、黄芩、半夏、桂枝、茯苓、泽泻、车前子、黄芪、党参、杜仲、桑寄生、石斛、麦芽、谷芽、鸡内金、陈皮、三七、白茅根、酸枣仁、牡蛎。可视为柴苓汤加减，为《伤寒论》中小柴胡汤与五苓散之合方，二者分别为和解少阳之代表方、太阳蓄水证专设方，合用之功擅疏达三焦、宣通内外，清利湿热，利水消肿[35]。本组药物中柴胡、黄芩疏泄少阳，调畅气机；半夏和胃降逆；桂枝通阳化气；茯苓、泽泻、车前子淡渗利湿；黄芪、党参补中益气；杜仲、桑寄生补肝肾、强筋骨；石斛滋阴清热；麦芽、谷芽、鸡内金消食开胃；陈皮理气健脾；三七、白茅根散瘀止血；酸枣仁养心安神；牡蛎平肝潜阳。张师常用此方治疗邪犯少阳，三焦受阻，水道不通的患者，临床症状多见周身水肿，小便短黄，肢体沉重，同时可伴有口苦、咽干、目眩等柴胡证的表现。

第二组药物：黄芪、女贞子、墨旱莲、石斛、葛根、白鲜皮、三七、白茅根、续断、牛膝、桑寄生。本组药物可视为黄芪二至丸加减，女贞子、旱莲草功擅补益肝肾，益气滋阴；黄芪补益中气，通调水道；续断、牛膝、桑寄生补肝肾、强筋骨；石斛益胃养阴；三七散瘀止血，白茅根凉血止血；白鲜皮、地肤子、蝉蜕清热燥湿，祛风解毒[36]。此组药物扶正祛邪兼顾，益气养阴同时不忘祛风行瘀，张师临床上常用于治疗少阴肾阴亏虚与太阴脾气亏虚并见的患者。其临床表现为面目或下肢水肿、神疲乏力、手足心热、口渴欲饮、但饮水不多等症状[37]。

第三组药物：黄芪、附子、大黄、淫羊藿、菟丝子、桑寄生、芡实、黄精、鸡内金、麦芽、谷芽、牡蛎、天麻。本组药物可视为大黄附子汤加减，大黄附子汤出自《金匮要略》，方中附子大辛大热，可补火助阳，散寒利湿，通利三焦；大黄味苦性寒，清热解毒泄浊，活血化瘀通络，两者配伍，与肾脏病虚实互见、寒热错杂病机尤为相宜。黄芪味甘性微，一可补益中气，以资阳气生化，二可补益固摄，以助封藏，三可利水消肿；淫羊藿、菟丝子、桑寄生三药温补肾阳，鸡内金、麦芽、谷芽健运脾机，芡实、黄精益肾固精，牡蛎、天麻平肝潜阳。全方共奏温补肾阳、化瘀解毒、利水泄浊之效。张师常用于治疗少阴肾阳亏虚与太阴脾阳亏虚并见的患者。其临床表现为下肢或周身水肿、畏寒肢冷、四肢酸软、便溏泄泻、皮肤瘙痒、小便清长或无尿等症状[38]。

第四组药物：生地黄、山药、山茱萸、茯苓、泽泻、牡丹皮、黄芪、黄精、石斛、牡蛎、枳实。本组药物可视为六味地黄丸加减，方中生地黄滋阴益肾，凉血解毒；山药健脾补肾，生津益肺；山茱萸养肝肾，三药相配，三脏并补，内复阴津；茯苓、泽泻淡渗利水，化湿降浊；牡丹皮清泻相火，凉血化瘀[39]；黄芪补中益气，利水消肿；黄精、石斛补气养阴，益肾养胃；枳实破气消积，转动脾机；牡蛎潜阳补阴，收敛固摄；全方合用，滋补而不留邪，利湿而不伤阴，使得肾有所主，关门通利，阴精得复，水有出路。张师临床常用于治疗少阴热化的患者。其临床多表现为水肿、小便不利、咽干口渴、颜面潮热、腰膝酸痛、五心烦热等症状[40]。

第五组药物：附子、茯苓、泽泻、白术、白芍、黄芪。本组药物为真武汤加减，方中附子辛甘性热，用之温肾助阳，化气行水；白术、黄芪健脾益气，促脾运化，脾气复则水有所制；茯苓、泽泻淡渗利湿，通利膀胱，引水邪下行；白芍养阴和血，通利小便，亦可防止附子燥热伤阴。全方合用，共奏温肾助阳，利水消肿之功。张师常用于治疗少阴寒化的患者。其临床多见周身水肿、形寒肢冷、腰腿酸软，也可表现为小便短少，或夜尿频、小便清长等症状[41]。

— 结论 —

（1）张师认为肾性水肿，病理因素以风、寒、湿、热、瘀、毒多种病理因素相兼为患。病位主要在肺、脾、肾、三焦。病理性质总属本虚标实，寒热错杂。

（2）治法上，基于本虚标实的基本病机，张师以补益正气、利水消肿为基本治疗方法；同时根据六经辨治确立主方，并根据病理因素的不同，灵活加减应用清热药、解表药、活血化瘀药等药物。

（3）用药上，张师常使用甘味药补益正气，药物多归肺、脾、肾三经，且寒热同用，无明显偏性。在药类上主要选择补气药、利水渗湿药、消食药，体现其扶正祛邪的治法。常用的药物组合有：黄芪、茯苓和泽泻，谷芽、麦芽和鸡内金、女贞子和墨旱莲、柴胡和黄芩、三七和白茅根。处方上多以柴苓汤、黄芪二至丸、六味地黄丸、大黄附子汤、真武汤为核心处方，随兼夹病机、病理因素进行随证加减。

参考文献

[1] 叶任高. 临床肾脏病学 [M]. 北京：人民卫生出版社,2007:47-61.

[2] 杜学海. 肾性水肿的发病机制和治疗 [J]. 新医学,1986,17(2):11-12.

[3] 石学敏,戴锡孟,王键. 中医内科学 [M]. 北京：中国中医药出版社,2009.

[4] 李丽娟. 基于数据挖掘的临床治疗肾性水肿用药特点研究 [D]. 武汉：湖北中医药大学,2019.

[5] 何立群主编. 中医临床诊疗指南释义·肾与膀胱病分册 [M]. 北京：中国中医药出版社,2015.

[6] 钟赣生. 中药学 [M]. 北京：中国中医药出版社,2013.

[7] 国家药典委员会. 中华人民共和国药典 [M]. 北京：中国医药科技出版社,2015.

[8] 张喜奎. 肾脏病六经辨治 [M]. 北京：中国中医药出版社,2006.

[9] 孙万森,孙曦,王竹. 三种风证肾病经方治疗思路和经验 [J]. 中国中西医结合肾病杂志,2017,18(4):345-346.

[10] 冯雨婷,孙伟. 糖尿病肾脏疾病从"毒"论治思路探析 [J]. 江苏中医药,2018,50(2):11-12.

[11] 徐（王莹）. 慢性肾脏病"瘀热"病机临床流行病学调查研究 [D]. 南京：南京中医药大学,2013.

[12] 赵鼎. 基于数据挖掘的经方治疗水湿痰饮病的辨治规律研究 [D]. 济南：山东中医药大学,2018.

[13] 马放,占永立. 基于伏邪理论探讨从肺论治慢性肾小球肾炎 [J]. 中华中医药杂志,2018,33(5):1962-1964.

[14] 张晓东,闫晓萍. 闫晓萍治疗肾性水肿的经验 [J]. 世界最新医学信息文摘,2019,19(35):243-244.

[15] 曹植钧. 张喜奎教授辨治肾脏疾病的思路特点 [J]. 福建中医药,2005,36(3):35-36.

[16] 张凯强. 从经方论治肾性水肿的文献研究 [D]. 长春：长春中医药大学,2018.

[17] 黄培龙,叶彬华.《伤寒论》少阴病篇治水法对中医药治疗糖尿病肾病的启发 [J]. 中国中医药现代远程教育,2018,16(1):73-74.

[18] 杨雯,方肇勤,卢涛,等.《诸病源候论》有关肾理论的探讨 [J]. 中国医药导报,2018,15(36):140-143.

[19] 吕静,庞立健. 中医对肾性水肿的认识 [J]. 吉林中医药,2008,28(2):82-83.

[20] 巩振东. 从肺论治慢性肾小球肾炎 [J]. 中国中医药信息杂志,2017,24(11):115-117.

[21] 王鸿庆. 从部位浅析中医对肾性水肿的认识 [J]. 中国中医药现代远程教育,2015,13(1):5,35.

[22] 梁谋,杨柳,刘杨,等. 刘新祥教授治疗水肿病的用药组方规律分析 [J]. 湖南

中医药大学学报,2019,39(11):1362-1367.

[23] 周承.中药黄芪药理作用及临床应用研究 [J].亚太传统医药,2014,10(22):100-101.

[24] 刘易.铁皮石斛多糖对肾阴虚大鼠抗氧化活性和免疫调节影响的研究 [D].广州:广州中医药大学,2015.

[25] 王娟娟,秦雪梅,高晓霞,等.杜仲化学成分、药理活性和质量控制现状研究进展 [J].中草药,2017,48(15):3228-3237.

[26] 梁莹,郎睿,余仁欢.从水气病阐述经方治疗肾病的经验 [J].中华中医药杂志,2019,34(8):3544-3546.

[27] 何振生,李丽君,贾晶晶.《伤寒杂病论》治疗肾系水肿"角药"的配伍应用分析 [J].中国中医急症,2019,28(7):1289-1291.

[28] 邢增智,陈旺,曾宇.泽泻的化学成分与药理作用研究进展 [J].中医药导报,2017,23(15):75-78.

[29] 王琳,魏丽凤.泽泻的毒副作用及在肾病中的合理应用 [J].中华肾病研究电子杂志,2019,8(5):197-200.

[30] 陈全文,张喜奎.张喜奎教授临证运用白鲜皮经验举隅 [J].云南中医中药杂志,2016,37(12):13-15.

[31] 余仁欢,梁莹,郎睿.基于张仲景"水气病"理论治疗肾病的临床体会 [J].上海中医药杂志,2019,53(1):42-44.

[32] 吴光华,黄岩杰,李晓丽,等.三七活血与止血机制及其改善肾脏病血瘀证的作用特点 [J].中华中医药杂志,2019,34(7):3140-3142.

[33] 邱增泽.基于"肾为胃之关"探讨宋立群教授治疗肾性水肿用药规律 [D].哈尔滨:黑龙江中医药大学,2017.

[34] 吴祖花.基于数据挖掘研究张喜奎教授从"脾肾相关"论治慢性肾脏病的用药规律 [D].福州:福建中医药大学,2019.

[35] 王守永,李德宪.柴苓汤治疗水肿 [J].长春中医药大学学报,2014,30(1):90-91.

[36] 李星瑶,蔡子墨,叶冰玉,等.乔成林运用对药治疗肾病经验 [J].河南中医,2018,38(12):1810-1813.

[37] 苏禹榕.黄芪二至丸加减治疗气阴两虚型慢性肾小球肾炎的临床观察 [D].福州:福建中医药大学,2019.

[38] 李怡静.大黄附子汤加减方治疗脾肾阳虚型慢性肾衰的临床观察 [D].福州:福建中医药大学,2019.

[39] 周富明.李学铭肾病辨治六法 [J].浙江中医杂志,2014,49(12):863-864.

[40] 朱立,齐文升.试论阴虚水肿 [J].中医杂志,2017,58(10):814-817.

[41] 孙立晔.真武汤加味治疗阴水的体会 [J].中国实用医药,2015,10(17):210-211.

（陈辉　整理）

第五节
张喜奎教授治疗慢性肾脏病蛋白尿的用药规律研究

—引 言—

　　慢性肾脏病（CKD）是指出现肾脏结构或功能异常标志，或肾小球滤过率（GFR）＜60mL/（min·1.73m²），持续3个月以上的病理状态[1]。CKD在我国成年人中的患病率已超过10%，且早期知晓率低，部分患者知晓时病程已进展至终末期[2]。常规尿蛋白定性结果呈阳性或者定量检测大于150mg/24h[3]。蛋白尿作为CKD临床常见表现，在疾病过程中，作为一个危险要素参与其中[4]。有研究显示[5]蛋白尿不仅是肾脏病的危险因素，同时也是高血压、糖尿病以及心血管疾病预后及死亡的预测因子。任何程度的蛋白尿均可以预测心血管事件的风险[6]。当蛋白尿得到严格控制时，可使肾小管间质的炎性反应一定程度上得到减轻，并减缓纤维化进程，因此，控制蛋白尿可有效延缓CKD病程的进展[7]。

　　目前，西医治疗蛋白尿主要分为几个方面[8]，如遇到糖尿病肾病、狼疮性肾炎时，以原发病的治疗为主；若有肾病综合征表现的患者，根据病情使用激素及免疫抑制剂。若CKD出现蛋白尿，尚未出现严重的肾功能异常时可使用ACEI（血管紧张素转换酶抑制剂）、ARB（血管紧张素II受体拮抗剂）以减少尿蛋白；但用药过程可能存在一定程度的不良反应，ACEI和ARB类药物可能使血清肌酐、血钾升高，激素及免疫抑制剂虽可以稳定病情，使尿蛋白快速降低，但部分患者服药后可能存在激素依赖、抵抗等现象。

　　根据临床表现特点及伴随症状，可以将蛋白尿归为中医"尿浊""水肿"等范畴[9]。中医药辨治蛋白尿有自身的特色与优势，滕晶等[10]通过临床疗效观察证实了中药治疗还可显著降低尿蛋白，与西药合用可减缓因激素减量造成的反跳现象，还可降低免疫抑制剂副作用。本文基于数据挖掘方法，通过收集、整理、分析张师治疗CKD蛋白尿的临床病案，总结其用药规律及临床经验，以冀为中医药临床治疗提供新的思路及借鉴。

— 临床研究 —

1 研究对象

1.1 病案资料来源

病案资料选择收集2016年1月至2020年12月期间，就诊于福建中医药大学国医堂及福建中医药大学附属第二人民医院张师门诊，符合纳入标准的慢性肾脏病蛋白尿患者，共100例、200诊次。

1.2 西医诊断标准

参照美国肾脏病基金会2015年制定的《慢性肾脏病评估及管理临床实践指南》中拟定的诊断标准。

（1）肾脏损害（肾脏的结构与功能异常）伴或不伴GFR的下降≥3个月，<3个月者则需进一步随访。肾脏损害是指下列情况，见表1-3-1。

（2）CKD分期，见表1-3-2。

1.3 病案纳入标准

（1）符合CKD诊断标准的患者。

（2）24小时尿蛋白定量≥0.15g/24h或尿微量白蛋白/尿肌酐>30mg/g的患者。

（3）有开具中药处方。

（4）年龄在18~80 岁，能独立沟通交流者。

（5）姓名、性别、年龄、处方、用药等基本信息资料相对完整，涵盖本研究所需临床信息的患者。

1.4 病案排除标准

（1）功能性蛋白尿：如高热、剧烈运动、过度寒冷刺激、注射白蛋白等。

（2）合并有心、脑、肝等系统严重疾病及目前并发感染者。

（3）感冒或者发热期患者。

（4）透析患者。

（5）医案信息资料不完整者。

2 研究方法

2.1 病案信息收集、预处理

通过福建中医药大学国医堂及福建中医药大学附属第二人民医院门诊病历系统，收集2016年1月至2020年12月期间张师诊治的慢性肾脏病蛋白尿患者病历资料，整理并反复校对纠正错别字、规范医学术语，确保资料完整、严谨。

2.2 中药名规范化处理

参照"十三五"规划教材《中药学》和2015年版《中华人民共和国药典》对处方中的中药名称予以规范。

2.3 录入信息及建立数据库

将患者姓名、性别、年龄、就诊时间、病史、诊断及处方用药等信息按照统一格式录入在Microsoft Office Excel中，建立慢性肾脏病蛋白尿病案信息数据库。

2.4 数据挖掘方法

2.4.1频数分析 应用Microsoft Office Excel对本研究患者的基本资料，如性别、年龄进行频数分析；对处方中单味药进行统计分析，出现频率大于5%的药物筛选为张师治疗慢性肾脏病蛋白尿的常用药物，并分别统计常用药物的四气、五味、归经属性；药物按功效类别划分后，对药物类别进行频数分析。

2.4.2聚类分析 应用IBM SPSS Statistics 25.0统计软件，以频数分析结果中的常用药物为样本，进行系统聚类分析，得出张师治疗慢性肾脏病蛋白尿的常用药物组方。

2.4.3关联分析 通过IBM SPSS Modeler 18.0统计软件，以频数分析结果中的常用药物为样本，选择Apriori算法进行关联规则分析，得出张师治疗慢性肾脏病蛋白尿常用药对的组合规律及关联程度。

3 研究结果

3.1 一般资料统计结果

3.1.1性别 本研究共纳入慢性肾脏病蛋白尿患者100例，共200诊次。其中男性患者53例，占53%，女性患者47例，占47%。

3.1.2年龄　如表1-5-1所示，在100例慢性肾脏病蛋白尿患者年龄分布中，41~50岁年龄段患病人员最多，占26%。≤20岁最少，占3%。其中，≤20岁、21~30岁、61~70岁、>70岁患者患病率较低，均低于15%；患病人员集中在31~40岁、41~50岁、51~60岁三个年龄段，患病率相近，分别为19%、26%、25%。

表1-5-1　年龄分布表

年龄段(岁)	例数(例)	频率(%)
≤20	3	3.00
21~30	8	8.00
31~40	19	19.00
41~50	26	26.00
51~60	25	25.00
61~70	12	12.00
>70	7	7.00

3.2 药物频数统计结果

3.2.1用药频数统计结果　本研究所收集的200个处方中，共使用中药113味，使用总频数2521次。其中使用频率>5%的中药为张师治疗慢性肾脏病蛋白尿的常用药物，共46味，累计频数为2258次，累计频率达89.57%。其中黄芪出现频数最高，共198次，使用频率达99.00%，其次是茯苓，共使用161次，使用频率为80.50%。其余使用频率≥50%的5味药依次是：白鲜皮（64.00%）、泽泻（54.00%）、墨旱莲（53.50%）、芡实（53.00%）、杜仲（50.00%），具体见表1-5-2。

表1-5-2　常用药物频数表

药物	频数(次)	频率(%)	药物	频数(次)	频率(%)
黄芪	198	99.00	石斛	36	18.00
茯苓	161	80.50	生地黄	34	17.00
白鲜皮	128	64.00	益母草	33	16.50
泽泻	108	54.00	金樱子	32	16.00

药物	频数(次)	频率(%)	药物	频数(次)	频率(%)
墨旱莲	107	53.50	葛根	30	15.00
芡实	106	53.00	猪苓	23	11.50
杜仲	100	50.00	六神曲	22	11.00
女贞子	97	48.50	白术	22	11.00
鸡内金	94	47.00	薏苡仁	21	10.50
陈皮	63	31.50	车前子	20	10.00
大黄	59	29.50	天麻	19	9.50
三七	59	29.50	山药	18	9.00
谷芽	56	28.00	淫羊藿	18	9.00
麦芽	56	28.00	党参	16	8.00
地肤子	54	27.00	酸枣仁	15	7.50
白茅根	53	26.50	益智仁	14	7.00
牡蛎	53	26.50	山茱萸	13	6.50
附子	46	23.00	石韦	13	6.50
桑寄生	43	21.50	地榆	12	6.00
续断	43	21.50	百合	11	5.50
蝉蜕	41	20.50	柴胡	11	5.50
菟丝子	41	20.50	狗脊	11	5.50
牛膝	38	19.00	砂仁	10	5.00

3.2.2药物功效统计分析　　通过对本研究所用的113味中药进行药物功效归类，统计结果可分为17类，其中使用频率＞5%的共6大类，累计频数为1944次，占比为76.18%。其中，补虚药使用频率31.26%，包含黄芪、墨旱莲、杜仲、女贞子、续断、菟丝子、石斛、白术、山药、淫羊藿、党参、益智仁、百合、白芍、人参、黄精、巴戟天、枸杞子、太子参、鳖甲、白扁豆、北沙参、仙茅、熟地黄、当归、甘草、麦冬，共27味；利水渗湿药使用频率15.99%，包含茯苓、泽泻、地肤子、猪苓、薏苡仁、车前子、石韦、海金沙、瞿麦，共9味；消食药使用频率9.56%，包含鸡内金、谷芽、麦芽、六神曲、山楂、莱菔子，共6味；清热药使用频率8.21%，包含白鲜皮、生地黄、黄连、玄参、牡丹皮、山慈菇、土茯苓、赤小豆、天花粉、黄芩、连翘、板蓝根，共12味；收涩药使用频率7.02%，包含芡实、金樱子、山茱萸、五味

子、覆盆子、莲子、海螵蛸、桑螵蛸，共8味；⑥止血药使用频率5.08%，包含三七、白茅根、地榆、仙鹤草，共4味。药物功效分类详见表1-5-3。

表1-5-3 药物按功效分类及频数表

类别	味数(种)	频数(次)	频率(%)	药物(单药频数)
补虚药	27	788	31.26	黄芪(198)、墨旱莲(107)、杜仲(100)、女贞子(97)、续断(43)、菟丝子(41)、石斛(36)、白术(22)、山药(18)、淫羊藿(18)、党参(16)、益智仁(14)、百合(11)、白芍(9)、人参(8)、黄精(7)、巴戟天(6)、枸杞子(6)、太子参(6)、鳖甲(5)、白扁豆(4)、北沙参(4)、仙茅(4)、熟地黄(3)、当归(2)、甘草(2)、麦冬(1)
利水渗湿药	9	403	15.99	茯苓(161)、泽泻(108)、地肤子(54)、猪苓(23)、薏苡仁(21)、车前子(20)、石韦(13)、海金沙(2)、瞿麦(1)
消食药	6	241	9.56	鸡内金(94)、谷芽(56)、麦芽(56)、六神曲(22)、山楂(9)、莱菔子(4)
清热药	12	207	8.21	白鲜皮(128)、生地黄(34)、黄连(8)、玄参(8)、牡丹皮(7)、山慈菇(6)、土茯苓(5)、赤小豆(3)、天花粉(3)、黄芩(2)、连翘(2)、板蓝根(1)
收涩药	8	177	7.02	芡实(106)、金樱子(32)、山茱萸(13)、五味子(8)、覆盆子(5)、莲子(6)、海螵蛸(4)、桑螵蛸(3)
止血药	4	128	5.08	三七(59)、白茅根(53)、地榆(12)、仙鹤草(4)
解表药	10	106	4.20	蝉蜕(41)、葛根(30)、柴胡(11)、桂枝(7)、紫苏叶(5)、薄荷(4)、菊花(3)、防风(2)、麻黄(2)、荆芥(1)

续表

类别	味数(种)	频数(次)	频率(%)	药物(单药频数)
理气药	8	89	3.53	陈皮(63)、大腹皮(8)、枳实(7)、青皮(5)、木香(2)、枳壳(2)、佛手(1)、紫苏梗(1)
平肝息风药	6	86	3.41	牡蛎(53)、天麻(19)、钩藤(8)、石决明(3)、珍珠母(2)、地龙(1)
活血化瘀药	4	75	2.98	牛膝(38)、益母草(33)、鸡血藤(2)、王不留行(2)
祛风湿药	5	63	2.50	桑寄生(43)、狗脊(11)、路路通(4)、木瓜(4)、徐长卿(1)
泻下药	1	59	2.34	大黄(59)
温里药	1	46	1.82	附子(46)
化湿药	4	19	0.75	砂仁(10)、厚朴(5)、苍术(2)、广藿香(2)
化痰止咳药	3	13	0.52	半夏(8)、葶苈子(3)、桑白皮(2)
开窍药	1	2	0.08	石菖蒲(2)

使用频率最高的药物类别为补虚药，其又可分为补气药、补阴药、补阳药、补血药，进一步统计得出，补气药、补阴药的使用比率并列第一，均达34.77%，其中补气药由黄芪、白术、山药、党参、人参、太子参、白扁豆、甘草组成，补阴药由墨旱莲、女贞子、石斛、百合、黄精、枸杞子、鳖甲、北沙参、麦冬组成。补阳药占比28.68%，由杜仲、续断、菟丝子、淫羊藿、益智仁、巴戟天、仙茅组成。补虚药中使用频率最低的是补血药，占比1.78%。

利水渗湿药使用频率仅次于补虚药，其中利水消肿药占比77.67%，由茯苓、泽泻、地肤子、猪苓、薏苡仁组成，利尿通淋药占比22.33%，由车前子、石韦、海金沙、瞿麦组成。

3.2.3常用药物性、味、归经统计分析　　参照"十三五"规划教材《中药学》和2015年版《中华人民共和国药典》，将46味常用药物按四气、五味及归经进行统计。药性分类统计结果显示：寒性、平性、温性药物居多，凉性及热性药物较少，各药性类别中使用频率最高的药物分别为白鲜皮（寒性）、茯苓（平性）、黄芪（温性）、女贞子（凉性），热性药仅使用附子，详见表1-5-4。药味分类统计结果显示：甘味、苦味、辛味、淡味药的使用频率高，酸味、涩味、咸味药使用频率相对较少，各药味类别中使用频率最高的药物分别为黄芪（甘味）、白鲜皮（苦味）、陈皮（辛味）、茯苓（淡味）、芡实（涩味）、墨旱莲（酸味），咸味药仅见牡蛎，详见表1-5-5。药物归经结果显示：肾经、脾经、肝经、肺经、胃经、膀胱经药物居多，心经、小肠经、大肠经、心包经、胆经药物相对较少，未见归属三焦经的药物。其中，常用药物中有26味药归属肾经，在处方中使用频数达1226次，位居第一，其次是归属脾经、肝经的药物，分别为1214、979次。详见表1-5-6。

表1-5-4　常用药物药性分类表

药性	味数(种)	频数(次)	药物(单药频数)
寒	16	773	白鲜皮（128）、泽泻（108）、墨旱莲（107）、大黄（57）、地肤子（54）、白茅根（53）、牡蛎（53）、蝉蜕（41）、石斛（36）、生地黄（34）、益母草（33）、车前子（20）、石韦（13）、地榆（12）、百合（11）、柴胡（11）
平	14	718	茯苓（161）、芡实（106）、鸡内金（94）、谷芽（56）、麦芽（56）、桑寄生（43）、菟丝子（41）、牛膝（38）、金樱子（32）、猪苓（23）、天麻（19）、山药（18）、党参（16）、酸枣仁（15）
温	12	573	黄芪（198）、杜仲（100）、陈皮（63）、三七（59）、续断（43）、六神曲（22）、白术（22）、淫羊藿（18）、益智仁（14）、山茱萸（13）、狗脊（11）、砂仁（10）
凉	3	148	女贞子（97）、葛根（30）、薏苡仁（21）
热	1	46	附子（46）

表1-5-5　常用药物药味分类表

药味	味数(种)	频数(次)	药物(单药频数)
甘	31	1669	黄芪（198）、茯苓（161）、泽泻（108）、墨旱莲（107）、芡实（106）、杜仲（100）、女贞子（97）、鸡内金（94）、三七（59）、谷芽（56）、麦芽（56）、附子（46）、桑寄生（43）、蝉蜕（41）、菟丝子（41）、牛膝（38）、石斛（36）、生地黄（34）、葛根（30）、猪苓（23）、六神曲（22）、白术（22）、薏苡仁（21）、车前子（20）、天麻（19）、山药（18）、淫羊藿（18）、党参（16）、酸枣仁（15）、石韦（13）、百合（11）
苦	17	771	白鲜皮（128）、女贞子（97）、陈皮（63）、大黄（59）、三七（59）、地肤子（54）、白茅根（53）、桑寄生（43）、续断（43）、牛膝（38）、益母草（33）、金樱子（32）、白术（22）、石韦（13）、地榆（12）、柴胡（11）、狗脊（11）
辛	13	396	陈皮（63）、地肤子（54）、附子（46）、续断（43）、菟丝子（41）、益母草（33）、葛根（30）、六神曲（22）、淫羊藿（18）、益智仁（14）、柴胡（11）、狗脊（11）、砂仁（10）
淡	4	313	茯苓（161）、泽泻（108）、猪苓（23）、薏苡仁（21）
涩	5	236	芡实（106）、白茅根（53）、金樱子（32）、山茱萸（13）、地榆（12）
酸	6	217	墨旱莲（107）、牛膝（38）、金樱子（32）、酸枣仁（15）、山茱萸（13）、地榆（12）
咸	1	53	牡蛎（53）

表1-5-6　常用药物归经分类表

归经	药味(种)	频数(次)	药物(频数)
肾	24	1226	茯苓（161）、泽泻（108）、墨旱莲（107）、芡实（106）、杜仲（100）、女贞子（97）、地肤子（54）、牡蛎（53）、附子（46）、桑寄生（43）、续断（43）、菟丝子（41）、牛膝（38）、石斛（36）、生地黄（34）、金樱子（32）、猪苓（23）、车前子（20）、山药（18）、淫羊藿（18）、益智仁（14）、山茱萸（13）、狗脊（11）、砂仁（10）
脾	20	1214	黄芪（198）、茯苓（161）、白鲜皮（128）、芡实（106）、鸡内金（94）、陈皮（63）、大黄（59）、谷芽（56）、麦芽（56）、白茅根（53）、附子（46）、菟丝子（41）、葛根（30）、六神曲（22）、白术（22）、薏苡仁（21）、山药（18）、党参（16）、益智仁（14）、砂仁（10）
肝	23	979	墨旱莲（107）、杜仲（100）、女贞子（97）、大黄（59）、三七（59）、谷芽（56）、麦芽（56）、牡蛎（53）、桑寄生（43）、续断（43）、蝉蜕（41）、菟丝子（41）、牛膝（38）、生地黄（34）、益母草（33）、车前子（20）、天麻（19）、淫羊藿（18）、酸枣仁（15）、山茱萸（13）、地榆（12）、柴胡（11）、狗脊（11）
肺	13	656	黄芪（198）、茯苓（161）、陈皮（63）、白茅根（53）、蝉蜕（41）、葛根（30）、薏苡仁（21）、车前子（20）、山药（18）、党参（16）、石韦（13）、百合（11）、柴胡（11）
胃	12	593	白鲜皮（128）、鸡内金（94）、大黄（59）、三七（59）、谷芽（56）、麦芽（56）、石斛（36）、葛根（30）、六神曲（22）、白术（22）、薏苡仁（21）、砂仁（10）
膀胱	8	485	白鲜皮（128）、泽泻（108）、鸡内金（94）、地肤子（54）、益母草（33）、金樱子（32）、猪苓（23）、石韦（13）
心	5	267	茯苓（161）、附子（46）、生地黄（34）、酸枣仁（15）、百合（11）

归经	药味(种)	频数(次)	药物（频数）
小肠	2	114	鸡内金（94）、车前子（20）
大肠	3	103	大黄（59）、金樱子（32）、地榆（12）
心包	2	92	大黄（59）、益母草（33）
胆	3	79	牡蛎（53）、酸枣仁（15）、柴胡（11）

3.3 药物聚类分析结果

根据药物频数分析结果，将46味使用频率大于5%的常用药物作为变量，将数据导入SPSS25.0中，运用系统聚类分析对药物进行R型聚类。方法采用组间连接，相应区间为皮尔逊相关系数，经探索性聚类后，将聚类数最小值设定为2、最大值7，得出最终结果。聚类结果如相关系数矩阵表（表1-5-7）、各聚类组成员表（表1-5-8）、聚类树状图（图1-5-1）、聚类冰柱图（图1-5-2）。

表1-5-7 相关系数矩阵表

阶段	组合聚类		系数	首次出现聚类阶段		下一阶段
	聚类1	聚类2		聚类1	聚类2	
1	13	14	1.000	0	0	21
2	5	8	0.804	0	0	9
3	11	18	0.793	0	0	19
4	31	39	0.780	0	0	8
5	12	16	0.605	0	0	20
6	35	40	0.555	0	0	18
7	28	32	0.496	0	0	24
8	31	37	0.485	4	0	27
9	3	5	0.474	0	2	12
10	20	45	0.461	0	0	14
11	2	4	0.457	0	0	22
12	3	23	0.377	9	0	16
13	17	34	0.346	0	0	23

阶段	组合聚类		系数	首次出现聚类阶段		下一阶段
	聚类1	聚类2		聚类1	聚类2	
14	7	20	0.346	0	10	19
15	6	27	0.302	0	0	33
16	3	15	0.297	12	0	20
17	21	42	0.289	0	0	26
18	25	35	0.275	0	6	28
19	7	11	0.270	14	3	29
20	3	12	0.245	16	5	26
21	13	44	0.240	1	0	34
22	2	29	0.224	11	0	31
23	17	26	0.222	13	0	28
24	28	33	0.199	7	0	32
25	9	36	0.194	0	0	37
26	3	21	0.178	20	17	33
27	31	38	0.155	8	0	41
28	17	25	0.144	23	18	32
29	7	10	0.126	19	0	35
30	41	46	0.126	0	0	34
31	2	22	0.124	22	0	39
32	17	28	0.112	28	24	44
33	3	6	0.106	26	15	38
34	13	41	0.087	21	30	42
35	7	19	0.084	29	0	36
36	7	43	0.066	35	0	40
37	1	9	0.063	0	25	41
38	3	24	0.035	33	0	43
39	2	30	0.030	31	0	40
40	2	7	0.012	39	36	42
41	1	31	0.010	37	27	43
42	2	13	0.002	40	34	44

阶段	组合聚类		系数	首次出现聚类阶段		下一阶段
	聚类1	聚类2		聚类1	聚类2	
43	1	3	0.001	41	38	45
44	2	17	0.037	42	32	45
45	1	2	0.066	43	44	0

表1-5-8 各聚类组员表

个案	7聚类	6聚类	5聚类	4聚类	3聚类	2聚类
黄芪	1	1	1	1	1	1
茯苓	2	2	2	2	2	2
白鲜皮	3	3	3	3	1	1
泽泻	2	2	2	2	2	2
墨旱莲	3	3	3	3	1	1
芡实	3	3	3	3	1	1
杜仲	4	2	2	2	2	2
女贞子	3	3	3	3	1	1
鸡内金	1	1	1	1	1	1
陈皮	4	2	2	2	2	2
大黄	4	2	2	2	2	2
三七	3	3	3	3	1	1
谷芽	5	4	4	2	2	2
麦芽	5	4	4	2	2	2
地肤子	3	3	3	3	1	1
白茅根	3	3	3	3	1	1
牡蛎	6	5	5	4	3	2
附子	4	2	2	2	2	2
桑寄生	4	2	2	2	2	2
续断	4	2	2	2	2	2
蝉蜕	3	3	3	3	1	1
菟丝子	2	2	2	2	2	2
牛膝	3	3	3	3	1	1
石斛	3	3	3	3	1	1

个案	7 聚类	6 聚类	5 聚类	4 聚类	3 聚类	2 聚类
生地黄	6	5	5	4	3	2
益母草	6	5	5	4	3	2
金樱子	3	3	3	3	1	1
葛根	6	5	5	4	3	2
猪苓	2	2	2	2	2	2
六神曲	2	2	2	2	2	2
白术	7	6	1	1	1	1
薏苡仁	6	5	5	4	3	2
车前子	6	5	5	4	3	2
天麻	6	5	5	4	3	2
山药	6	5	5	4	3	2
淫羊藿	1	1	1	1	1	1
党参	7	6	1	1	1	1
酸枣仁	7	6	1	1	1	1
益智仁	7	6	1	1	1	1
山茱萸	6	5	5	4	3	2
石韦	5	4	4	2	2	2
地榆	3	3	3	3	1	1
百合	4	2	2	2	2	2
柴胡	5	4	4	2	2	2
狗脊	4	2	2	2	2	2

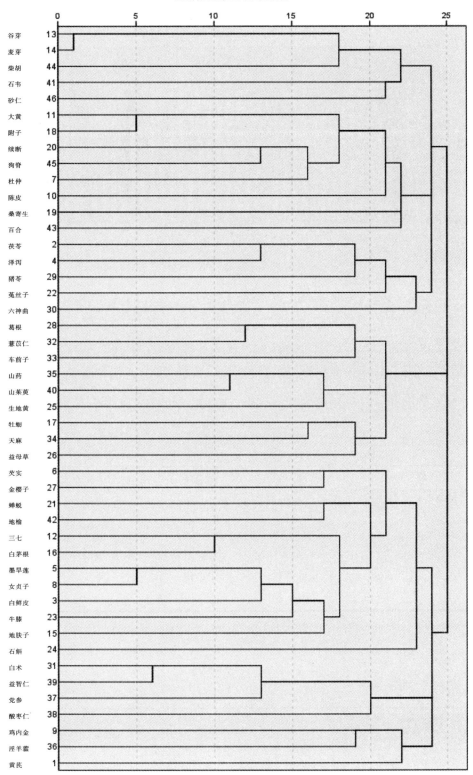

图1-5-1 聚类分析树状图

个案

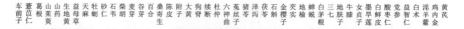

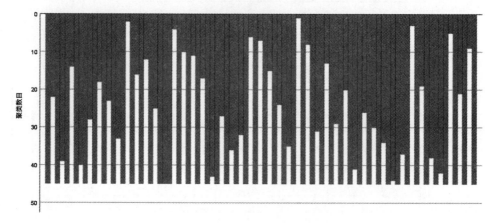

图1-5-2 聚类分析冰柱图

3.3.1系统聚类核心药对 根据聚类分析中的相关系数矩阵表及树状图显示结果，将相关系数超过50%的药对列出，并结合张师临床用药经验，杜仲、续断，芡实、金樱子，白鲜皮、地肤子，茯苓、猪苓，白鲜皮、蝉蜕，牡蛎、葛根，杜仲、桑寄生7组药对系数虽未超过50%，仍将其纳入，得出核心药对共18组，如表1-5-9所示。

表1-5-9 系统聚类药对表

编号	药对	序号	药对
1	麦芽、谷芽	10	续断、狗脊
2	墨旱莲、女贞子	11	茯苓、泽泻
3	大黄、附子	12	杜仲、续断
4	白术、益智仁	13	芡实、金樱子
5	三七、白茅根	14	白鲜皮、地肤子
6	山药、山茱萸	15	茯苓、猪苓
7	葛根、薏苡仁	16	白鲜皮、蝉蜕
8	白术、党参	17	牡蛎、葛根
9	白鲜皮、墨旱莲	18	杜仲、桑寄生

3.3.2系统聚类核心组方 通过分析各聚类组员表、树状图及冰柱图，结合张师治疗慢性肾脏病蛋白尿经验，46味常用药物聚为4类组方时显示结果较

为合理，聚类核心组方如表1-5-10所示。

表1-5-10　系统聚类核心组方表

分类	药物数量(种)	药物
第一类	7	黄芪、党参、白术、益智仁、淫羊藿、鸡内金、酸枣仁
第二类	18	大黄、附子、杜仲、续断、桑寄生、菟丝子、狗脊、百合、泽泻、茯苓、猪苓、柴胡、石韦、砂仁、陈皮、六神曲、谷芽、麦芽
第三类	12	女贞子、墨旱莲、石斛、牛膝、芡实、金樱子、白鲜皮、地肤子、蝉蜕、三七、白茅根、地榆
第四类	9	生地黄、山药、山茱萸、葛根、牡蛎、薏苡仁、天麻、车前子、益母草

系统聚类结果中，每味药仅出现一次，根据药物频数分析结果显示，黄芪、茯苓在处方中使用频率均大于80%，属于高频药物，故另结合张师临床经验，对聚类结果进行调整，将黄芪、茯苓分别添加至四组药物中，得出最终的四组系统聚类核心组方，结果如下。

第一组药物：黄芪、党参、茯苓、白术、益智仁、淫羊藿、鸡内金、酸枣仁。

第二组药物：大黄、附子、黄芪、杜仲、续断、桑寄生、菟丝子、狗脊、百合、泽泻、茯苓、猪苓、柴胡、石韦、砂仁、陈皮、六神曲、谷芽、麦芽。

第三组药物：黄芪、女贞子、墨旱莲、石斛、茯苓、牛膝、芡实、金樱子、白鲜皮、地肤子、蝉蜕、三七、白茅根、地榆。

第四组药物：生地黄、山药、山茱萸、茯苓、黄芪、葛根、牡蛎、薏苡仁、天麻、车前子、益母草。

3.4 关联规则分析结果

通过IBM SPSS Modeler 18.0 软件的Apriori算法，设置最小支持度30%、最低置信度90%、提升度≥1，其中支持度反映药物关联规则出现的频率，置信度数值的高低显示的是当前项药物出现时，后项药物的出现概率，提升度≥1表示为正相关关系。对46味常用药物进行两药、三药、四药关联规则分析，得出关联组数共计61条，如表1-5-11所示。

表1-5-11　关联规则构成表

规则	总数(例)
两味药组成的规则	11
三味药组成的规则	27
四味药组成的规则	23

两味药构成的关联药物有11条，其中茯苓→黄芪支持度最高，达85.0%，说明黄芪、茯苓二味药物的配伍在处方中应用最为广泛。在置信度100%情况下，支持度最高的是墨旱莲→黄芪，说明黄芪、墨旱莲配伍稳定性高且应用范围广。详见表1-5-12。

表1-5-12　两药关联结果

后项	前项	实例(例)	支持度(%)	置信度(%)	提升度
黄芪	鸡内金	94	47.00	100.00	1.01
黄芪	杜仲	100	50.00	100.00	1.01
黄芪	女贞子	97	48.50	100.00	1.01
黄芪	芡实	106	53.00	100.00	1.01
黄芪	墨旱莲	107	53.50	100.00	1.01
黄芪	泽泻	108	54.00	99.07	1.00
黄芪	茯苓	161	80.50	98.76	1.00
黄芪	白鲜皮	128	64.00	98.44	0.99
茯苓	泽泻	108	54.00	97.22	1.21
黄芪	陈皮	63	31.50	96.83	0.98
墨旱莲	女贞子	97	48.50	94.85	1.77

三味药构成的关联药物有27条，支持度最高的是泽泻、黄芪→茯苓，说明茯苓、泽泻、黄芪相配伍在处方中应用最广泛。在置信度100%情况下，支持度最高的女贞子、墨旱莲→黄芪，表明有女贞子和墨旱莲的处方中，必定会使用黄芪，配伍稳定性强且应用广泛。详见表1-5-13。

表1-5-13　三药关联结果

后项	前项	实例(例)	支持度(%)	置信度(%)	提升度
茯苓	泽泻、黄芪	107	53.50	97.20	1.21
黄芪	泽泻、茯苓	105	52.50	99.05	1.00
黄芪	白鲜皮、茯苓	100	50.00	98.00	0.99
墨旱莲	女贞子、黄芪	97	48.50	94.85	1.77
白鲜皮	女贞子、墨旱莲	92	46.00	90.22	1.41
黄芪	女贞子、墨旱莲	92	46.00	100.00	1.01
女贞子	墨旱莲、白鲜皮	89	44.50	93.26	1.92
黄芪	墨旱莲、白鲜皮	89	44.50	100.00	1.01
墨旱莲	女贞子、白鲜皮	87	43.50	95.40	1.78
黄芪	女贞子、白鲜皮	87	43.50	100.00	1.01
黄芪	墨旱莲、茯苓	87	43.50	100.00	1.01
黄芪	芡实、茯苓	86	43.00	100.00	1.01
黄芪	芡实、白鲜皮	84	42.00	100.00	1.01
墨旱莲	女贞子、茯苓	79	39.50	93.67	1.75
黄芪	女贞子、茯苓	79	39.50	100.00	1.01
黄芪	杜仲、茯苓	76	38.00	100.00	1.01
黄芪	鸡内金、茯苓	73	36.50	100.00	1.01
黄芪	芡实、墨旱莲	69	34.50	100.00	1.01
墨旱莲	女贞子、芡实	66	33.00	93.94	1.76
白鲜皮	女贞子、芡实	66	33.00	90.91	1.42
黄芪	女贞子、芡实	66	33.00	100.00	1.01
茯苓	泽泻、白鲜皮	66	33.00	96.97	1.20
黄芪	泽泻、白鲜皮	66	33.00	98.48	0.99
黄芪	鸡内金、白鲜皮	63	31.50	100.00	1.01
黄芪	杜仲、白鲜皮	63	31.50	100.00	1.01
茯苓	杜仲、泽泻	60	30.00	95.00	1.18
黄芪	杜仲、泽泻	60	30.00	100.00	1.01

　　四味药构成的关联药物有23条，支持度最高的是女贞子、墨旱莲、黄芪→白鲜皮，说明该配伍在处方中应用最广泛。在置信度100%情况下，支持度最高的女贞子、墨旱莲、白鲜皮→黄芪，表明有女贞子、墨旱莲、白

鲜皮的处方中，黄芪必然出现，配伍稳定性强且应用广泛。详见表1-5-14。

表1-5-14 四药关联结果

后项	前项	实例(例)	支持度(%)	置信度(%)	提升度
白鲜皮	女贞子、墨旱莲、黄芪	92	46.00	90.22	1.41
女贞子	墨旱莲、白鲜皮、黄芪	89	44.50	93.26	1.92
墨旱莲	女贞子、白鲜皮、黄芪	87	43.50	95.40	1.78
黄芪	女贞子、墨旱莲、白鲜皮	83	41.50	100.00	1.01
墨旱莲	女贞子、茯苓、黄芪	79	39.50	93.67	1.75
白鲜皮	女贞子、墨旱莲、茯苓	74	37.00	90.54	1.41
黄芪	女贞子、墨旱莲、茯苓	74	37.00	100.00	1.01
女贞子	墨旱莲、白鲜皮、茯苓	72	36.00	93.06	1.92
黄芪	墨旱莲、白鲜皮、茯苓	72	36.00	100.00	1.01
墨旱莲	女贞子、白鲜皮、茯苓	71	35.50	94.37	1.76
黄芪	女贞子、白鲜皮、茯苓	71	35.50	100.00	1.01
黄芪	芡实、白鲜皮、茯苓	67	33.50	100.00	1.01
墨旱莲	女贞子、芡实、黄芪	66	33.00	93.94	1.76
白鲜皮	女贞子、芡实、黄芪	66	33.00	90.91	1.42
茯苓	泽泻、白鲜皮、黄芪	65	32.50	96.92	1.20
黄芪	泽泻、白鲜皮、茯苓	64	32.00	98.44	0.99
白鲜皮	女贞子、芡实、墨旱莲	62	31.00	91.94	1.44
女贞子	芡实、墨旱莲、白鲜皮	62	31.00	91.94	1.90
黄芪	女贞子、芡实、墨旱莲	62	31.00	100.00	1.01
黄芪	芡实、墨旱莲、白鲜皮	62	31.00	100.00	1.01
茯苓	杜仲、泽泻、黄芪	60	30.00	95.00	1.18
墨旱莲	女贞子、芡实、白鲜皮	60	30.00	95.00	1.78
黄芪	女贞子、芡实、白鲜皮	60	30.00	100.00	1.01

— 讨论 —

1 张喜奎教授治疗慢性肾脏病蛋白尿用药规律分析

1.1 性味归经

通过对药物药性分类统计，可知寒性药物的使用频数最高。水湿之邪，易与热结，湿热缠绵，胶着难解，是导致蛋白尿迁延不愈的重要原因，故诸多医家皆有"湿热不除、蛋白难消"的观点[11]，予寒药可清泄蕴热。据药味分类统计，可知甘味药使用频率最高。本病病机不外乎本虚标实。甘味和缓，具有补益作用，故张师治本以甘味药补脏腑气血阴阳之虚损，此乃扶助正气以治本。据药物归经分类统计来看，归脾、肾两经药物居多，其次分别为肝经、肺经、胃经、膀胱经等。可见张师在治疗慢性肾脏病蛋白尿时以调理脾、肾二脏为主。

1.2 药物功效

本研究使用频率最高的10味药物为黄芪、茯苓、白鲜皮、泽泻、墨旱莲、芡实、杜仲、女贞子、鸡内金、陈皮，将其总结为核心药物。药物分类结果显示张师治疗慢性肾脏病蛋白尿常以补虚药、利水渗湿药、消食药为主，清热药、收涩药、止血药、解表药、理气药、平肝息风药、活血化瘀药、祛风湿药、泻下药等为辅。

1.2.1 补虚药　张师认为慢性肾脏病蛋白尿的基本病机是本虚标实，本虚以脾肾等脏腑的虚损为主，"邪之所凑，其气必虚；正气存内，邪不可干"，若脏腑正气虚损，邪犯于内，则病由内生。故补虚扶正为治疗重点，在本研究中，补虚药的使用频率最高达31.26%，其中补气药、补阴药的使用比率并列第一，均达34.77%，补阳药占比28.68%，补血药占比1.78%。张师擅用黄芪、白术、山药、党参、人参、太子参、白扁豆、甘草等补气药，补益肺脾肾之气，以纠正人体气机的病理偏向[12]。蛋白尿患者伴水肿明显者，因水湿积聚日久，化热伤津，且治疗过程中过用温燥利湿之品，或西医治疗应用激素及免疫抑制剂，均可使阴津耗伤[13]，故肾阴不足者多见，张师常以墨旱莲、女贞子、枸杞子、鳖甲补肾阴，石斛、百合、黄精、北沙参、麦冬滋养肺阴。患者素体阳虚，或病程日久，由脾及肾，肾阳受损，阳气不足，肾关失固，精微下泄而发为蛋白尿。故张师常以杜仲、续断、菟丝子、淫羊藿、益智仁、巴戟天、仙茅等补阳药益气温阳，肾阳充则肾机复启[14]。此外，张师在补虚之时亦不忘使用当归、熟地黄、白芍等补血药养血补血，血为气之母，血能载气，血充则气旺。补虚药的大量使用，可使气血阴阳旺盛则疾病向愈。

黄芪：在本研究中使用频率为99.0%，是出现频率最高的药物，也是补气药中使用频数最高的药物。《神农本草经》中记载："黄芪，可升可降，阳中之阳也。"其味甘性温，入脾、肺经，具有补气固表、益气健脾、利尿消肿的作用。《金匮要略》中记载的防己黄芪汤，即是治疗脉浮身重风水病的良方。张师将黄芪广泛应用于蛋白尿的治疗，其认为黄芪乃补气圣药，补益脏腑虚损，用量宜大，从20g起用，并可逐渐递增。元气根于肾，大剂量使用黄芪，使元气如破竹之势直达病所[15]，正气盛则邪自除，此乃治本之要。阮诗玮[16]等研究发现单味黄芪能使阿霉素诱发的肾病大鼠尿蛋白减少，并使受损的足细胞得到修复，同时研究中发现黄芪联合泼尼松能使尿蛋白显著减少。另有研究发现[17]，黄芪可以通过降低肾小球基底膜通透性达到减少蛋白漏出的作用，也能调节机体脂代谢，同时还可促进水钠排出，使血液的高凝状态得到一定程度的改善。

墨旱莲：在本研究中使用频率为53.5%，位居第五，同时也是使用频数最高的补阴药。根据《本草正义》中记载可知，其味酸甘，性寒，入肝、肾经，功可入肾滋补肾阴、入血凉血止血。现代药理学研究[18]认为，墨旱莲中包括的主要有效成分：酚酸、三萜皂苷类、香豆草醚类、黄酮类等可使阿霉素引起的肾病小鼠尿蛋白以及血清中TG、TC、MDA的含量明显降低，提高nephrin蛋白在小鼠肾脏中的表达并有助于肾脏病理表现的改善。张师在临床用药上，将墨旱莲与女贞子、黄芪同用，奏气阴双补之效。

杜仲：本药为使用频数最高的补阳药，使用频率为50.0%。《本草中梓》中指出："杜仲降而属阳，宜识肾家之证。"其味甘性温，入肝、肾经，以益精气、补肝肾、强筋骨见长。现代药理研究[19]显示，杜仲具有的抗氧化作用可保护血管内膜，使病变的肾小球毛细血管基底膜得到修复，降低其通透性，增加滤过白蛋白在肾小管的吸收率。除此之外，张师常用的补阳药物还有续断、菟丝子、淫羊藿、益智仁、巴戟天、仙茅。

1.2.2利水渗湿药　在药类统计中使用频率仅次于补虚药，达15.99%。慢性肾脏病患者脾虚运化水液无力，肺肾气虚气化不利，故水湿之邪留滞体内，阻滞气机，湿性重着趋下，易伤阴位，肾失固摄，精微漏出为蛋白尿，因此疏利体内水湿之邪尤为关键[20]。张师擅用茯苓、泽泻、地肤子、猪苓、薏苡仁利水消肿，车前子、石韦、海金沙、瞿麦利尿通淋，使下焦通利，水道通畅，水湿外排有道[21]。

茯苓：在利水渗湿药中使用频数最高，其频率达80.5%。《神农本草经》中记载其："利小便，伐肾邪。"其归于脾、肾经，性味平、甘淡，甘能补，淡能渗，攻补兼施，具有利水渗湿、健脾消肿之效，为利水消肿之要药[22]。《伤寒论》中有关茯苓应用于肾病的方剂较多，如猪苓汤、五苓散，有渗湿利水之功，茯苓戎盐汤侧重脾胃虚弱证[23]，用于治疗小便不利，长于健脾益肾，清热利湿。有研究表明[24]茯苓高倍浓度的水煎液，能使水肿大鼠血清中肌酐（Scr）的含量明显降低，使血清TP含量升高，同时可降低尿蛋白含量，具有较强的消除水肿作用。因其药性平和，张师将其应用于各类证型的蛋白尿处方中。蛋白尿常伴见水肿，当患者脾肾气虚时，水湿不化内停而发为水肿，张师常与党参、黄芪、白术等合用，以健脾燥湿；当患者脾肾阳虚而发为水肿之时，常配伍附子、黄芪，以温阳利水；当少阳枢机不利，三焦壅盛而发为水肿时，常配伍柴胡、猪苓、泽泻等，以疏利水道。

泽泻：在利水渗湿药中使用的频数第二，其使用频率为54.0%。其味寒、甘淡，归肾、膀胱二经，利水渗湿，化浊泄热。故张师常以泽泻配伍茯苓、猪苓，增强健脾利水之功，祛邪兼顾扶正，正应本病本虚标实的病机。研究发现[25]，泽泻的醇提取物(TMe-ext)达到高度浓度时，可通过抑制肾小管变性及再生，从而减少尿蛋白排泄量。慢性肾脏病常伴随高血压及体内代谢紊乱，泽泻在降脂、降压、降糖及免疫调节方面亦具有作用[26]。

1.2.3 消食药　本研究中消食药使用频率为9.56%。鸡内金为最常使用的消食药。其次是谷芽、麦芽，两者常以药对形式出现在方中。后天之本在脾，其为气血生化之源，疾病的转归可归结于"有胃气则生"，当脾胃之气旺盛时，疾病向愈，"无胃气则死"，当脾胃之气衰败，则预示着疾病预后不佳[27]。同时，肾与脾之间存在先天与后天的资生关系，先天赖后天以养，脾胃健旺，则精微物质生化有源，肾精充盛。正如章虚谷在《医门棒喝》中所说："脾胃之能生化者，实由肾中元阳之鼓舞，而元阳以固密为贵，其所以能固密者，又赖脾胃生化阴精所涵育耳。"因此，张师在治疗蛋白尿时，十分重视脾胃的顾护，常予鸡内金、麦芽、谷芽、山楂、莱菔子、六神曲健脾消食。

鸡内金：该药在消食药中使用频数最高，频率为47.0%。鸡内金，味甘性平，归胃、脾、小肠、膀胱经，除可健脾消食外，还有涩精止遗、攻积化石之功。《医学衷中参西录》中记载了张锡纯对鸡内金的认识：除了消脾胃食积外，亦能消脏腑之处的积滞。现代药理研究[28]认为鸡内金多糖能提高脂代谢能力，使大鼠血脂显著降低、血脂代谢紊乱得到有效预防。肾病综合征患者产生大量蛋白尿的同时伴有脂代谢紊乱，鸡内金亦可消除体内积滞。

谷芽、麦芽：在本研究中使用频率均为28.0%。谷芽、麦芽味甘性平，入脾胃经，甘缓补脾，蛋白尿患者常因脾机失运，而肾关不固，导致尿蛋白漏出增多。健脾开胃，启复脾机，则肾关固密，蛋白自消。张师常将谷芽、麦芽同用，脾胃健运，后天得充，胃气得生，则疾病自然向愈。

1.2.4其余药物　除补虚药、利水渗湿药、消食药在治疗中大量使用之外，张师在临床用药上，灵活广泛，用药如用兵，根据疾病不同的病因病机及病理产物，施以清热、收涩、止血、解表、理气、平肝息风、活血化瘀、祛风湿等药物，知犯何逆而攻之。

1.3 核心药对

1.3.1关联分析中的药物组合　从药物关联规则结果可得出，张师治疗蛋白尿常用的药物组合，大多数都是围绕黄芪、茯苓二味药进行组合，与其配伍的药物主要有墨旱莲、女贞子、泽泻、杜仲、鸡内金、白鲜皮、芡实。黄芪有益气健脾、利水消肿的功效，茯苓可健脾、淡渗利湿。黄芪与女贞子、墨旱莲相配，可益气养阴；黄芪与茯苓、泽泻相配则健脾益气，利湿泄浊之力更强；黄芪与茯苓、杜仲相配则补益脾肾之功更显著；黄芪与白鲜皮、芡实合用，可益气祛风、补气涩关。

1.3.2聚类分析中的药对　根据聚类结果结合张师临床经验，着重对以下的核心药对进行阐述。

墨旱莲、女贞子：二药组方而成二至丸，原载于《医方集解》，以女贞子采集于冬至日，墨旱莲采集于夏至日为佳而得名。女贞子味甘苦，性凉，入肾滋肾阴、入肝养肝明目；墨旱莲味酸、甘，性凉，入肝肾、胃经，养肝益肾、凉血止血。激素属纯阳辛热之品，壮火食气，肾病蛋白尿患者若长期服用激素控制，易出现阴虚火旺之证[29]，张师常用此药对，滋肾阴、降相火，以达阴平阳秘，与免疫抑制剂、激素合用，可减少西药造成的不良反应。

大黄、附子：此药对取《金匮要略》中大黄附子汤之意，原方有温经散寒，通便止痛之功效，为温下之祖方。附子大辛大热，温助肾阳，通利三焦，散其寒邪，利其水湿，有如神将披荆斩棘，使命门之火得生，相火得旺。大黄味厚，直入肠胃通腑泄浊，祛邪则正自安。大量实验研究表明[30]，大黄的主要有效成分是大黄鞣质，该成分能有效降低血清中肌酐、尿素氮的水平。病至慢性肾脏病末期，虽首要目的已不再是降尿蛋白，然张师治病注重整体观念，此时根据六经辨证，疾病已深入厥阴，患者机体肾阳衰微，浊毒内蕴，血中肌酐、尿素氮升高，张师常用此药对，以温阳益肾、通腑泄浊，改善患者的生存质量，使病情进展得到一定程度的延缓。

三七、白茅根：三七味甘、微苦，性温，属肝、胃经，功善化瘀止血、活血定痛，白茅根味甘，性寒，归肺、胃、膀胱经，有清热利尿、凉血止血的功效。现代药理研究表明[31]，白茅根能使兔血浆复钙的时间明显缩短，最大程度提高血小板聚集率。若临床上，见蛋白尿伴血尿者，张师常加用此药对，可凉血止血而无留瘀之虞。

金樱子、芡实：此二味药组成水陆二仙丹，出自宋代的《洪氏集验方》。金樱子，味酸、涩，归肾、膀胱经，功善固精缩尿。"止小便利，涩精气"是《蜀本草》对金樱子功效的概括。芡实，味甘涩，性平，归脾、肾经，其功效是益肾固精、健脾除湿。肾固摄，失常，精微外泄，发为蛋白尿。两药均为收涩药，味酸可收涩，金樱子善敛精气，芡实敛肾气亦能除湿，二药相伍可益肾固涩，减少尿蛋白漏出，且涩精不恋湿反利湿[32]。甘可缓之，酸甘化阴，又具滋阴益肾之功而无阴盛湿聚之弊。二者共用以求标本同治。药理研究[33]显示，金樱子醇提取物能使肾炎大鼠尿蛋白、血肌酐、尿素氮显著降低，从而使肾小球组织的病理变化得到改善。另有研究发现[34]，芡实能够抗氧化，因此可通过减轻肾脏氧化造成的损伤，从而降低尿蛋白。故临床上，张师常用此药对，减少尿蛋白的漏出。

白鲜皮、蝉蜕：蝉蜕味甘、咸，性寒，归肺、肝经，具有宣散风热、祛风止痉之功，其形中空、质轻，其气清虚，其性轻扬上行，故善祛风邪。《玉楸药解》记载其："发表驱风，退翳消肿。"现代药理研究表明蝉蜕醇提取物可降低家兔血中尿素氮的水平，蝉蜕具有抗过敏和免疫抑制的作用，在实验中能降低大鼠24小时尿蛋白[35]。白鲜皮，其味苦性寒，具有清热疏风、利尿解毒降浊的功效。蛋白尿的产生往往与风邪相关，外风入里，伏于肾络，风性开泄，使肾开阖失司，精微外泄，且风搅水动出现泡沫，故蛋白尿中泡沫难消[36]。张师在临床中，常用蝉蜕与白鲜皮配伍以疏风解毒，利尿降浊。

1.4 核心处方

第一组药物：黄芪、党参、茯苓、白术、益智仁、淫羊藿、鸡内金、酸枣仁。可视为参苓白术散加减。本组药物中黄芪为补气要药，一可补脾气升清阳以加强统摄之力,二可补肾气养肾元以充根本;党参比起人参更具清补之力,健运中气、补益脾胃;茯苓能渗能利,可健运化浊;白术为补气健脾第一要药,可健运中焦之气,燥湿利水,茯苓得白术,健脾燥湿之力增加,补而不滞[37];益智仁温脾开胃,暖肾固精;淫羊藿益肾壮阳;鸡内金运脾消食;酸枣仁安神助眠;全方共奏健脾温肾,益气固精之功。张师常将此基础方随证加减,用于蛋白尿脾肾气虚证患者的治疗,其临床表现为身困体乏,腰酸,气短,纳食差,夜寐欠安,大便稀溏等症状。

第二组药物:大黄、附子、黄芪、杜仲、续断、桑寄生、菟丝子、狗脊、百合、泽泻、茯苓、猪苓、柴胡、石韦、砂仁、陈皮、六神曲、谷芽、麦芽。本组药物可视为大黄附子汤与柴苓汤合方加减,其中大黄附子汤仿《金匮要略》大黄附子汤之意,柴苓汤为张师治疗肾病综合征水阻少阳、三焦不通之证常用经验方,乃小柴胡汤与五苓散的合方[38]。本组药物中,附子大辛大热,温助肾阳,通利三焦,大黄通腑泄浊,且附子可抑制大黄苦寒之性,黄芪健脾益气。杜仲、续断、桑寄生、菟丝子、狗脊补益肝肾;百合、泽泻、茯苓、猪苓、石韦利湿泄浊;柴胡可助调畅气机,疏泄三焦,张师认为蛋白尿患者患病日久,容易产生精神上的焦虑不安,肝失条达,疏泄不畅,不利于疾病调护,除加强心理疏导外,辅助治以疏肝调畅气机;砂仁、陈皮、六神曲、谷芽、麦芽顾护脾胃,补后天以养先天。全方共奏温肾助阳、利湿泄浊之功。张师常将此基础方随证加减,运用于慢性肾脏病蛋白尿患者病至后期,肾阳亏虚、湿浊内蕴之证,临床可见患者肾功能异常,肌酐、尿素氮升高,伴有周身水肿,肢体乏力,畏寒怕冷,恶心欲呕,夜尿频多等症状。

第三组药物:黄芪、女贞子、墨旱莲、石斛、茯苓、牛膝、芡实、金樱子、白鲜皮、地肤子、蝉蜕、三七、白茅根、地榆。本组药物可视为黄芪二至丸加减[39],黄芪补益中气,女贞子、旱莲草补益肝肾,滋阴降火;石斛养阴生津;茯苓、牛膝健脾补肾;芡实、金樱子二药为水陆二仙丹,芡实补肾固精而治本,金樱子涩精而治标,二者共用健脾固精标本同治;白鲜皮、地肤子、蝉蜕疏风祛邪;三七、白茅根、地榆凉血止血、化瘀。全方扶正祛邪兼施,共奏益气养阴、凉血祛风之效。张师常将此基础方随证加减,运用于蛋白尿气阴两虚证患者的治疗,临床表现上蛋白尿与血尿并见,同时伴有肢体乏力,腰酸,口干,心慌,夜寐欠安等症状。

第四组药物:生地黄、山药、山茱萸、茯苓、黄芪、葛根、牡蛎、薏苡仁、天麻、车前子、益母草。本组药物可视为六味地黄丸合补气通络方加减，其中补气通络方为张师师承伤寒大家陈亦人教授之经验方，原方由黄芪、葛根、牡蛎、薏苡仁、板蓝根组成。聚类得出的本组药物中，生地黄清热凉血，养阴生津；山药脾肾双补，山茱萸补肝肾，涩精；茯苓健脾利水渗湿；黄芪补气通络，气行血畅，痰瘀自除；葛根升散，解经气壅遏；牡蛎味咸，功于软坚散结，化痰通络，与葛根合用，可软坚散结除痹；薏苡仁利水渗湿；天麻平肝息风；血不利则为水，车前子、益母草配伍可活血利水。全方配伍可达到益气滋阴、化瘀通络的作用。慢性肾脏病病程较长，气虚水液运化无力，日久成瘀，瘀阻肾络，使肾封藏失司，精关失固，精微外漏，发为蛋白尿。血栓栓塞是慢性肾脏病最常见的并发症之一，其中，肾静脉血栓栓塞、肺栓塞、下肢静脉血栓最常见，这类临床病理特征可认为是血瘀证的客观依据[40]。张师常将此方随症加减，运用于蛋白尿气阴亏虚兼有瘀水内停之证患者的治疗，本证多数患者血压居高不下，临床可见身困乏力、肢体水肿、腰膝酸软、头晕、口干等症状。

2 张喜奎教授对慢性肾脏病蛋白尿的认识

2.1 病发之先, 固邪已伏

张师认为，疾病的发生都有先决条件，"固邪"为首。"固邪"即疾病未发时，体内所固有的邪气，可来源自先天禀赋，如体质因素，又可通过后天患得，如饮食不节、宿食积滞。慢性肾脏病蛋白尿发生之前，固邪深伏于肾脏及膀胱，平素受正气所制不易发病，当机体正气虚损时，邪无所制，固邪萌发，且固邪内伏易招外邪，内外相合，邪实内蕴，气机阻滞，肺、脾、肾等脏腑受损，疾病乃生。同时，固邪也影响到疾病的证型、传变及转归。根据现代医学研究[41]可得知，肾小球免疫炎性损伤能导致蛋白尿产生。机体免疫功能紊乱，对人体自身组织进行攻击，则可导致相应疾病，如免疫性肾病，其中包括紫癜性肾炎、狼疮性肾炎、IgA肾病等。

2.2 实邪为患, 贯穿始末

受不同性质固邪的影响，蛋白尿的致病外邪与病理产物亦分为不同类型，涉及风、寒、湿、热、瘀、毒等[38]，其中以风、湿、热、瘀为主，常相兼为患，贯穿疾病始末。《伤寒论·辨伤风病脉证并治》中指出："风为百病之长……中于项则下太阳，甚则入肾……"，故风邪可循经犯肾[42]。风邪为百病之长，其性属阳，善行而数变，风邪袭人，首犯上焦。五行之中肺属金，肾属水，金水相生，肺卫受损，母病及子，风邪入肾，肾气受损，且其性清扬开泄，肾关开阖失司，精微外泄发为蛋白尿[43]。寒性凝滞，寒则气收，其气通于肾，寒邪中肾，肾失温煦，气化不利，启阖失常，精微外漏为尿蛋白。热邪伤耗肾阴，肾体受损，热扰肾所，精关开阖失司，精微随尿而出发为蛋白尿。湿邪为阴，其性趋下，犯于少阴，使肾开阖失司，精微下泄而出现蛋白尿。瘀血阻于肾络，血不行常道，精气游溢于外，故见蛋白尿[44]。众多实邪又可相生且相兼为患：湿、热、寒邪可附着于风邪而侵犯人体；湿邪常夹杂热邪，湿热之邪相合，则热得湿则愈炽，湿得热则愈横；湿邪内停，血行不畅成瘀，湿热熏蒸，则津血黏稠而致瘀，湿瘀互相攀援；瘀血既成，阻滞气机又可影响三焦水道之通调，而加重湿和热。病邪胶着从而使慢性肾脏病的病程缠绵不愈，蛋白尿不易消除，病深难解，形成恶性循环。水湿、瘀血停聚体内日久，化生浊毒，肾体受损，使病情进一步加重。

2.3 脏腑辨治，脾肾相关

张师认为慢性肾脏病蛋白尿的基本病机为本虚标实，涉及的脏腑有肺、脾、肾、膀胱等，本虚以脾、肾二脏的虚损为辨治之重[45]。脾主运化水谷精微，脾虚则运化无力，脾失转输，一则导致分泌清浊功能失常，水谷精微无法循常上输于肺，精微物质输布失常，精微外流；二则脾气亏虚统摄无力，精微下泄从尿中而出，发为蛋白尿[46]。其次，脾失运化，水湿停留，蕴而化热，湿热相合致病，故蛋白尿缠绵难愈。肾者主蛰，主藏精，《素问·上古天真论》指出："肾者主水，受五脏六腑之精而藏之。"肾气亏虚，肾关不闭，精气失固，或肾阴不足，虚火内生，肾关被扰，开阖失司，故精微从尿中流失而发为蛋白尿[47]。脾为后天之本，而先天之本在于肾，脾与肾存在相互资生的先后天关系，可互相影响。脾肾气虚，除易致湿热之邪相客外，还易招致外风侵袭，风性开泄，从而进一步使肾络受损。久病多虚多瘀，脾肾虚损日久可因虚致瘀，肾为气之根，肾气亏虚，影响气血运行，气虚致瘀。脾肾阳虚，寒从内生，凝滞血脉成瘀。脾肾气阴不足，阴液亏虚，虚热内生，炼津成瘀。瘀血阻于肾络，导致蛋白尿反复不愈。

2.4 发病传变，不越六经

六经钤百病，《伤寒论》之六经辨证为百病立法，既可辨病位之所在，又可辨疾病之性质，对临床各科疾病的诊疗都具有指导意义，张师亦将其应用于慢性肾脏病蛋白尿的辨证中[38]。病邪首犯于太阳，渐而循经入里；当正气亏虚时，邪气入侵，也可直接入里而不经太阳之表。六经之首为太阳经，功同藩篱，外邪侵袭，首当其冲的即为太阳经。太阳受邪，邪正交争，营卫失和，发为太阳经证，太阳少阴相表里，邪干于肺，故临床中可见，慢性肾脏病病程中因外感，导致急性加重，尿蛋白定量随之升高。邪气循经入至膀胱，气化失司，湿热蕴结，故临床中慢性肾脏病患者合并尿路感染时可见蛋白尿增多。多数慢性肾脏病发现时已至太阴病期，太阴肺脾虚弱，足太阴脾统摄无权，精微下泄。病邪在太阴未解，传入少阴，或固邪深伏，直中少阴，疾病既可从阴化寒，又可从阳化热。寒化者，肾阳衰微，无以温化水液，水湿泛溢，肾关失约，精微下泄，临床中多表现为肾病综合征水肿及大量蛋白尿的特点。热化者，肾阴不足，阴虚火旺，虚火扰动肾关，精微失固，少阴热化亦有手足心热、面色潮红等症，与临床上大量蛋白尿患者服用激素控制日久后出现的表现相类似。

— 结论 —

（1）慢性肾脏病蛋白尿，病发之前，已有固邪深伏。致病因素为风、寒、湿、热、瘀、毒。基本病机为本虚标实，病位涉及肺、脾、肾、膀胱等脏腑，本虚以脾、肾二脏的虚损为主。疾病发病传变规律，符合六经辨证。

（2）张师以扶正祛邪为基本治则，突出扶正，主要具体治法有补气健脾、固肾摄精，温肾助阳、益气养阴，根据临床不同分型兼以利湿泄浊、祛风解毒、清热祛湿、活血化瘀等。

（3）张师在用药上，寒温并用，无明显偏性；甘味药使用最多以扶助正气；药物归经多归属肾、脾、肝经。在使用的药类上，补虚药、利水渗湿药、消食药占比高，体现基本治则。常用的药物组合有墨旱莲、女贞子，大黄、附子，三七、白茅根，金樱子、芡实，白鲜皮、蝉蜕，麦芽、谷芽等。

（4）在处方上，以参苓白术散、大黄附子汤、柴苓汤、黄芪二至丸、六味地黄丸、补气通络方为核心处方，根据兼夹病机进行加减。

参考文献

[1] 李平,谢院生,吕继成,等.中成药治疗慢性肾脏病 3 ~ 5 期 (非透析) 临床应用指南 (2020 年)[J]. 中国中西医结合杂志 ,2021,41(3):261-272.

[2] 刘海洋,刘虹.慢性肾脏病营养治疗的研究进展 [J]. 中国血液净化,2020,19(4):259-262.

[3] 王海燕.肾脏病临床概览 [M]. 北京 : 北京大学医学出版社 ,2016:440.

[4] 孙世澜.影响慢性肾脏病进展的因素与临床对策 [J]. 内科急危重症杂志 ,2020,26(4):265-268.

[5] 岳晓冬,沈金华,黄爱民,等 .50 ~ 60 岁社区人群白蛋白尿发生率及其影响因素调查研究 [J]. 中国全科医学 ,2020,23(23):2987-2990.

[6] 韩笑,韩素霞.尿微量白蛋白与心血管疾病关系的研究进展 [J]. 世界最新医学信息文摘 ,2016,16(83):21, 24.

[7] 刘文虎.控制蛋白尿是慢性肾脏病防治的重要环节 [J]. 北京医学 ,2009,31(3):180-181.

[8] 李平,谢院生,童安荣,等.肾脏病蛋白尿的中西医结合诊断及治疗 [J]. 中国中西医结合肾病杂志 ,2020,21(5):468-470.

[9] 赵琛,高俊虹,占永立,等.肾性蛋白尿发生机制及治疗现状的中西医研究 [J]. 中国中医基础医学杂志 ,2012,18(2):191-193.

[10] 滕晶,黄芳,孟国玮.中医治疗原发性肾病综合征膜性肾病的疗效 [J]. 中国卫生标准管理 ,2019,10(9):99-101.

[11] 李平,谢院生,童安荣,等.肾脏病蛋白尿的中西医结合诊断及治疗 [J]. 中国中西医结合肾病杂志 ,2020,21(5):468-470.

[12] 周敏敏,饶克琅,熊珊珊,等.健脾益肾摄精化瘀方治疗慢性肾小球肾炎蛋白尿临床研究 [J]. 河北中医 ,2020,42(10):1487-1491, 1496.

[13] 覃海明.颐肾育阴合剂防治原发性肾病综合征足量激素阶段阴虚火旺型患者皮肤痤疮临床研究 [D]. 南宁 : 广西中医药大学 ,2020.

[14] 汤文丽,马放,占永立.占永立教授益气温阳、活血利水法治疗特发性膜性肾病的经验 [J]. 世界中医药 ,2020,15(18):2785-2789.

[15] 张秋,张昱.张昱运用大剂量黄芪治疗肾病蛋白尿的经验 [J]. 中国中医药现代远程教育 ,2013,11(20):104-105.

[16] 阮诗玮,丘余良,李秋景,等.黄芪对阿霉素肾病大鼠的足细胞影响实验研究 [J]. 中国中西医结合肾病杂志 ,2009,10(10):851-853,941.

[17] 吕润霖,杨鹏,郑丹.基于黄芪和山药为君药的方药治疗糖尿病肾病 Meta 分析 [J]. 中医药临床杂志 ,2021,33(1):87-91.

[18] 侯雪峰.墨旱莲组分制剂优效原料的发现及其香豆草醚释药单元研究 [D]. 合

肥:安徽中医药大学,2017.

[19] 周青,王玉芳.诸葛廷芳主任医师治疗蛋白尿的经验总结[J].中国中医药现代远程教育,2017,15(9):73-75.

[20] 汪念秋,范军.张大宁教授治疗肾性蛋白尿经验撷萃[J].内蒙古中医药,2020,39(11):94-95.

[21] 廖晓,蔡锦松.健脾利湿通络法治疗糖尿病肾病蛋白尿的临床疗效观察[J].世界最医学信息文摘,2019,19(28):167-168.

[22] 潘永梅,王开爽,代成,等.陈志强中医药治疗特发性膜性肾病经验[J].中华中医药杂志,2020,35(7):3460-3462.

[23] 马传贵,张志秀.茯苓的中医药研究现状与临床治疗进展[J].食用菌,2020,42(4):4-8,19.

[24] 张旭,王亚男,谭成.茯苓水煎液对肾阴虚水肿大鼠的影响[J].辽宁中医杂志,2019,46(11):2436-2438.

[25] 王琳,魏丽凤.泽泻的毒副作用及在肾病中的合理应用[J].中华肾病研究电子杂志,2019,8(5):197-200.

[26] 黎敏刚.真实世界中诊治慢性肾脏病用药配伍规律研究[D].南京:南京中医药大学,2020.

[27] 曾晶,李定祥.浅析张从正顾护脾胃的学术思想[J].广西中医药,2021,44(1):47-50.

[28] 王楠,顾笑妍,吴怡,等.鸡内金的临床应用及药理作用研究概况[J].江苏中医药,2021,53(1):77-81.

[29] 李春雨.浅谈二至九在肾病综合征治疗中的应用[J].内蒙古中医药,2016,35(11):146-147.

[30] 常玉萍,刘春莹,任艳芸.大黄治疗慢性肾功能衰竭的机制探讨[J].临床医药文献电子杂志,2017,4(60):11876,11878.

[31] 雷洋洋,杨洪涛.杨洪涛运用药对治疗血尿经验拾萃[J].河南中医,2018,38(5):687-689.

[32] 邓森,徐倩,李明权.李明权教授运用水陆二仙丹加味治疗蛋白尿经验[J].亚太传统医药,2017,13(19):87-88.

[33] 吴玉兰,曹运长.中药金樱子的化学成分及其药理作用研究进展[J].微量元素与健康研究,2012,29(1):53-56.

[34] 杨梦凡,贠捷,宋业旭,等.基于网络药理学探究水陆二仙丹治疗膜性肾病作用机制[J].辽宁中医药大学学报,2020,22(11):130-135.

[35] 王怡杨,韩阳,何学志,等.张宗礼运用僵蚕、蝉蜕治疗顽固性蛋白尿经验[J].湖南中医杂志,2016,32(10):34-36.

[36] 万瑶,杨平.益气健脾祛风利水药对治疗慢性肾炎蛋白尿的临床应用与研究

[J]. 中国现代药物应用 ,2020,14(18):218−220.

[37] 杨怡, 李小会, 屈杰, 等. 李小会教授从脾肾治疗顽固性蛋白尿经验探析 [J]. 浙江中医药大学学报 ,2020,44(10):986−990.

[38] 张喜奎. 肾脏病六经辨治 [M]. 北京 : 中国中医药出版社 ,2006.

[39] 苏禹榕. 黄芪二至丸加减治疗气阴两虚型慢性肾小球肾炎的临床观察 [D]. 福州 : 福建中医药大学 ,2019.

[40] 李响. 糖尿病肾病微炎症状态与 "瘀" 的关系探讨 [J]. 新中医 ,2021,53(1):198−201.

[41] 所建华, 马菊英. 蛋白尿与免疫损伤机制的研究 [J]. 中国社区医师 (医学专业),2011,13(26):216−217.

[42] 陈亚州, 王保军, 陈好利. 从风论治慢性肾小球肾炎的经验初探 [J]. 中医临床研究 ,2020,12(27):73−75.

[43] 李鑫, 洪钦国, 陈刚毅. 从风邪致病论述肾病蛋白尿的发生机理 [J]. 世界中西医结合杂志 ,2017,12(6):855−857,861.

[44] 王俊丽, 郭兆安. 郭兆安教授治疗慢性肾衰竭经验 [J]. 中国中西医结合肾病杂志 ,2017,18(4):347−348.

[45] 吴祖花. 基于数据挖掘研究张喜奎教授从 "脾肾相关" 论治慢性肾脏病的用药规律 [D]. 福州 : 福建中医药大学 ,2019.

[46] 郑泽栋. 王丹教授从脾胃论治慢性肾炎蛋白尿的理论探讨与经验总结 [D]. 哈尔滨 : 黑龙江中医药大学 ,2017.

[47] 王忠娟. 常见肾病蛋白尿临床证候研究 [D]. 北京 : 北京中医药大学 ,2018.

（郑婉蓉　整理）

第六节

⸢ 张喜奎教授治疗肾结石的用药规律研究 ⸥

─ 引 言 ─

肾结石是指晶体物质在肾集合系统或肾小管沉积的一种疾病，其临床表现非常隐匿，严重可见GFR降低，出现急性肾衰竭，近来，肾结石的患病人数逐渐上升[1]。据调查，我国肾结石的发病率亦在增多，且病人多以青年及壮年为主[2]。李小军等[3]曾报道湖南省花垣县肾结石的发生率为14.46%；另研究结果显示，新疆维吾尔族肾结石的发生率为7.47%，年龄越大，肾结石发生率则越高[4]，由此可见，肾结石应予以重视及早期诊治。

对于肾结石，目前西医治疗的药物较少，常以对症的止疼、抗感染、解除梗阻等为主要治疗方法[5]。过去多以开放性手术、体外声波碎石（ESWL）为肾结石的主要治疗手段，现在则因其对于身体损害较大，且恢复慢，故较少采用开放手术进行治疗，而体外声波碎石术因其清除率较低，也有不足之处[6]。近来，随着微创手术日渐成熟，微创因其独特优势日渐受到欢迎，但微创疗法有其特定适应证，且不能减少肾结石的发病率及复发率[7]，在一定程度上损伤肾脏及泌尿道，治标不治本[5]。随着社会发展，新出现的微创疗法价格昂贵，患者也更愿意选择中药排石这种无创伤、效果良好、相对廉价的方式。而中医药恰在医治肾结石上积累了充足的经验，临床效果也相对较好。据研究结果显示，中西医结合的方法在治疗肾结石方面，能有效促进结石的排出[8]。也正因中医药对于肾结石有其独特的优势，故恰能担此重任。

对于肾结石一病，张师认为初起多因湿热而发病，为实证，久则累及肾脏，形成虚证，缠绵难愈[9]。张师临床经验丰富，在肾结石方面颇有心得，并于临床上疗效确切。随着大数据技术的发展，使得中医变得更加科学，更加鲜明[10]。本文正是通过整理张师治疗肾结石的临床医案，利用统计学软件，采用聚类分析、关联规则分析以及频数分析等方法对病案资料进行总结，分析和探讨张师治疗肾结石的经验，以期为临床众多医家提供参考，为中医学治疗肾结石提供新的思路与方法。

— 临床研究 —

1 研究对象

1.1 病案资料来源

选择2015年1月至2019年12月张师在国医堂及福建中医药大学附属第二人民医院门诊诊治的符合肾结石诊断标准的患者，共纳入110例，仔细记录患者的就诊信息，按统一的格式整理，具体信息包括：一般资料（如看病时间、姓名、年龄等）、病史、处方用药等。

1.2 西医诊断标准

肾结石诊断标准：参照中华医学会泌尿分会泌尿系结石组拟定的《尿石症诊断治疗指南》（2016年版）制定。

1.2.1症状及体征　临床主要以疼痛及血尿为其特点。急性发作时表现为突然出现的肾绞痛，疼痛可反射，查体可见肾区或肋脊角有叩痛或压痛；慢性期可表现为腰腹细微疼痛或酸胀；血尿可为镜下或肉眼所见；阻塞尿路时可伴急性肾衰竭；并发感染时可有尿急尿频等症。

1.2.2病史　应详细询问患者及患者家族是否有结石病史。

1.2.3尿常规　可见尿结晶及尿潜血，并发感染时细菌及白细胞计数等炎性指标均会升高。

1.2.4影像学检查　尿路平片、彩超、CT扫描等均可检测出肾结石，必要时可通过静脉尿路造影等协助诊疗。

1.3 纳入标准

（1）符合肾结石诊断标准的患者。

（2）有开中药处方。

（3）临床信息资料相对完整者。

1.4 排除标准

（1）年龄小于18岁或大于60周岁者。

（2）有精神疾病的患者及孕妇。

（3）泌尿系统结构异常。

（4）结石直径大于＞6mm或伴有重度肾积水者。

（5）合并有心、脑血管、肾等严重疾病（如心力衰竭、肾衰竭等）者及严重感染者。

（6）过敏性体质或对中药过敏者。

（7）结石未引起尿路完全梗阻，但停留于局部大于或等于2周。

（8）治疗过程中出现急性肾衰竭等影响生命的情况。

出现以上任何一种情况均为排除病例。

2 研究方法

采用回顾性研究的方法，通过收集2015年1月至2019年12月张师门诊诊治肾结石患者的病案资料，按照统一格式进行整理，运用统计学软件，通过频数分析、关联规则分析及聚类分析等方法进行分析，得出张师治疗肾结石的用药规律，总结张师的临证经验。

2.1 病案收集与整理

收集张师门诊肾结石患者的病案资料，按统一的格式整理，创建肾结石病案数据库。对初诊及最后一次复诊的信息进行录入，其中对病情变化、药物改变明显者，增加记录一个诊次。

2.2 中药规范化处理

根据由钟赣生主编的第十版规划教材《中药学》[11]及由国家药典委员会拟定的《中华人民共和国药典》[12]来规范中药的药名。

2.3 录入信息和数据库建立

将110例肾结石患者的信息按照统一格式在Microsoft Office Excel表格中进行录入，并将处方中的中药量化赋值，即将"1"代表药物出现，"0"

代表药物未出现；录入完成后，应对肾结石患者的信息进行反复核对，以确保患者信息的正确性。

2.4 统计学方法

运用Microsoft Office Excel进行频数分析，使用统计学软件IBM SPSS Statistics 22.0，运用软件中系统聚类的方法，对出现在处方中频率大于5%的中药进行聚类分析，运用IBM SPSS Modeler 18.0软件，通过关联规则分析对出现在处方中频率大于5%的中药进行关联规则分析。

3 研究结果

3.1 一般信息资料统计结果

3.1.1性别　在110例肾结石的患者中，男性共有62例，占总数的56.4%；女性共有48例，占总数的43.6%，男性：女性≈1.29：1，考虑此种情况与男性性激素水平及饮酒等因素相关。

3.1.2年龄　如表1-6-1显示，在本研究中，肾结石发病率随着年龄的增长而上升，50岁到60岁的患者人数最多，占总数的41.8%，超过了发病人数的1/3。

表1-6-1　肾结石病人年龄段分布表

年龄段(岁)	人数(例)	频率(%)
11～20	1	0.9
21～30	11	10.0
31～40	20	18.2
41～50	32	29.1
51～60	46	41.8

3.2 中药频数统计分析结果

3.2.1中药频数分析结果　本研究纳入235个处方，这些处方中，总共使用中药110味，累计频数达2829次，有45味中药的使用频率大于5%。下面仅将45个高频药物列出（见表1-6-2）。

表1-6-2 前45味高频药物频数及频率表

药物	频数(次)	频率(%)	药物	频数(次)	频率(%)
鸡内金	217	91.6	莪术	39	16.5
海金沙	211	89.0	女贞子	33	13.9
金钱草	199	84.0	墨旱莲	33	13.9
黄芪	166	70.0	砂仁	28	11.8
甘草	144	60.8	萹蓄	28	11.8
石韦	143	60.3	熟地黄	27	11.4
茯苓	126	53.2	桂枝	26	11.0
白芍	125	52.7	牡丹皮	25	10.5
枳壳	76	32.1	猪苓	24	10.1
泽泻	69	29.1	附子	23	9.7
陈皮	62	26.2	薏苡仁	22	9.3
桃仁	60	25.3	黄连	21	8.9
谷芽	59	24.9	山楂	20	8.4
山药	55	23.2	石斛	20	8.4
麦芽	54	22.8	芡实	18	7.6
瞿麦	52	21.9	红曲	17	7.2
葛根	51	21.5	合欢皮	17	7.2
山茱萸	50	21.1	续断	16	6.8
桑寄生	48	20.3	白茅根	16	6.8
酸枣仁	45	19.0	灯盏花	15	6.3
生地黄	43	18.1	麦冬	14	5.9
杜仲	42	17.7	牛膝	12	5.1
车前子	40	16.9			

注：药物频率／处方总数＝频率，即处方中某种药物的出现频率。

3.2.2中药药性频数分析 在中药药性结果中，以寒性药物的使用频率最高，使用频数达1180次，其次是平性药物和温性药物，使用频数分别为873次和636次，使用较少的凉性以及热性药物，使用频数分别为114次和26次。

3.2.3中药药味频数分析 张师治疗肾结石的中药中使用频数前两位的是甘味药和苦味药，频数分别为2204次和865次，其次为咸味药、辛味药、酸味药以及淡味药，频数分别为426次、421次、379次和250次，使用最少的是涩味药，频数为82次。

3.2.4药物归经频数分析 肾结石的治疗药物中，药物归经频数最高的4个经是脾、肝、肾、膀胱，分别为1411次、1077次、1000次和950次，其后频数按照肺、胃、心、小肠、胆、大肠、心包、三焦经的顺序递减，频数分别为934次、824次、632次、524次、287次、117次、17次和1次。

3.2.5药类频数分析结果 如表1-6-3所示，通过对研究中纳入的235个处方中所使用的110个中药予以归类，共统计出15类，根据结果，可得出张师治疗肾结石最常用的10类药。利水渗湿药主要由利尿通淋药（51.6%）、利湿退黄药（21.4%）以及利水消肿药（27.1%）构成。补虚药的使用频数仅次于利水渗湿药，主要由补气药（54.6%）、补血药（21.5%）、补阴药（15.0%）、补阳药（9.0%）构成。活血化瘀药由活血调经药（56.5%）、破血消癥药（29.2%）、活血止痛药（14.3%）三类构成。理气药由枳壳（51.4%）、陈皮（41.9%）、枳实（4.7%）、青皮（1.4%）及香附（0.7%）构成。清热药由清热燥湿药（21.3%）、清热凉血药（56.7%）、清热解毒药（18.1%）以及清热泻火药（3.9%）构成。

表1-6-3 药物按功效分类及频数表

药类	味数(种)	频数(次)	频率(%)	药物
利水渗湿药	13	927	32.8	海金沙、薏苡仁、金钱草、石韦、地肤子、瞿麦、车前子、茯苓、萹蓄、泽泻、赶黄草、猪苓、冬葵子
补虚药	26	713	25.2	白芍、赤芍、甘草、石斛、杜仲、女贞子、麦冬、熟地黄、续断、鳖甲、黄芪、墨旱莲、百合、白扁豆、山药、沙参、当归、人参、党参、枸杞子、巴戟天、肉苁蓉、太子参、淫羊藿、白术
消食药	7	370	13.1	鸡内金、山楂、莱菔子、谷芽、红曲、麦芽、神曲

药类	味数(种)	频数(次)	频率(%)	药物
活血化瘀药	10	154	5.4	三棱、红花、丹参、牛膝、莪术、灯盏花、鸡血藤、益母草、桃仁、川芎
理气药	5	148	5.2	陈皮、枳壳、香附、枳实、青皮
清热药	14	127	4.5	土茯苓、黄连、生地黄、板蓝根、山慈菇、黄柏、野菊花、连翘、龙胆、牡丹皮、金银花、知母、玄参、白鲜皮
解表药	5	83	2.9	葛根、桂枝、升麻、紫苏梗、柴胡
收涩药	8	83	2.9	芡实、金樱子、莲子、诃子、覆盆子、桑螵蛸、五味子、山茱萸
安神药	5	66	2.3	酸枣仁、合欢皮、磁石、柏子仁、夜交藤
祛风湿药	4	52	1.8	木瓜、桑寄生、狗脊、路路通
化湿药	4	37	1.3	砂仁、苍术、藿香、厚朴
止血药	4	27	1.0	三七、白茅根、小蓟、地榆
温里药	2	26	0.9	干姜、附子
平肝息风药	3	13	0.5	牡蛎、天麻、钩藤
泻下药	1	3	0.1	大黄

3.2.6每个处方的中药数量频数分析结果　本研究共纳入235个处方，对每个处方的药物数量进行统计，可以看出有172张处方基本由11至13味中药组成，处方中的药物数量具体分布见图1-6-1。

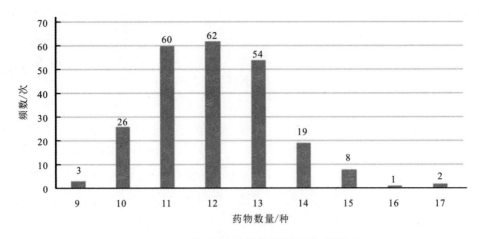

图1-6-1　处方中的药物数量分布柱状图

3.3 聚类分析结果

根据前面的药物频数分析结果，可得出药物使用率大于5%的有45味中药，累计使用频数为2631次，占全部药物使用频数的93.0%。现将这45味中药通过聚类分析中的系统聚类法进行统计，聚类结果将由相关系数矩阵表、各聚类组员、冰柱图及树状图四个部分来呈现，见表1-6-4、表1-6-5、图1-6-2、图1-6-3。

表1-6-4　系统聚类相关系数矩阵表

阶段	组合聚类		系数	首次出现聚类阶段		下一阶段
	聚类1	聚类2		聚类1	聚类2	
1	27	28	1.000	0	0	17
2	15	16	0.940	0	0	7
3	31	32	0.934	0	0	6
4	13	14	0.920	0	0	19
5	6	7	0.820	0	0	30
6	29	31	0.795	0	3	21
7	15	30	0.644	2	0	10
8	8	11	0.625	0	0	9
9	8	24	0.567	8	0	15
10	10	15	0.561	0	7	12

阶段	组合聚类		系数	首次出现聚类阶段		下一阶段
	聚类1	聚类2		聚类1	聚类2	
11	19	40	0.490	0	0	36
12	10	20	0.461	10	0	13
13	9	10	0.384	0	12	21
14	5	17	0.380	0	0	22
15	8	18	0.356	9	0	26
16	25	35	0.264	0	0	25
17	4	27	0.263	0	1	23
18	21	41	0.261	0	0	31
19	13	43	0.261	4	0	34
20	12	45	0.256	0	0	32
21	9	29	0.237	13	6	44
22	5	22	0.218	14	0	28
23	4	37	0.196	17	0	29
24	39	42	0.185	0	0	37
25	25	34	0.184	16	0	34
26	1	8	0.144	0	15	30
27	23	36	0.136	0	0	31
28	5	33	0.130	22	0	33
29	4	38	0.124	23	0	38
30	1	6	0.110	26	5	35
31	21	23	0.104	18	27	40
32	12	26	0.101	20	0	41
33	3	5	0.100	0	28	36
34	13	25	0.090	19	25	39
35	1	2	0.078	30	0	40
36	3	19	0.075	33	11	39
37	39	44	0.073	24	0	38
38	4	39	0.063	29	37	41
39	3	13	0.030	36	34	42

阶段	组合聚类		系数	首次出现聚类阶段		下一阶段
	聚类1	聚类2		聚类1	聚类2	
40	1	21	0.002	35	31	43
41	4	12	−0.004	38	32	42
42	3	4	−0.019	39	41	43
43	1	3	−0.047	40	42	44
44	1	9	−0.095	43	21	0

表1-6-5　各聚类组员

个案	8聚类	7聚类	6聚类	5聚类	4聚类
鸡内金	1	1	1	1	1
海金沙	1	1	1	1	1
金钱草	2	2	2	2	2
黄芪	3	3	3	3	3
石韦	2	2	2	2	2
甘草	1	1	1	1	1
白芍	1	1	1	1	1
枳壳	1	1	1	1	1
茯苓	4	4	4	4	4
泽泻	4	4	4	4	4
桃仁	1	1	1	1	1
陈皮	5	5	5	5	3
谷芽	6	6	2	2	2
麦芽	6	6	2	2	2
山药	4	4	4	4	4
山茱萸	4	4	4	4	4
瞿麦	2	2	2	2	2
葛根	1	1	1	1	1
酸枣仁	2	2	2	2	2
生地黄	4	4	4	4	4
桑寄生	7	7	6	1	1
车前子	2	2	2	2	2
杜仲	7	7	6	1	1
莪术	1	1	1	1	1
砂仁	6	6	2	2	2

续表

个案	8 聚类	7 聚类	6 聚类	5 聚类	4 聚类
萹蓄	5	5	5	5	3
女贞子	3	3	3	3	3
墨旱莲	3	3	3	3	3
熟地黄	4	4	4	4	4
牡丹皮	4	4	4	4	4
桂枝	4	4	4	4	4
猪苓	2	2	2	2	2
薏苡仁	6	6	2	2	2
黄连	6	6	2	2	2
山楂	7	7	6	1	1
石斛	3	3	3	3	3
芡实	3	3	3	3	3
红曲	8	3	3	3	3
合欢皮	2	2	2	2	2
续断	7	7	6	1	1
白茅根	8	3	3	3	3
灯盏花	6	6	2	2	2
麦冬	8	3	3	3	3
牛膝	5	5	5	5	3

个案

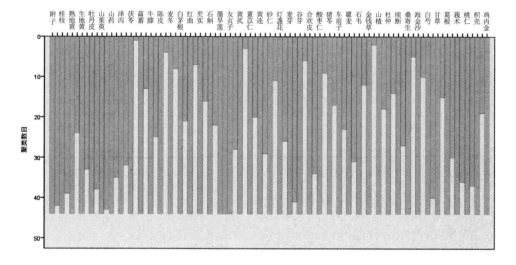

图1-6-2 聚类分析冰柱图

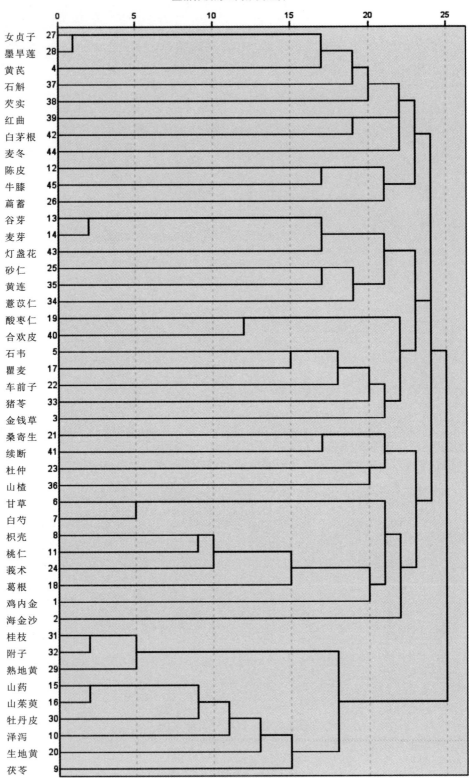

图1-6-3 聚类分析树状图

3.3.1核心药对 根据聚类分析中的矩阵表以及树状图结果，将相关系数超过50%的药对列出，另结合张师治疗肾结石的经验，得出以下16个较有意义的核心药对，如表1-6-6所示。

表1-6-6 核心药对表

编号	药对	序号	药对
1	女贞子、墨旱莲	9	枳壳、莪术
2	山药、山茱萸	10	山药、泽泻
3	桂枝、附子	11	茯苓、泽泻
4	谷芽、麦芽	12	石韦、瞿麦
5	白芍、甘草	13	桑寄生、续断
6	桂枝、熟地黄	14	黄芪、女贞子
7	山药、牡丹皮	15	鸡内金、金钱草
8	枳壳、桃仁	16	鸡内金、海金沙

3.3.2聚类组合药物 根据树状图、冰柱图结果，结合张师治疗肾结石的临证经验，考虑将其聚类为4类时较为合理，另因鸡内金、海金沙两味药物使用频数最多，几乎在所有治疗肾结石的处方中均有使用，故将聚类结果稍作调整，具体分类如表1-6-7所示。

表1-6-7 核心药物组合表

分类	药物数量(种)	药物
第一组	11	白芍、甘草、枳壳、桃仁、葛根、桑寄生、续断、莪术、山楂、鸡内金、海金沙
第二组	15	鸡内金、海金沙、金钱草、瞿麦、车前子、猪苓、薏苡仁、石韦、谷芽、合欢皮、黄连、砂仁、麦芽、灯盏花、酸枣仁

分类	药物数量(种)	药物
第三组	13	黄芪、女贞子、墨旱莲、石斛、麦冬、陈皮、萹蓄、芡实、白茅根、牛膝、红曲、鸡内金、海金沙
第四组	12	茯苓、山药、山茱萸、泽泻、生地黄、熟地黄、牡丹皮、桂枝、附子、杜仲、鸡内金、海金沙

3.4 关联规则分析结果

通过IBM SPSS Modeler 18.0中的关联规则分析对45味高频中药进行统计，一共得到73条关联规则，其中支持度表示规则出现概率的高低，置信度反映前项药物出现的情况下，后项中药出现的概率，提升度则反映前项与后项的相关性，具体关联规则分布，如表1-6-8所示。

表1-6-8　核心药物组合表

规则	总数(例)
两味药组成的规则	11
三味药组成的规则	30
四味药组成的规则	32

由两味药构成的关联规则有11条，置信度及提升度最高的一组是白芍→甘草，说明白芍、甘草二味药物的配伍应用广泛且相对稳定。

由三味药构成的关联规则有30条，置信度及提升度最高的两组配伍是甘草→白芍、鸡内金以及甘草→白芍、海金沙，说明上面药物的配伍使用广泛且搭配较为稳定。

四味药组成的关联规则共有32条，其中置信度及提升度最高的是甘草→白芍、海金沙、鸡内金，可见这四味药物的组合固定且应用广泛。

— 讨论 —

1 张喜奎教授治疗肾结石的临床经验总结

肾结石是指肾盂、肾盏内有结石，通常是因为尿中的一些溶解物质，因为各种原因生成、沉淀并潴留于肾脏而成。张师认为肾结石属于"石淋、腰痛、血淋"等范畴，病位在肾及膀胱，多涉及肝、脾，临床多数病人以腰痛、腹痛或血尿为主要表现，并发尿路梗阻及感染时可能出现肾积水、急性肾衰竭等，临床危害较大，故应引起重视。

1.1 病因

张师认为肾结石的病因，主要由外感湿热，或由情志不节，或由多食肥甘厚腻，或因下阴不洁，或由房劳过度等，致使湿热内生，蕴结于里，煎熬尿液，聚集尿中杂质成为砂石，结于肾脏；而肾结石迁延日久，常见肾虚，肾虚则无力主水，水行不畅，尿中杂质则容易结聚成为砂石，进而加重肾结石；结石形成后，石阻脉络，气血不畅，化生瘀血为毒，瘀血内阻，水行迟缓，则由加剧结石，结石盘踞，又进而损耗正气，加剧气滞血瘀，互相影响，进而形成恶性循环[9]。

1.2 病机

张师认为肾结石病位在膀胱及肾，"湿热"之因贯穿始末，其病之变，多是以太阳及少阴为主。肾结石初期多因湿热阻滞太阳膀胱，正气不能与之抗衡，膀胱气化不能，水液不行，聚集为湿，炼而成石；砂石形成之后，进而阻滞气血运行，久则生瘀，瘀血阻遏肾脏，则加重肾结石；结石日久，损伤正气，病情传变，由实转虚，耗伤气阴，气虚则无力行水，阴虚则化热，炼津为石；患病日久，损伤肾阴，下焦气化不利，又进而加重肾结石的病情；由于其病程较长，最后常由阴及阳，导致肾阳亏虚，形成虚中夹实之证[9]。

1.3 辨治特色

（1）病证结合，随证加减。"病"体现疾病中最根本的矛盾，张师认为每个病都有其内在不变的规律，抓住这种规律，便能把控全局，进行特异性治疗。故而在临床上我们应根据疾病特点，正确地辨病，而在辨病之后，我们便能根据疾病的特点，缩小辨证的盲目性。然而疾病除却其本质规律，还有其变化的地方，这时便应结合患者四诊内容，审证求因，进行辨证，并立法得方，最后根据患者的症状，随证加减。本研究中的肾结石便是其中典型，其本质为本虚标实，湿热之因贯穿始终，但又因疾病的发展出现不同变化，故而又在辨病基础上，进行辨证论治，随后应据证立法，大法既定，则方随法遣。

（2）清热利湿之法贯穿始末。张师认为肾结石大都因各种途径造成湿热结聚膀胱，煎熬尿液而成，随即因湿热不除，阻滞气血，搏结肾脏，病情转变入里，耗伤正气，正不抵邪，故而病情缠绵、反复。由此可见，湿热蕴结贯穿疾病始末，而清利湿热则为治疗肾结石的关键治法，故而张师治疗肾结石常在辨证基础上配合鸡内金、海金沙等利尿通淋、清利湿热，湿热得除，则疾病向愈不远矣。

2 张喜奎教授治疗肾结石数据挖掘结果探讨

2.1 药性频数结果分析

本研究纳入110味药物，药性总频数达2829次，其中寒性药使用频数最高，《神农本草经》曾提到热证应予寒药，故张师临床多用寒性药以清利湿热，这正符合肾结石湿热为标的病机。现代研究表明，寒凉药物可抗菌消炎，并能镇痛[15]，而寒凉药的作用正好可以治疗急性发作可能并发的感染及疼痛。根据药性频数结果所示，张师使用平性药和温性药的频数也较多，焦方霞[16]研究表明，平性药药性平和，能起到缓和及辅助调和的作用。李瑞奇等[17]研究表明温性药可抗炎，功在补肾、止痛，恰能温补肾中阳气，而肾结石病程日久，易损伤肾阳，此时以本虚为主，给予平性药及温性药，能缓缓补充阳气，以助祛邪。

2.2 药味频数结果分析

根据药味频数结果，能看出张师治疗肾结石使用最多的是甘味药和苦味药。肾结石多以肾虚为本，湿热为标[18]，在临床上多出现疼痛，甘味药既能使肾虚得补，以固其本，健运脾胃，以助湿热祛除，又可缓急止痛，正得其法；苦能泄能燥，正和病机。除了以上两种药味，咸味药使用频数也相对较多，古籍中记载咸"能下能软"，而肾结石正是坚硬有形的病理产物，故张师喜在临床用咸味以软坚，促进排石。

2.3 药物归经结果分析

从归经结果来看，频数最多的4个归经是脾、肝、肾、膀胱，然肾结石的病位理应在肾及膀胱之处，为何归经于脾、肝者居于高位，究其原因，应归结于气郁和湿热二因。肾结石初期因湿热蕴结膀胱而起，随之阻滞中焦，耗伤正气，脾渐亏虚，湿浊内生，生化乏源，又进一步加重病情，互为影响；另外从肾结石的症状来看，腹部刺痛、胀痛等皆跟气郁有关，而肝主疏泄，肝郁则气滞，可知肝与气郁密不可分，由此可见，肝、脾二脏在肾结石的形成中举足轻重，故而频数排名在前。在脾、肝二脏之后，排次在前的正是肾及膀胱二脏，这正符合肾结石病位在肾及膀胱之理。

2.4 药类与药物频数结果分析

根据统计结果，可以看出本研究共纳入110个中药，累计使用2829次，其中使用频率＞5%的有45味中药，占全部药物使用频数的93.0%，归纳为本次研究的常用药物；将使用频率≥23%的14味中药归纳为研究的核心药物。本研究根据药类将药物分为15类，其中以利水渗湿药、补虚药、活血化瘀药、消食药、理气药等为主。现结合核心药物与药类进行分析，对药物的功效进行探讨。

2.4.1利水渗湿药　根据药类结果分析，使用频数最多的是利水渗湿药，占比32.8%。张师认为肾结石常见的肾积水也正因湿浊停留于局部所致，水湿不去，则易与热搏结，阻滞下焦，加剧病情，故治疗上张师重视利水渗湿之法。另外，据统计，利水渗湿药之中，使用最多的是利尿通淋药，由于患者常因湿热阻遏气机，尿液不得下泄，而见尿频急、尿痛等症状，故治疗予利尿通淋之法，正合其因。

（1）海金沙：性寒，味咸甘，是利水渗湿药中使用频数排名第一的药物，《本草纲目》中记载其可治石淋茎痛、血淋等，海金沙其性下降，能清利膀胱湿热，尤善止尿痛，是诸淋涩痛之证的治疗要药，可以治疗肾结石中的尿频等症状。胡露红等[19]研究表明海金沙能促进肾中的钙、草酸等排出，并保护肾脏。

（2）金钱草：在本研究中，金钱草在所有药物中使用频数排名第三，其性微寒，味甘咸，有利尿通淋、利湿之功，善排结石，尤其适合肾结石有尿频急等症状的患者，与鸡内金、海金沙等同用时，则排石之力倍增。据研究表明，金钱草能抑制肾结石形成，促进肾结石的溶解，并可缓解肾结石引起的肾小管扩张[20-21]。

（3）石韦：在本研究中，石韦在利尿通淋药中使用频数排名第二，正如《神农本草经》所载，其可"利小便水道"，能治疗"五癃闭不通"，石韦性微寒，功善清利膀胱湿热而通淋，兼可止血，配伍滑石等中药时，尤其适合肾结石出现血尿的患者。研究表明，石韦可减轻肾结石导致的肾脏充血、改善炎症以及减轻肾小管的扩张，促进排石[22]。

（4）茯苓：在本研究中，茯苓是利水消肿药中使用最多的中药。《本草正》记载茯苓可"去湿则逐水燥脾"，其功"补少利多"，其味甘淡，是利水消肿的要药，功效在于能补能渗，药性平和。肾结石临床常见肾脏积水，而其实质为湿浊停聚，故张师临床喜用茯苓一味以利水渗湿，使脾胃健运，促进水液代谢。现代研究显示，茯苓能减少尿中草酸，增加尿Mg的含量，防治肾结石[23]。

（5）泽泻：在本研究中，泽泻是利水消肿药中使用频数排名第二的药物，《药品化义》中记载泽泻有祛除湿热、通淋浊的功效，为利水第一良品。张师认为肾结石因湿热为病，久则耗伤肾阴，阴虚火旺，又进一步炼津为石，而泽泻性寒，与车前子、木通等药相配时，可清泄膀胱湿热，与生地黄、牡丹皮等同用时又能降肾经虚火，由此可见，使用泽泻正与此病机相合。曹正国等[24]研究表明泽泻能有效地抑制肾结石的形成。

2.4.2 补虚药　根据药类结果分析，使用频数排名第二的是补虚药，补虚药中又以补气药的使用频数最高。肾结石是以肾虚为根本，加之感受湿热外邪，正不抵邪，方才起病；而古籍中又记载"久病必虚"，肾结石非一日而成，日久方凝聚为石，病情迁延，易伤正气，故治疗上张师注重扶正补虚之法，其中又以补气为其关键，其意在促进正气恢复，以祛邪外出，使膀胱气化有道。现代研究表明，补虚药可以增强免疫功能，还能达到灭菌和抑菌的目的[25]。

（1）黄芪：在本研究中，黄芪在补虚药之中使用频数最高。黄芪其味甘性温，入脾经，为补益脾气之要药，功善补脾益气，利水消肿。张师认为肾结石病程至后期，易损伤肾气，且因湿热为患，病情缠绵难愈，故予黄芪其意一在利水渗湿，使湿浊得除，二在健运脾胃，脾气得充，肾气乃生化有源，其法正与肾结石的病因不谋而合。现代研究表明，黄芪能抗炎、保护肾脏、增加排尿[26]。

（2）甘草：在本研究中，甘草在补气药的使用量中排名第二。甘草性味甘平，功善补益中焦脾胃，缓急止痛，为补虚之要药也。张师认为在肾结石的疾病发展过程中，脾至关重要，故张师在治疗上常将甘草与黄芪、党参等相配，意在增其补脾益气之效，促进湿浊排出，另外，肾结石的临床表现常见腰酸、腰痛等症状，张师将甘草和白芍配伍，能缓急止痛，促进排石。现代研究表明，甘草具有抗氧化的作用[27]。杜华晟[28]研究显示，甘草能保护肾脏，抑制肾脏的炎症反应[18]，从而更好地控制肾结石。

（3）白芍：根据研究结果，白芍是使用频数最多的补血药，《别录》中记载白芍可"通血脉""利膀胱""缓中"。白芍酸苦，功善通利血脉，柔肝止痛。张师认为肾结石的形成与气血阻滞有关，气血阻滞，不通则痛，故临床常见疼痛，而"肝郁则气郁"，此时给予白芍恰能舒缓气机，柔肝止痛，通利血脉，这正合肾结石气滞血瘀之因。代倩倩等[29]研究表明，白芍有镇痛之效。另外，李冰菲等[30]也在文章中提到白芍具有抗炎、抗应激等作用，能保护肾脏。

（4）山药：山药是补虚药中的补气药，使用频数为55次。山药味甘性平，能补益脾气，助其健运，以利湿泄浊，另疾病后期多有肾亏表现，出现尿频、尿急等症状，山药一味，正可补肾气，滋肾阴，以扶助正气，促进水液代谢及膀胱气化，其性收涩，又可收涩尿液，正合其理。陈梦雨等[31]在文章中提及山药具有抗氧化、增强免疫的功效，临床上可以清除炎症，保护肾脏。

2.4.3消食药　根据药类分析结果，可以看出消食药为临床常用。张师认为湿热结聚，有碍脾机，加之肾结石病程较长，日久耗伤正气，而脾胃乃生化之源，故张师临床治疗肾结石常喜配合消食药，其意一在健运脾胃，畅通气机，助邪排出，二在化生正气，充养肢体，扶正补虚。

（1）鸡内金：在本研究中，使用频数最高的药物是鸡内金，如《别录》所记载，鸡内金"主小便利"，鸡内金甘平，既可缩尿固精，通利小便，又可消石化坚，还可健运脾胃，以化湿浊，而肾结石正以湿热为其病因，尿频、尿急为其表现，结石聚集为其病理，可谓不谋而合，故投鸡内金，实为妥帖。李岩等[32]在文章中提及鸡内金能抑制肾结石形成。

（2）谷芽：消食药中使用频数排名第二的是谷芽，肾结石患者常因湿热蕴结，导致中焦气机受阻，胃失受纳，食滞不畅，而见纳差，《本经逢原》[33]中提到谷芽能开启脾机，宽中消食，故此时正好给予甘温之谷芽以健脾消食，恢复脾机；而病至后期，损伤正气，此时给予谷芽更能补中健脾，促进正气恢复，实乃良药。

2.4.4理气药　理气药是治疗肾结石的常用药类之一，张师认为肾结石可因气郁而起，气郁则影响膀胱气化，炼而为石，而有形的病理产物肾结石又可进一步加剧气血阻滞，加重病情，由此可见，气郁在疾病发生发展过程中起着重要作用，故治疗上，张师喜用理气药以理气行滞，畅通郁结。

（1）枳壳：理气药中使用频数排名第一的是枳壳，名医张元素曾言"凡气刺痛用枳壳"，枳壳辛行苦降，功善破气导滞，又能化痰止痛，尤适合肾结石湿浊与气滞互结的情况。在临床上，张师认为气机郁滞，则阻滞血行，气滞血瘀，结聚局部，常化而为石，故张师常以枳壳和桃仁配伍同用，以理气活血。龚斌等[34]在文章中提到，有研究表明枳壳具有抗氧化、抗炎抑菌、免疫调节等作用。

（2）陈皮：陈皮的使用率在理气药中排名第二，陈皮辛香走窜，功善行气消胀，其性温，味苦，又长于燥湿健脾，正合肾结石湿浊内蕴，气机不畅的病机特点，临床上，张师常配伍枳壳以增理气消胀之效。现代研究显示，陈皮有松解平滑肌及抗氧化的作用[35]，可用于治疗肾结石后尿路梗阻、肌肉痉挛、肾功能下降的症状。

2.4.5活血化瘀药　根据药类结果分析，活血化瘀药在使用频数上排名第四。在各类肾脏病中，瘀血都是重要的病机及病理产物。张师亦认为本病形成与瘀血密不可分，肾结石阻滞气血，而生瘀血，瘀血的形成又能进一步阻遏气血运行，炼而成石，两者互相影响，导致肾结石病程日久。在治疗上，张师认为瘀血得除，则诸邪有道可祛，故临床喜用活血化瘀之品治疗肾结石。现代研究表明，活血化瘀之法可起到改善循环、镇痛的作用[36]。

桃仁：桃仁的使用频数为60次，是活血化瘀药中最常用的中药，桃仁味苦通泄，善通血滞，《本经逢原》中就提到"桃仁，血瘀血闭之专药"一说，而在肾结石中，气滞血瘀是关键病机，故张师临证常将桃仁与枳壳相配，以通气血，促进病愈。研究显示，桃仁有抗菌、抗炎、抗氧化、抗血栓及镇痛的效果[37]。

2.5 肾结石主要药对分析

通过聚类分析，结合关联规则分析结果，并结合张师临床，得出张师治疗肾结石的10个主要药对，现将对这10个主要药对进行论述。

2.5.1鸡内金和海金沙　鸡内金和海金沙是治疗肾结石的常见配伍，张师认为肾结石是湿热内蕴，气血阻滞局部，聚集而生的病理产物，《医学衷中参西录》中记载"无论脏腑何处有积，鸡内金皆能消之"，故给予鸡内金能化坚消石，健脾通淋，海金沙为利尿通淋药，善于清利湿热，止痛通淋，二者合用，尤适合肾结石湿热蕴结兼见排尿困难及疼痛的患者。

2.5.2鸡内金和金钱草　金钱草为利水渗湿药，善排结石，通淋利尿，鸡内金为消食药，可健脾消石，通利小便，张师认为肾结石为湿浊集聚而成，阻滞尿道时，可出现排尿困难，故张师临床常将两者合用，其意一在使小便通畅，二在使结石排出及溶解，三在健运脾胃，促进水液运行，使湿浊排出，可谓配伍精妙。

2.5.3女贞子和墨旱莲　女贞子和墨旱莲是张师治疗多种肾脏病的常见配伍，两味中药是名方"二至丸"的组成成分，用以滋肾阴，其中女贞子甘凉，功善清泄虚火，滋补肝肾，补中有清，补而不滞，而墨旱莲甘寒，功善滋养肝肾之阴，止血凉血，二者配伍，则补益肾阴之效倍增，张师在临床将此二味与黄芪相配，取黄芪二至丸之意，用以治疗肾结石后期气阴两虚，伴见尿血的患者。现代研究表明，女贞子具有增强免疫力、抑菌的效果[38]，墨旱莲有抗炎、抑菌、抗氧化的效果[39]。

2.5.4山药和山茱萸　肾结石以肾虚为本，故通常以补肾为要，山药味甘性平，功在补益肾阴，收涩精气，而山茱萸其性温而不燥，功善益精补肾，又可助阳，意在阳中求阴，乃是平补阴阳之治疗要药，山药和山茱萸相配，则滋养肾中阴气之效倍增，正如《本草正》所说"补肾水必君茱"。

2.5.5桂枝和附子　桂枝为解表药，而附子为温里药，二者乃补肾扶阳，促进气化的常见药对，其中桂枝性温，味辛甘，功在通阳化气，而附子大热，其性善走，有峻补周身阳气之效，是"命门主药"，二者合用，可补肾阳，助膀胱气化。张师认为肾结石后期易出现肾阳亏虚，气化无力，常加重病情，而桂枝及附子配伍正能解燃眉之急。

2.5.6谷芽和麦芽　谷芽和麦芽二药均属于消食药，谷芽味甘性温，可健脾开胃，且其作用缓和，消食而不伤及胃气，而麦芽甘平，有行气消食，健脾开胃之功。肾结石以湿热为标，湿热停聚日久，则有碍脾机，脾胃升降失司，胃失受纳，则易出现纳差等不适，此时予谷芽和麦芽相配，在健脾消食之中，又能理气行滞，促进气机通畅。

2.5.7白芍与甘草　芍药甘草汤是由白芍和甘草组成，有缓急止痛之效。张师认为本病发病过程中，气郁是其关键，与肝郁相关，其主要表现为疼痛，且在疾病后期，必伤阴津，阴虚则筋肉不荣发生痉挛，产生疼痛，故可以给予苦酸的白芍以舒缓肝气，兼以止痛。甘草甘平，补益脾气，二者相配，既能酸甘化阴，补充阴津，又能增强缓急止痛的功效。现代研究表明，芍药甘草汤具有抗炎、解痉镇痛及松弛平滑肌的效果[40]，正可缓解尿路梗阻时发生的疼痛。

2.5.8枳壳和桃仁　枳壳属于理气药，桃仁属于活血化瘀药，枳壳辛行苦降，可理气行滞，宽中消胀，而桃仁味苦，入血分，可活血祛瘀，二者相配，则可理气活血。张师认为气滞血瘀是肾结石的关键病机之一，故临床常予以上两味中药配伍，这正与肾结石的病机不谋而合。

2.5.9 茯苓和泽泻　茯苓和泽泻均属于利水渗湿药，茯苓味甘而淡，既可祛水湿之邪，又能扶正，是利水消肿的要药，根据研究显示，茯苓中的茯苓多糖能有效防止结石的形成[41]。而泽泻淡渗，可利水渗湿，化浊泄热，用以治疗水湿停聚之证，现代研究表明，泽泻能减少肾钙及结晶沉积，并可利尿，对抑制草酸钙结石的形成有效[42]。张师认为肾积水是因水湿聚集而成，故而给予泽泻和茯苓配伍来利水渗湿，恰与肾结石的病机相符。

2.5.10 石韦和瞿麦　石韦和瞿麦均有利尿通淋之效，但石韦可止血，而瞿麦可活血通经。张师认为肾结石一病多伴有血瘀，临床多见排尿不畅感及血尿，故将二味中药合用，止血而不碍血，行血中又可止血，恰与之对症。现代研究显示，石韦能增加草酸钙结晶的排泄，且有抗炎之效[43]，瞿麦有利尿的作用[44]。

2.6 肾结石核心方的分析

根据聚类分析结果，并参照关联规则分析结果，得出符合张师临床用药的四组核心方药，具体如下。

A组药物：白芍、甘草、枳壳、桃仁、葛根、续断、莪术、山楂、桑寄生、鸡内金、海金沙。

本组方药具理气行血，化瘀利湿，缓急止痛之功，张师认为湿热停聚，砂石滞留，有碍气机，化生瘀血，瘀血阻滞，故见气滞血瘀之证，此时给予本组方药作为基础方加减尤为合适。方中白芍配伍甘草可止痛；枳壳理气行滞；桃仁、莪术、山楂活血化瘀；鸡内金健脾消石；葛根疏通经络；桑寄生配伍续断，可补益肝肾，强壮筋骨；海金沙利水渗湿。

B组药物：鸡内金、海金沙、金钱草、瞿麦、车前子、猪苓、薏苡仁、麦芽、石韦、酸枣仁、合欢皮、黄连、砂仁、谷芽、灯盏花。

本组方药取三金排石汤之意，有清利湿热、利水通淋之功效，用以治疗湿热蕴结之肾结石。方中海金沙、金钱草利尿通淋，兼以排石；鸡内金功在消石；瞿麦、车前子、石韦三药相配清利湿热、并可通淋；猪苓与薏苡仁相配，能健脾渗湿利水；谷芽、麦芽消食健脾，以促湿热排出；酸枣仁、合欢皮安神；黄连和砂仁相配清热利湿而不伤脾气；灯盏花可活血化瘀、消积。

C组药物：黄芪、女贞子、墨旱莲、石斛、麦冬、陈皮、萹蓄、芡实、白茅根、牛膝、红曲、鸡内金、海金沙。

本组方药取黄芪二至丸之意，有益气养阴、通淋排石、凉血止血之功效，用以治疗气阴两虚之肾结石。方中黄芪、墨旱莲和女贞子三药相伍，益气养阴；石斛、麦冬滋阴生津；萹蓄利尿通淋；芡实固精益肾；陈皮合牛膝、红曲，可理气活血；鸡内金、海金沙可利尿消石。

D组药物：茯苓、山药、山茱萸、生地黄、熟地黄、牡丹皮、桂枝、泽泻、附子、杜仲、鸡内金、海金沙。

本组方药取金匮肾气丸之意，主要有补益肾气、利湿排石之效，用以治疗肾结石的肾气亏虚证。方中地黄既能补肾滋阴，又能凉血解毒，防治砂石盘踞化热生毒，灼伤血络，配伍牡丹皮则可活血通经止血；山药、山茱萸平补肝肾，有从阴引阳之意；茯苓、泽泻利水清热；桂枝配合附子温通阳气，促进膀胱气化；鸡内金和海金沙相配伍，功在利尿通淋，消石健脾。

2.7 用药规律总结

（1）重视湿热之因。张师认为湿热在肾结石的形成过程中尤为重要，而且湿热是导致病情缠绵不愈的主要原因，故而临床上，张师常喜用鸡内金、金钱草等中药来清利湿热，消石通淋，促进疾病痊愈。

（2）注重利水渗湿之法。张师认为肾虚及湿热是肾结石的主要病机，肾主水，肾虚后水液不行，湿浊内生，聚而为石，而湿热阻滞，则易煎熬津液成石，临床肾结石梗阻尿路时，产生的肾积水，也正是水湿凝聚而成，故利水渗湿尤为必要，张师在临床上则喜用茯苓、石韦等药以利水渗湿。

（3）注重补虚扶正之法。张师认为在肾结石的疾病发展过程中，其本质为本虚标实，而病至后期，则易耗伤正气，此时予补虚扶正之法，一则及早截断病情传变，二则使正气恢复，病情才能有所转机，临床上，对于阴虚者，张师喜用女贞子、墨旱莲补益肾阴；对于肾阳不足者，喜以附子、桂枝等温通阳气；对于气虚明显的病人，则喜用黄芪、党参等健脾益气等。

（4）重视活血化瘀之法。张师认为瘀血既是肾结石的病理因素，又是病理产物，瘀血阻滞，则易阻滞气机，不通则痛，出现腰痛等不适，再者，血瘀日久，则加重病情，故张师临床喜用桃仁、莪术、三棱等通利血脉。

— 结论 —

（1）张师认为肾结石的主要病机为本虚标实，以肾虚为本，湿热、气滞血瘀为标，病位在肾、膀胱，多涉及肝脾。

（2）肾结石一病，湿热贯穿疾病始末，多因湿热蕴结、气滞血瘀、正气亏虚等而发病，治疗上，张师以清热利湿、补虚，理气化瘀为其常法，多以三金排石汤、金匮肾气丸、黄芪二至丸等为其主方，临床上着重辨病、辨证相结合，并在此基础上随证加减。

（3）用药上，张师常以清热利湿、利水渗湿、补虚扶正、活血化瘀为主要方向。

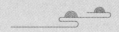

参考文献

[1] 陈灏珠. 实用内科学 [M].15 版. 北京：人民卫生出版社,2017.

[2] 方芳. 肾结石病患者以青壮年为主 [N]. 北京日报,2014-06-30(8).

[3] 李小军, 刘丹, 马颖慧, 等. 湖南省花垣县肾结石病流行病学调查 [J]. 中南民族大学学报 (自然科学版),2016,35(3):48-50.

[4] 张新萍, 秦香英, 牛巧, 等. 新疆南疆地区维吾尔族肾结石流行病学调查 [J]. 中国病案,2015,16(8):63-65.

[5] 李洪武. 肾结石的中医诊治综述 [J]. 医学信息 (中旬刊),2011,24(4):1684.

[6] 陈孝红, 赵红. 肾结石的中西医结合治疗研究进展 [J]. 光明中医,2017,32(1):154-157.

[7] 高永磊, 张青川. 肾结石的中西医结合治疗进展 [J]. 世界最新医学信息文摘,2018,18(48):32-33.

[8] 周丰宝. 中西医结合治疗肾结石疗效观察 [J]. 实用中医药杂志,2019,35(12):1525-1526.

[9] 张喜奎. 肾脏病六经辨治 [M]. 北京：中国中医药出版社.2006.32-36.

[10] 黄欣荣, 张艳朋. 大数据技术与中医现代化 [J]. 中医杂志,2014,55(19):1621-1625.

[11] 钟赣生. 中药学 [M]. 北京：中国中医药出版社.2013.

[12] 国家药典委员会. 中华人民共和国药典 [M]. 北京：中国医药科技出版社.2015.

[13] 张鑫. 代谢综合征及其组分与肾结石成分之间的有关探索 [D]. 青岛：青岛大学,2019.

[14] 车宪平,王乐华,徐磊,等.海南省农垦系统肾结石流行病学调查 [J].中华临床医师杂志(电子版),2014,8(18):3307-3309.

[15] 刘群,杨晓农.中药四气五味的现代认识 [J].西南民族大学学报(自然科学版),2006(5):981-985.

[16] 焦方霞.平性药的现代研究进展 [J].光明中医,2019,34(3):494-496.

[17] 李瑞奇,苗明三.药性温的现代研究及相互关系 [J].中医学报,2012,27(11):1456-1459.

[18] 全柳叶.基于数据挖掘研究李明权教授治疗肾结石的用药规律及临床疗效 [D].成都:成都中医药大学,2019.

[19] 胡露红,卞荆晶,吴晓娟.海金沙提取物对实验性大鼠肾草酸钙结石形成的影响 [J].医药导报,2011,30(8):1007-1010.

[20] 刘晓晨.金钱草和广金钱草中黄酮类化合物的鉴定比较及基于体内成分分析的金钱草抗大鼠肾草酸钙结石作用机制研究 [D].石家庄:河北医科大学,2019.

[21] 冯驰.金钱草提取物对大鼠肾结石模型作用及抗氧化作用的研究 [D].南昌:南昌大学,2016.

[22] 邵绍丰,张爱鸣,刘耀,等.单味中药金钱草、石韦、车前子对大鼠肾结石肾保护作用的实验研究 [J].浙江中西医结合杂志,2009,19(6):342-344.

[23] 王司军.茯苓水溶性多糖预防大鼠肾结石形成作用机制研究 [D].济南:山东大学,2012.

[24] 曹正国,刘继红,尹春萍,等.泽泻活性成分对肾结石模型大鼠 bikunin 表达的影响(英文)[J].中国现代医学杂志,2006,16(11): 1601-1605.

[25] 郝丽莉,范越.补虚药与抗感染作用 [J].中医药学报,2006,34(5):1-2.

[26] 周承.中药黄芪药理作用及临床应用研究 [J].亚太传统医药,2014,10(22):100-101.

[27]KIM H J,SEO J Y,SUH H J,et al.Antioxidant activities of licoricederived prenylflavonoids[J].Nutr Res Pract,2012,6(6):491-498.

[28] 杜华晟.甘草提取液对糖尿病大鼠肾脏的保护作用 [D].济南:山东大学,2011.

[29] 代倩倩,夏欢,夏桂阳,等.白芍方药以及白芍总苷镇痛功效及其机理研究进展 [J].世界科学技术－中医药现代化,2020,22(1):39-45.

[30] 李冰菲,王娟,张碧丽.白芍总苷治疗肾脏疾病的药理作用和临床应用研究进展 [J].现代药物与临床,2013,28(5):811-814.

[31] 陈梦雨,刘伟,俞桂新,等.山药化学成分与药理活性研究进展 [J].中医药学报,2020,48(2):62-66.

[32] 李岩,孙向红,吕丽萍.鸡内金治疗肾结石初探 [J].中国中医药信息杂志,2002,9(5):74.

[33] 清·张璐.本经逢原 [M].赵小青,裴晓峰,杜亚伟校注.北京:中国中医药出版社,1996:126.

[34] 龚斌,李琴,胡小红,等.枳壳化学成分及药理作用研究进展 [J].南方林业科学,2019,47(3):40-45.

[35] 梅全喜,林慧,宋叶,等.广陈皮的药理作用与临床研究进展 [J].中国医院用药评价与分析,2019,19(8):899-902.

[36] 杭传珍.活血化瘀治则的药理学基础 [J].中医临床研究,2019,11(1):34-35.

[37] 赵永见,牛凯,唐德志,等.桃仁药理作用研究近况 [J].辽宁中医杂志,2015,42(4):888-890.

[38] 王涛,刘佳维,赵雪莹.女贞子中化学成分、药理作用的研究进展 [J].黑龙江中医药,2019,48(6):352-354.

[39] 席庆菊.墨旱莲的化学成分、药理作用、加工炮制及临床应用研究进展 [J].中国处方药,2018,16(8):15-17.

[40] 秦后响.芍药甘草汤活性成分 – 生物靶标 – 多维药理作用研究 [D].宜春:宜春学院,2019.

[41] 高玉桥,赖海标,梅全喜,等.中药防治泌尿系结石的实验研究进展 [J].亚太传统医药,2008,4(2):37-40.

[42] 杨玲娟,狄留庆,方芸.中药防治泌尿系结石概述 [J].中国医院药学杂志,2006,26(11):1401-1403.

[43] 马越,畅洪昇.石韦的临床应用和药理研究 [J].江西中医学院学报,2011,23(4):87-90.

[44] 敖云龙,杭盖,胡斯乐.蒙药材瞿麦的化学成分及药理作用研究进展 [J].世界最新医学信息文摘,2017,17(52):119-120.

（陈燕钦　整理）

第七节

张喜奎教授治疗下尿路感染的用药规律研究

—引　言—

尿路感染是因致病菌侵入尿路引起其炎症反应的一种感染性疾病。本病发生率占各社区感染疾病第2位，美国每年有超过800万的尿路感染患者于医疗机构就诊[1]，至少20%的女性曾患过尿路感染[2]，已婚女性发病率较未婚女性有所增加，50岁以上成年男性因前列腺增大可增加患病率[3]。根据感染部位可分成上尿路感染和下尿路感染，下尿路感染以膀胱炎和尿道炎为主。随着现代医学的发展，新型抗生素能够在尿液中保持较高的药物浓度，已大幅降低尿路感染所导致的严重并发症。侯树坤等[4]认为再发性尿路感染患者，尿中细菌可以通过抗生素和宿主反应清除，但致病菌有可能存在于膀胱组织中，待患者免疫低下时再度繁殖，导致本病在临床中存在高复发率及病原菌耐药性等问题。

尿路感染以其主要症状为尿频，尿急，排尿不畅，尿痛等，属中医学"淋证"范畴。《金匮要略》中首次具体描述了淋证的症状为"小便如粟状，小腹弦急痛引脐中"。在淋证的分类上，巢元方所著《诸病源候论·淋病诸侯》将其分为石、劳、气、血、膏、热、寒，七淋，与今淋证分型已十分相似。中医药在治疗尿路感染时通过辨病辨证相结合，标本兼治，有良好的临床疗效，具有治愈后不易复发的特点，有着极大的研究价值。

张师认为下尿路感染多以"劳淋""热淋"出现，临床上不可见小便急、频、痛就辨为湿热实证，通过四诊合参，详查因机就能发现虚证，阳虚、气虚及阴虚等皆可致之[5]。故本文运用数据挖掘技术，总结张师治疗下尿路感染的用药规律与临床诊疗经验，为改善下尿路感染的中医临床疗效提供新的思路及借鉴。

一 临床研究 一

1 研究对象

1.1 病案资料来源

选择2016年1月至2020年12月期间，就诊于福建中医药大学附属第二人民医院名医园及福建中医药大学国医堂由张师诊治的下尿路感染门诊患者共计100例，按照统一格式整理的完整临床病案，具体内容包括：就诊时间、姓名、性别、年龄、中医四诊信息、辅助检查、诊断、处方用药等。

1.2 西医诊断标准

下尿路感染诊断标准根据2011年人民卫生出版社出版《临床诊疗指南·肾脏病学分册》[6]和第九版《内科学》教材[7]拟定。

（1）症状：以尿频、尿急、尿痛膀胱刺激征为主要表现，一般无发热、寒战、腰痛、输尿管点压痛、肋脊点压痛、肾区叩击痛。

（2）尿细菌学检查：①膀胱穿刺尿定性培养有细菌生长。②导尿细菌定量培养≥105/mL。③清洁中段尿定量培养≥105/mL。

（3）尿常规检查：尿色可清或混浊，可有腐败气味。尿沉渣镜检白细胞>5个/HFP。可有镜下或肉眼血尿；尿蛋白含量多为阴性或微量（±～＋）。

符合第（1）条情况下，具有第（2）或第（3）条，即可诊断为下尿路感染。

1.3 病案选取标准

1.3.1纳入标准 病案选取的纳入标准如下。

（1）符合西医诊断标准，诊断为下尿路感染的患者。

（2）年龄、性别不限。

（3）信息资料相对完整，涵盖本研究所需临床信息的患者，有开具中药处方。

1.3.2排除标准 病案选取的排除标准如下。

（1）病案信息资料不完整，如姓名、性别、年龄、临床症状、舌苔、脉象、中医诊断、西医诊断、具体方药等关键信息缺失无法完善的患者。

（2）合并有心、脑、肝、肾和造血系统等严重疾病（如心力衰竭、脑出血、呼吸衰竭、肾衰竭）的患者。

2 研究方法

2.1 病案预处理

通过福建中医药大学附属第二人民医院及福建中医药大学国医堂门诊系

统对张师治疗下尿路感染病案进行收集，并对其进行学术语规范、错别字纠正、病案信息资料完善等处理。

2.2 中药名规范化处理

参照"十二五"规划教材《中药学》和2020版《中华人民共和国药典》对处方中中药名称予以规范。

2.3 录入信息及监理数据库

将患者姓名、性别、年龄、就诊时间、病史、诊断及具体处方用药等信息按照统一格式在Microsoft Office Excel 2016中录入，建立下尿路感染病案数据库。

2.4 数据挖掘方法

2.4.1频数分析 应用Microsoft Office Excel对本研究患者基本信息、处方单味药使用频率、药物功效分类进行统计分析，筛选出张师治疗下尿路感染常用药物，将其按照药物四气、五味、归经分别进行统计分析。

2.4.2聚类分析 应用IBM SPSS Statistics 22.0对本研究处方中出现频率大于5%的药物进行系统聚类分析。

2.4.3关联分析 应用IBM SPSS Modeler 18.0对本研究处方中出现频率大于5%的药物运用Apriori算法进行关联规则分析。

3 研究结果

3.1 一般信息统计结果

3.1.1性别 本研究共纳入下尿路感染患者100例，共200诊次，其中男性患者39例，女性61例，男女比例≈1∶1.56，符合流行病学发病规律。

3.1.2年龄 如表1-7-1所示，≤20岁、21～30岁患者发病率较低，均低于10%；31～40岁、41～50岁、51～60岁、>61岁患者发病率逐渐升高，分别为16.13%、17.20%、22.58%、33.33%。根据性别分类，61岁以上男性患者疾病高发，女性患者在30岁以后发病率上升明显且呈逐年增加的趋势。

表1-7-1 年龄分布表

年龄段(岁)	男性例数(例)	女性例数(例)	总例数(例)	频率(%)
≤20	1	0	1	1.00

年龄段(岁)	男性例数(例)	女性例数(例)	总例数(例)	频率(%)
21~30	6	4	10	10.00
31~40	6	10	16	16.00
41~50	5	11	16	16.00
51~60	6	17	23	23.00
>61	15	19	34	34.00

3.2 中药频数统计分析结果

3.2.1用药频数统计结果　本研究共使用中药112味，使用总频数2595次，筛选使用频率大于5%的50味药物为张师治疗下尿路感染常用药物，其累计频数共2361次，累计频率达90.98%，常见药物如表1-7-2所示。

表1-7-2　常用药物频数及频率表

药物	频数(次)	频率(%)	药物	频数(次)	频率(%)
黄芪	171	85.50	柴胡	28	14.00
石韦	165	82.50	荔枝核	25	12.50
芡实	127	63.50	杜仲	24	12.00
墨旱莲	114	57.00	黄精	23	11.50
砂仁	112	56.00	菟丝子	23	11.50
女贞子	110	55.00	黄芩	22	11.00
鸡内金	106	53.00	玄参	22	11.00
生地黄	101	50.50	五味子	21	10.50
谷芽	84	42.00	益智仁	21	10.50
麦芽	82	41.00	白茅根	20	10.00
野菊花	80	40.00	半夏	20	10.00
牡蛎	67	33.50	泽泻	20	10.00
石斛	65	32.50	鳖甲	17	8.50
陈皮	64	32.00	甘草	16	8.00
金樱子	64	32.00	白鲜皮	15	7.50
瞿麦	60	30.00	三七	14	7.00
萹蓄	58	29.00	桑寄生	14	7.00
山药	42	21.00	青皮	14	7.00

药物	频数(次)	频率(%)	药物	频数(次)	频率(%)
葛根	40	20.00	车前子	13	6.50
茯苓	39	19.50	黄连	13	6.50
牛膝	39	19.50	续断	13	6.50
山茱萸	38	19.00	桑螵蛸	12	6.00
北刘寄奴	33	16.50	地肤子	11	5.50
酸枣仁	30	15.00	牡丹皮	10	5.00
薏苡仁	29	14.50	六神曲	10	5.00

3.2.2药物功效统计分析　　通过本研究所用的112味中药进行药物功效归类，共统计出16种药类，其中使用频率大于3%的共9类，累计频数为2384次，占比91.87%，分别为补虚药、利水渗湿药、清热药、消食药、收涩药、理气药、化湿药、活血化瘀药、解表药，详见表1-7-3。

表1-7-3　药物按功效分类及频数表

类别	味数(种)	频数(次)	频率(%)	药物
补虚药	23	677	26.09	黄芪、墨旱莲、女贞子、石斛、山药、杜仲、黄精、益智仁、菟丝子、鳖甲、甘草、续断、人参、百合、枸杞子、炙甘草、白芍、党参、北沙参、淫羊藿、白扁豆、白术、太子参
利水渗湿药	10	411	15.84	石韦、瞿麦、萹蓄、茯苓、薏苡仁、泽泻、车前子、地肤子、海金沙、金钱草
清热药	18	305	11.75	生地黄、野菊花、黄芩、玄参、白鲜皮、黄连、牡丹皮、知母、蒲公英、土茯苓、黄柏、板蓝根、苦参、败酱草、赤小豆、鱼腥草、栀子、金银花
消食药	5	287	11.06	鸡内金、谷芽、麦芽、六神曲、山楂
收涩药	7	270	10.40	芡实、金樱子、山茱萸、五味子、桑螵蛸、覆盆子、鸡冠花
理气药	8	134	5.16	陈皮、荔枝核、青皮、紫苏梗、乌药、枳实、枳壳、川楝子

类别	味数(种)	频数(次)	频率(%)	药物
化湿药	4	122	4.70	砂仁、苍术、厚朴、广藿香
活血化瘀药	8	90	3.47	牛膝、北刘寄奴、鸡血藤、桃仁、益母草、五灵脂、丹参、莪术
解表药	8	88	3.39	葛根、柴胡、桂枝、菊花、桑叶、升麻、麻黄、紫苏叶
平肝息风药	1	67	2.58	牡蛎
安神药	4	42	1.62	酸枣仁、合欢皮、柏子仁、龙骨
止血药	4	40	1.54	白茅根、三七、地榆、仙鹤草
化痰止咳平喘药	4	26	1.00	半夏、桔梗、百部、白果
祛风湿药	3	19	0.73	桑寄生、木瓜、狗脊
温里药	3	9	0.35	附子、干姜、小茴香
泻下药	2	8	0.31	大黄、火麻仁

经统计分析可得出，张师治疗下尿路感染最常用前三类药物分别为：补虚药、利水渗湿药、清热药。其中补虚药由补阴药（51.11%）、补气药（36.63%）、补阳药（12.26%）组成。利水渗湿药由利尿通淋药（76.64%）、利水消肿药（21.41%）、利湿退黄药（1.95%）组成。清热药由清热凉血药（43.61%）、清热解毒药（34.10%）、清热燥湿药（19.02%）、清热泻火药（3.28%）组成。

3.2.3常用药物性、味、归经统计分析参照"十二五"规划教材《中医学》和2020版《中华人民共和国药典》，将50味常用药物按四气、五味及归经进行统计分析。结果显示：根据药性分类统计，寒性、温性、平性药物居多，凉性药物相对较少，未见热性药物，详见表1-7-4；根据药味分类统计，甘味药、苦味药、辛味药、酸味药居多，涩味药、咸味药、淡味药相对较少，详见表1-7-5；根据药物归经分类统计，肾经、脾经、肝经、胃经、肺经药物居多，膀胱经、心经、小肠经、胆经、大肠经药物相对较少，详见表1-7-6。

表1-7-4　常用药物药性分类表

药性分类	味数(种)	频数(次)	药物
寒	20	934	石韦、墨旱莲、生地黄、野菊花、石斛、牡蛎、瞿麦、萹蓄、北刘寄奴、柴胡、黄芩、玄参、泽泻、鳖甲、白茅根、白鲜皮、车前子、黄连、地肤子、牡丹皮
温	14	631	黄芪、砂仁、谷芽、陈皮、山茱萸、荔枝核、杜仲、五味子、益智仁、半夏、青皮、三七、续断、六神曲
平	13	617	芡实、鸡内金、麦芽、金樱子、山药、茯苓、牛膝、酸枣仁、黄精、菟丝子、甘草、桑寄生、桑螵蛸
凉	3	179	女贞子、葛根、薏苡仁

表1-7-5　常用药物药味分类表

药味分类	味数(种)	频数(次)	药物
甘	31	1665	黄芪、石韦、芡实、墨旱莲、女贞子、鸡内金、生地黄、谷芽、麦芽、金樱子、石斛、山药、茯苓、牛膝、葛根、酸枣仁、荔枝核、薏苡仁、杜仲、黄精、五味子、玄参、泽泻、菟丝子、白茅根、甘草、桑寄生、车前子、三七、桑螵蛸、六神曲
苦	20	810	石韦、女贞子、野菊花、陈皮、瞿麦、萹蓄、牛膝、北刘寄奴、荔枝核、柴胡、黄芩、玄参、桑寄生、白鲜皮、黄连、青皮、三七、地肤子、续断、牡丹皮
辛	13	446	砂仁、野菊花、陈皮、葛根、柴胡、益智仁、半夏、菟丝子、青皮、地肤子、续断、牡丹皮、六神曲

药味分类	味数(种)	频数(次)	药物
酸	6	306	墨旱莲、金樱子、牛膝、山茱萸、酸枣仁、五味子
涩	3	229	芡实、金樱子、山茱萸
咸	4	118	牡蛎、玄参、鳖甲、桑螵蛸
淡	3	88	茯苓、薏苡仁、泽泻

表1-7-6 常用药物归经分类表

归经分类	味数(种)	频数(次)	药物
肾	26	1086	芡实、墨旱莲、女贞子、砂仁、金樱子、石斛、牡蛎、山药、茯苓、牛膝、山茱萸、荔枝核、杜仲、黄精、五味子、益智仁、玄参、泽泻、菟丝子、鳖甲、桑寄生、车前子、续断、桑螵蛸、地肤子、牡丹皮
脾	21	1092	黄芪、芡实、鸡内金、砂仁、谷芽、麦芽、陈皮、山药、茯苓、葛根、北刘寄奴、薏苡仁、黄精、益智仁、黄芩、半夏、菟丝子、甘草、白鲜皮、黄连、六神曲
肝	22	813	墨旱莲、女贞子、麦芽、野菊花、牡蛎、牛膝、山茱萸、北刘寄奴、酸枣仁、柴胡、荔枝核、杜仲、菟丝子、鳖甲、三七、桑寄生、车前子、黄连、青皮、续断、桑螵蛸、牡丹皮
胃	18	796	鸡内金、砂仁、生地黄、谷芽、麦芽、石斛、葛根、北刘寄奴、薏苡仁、半夏、玄参、白茅根、甘草、白鲜皮、黄连、青皮、三七、六神曲
肺	16	735	黄芪、石韦、陈皮、山药、茯苓、葛根、薏苡仁、柴胡、黄精、五味子、黄芩、半夏、玄参、白茅根、甘草、车前子

归经分类	味数(种)	频数(次)	药物
膀胱	8	459	石韦、鸡内金、金樱子、萹蓄、泽泻、白茅根、白鲜皮、地肤子
心	9	370	生地黄、野菊花、瞿麦、茯苓、酸枣仁、五味子、甘草、黄连、牡丹皮
胆	7	207	牡蛎、北刘寄奴、酸枣仁、柴胡、黄芩、黄连、青皮
小肠	4	201	鸡内金、瞿麦、黄芩、车前子
大肠	3	99	金樱子、黄芩、黄连

3.3 系统聚类分析结果

以药物频数分析结果中使用率大于5%的50味常用药物作为变量，运用SPSS 22.0中系统聚类法，选择组之间的链接法，以Pearson相关性作为测量区间，结果通过相关系数矩阵表与树状图来表现，见表1-7-7、图1-7-1。

表1-7-7　相关系数矩阵表

阶段	组合聚类		系数	首次出现聚类阶段		下一阶段
	聚类1	聚类2		聚类1	聚类2	
1	14	23	0.980	0	0	39
2	36	37	0.877	0	0	14
3	6	18	0.871	0	0	5
4	24	28	0.859	0	0	16
5	3	6	0.786	0	3	9
6	13	49	0.717	0	0	27
7	25	50	0.688	0	0	12
8	2	32	0.666	0	0	13
9	3	12	0.645	5	0	11
10	10	45	0.527	0	0	21
11	3	5	0.507	9	0	25

续表

阶段	组合聚类		系数	首次出现聚类阶段		下一阶段
	聚类1	聚类2		聚类1	聚类2	
12	11	25	0.501	0	7	30
13	2	9	0.482	8	0	28
14	36	39	0.469	2	0	30
15	19	29	0.451	0	0	22
16	17	24	0.424	0	4	34
17	26	42	0.414	0	0	25
18	8	30	0.400	0	0	38
19	1	27	0.383	0	0	28
20	21	22	0.361	0	0	32
21	10	33	0.353	10	0	27
22	19	20	0.322	15	0	33
23	31	35	0.295	0	0	29
24	43	48	0.286	0	0	26
25	3	26	0.272	11	17	32
26	43	44	0.270	24	0	33
27	10	13	0.270	21	6	44
28	1	2	0.251	19	13	34
29	31	41	0.248	23	0	35
30	11	36	0.189	12	14	42
31	7	16	0.177	0	0	43
32	3	21	0.175	25	20	39
33	19	43	0.155	22	26	44
34	1	17	0.149	28	16	46
35	31	46	0.145	29	0	37
36	34	38	0.135	0	0	40
37	31	47	0.088	35	0	40
38	8	40	0.076	18	0	45
39	3	14	0.061	32	1	43
40	31	34	0.051	37	36	45

阶段	组合聚类		系数	首次出现聚类阶段		下一阶段
	聚类1	聚类2		聚类1	聚类2	
41	4	15	0.046	0	0	42
42	4	11	0.031	41	30	47
43	3	7	0.028	39	31	49
44	10	19	0.018	27	33	47
45	8	31	-0.002	38	40	46
46	1	8	-0.015	34	45	48
47	4	10	-0.023	42	44	48
48	1	4	-0.050	46	47	49
49	1	3	-0.065	48	43	0

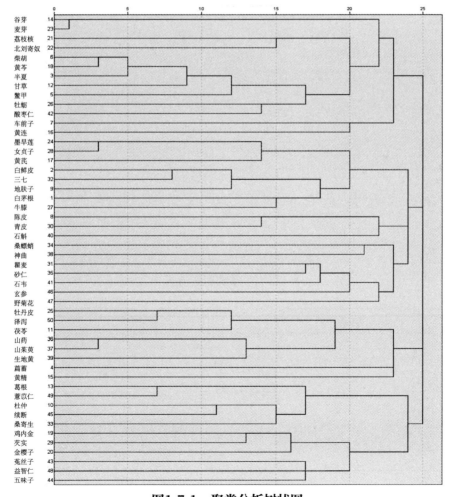

图1-7-1　聚类分析树状图

3.3.1核心药对　结合表1-7-7与图1-7-1结果，列出相关系数≥50%的药对，并结合张师临床经验，将石韦、瞿麦、白鲜皮、地肤子、荔枝核、北刘寄奴、杜仲、桑寄生、青皮、陈皮四组系数未超过50%的药对纳入，得出核心药对共16组，见表1-7-8。

表1-7-8　核心药对表

编号	药对	编号	药对
1	谷芽、麦芽	9	半夏、甘草
2	山药、山茱萸	10	杜仲、续断
3	柴胡、黄芩	11	半夏、鳖甲
4	女贞子、墨旱莲	12	茯苓、牡丹皮
5	柴胡、半夏	13	石韦、瞿麦
6	葛根、薏苡仁	14	荔枝核、北刘寄奴
7	牡丹皮、泽泻	15	杜仲、桑寄生
8	白鲜皮、三七	16	青皮、陈皮

3.3.2聚类组合药物　根据聚类分析中各聚类组员表及树状图结果，结合张师治疗下尿路感染经验，考虑将其聚类为5类时较为合理，详见表1-7-9。

表1-7-9　系统聚类处方表

分类	药物数量(种)	药物
第一组	10	石韦、瞿麦、野菊花、石斛、玄参、六神曲、青皮、陈皮、桑螵蛸、砂仁
第二组	13	柴胡、黄芩、半夏、甘草、黄连、荔枝核、北刘寄奴、牡蛎、鳖甲、车前子、酸枣仁、谷芽、麦芽

分类	药物数量(种)	药物
第三组	8	黄芪、女贞子、墨旱莲、牛膝、白茅根、三七、白鲜皮、地肤子
第四组	8	生地黄、山药、山茱萸、茯苓、泽泻、牡丹皮、黄精、萹蓄
第五组	11	金樱子、芡实、桑寄生、菟丝子、五味子、续断、杜仲、益智仁、葛根、薏苡仁、鸡内金

3.4 关联规则分析结果

通过IBM SPSS Modeler 18.0对50味高频中药进行关联规则分析,设置最小支持度为30%,最小置信度为90%,选取提升度≥1的项目,经去重后以支持度为降序原则,得出两药、三药及四药的药物关联规则。详见表1-7-10。

表1-7-10　关联规则构成表

规则	总数
两味药组成的规则	13
三味药组成的规则	33
四味药组成的规则	17

由两味药构成的关联规则经去重整理后共13条,支持度最高一组是黄芪→芡实,说明黄芪、芡实二药的配伍应用最为广泛,置信度最高的是黄芪→女贞子,说明黄芪、女贞子药物配伍稳定性高且应用较为广泛。详见表1-7-11。

表1-7-11　两药关联结果

后项	前项	实例(例)	支持度(%)	置信度(%)	提升度
黄芪	芡实	127	63.5	91.34	1.07
黄芪	墨旱莲	114	57	99.12	1.16

后项	前项	实例(例)	支持度(%)	置信度(%)	提升度
石韦	砂仁	112	56	91.96	1.11
黄芪	女贞子	110	55	99.09	1.16
墨旱莲	女贞子	110	55	95.45	1.67
麦芽	谷芽	84	42	97.62	2.38
石韦	谷芽	84	42	91.67	1.11
石韦	麦芽	82	41	91.46	1.11
黄芪	野菊花	80	40	90.00	1.05
黄芪	石斛	65	32.5	95.38	1.12
黄芪	金樱子	64	32	90.63	1.06
石韦	瞿麦	60	30	95.00	1.15
黄芪	瞿麦	60	30	91.67	1.07

由三味药构成的关联规则经去重整理后共33条，其中支持度最高的是女贞子→墨旱莲、黄芪，说明该组药物配伍是应用范围最为广泛的药物组合。而在置信度100%的药物配伍中，支持度最高的是黄芪→墨旱莲、石韦，说明在有墨旱莲、石韦的处方中均出现黄芪，且应用范围较为广泛。详见表1-7-12。

表1-7-12　三药关联结果

前项	后项	实例(例)	支持度(%)	置信度(%)	提升度
女贞子	墨旱莲、黄芪	113	56.50	92.04	1.67
黄芪	芡实、石韦	112	56.00	90.18	1.05
女贞子	墨旱莲、石韦	97	48.50	90.72	1.65
黄芪	墨旱莲、石韦	97	48.50	100.00	1.17
石韦	砂仁、黄芪	95	47.50	93.68	1.14
黄芪	女贞子、石韦	92	46.00	100.00	1.17
黄芪	鸡内金、芡实	89	44.50	91.01	1.06
石韦	麦芽、谷芽	82	41.00	91.46	1.11
石韦	墨旱莲、芡实	81	40.50	92.59	1.12
黄芪	墨旱莲、芡实	81	40.50	100.00	1.17
墨旱莲	女贞子、芡实	74	37.00	97.30	1.71
石韦	女贞子、芡实	74	37.00	91.89	1.11

前项	后项	实例(例)	支持度 (%)	置信度 (%)	提升度
黄芪	女贞子、芡实	74	37.00	100.00	1.17
麦芽	谷芽、黄芪	73	36.50	97.26	2.37
石韦	谷芽、黄芪	73	36.50	93.15	1.13
石韦	生地黄、芡实	73	36.50	91.78	1.11
石韦	砂仁、芡实	73	36.50	94.52	1.15
石韦	麦芽、黄芪	71	35.50	92.96	1.13
石韦	生地黄、砂仁	71	35.50	91.55	1.11
女贞子	砂仁、墨旱莲	70	35.00	92.86	1.69
石韦	砂仁、墨旱莲	70	35.00	97.14	1.18
黄芪	砂仁、墨旱莲	70	35.00	100.00	1.17
石韦	女贞子、砂仁	68	34.00	97.06	1.18
黄芪	女贞子、砂仁	68	34.00	100.00	1.17
黄芪	野菊花、石韦	67	33.50	91.04	1.06
石韦	鸡内金、墨旱莲	65	32.50	90.77	1.10
黄芪	鸡内金、墨旱莲	65	32.50	100.00	1.17
女贞子	生地黄、墨旱莲	62	31.00	90.32	1.64
石韦	生地黄、墨旱莲	62	31.00	96.77	1.17
黄芪	生地黄、墨旱莲	62	31.00	100.00	1.17
石韦	生地黄、女贞子	61	30.50	95.08	1.15
黄芪	生地黄、女贞子	61	30.50	100.00	1.17
石韦	鸡内金、砂仁	60	30.00	95.00	1.15

由四味药构成的关联规则经去重整理后共17条，其中支持度最高的是女贞子→墨旱莲、石韦、黄芪，说明该组合是处方应用范围最为广泛的药物组合。而在置信度最高的药物组合是墨旱莲→女贞子、芡实、黄芪，说明该组药物的配伍在四味药中最为稳定且应用范围较广泛。详见表1-7-13。

表1-7-13　四药关联结果

后项	前项	实例(%)	支持度(%)	置信度(%)	提升度
女贞子	墨旱莲、石韦、黄芪	97	48.50	90.72	1.65
石韦	墨旱莲、芡实、黄芪	81	40.50	92.59	1.125

后项	前项	实例(%)	支持度(%)	置信度(%)	提升度
墨旱莲	女贞子、芡实、黄芪	74	37.00	97.30	1.71
石韦	女贞子、芡实、黄芪	74	37.00	91.89	1.11
石韦	女贞子、墨旱莲、芡实	72	36.00	91.67	1.11
石韦	麦芽、谷芽、黄芪	71	35.50	92.96	1.13
石韦	砂仁、墨旱莲、黄芪	70	35.00	97.14	1.18
女贞子	砂仁、墨旱莲、黄芪	70	35.00	92.88	1.69
石韦	女贞子、砂仁、黄芪	68	34.00	97.06	1.18
女贞子	砂仁、墨旱莲、石韦	68	34.00	92.65	1.68
石韦	砂仁、芡实、黄芪	65	32.50	93.85	1.14
石韦	生地黄、芡实、黄芪	65	32.50	90.77	1.10
石韦	鸡内金、墨旱莲、黄芪	65	32.50	90.77	1.10
石韦	生地黄、墨旱莲、黄芪	62	31.00	96.77	1.17
女贞子	生地黄、墨旱莲、黄芪	62	31.00	90.32	1.64
石韦	生地黄、女贞子、黄芪	61	30.50	95.08	1.15
女贞子	生地黄、墨旱莲、石韦	60	30.00	90.00	1.64

— 讨论 —

1 张喜奎教授治疗下尿路感染数据挖掘结果探讨

1.1 一般信息统计结果分析

本研究共纳入100例下尿路感染患者,其中男性39例,女性61例,女性患者数量远高于男性患者,符合本病流行病学特点。早在《五十二病方》中就将"女子癃"单独分类,《医宗必读·淋证》中也提到"妇女多郁,常可发为气淋和石淋",进一步论证了本病在女性中发病率较高的特点。从年龄分布上来看,本病在30岁以后发病率随年龄增长逐渐增高,其中男性患者发病率在60岁以后大幅度上升,是因前列腺增大增加了尿路感染的发病率。女性患者则在年龄30岁后发病率逐年增高,与已婚女性发病率较未婚女性发病率增加有关[8]。

1.2 药性结果分析

通过药物药性分类统计可知寒药使用频率最高，故本病主要病因与热、湿、毒有关，热邪常夹湿夹毒下注膀胱与肾，非寒药清热泻火，燥湿解毒不可祛之。现代研究表明[9-10]，寒性药物多具有抗微生物、抑制炎症反应、止痛等与抗感染相关的药理作用。

温性药与平性药的频数相当，温则能补，对于证见虚实夹杂的患者，扶正乃可驱邪；温亦可泻，善外解风邪，内化水寒，气血得温则行健，瘀血可除。吴敏等[11]研究表明温性药物不仅可以提高机体的免疫功能，亦具有一定的抗炎，抗细菌、真菌作用。平性药物，药力平和，适应广泛，平补平泻，具有补益不助邪，逐邪不伤正的特点。

1.3 药味结果分析

通过药味频数结果分析可知，张师治疗下尿路感染的药物中使用频率最高的是甘味药、苦味药与辛味药。甘味药善补，可健脾补中，使气血旺盛不受邪；中州健运可助祛湿泻浊；后天之本充盛可育养先天[12]；对于尿痛明显患者，甘可缓急定痛。范珉珏等[13]基于网络药理学研究发现，部分甘味药对寒、热、湿、瘀、痰等浊邪留滞肾脏所致的肾实证，具有泻浊功效。苦味药，可降泻，可燥湿，其药性多寒，直折泻火，去除膀胱湿热，苦甘相配逐热而不损正，燥湿而不伤阴。辛味药，具有解表、散邪、行滞的特点。辛甘相配，化阳助卫，温助脾肾；辛苦相伍，辛开苦降，燥不劫津，苦不碍胃。三种药味的药物，相须相使，扶正祛邪，标本兼顾。

1.4 归经结果分析

药物归经频数结果显示，各经均有涉及，其中归肾、脾、肝三经药物最多，而胃、肺、膀胱经药物次之。可以看出张师在治疗本病时尤其注重先后天之本，认为本病病位主要在中、下焦，注重肺、脾、肝、肾、膀胱在水液运化中的作用。在用药时兼顾胃气，认为胃气运转流利，湿热难以再生；助行药力，达到事半功倍之效。

1.5 药类与药物频数结果分析

根据药类与药物频数结果分析可以得出，张师在对下尿路感染患者的辨证施治中，常以补虚药（677）、利水渗湿药（411）、清热药（305）为主，消食药（287）、收涩药（270）、理气药（134）、化湿药（122）、活血化瘀药（90）等为辅。根据药类可以将张师治疗下尿路感染的常用治法分为以下五种，扶正补虚、祛湿清热化瘀、收敛固涩、和胃消食、疏肝理气。

1.5.1扶正补虚　　张师认为在临床中下尿路感染常以虚实夹杂证多见，固本驱邪在本病治疗中起到关键的作用，《黄帝内经》中说"正气存内，邪不可干"，脏腑之气旺盛，则邪难干正，补足脏腑之虚损，有助于驱邪外出。补虚药占比26.09%，是本研究中使用频率最高类的药物。其中各类型药物的使用频数比例分别为：补阴药（51.11%）、补气药（36.63%）、补阳药（12.26%）。根据数据可知，下尿路感染患者中阴虚者最为多见，湿热毒瘀，蕴结膀胱，耗伤肾阴，张师擅用北沙参、百合、石斛、黄精，润肺生津，养阴益胃；用女贞子、墨旱莲、枸杞子、鳖甲、白芍，滋益肝肾。热邪耗伤气阴，外邪内侵，正气奋起抗之，正气耗损加之气随阴脱，故气虚者在临床中比比皆然[14]。张师常以黄芪、山药、甘草、人参、炙甘草、党参、白扁豆、白术、太子参，补益脾肺，益气抗邪。若患病日久，阴损及阳；失治误治，过用寒凉之品，耗伤真阳；素体阳虚者，均可见阳虚证表现。张师常以杜仲、益智仁、菟丝子、续断、淫羊藿，温补肝肾，因恐大热之品助邪，遂多投性温之品，徐徐补之。补血药未在本研究中出现，可知张师认为本病的发生与血虚关系较小。现代药理学证明[15]，补虚药可增强人体特异、非特异免疫功能，增强机体抵御有害物质的能力，而在西药中此类药物种类单一、药物匮乏。

1.5.2祛湿清热化瘀　　根据张师对本病的认识，湿热毒瘀是最主要的致病因素，故在治法上大量应用利水渗湿药、清热药、化湿药、活血化瘀药。这四类药中使用频率最高的是利水渗湿药，在本研究中占比15.84%，其中各类型药物的使用频数比例分别为：利尿通淋药（76.64%）、利水消肿药（21.41%）、利湿退黄药（1.95%）。可见利水渗湿药中使用率最高的是利尿通淋药。下尿路感染患者小便常频涩不利，小便不通则邪毒内蕴，故通淋是本病的重要治法。张师善用石韦、瞿麦、萹蓄、车前子、地肤子、海金沙，通利小便，渗湿利水。利水消肿药中的高频药物茯苓、薏苡仁，具有健脾利湿的功效，补泻相合，扶正祛邪并行。利水退黄药物中的高频药物金钱草，可清利湿热，现代药理研究证实[16]，金钱草还具有抑制泌尿系结石的生成及抗炎的作用。与利湿药主要作用于下焦不同，化湿药以中焦为主，通过辛温、香燥之品，温化湿邪，芳香醒脾。张师常予砂仁、厚朴、苍术、藿香，化湿醒脾，行气和胃。药理学研究证明[17-19]，砂仁、厚朴、苍术、藿香等化湿药具有显著的抗菌作用。化湿药对于尿感染最常见的致病菌（大肠杆菌）具有良好抑菌、杀菌效果[20-22]。

清热药是本研究中使用频率第三的药物，占比11.75%，其中各类型药物的使用频数比例分别为：清热凉血药（43.61%）、清热解毒药（34.10%）、清热燥湿药（19.02%）、清热泻火药（3.28%）。可以看出张师在清热之余亦注重凉血与解毒的治法，与本病病因病机相合。张师喜用生地黄、玄参、牡丹皮，清肾经之热邪，滋阴凉血，具有清热不伤阴的特点。在清热解毒药中运用最多的是野菊花，黄春华等[23]、王瑞雅等[24]经药理学研究后得出，野菊花对大肠埃希菌具有显著的杀菌抑菌作用，且可以提高免疫力，药效以生品为最佳。

久病必瘀，对于下尿路感染反复发作患者，张师则会加上活血化瘀之品以去瘀血生新血，复脉络通利。使用频率最高的活血化瘀药是牛膝，《本草纲目》中记载其"治五淋尿血，茎中痛"，本品具有化瘀通经、补肝肾强筋骨、利尿通淋的作用。集补虚，通淋，化瘀于一药，故在本病使用广泛。

1.5.3收敛固涩　古往今来治疗本病多以通淋之法，鲜见使用收涩药。殊不知，若久病正虚，肾精耗散，精关不固，以致本病后期尿急、尿痛等症均缓，但尿频症状难以缓解，此非固涩之法不中与之。如小青龙汤、苓甘五味姜辛汤、二陈汤等名方，均在实邪未解时即加入收涩之品，故不应拘泥于实邪而忌收涩药[25]。根据高频药物统计表中所示，张师临床中常以芡实、金樱子、山茱萸、桑螵蛸，补肝益肾，固精缩尿，五味子、敛肺涩精，生津益气。

1.5.4和胃消食　和胃消食药是张师在临床中治疗诸病最为广泛的药物之一。《黄帝内经》中记载"人以胃气为本"。因此无论何病证都可稍佐和胃之法。和胃消食之药有四个作用：其一胃气和运，水谷消化，则湿热难生；其二和胃可防苦寒之品伤正；其三，陈士铎说"胃为肾之关""胃土能消，而肾水始足"，胃可运化水谷精微，肾之精气得以充盛，后天充盛可滋养先天；其四，胃气和可助运化药力，使药效倍增。张师在治疗本病消食药中最为常用的是鸡内金、谷芽、麦芽。

1.5.5疏肝理气　唐容川言"气行水亦行"，故理气之法在本病中也广泛应用。《血证论》中记载"食入于胃，全赖肝气以疏泄之，而水谷乃化"，故理气可助胃运化水谷；可使药力灵动，直达病所，补而不滞；可助祛瘀生新，通利水道，开泻浊邪[26]。疾病反复发作的患者易发生情志愤郁，肝气郁结，郁而化火等病症，理气药可条达肝气，疏肝理气，解郁除烦。青皮、陈皮、荔枝核为理气药中的代表药。

1.6 下尿路感染核心药对分析

1.6.1关联分析中的药物组合　根据高频药物的关联规则可以看出，张师治疗下尿路感染时多围绕黄芪、石韦二药进行组方，与其配伍的主要药物有女贞子、墨旱莲、芡实、谷芽、麦芽、砂仁、生地黄、野菊花。黄芪，入脾、肺二经，善补气之虚损，利尿泻浊，寓补泻于一药。张师认为，黄芪之生品，也具有补脾阴的作用，唐容川所著养真汤中就是运用了黄芪补脾之气阴[27]；石韦，归肺、膀胱经，清热止血，利尿通淋。此二药一补一泻，黄芪补气、助阴，石韦清利湿热，兼以止血，二药配伍具有扶正不助邪，驱邪不伤正的特点，故在临床治疗中常围绕此二味药物进行加减。女贞子、墨旱莲二药与黄芪相合是为黄芪二至丸，可补肝肾，滋气阴，贴合本病后期最易出现气阴两虚的特点；芡实与黄芪配伍，一补一收，增强补益力量，防精微外漏；黄芪与谷芽、麦芽相配伍，健脾和胃，补中消食；石韦与砂仁相伍，化湿利浊，导邪下行；黄芪与生地黄相伍，增强扶正益阴的力量，生地黄还可以凉血止血，与石韦相伍治疗尿中带血；野菊花与石韦相伍，则是增强清热解毒之力，引热邪由小便出。

1.6.2聚类分析中的药对　根据聚类分析结果的核心药对表，结合张师临床经验，主要对以下七组药物配伍进行分析。

柴胡、黄芩：柴胡与黄芩二药的配伍，源于《伤寒论》中小柴胡汤类处方，张师临床中善用小柴胡汤加减治疗诸多病证，又化繁为简，临证时常以此二味药物来代表小柴胡汤方义。柴胡具有推陈以致新的作用，可疏解少阳经之邪气，条达肝胆生发之气。黄芩则可降泻少阳火邪，二药均味苦，发越少阳郁火，一升一降，达到和解少阳的作用。现代药理学研究指出[28]，此组药对具有极其显著的解热作用，临床对于下尿路感染所致发热患者有良好的疗效。故此配伍可用于治疗少阳枢机不利，气机郁结，肝胆火盛所致的下尿路感染患者。

女贞子、墨旱莲：女贞子与墨旱莲二药，合称为二至丸，此方出自《医便》卷一。二者皆入足少阴经，善于滋阴养精，平补肝肾。可缓缓补脏腑之阴精，补而不腻，也具有止血的功效。李军等[29]研究证明，二至丸可显著增强患者免疫功能，提高抵抗力。故此配伍对于久病及肾，肝肾阴虚，且尿路感染反复发作的患者具有良好的效果，固本防邪，且病愈后坚持调护可提高免疫力，起到防止疾病复发的作用。

葛根、薏苡仁：葛根、薏苡仁的配伍，是张师师传方"补气通络方"中的药物。葛根，升举阳气，舒筋通络；薏苡仁，祛湿止痹，利水排毒。二药合用，升阳除湿，舒筋止痛。药理学研究表明[30-33]，葛根、薏苡仁药对具有抗炎、镇痛、调节免疫、促进骨细胞增殖、改善骨质疏松的作用。故此配伍适用于湿邪留滞筋骨，导致经络阻滞不通，出现肢体疼痛的患者。

　　石韦、瞿麦：石韦、瞿麦的配伍，是治疗淋证名方石韦散中的主要药对。《神农本草经》中记载，石韦"劳热邪气，五癃闭不通，利小便水道"。石韦善清热通淋，也可凉血止血；瞿麦，导热除湿，通利小便，活血通经。此二药相合，可荡涤小肠邪热，又兼具凉血活血止血的作用。马越等[34]、郭连芳等[35]经过药理学研究证实，石韦配合瞿麦可提高免疫力、保护肾脏、预防结石、抗病原微生物、抗炎及利尿。此药临床运用于湿热浊邪未祛，或见尿血、尿常规见隐血的患者，可荡涤浊邪，为驱邪的常用配伍。

　　谷芽、麦芽：谷芽、麦芽的配伍，是张师临床中使用最为广泛的消食药对。《本草述》中记载："谷、麦二芽俱能开发胃气，宣五谷味。"麦芽还兼有疏肝理气的功效，谷芽则可助生津液[36]。临床中无论是何种证型的下尿路感染，均可投此药对，消食和胃，助药力运化，防水谷积聚酿生热邪。

　　荔枝核、北刘寄奴：荔枝核与北刘寄奴的药物配伍中，荔枝核可疏肝理气，止痛散寒；北刘寄奴，善于活血化瘀，通络止痛，亦可清利湿热，凉血止血。根据张师临床用药规律可知，本药对主要运用于男性。张师认为[37]，北刘寄奴与荔枝核相伍，具有行气通络，活血化瘀的作用，对于中老年男性因气滞血瘀，脉络瘀阻所致前列腺肥大的患者，具有改善前列腺压迫尿道的作用。于培良等[38]、赖庆[39]认为本组药对具有抗炎，抗菌的作用。因此本组药对常运用于中老年男性因前列腺增生所致的，下焦气机不畅，血瘀脉阻，兼有湿热之邪作祟的下尿路感染。

　　青皮、陈皮：青皮与陈皮的配伍，是张师临床中运用最为广泛的理气药对。此二药均味苦、辛，性温，青皮行气力量较为专横，善破气疏肝，理气止痛；陈皮，理气力量较缓，可健脾胃，燥湿邪。二药相合，肝脾气机同行，一峻一缓。此组药对可行周身气机，使方药灵动，补益不致呆补，行气以燥湿邪。

1.7　下尿路感染核心处方分析

　　第一组药物：石韦、瞿麦、野菊花、石斛、玄参、六神曲、青皮、陈皮、桑螵蛸、砂仁。本组药物可视为石韦散加减。方中石韦、瞿麦是张师应用最为广泛的清热通淋药，可清利湿热，通淋排石；野菊花，泻火解毒；石斛与玄参相伍，清泻湿热，滋养胃、肾阴精；六神曲、砂仁二味药，消食和胃，化湿醒脾，健运中州；青皮、陈皮，理气运药，使全方灵动，力达病所；桑螵蛸，补肾固精，于大队清利药中加入收涩药，防诸药过利伤正，收涩脏腑精气。张师在临床中运用本方治疗热邪夹湿初犯膀胱，煎熬阴液，以邪实为主的太阳腑病，湿热内蕴证。其临床表现为小便急频、淋涩灼痛，尿色赤黄，口干口苦等。

第二组药物：柴胡、黄芩、半夏、甘草、黄连、荔枝核、北刘寄奴、牡蛎、鳖甲、车前子、酸枣仁、谷芽、麦芽。本组药物可视为小柴胡汤加减。方中柴胡、黄芩合用，疏解少阳，清泻郁火；半夏，燥湿化痰，多用姜炮制来制约毒性且可温中；黄连，燥湿泻热解毒；荔枝核，北刘寄奴，疏肝理气，活血化瘀；牡蛎、鳖甲，滋阴潜阳，软坚散结；车前子，清热祛湿，利尿通淋；酸枣仁，养血滋肝，安神助眠；甘草、谷芽、麦芽，和中消食，调和诸药。张师在临床中运用本方治疗少阳不利，气机不畅，水道阻塞，气郁湿阻，血脉瘀滞，郁而化热，所见的少阳湿热瘀滞证。其临床表现为小便频急、艰涩不利，口苦咽干，少腹胀痛，头晕，失眠等。

第三组药物：黄芪、女贞子、墨旱莲、牛膝、白茅根、三七、白鲜皮、地肤子。本组药物可视为黄芪二至丸加减。方中黄芪生用，健脾益气，利尿逐邪，女贞子、墨旱莲，善补肝肾阴亏，三药合用同补肝脾肾三脏之气阴[40]；牛膝，化瘀通经，利尿通淋，强筋健骨，三七，止血化瘀，白茅根，凉血止血，利尿清热，此三药相伍化瘀不伤正，止血不留邪。白鲜皮、地肤子，解毒泻火、清热燥湿。张师在临床中运用本方治疗湿热毒瘀互结下焦，耗伤气阴，血瘀络损，血溢脉外，邪实与正虚并重的太少气阴两虚，湿热血瘀证[41]。其临床表现为小便频急、疼痛感不明显，伴肉眼或镜下血尿，身困乏力，纳差便溏，手足心热，口舌干燥等。

第四组药物：生地黄、山药、山茱萸、茯苓、泽泻、牡丹皮、黄精、萹蓄。本组药物可视为六味地黄丸加减。方中生地黄滋养肾阴，山药健脾固肾，山茱萸涩肝补肾防脱，三药合用，脾肝肾三脏并补，填脏腑之精；茯苓健脾渗湿利水，泽泻利湿泻热，牡丹皮凉血清肝，三药并行，清泻脏腑湿热毒泻；黄精润肺，补脾，滋肾；萹蓄，清利湿热，通淋杀虫。张师在临床中用本方治疗久病肝脾肾三脏虚损，湿热毒邪留滞不祛，虚实并重的少阴阴虚，湿热留滞证。其临床表现为尿频尿急、淋漓涩痛，眩晕耳鸣，五心烦热，腰膝酸软，口干等。

第五组药物：金樱子、芡实、桑寄生、菟丝子、五味子、续断、杜仲、益智仁、葛根、薏苡仁、鸡内金。本组药物可视为水陆二仙丹加减。方中金樱子、芡实，二药合用，健补脾肾，除湿固精，在肾脏病中应用广泛[42]；桑寄生，除湿补肾，养肝强筋；菟丝子、五味子，助芡实、金樱子，固精收关；益智仁，温脾暖肾，固涩缩尿；杜仲、续断合用，补益肝肾，充精强阳；葛根、薏苡仁合用，升阳利湿，解肌除痹；鸡内金，消食涩精，通淋化石。张师在临床中运用本方治疗本病后期，实邪已祛，肾气未复，精关不固，以本虚为主的少阴肾气不固证。其临床表现为小便频数、疼痛不显，镜下可见蛋白尿，神疲乏力，腰背酸痛，头晕耳鸣等。

2　张喜奎教授对于下尿路感染的认识

2.1　外邪内因、相互为患

下尿路感染的病因，可分为外邪与内因两部分。在外者是因感受六淫致病，而在内则因正虚所致。

根据张师临证经验结合本研究结果可得出，下尿路感染的客邪不离热、湿、毒、瘀四类。其中热与湿是最为主要的致病因素。张仲景在《金匮要略》中就提出，本病的发生是因"热在下焦"所致。后朱丹溪亦有"淋虽有五，皆属乎热"的结论。张师认为无论患者是新病邪盛为主，或是久病正气亏虚，湿热之邪均贯穿本病的始终。热邪的产生分为外感与内伤。外感者，感六淫邪气，邪郁卫表，郁生邪热，循太阳膀胱经脉，结于膀胱，移热于肾；或外阴不洁，热与毒邪上犯溺窍，直犯膀胱与肾。内伤者，或饮食不节，嗜食辛辣燥热之品；或内伤七情，气机郁滞，久郁化火；或起居失常，房劳耗伤；或过服热药以及他脏热邪所致。但热为阳邪，病位多居于上焦，故非独热邪可致本病。《黄帝内经》中记载"伤于湿者，下先受之"，热邪随湿邪乃可流注下焦。湿邪的产生也不外乎外感与内伤。外感者，或久居阴寒潮湿之所，或雨天涉水而行。内伤者，则以肺脾肾三焦等脏腑失调，水液不能正常输布，精微不得运化所致[43]。湿热相结，水道不利，水行不畅，邪去之路受阻，浊邪难除。水道不利，水液停聚，加重湿邪；气机水道郁阻，郁化热邪，致邪伏着难解，疾病迁延不愈[44]。毒邪，亦不离内外之分。外毒就是来自机体以外的一种毒物，如虫毒、疟毒、疫毒等，毒物与六淫之气可相合致病，如风毒、热毒、湿毒等，此等犯病则来势更为峻烈[45]。内毒则是来自脏腑虚损所致的病理产物，正如《金匮要略心典》所说"毒者，邪气蕴结不解之谓"。脏腑失调，邪气难祛，内蕴化为热毒、水毒、瘀毒等，损害脏腑，使得机体虚损，毒邪更甚。瘀血，既是本病的致病因素又是致病产物，湿热毒邪，耗损正气，伤及阴津，气虚则血行无力，阴虚则脉道滞涩不利，乃生瘀血。

在临床治疗中，常见患者经清热药治疗后，出现症状改善短暂治愈，是因为热邪易降泻而出，而湿、毒、瘀邪等顽邪较难完全清除，常内伏于脏腑经络，致局部气血瘀滞，脉络阻塞不通，待脏腑虚损或复感外邪时，极易再次发病。故湿、毒、瘀邪在本病发生及转归上起到至关重要的作用[46]。

在疾病的发生发展中，上述邪气内蕴，可影响机体气血津液运行，耗伤正气，主要易损及脾、肾、肝。脾为后天之本，主运化水谷、津液，湿邪可致其运化不利，水液不运，水湿停滞，以致湿邪更甚，疾病难愈。而肾主先天，真阴、真阳藏于内，又主司一身水液代谢，与膀胱互为表里脏腑关系密切。外邪蕴于膀胱日久，常循经入肾，因火热旺盛往往先损肾阴，阴虚阳亢，则火热更旺，气化不利，湿邪难除。而肾阴耗损日久，阴损及阳，阴阳双亏，疾病更加反复难愈。肝与肾同归于下焦，且肝主疏泄，可调畅津液运行，乙癸同源，肾腑虚损，则肝肾同时亏损，致气机郁滞，化热助火，津液不疏，水湿更甚。膀胱无力气化、肺不行水、三焦壅遏不利、胃腐熟水谷失常等脏腑病变同样可使本病加重。

2.2 虚实夹杂最多见,辨病辨证相结合

根据本研究结果可知，在临床诊治过程中，本病患者以虚实夹杂证最为多见，这一观点与《诸病源候论》所提出的"肾虚、膀胱热"理论相合，同时印证了"淋家可补"之说。临床上若见到身强体健，初患本病，除尿急、频、痛症状以外，未见其他不适者，予以清热化湿，利尿通淋之法自然收效甚佳。但更为多见的是经过西药抗感染治疗后症状反复，致使耐药菌株定植于膀胱尿道，此类患者因疾病日久邪气未祛伏于体内，久病多损及正气，待患者正气不足时，伏邪外出作祟，以致再度发病。根据本研究年龄分布，同样可以看出，临床中本病主要发病年龄段集中于51岁以上人群，该年龄段患者因年逾半百，脏腑亏虚，无力抗邪，虚实夹杂，正邪交争以致下尿路感染反复发作，或未经正确的治疗，致使疾病迁延，久病必虚。此类患者除本病特有的尿频、尿急、尿痛等症状以外，往往兼有脏腑虚损的表现，此时若一味地投以清利药物，往往伤及正气，更有疾病加重的风险。但在投予补益剂时，也应在选药与剂量上进行斟酌，往往投予补力平缓的药物且剂量不宜过大，若补益升提太过则气机向上而行，不利于湿热毒瘀之邪外祛[47]。因此在治疗下尿路感染时首先以辨病确立治疗大法，再结合患者症状进行辨证施治，求因论治，以辨病与辨证相结合的思路来治疗本病[48-49]。

2.3 疾病的发生与传变不离六经

六经辨证是一种以《伤寒论》为理论基础，结合脏腑生克、阴阳五行、经

络传变等理论，判断人体阴阳、气血、津液、寒热、虚实的一种辨证方法[50]。张师认为，下尿路感染的发生与发展，可以经过六经辨证进行论治。由于患者正气的强弱有别，疾病的发生发展呈现不同的特点。对于正气较盛的患者，初感病邪，首犯太阳，湿热毒邪随足太阳经直犯膀胱，或邪由经入腑，邪气阻遏气机，灼伤局部脉络，发为本病；邪未得解，传于少阳，致少阳枢机不利，湿热毒邪壅遏三焦，水道不利，膀胱气化不行，亦可发病；若邪仍不得解，进一步化热伤津，湿与热邪困阻阳明，中焦湿热蕴结，耗损气阴，湿热下注膀胱，加重本病，此邪在三阳经。若患者未经恰当治疗，或素体虚弱者则邪入三阴经，疾病迁延难愈，甚则危及生命。三阳经未解转入太阴，或因正气亏虚病邪直中太阴，脾气亏虚，湿邪留恋，气机下陷膀胱，周身气机不畅，膀胱无力气化，致使本病迁延；病邪直中少阴或从太阴所传，湿热久蕴，耗伤真阴，则见肾阴不足，湿热留恋的虚实夹杂之象，若疾病继续加重，阴损及阳，致肾阴阳俱损，以阳虚为著，下焦无以温煦，关门失约；病至少阴仍未解则传于厥阴，厥阴乃三阴之末，此时疾病往往已不是单纯的下尿路感染，常伴肾脏受损，发展为肾衰竭，疾病凶险，预后较差。

— 结 论 —

（1）下尿路感染的外因是以湿、热为主，常夹毒、夹瘀。内因则主要是肾、脾、肝三脏虚损，同时涉及膀胱、肺、三焦、胃等多脏腑。病机上遵循《伤寒论》中六经病证变化。

（2）治疗上以扶正补虚、祛湿清热化瘀、收敛固涩、和胃消食、疏肝理气为五类常用治法。常用药物组合有柴胡与黄芩，女贞子与墨旱莲，葛根与薏苡仁，石韦与瞿麦，谷芽与麦芽，荔枝核与刘寄奴，青皮与陈皮。处方上多以石韦散、小柴胡汤、黄芪二至丸、六味地黄丸、水陆二仙丹为核心处方。在治疗时以辨病与辨证相结合，随证加减。

参考文献

[1] 李光辉.尿路感染的诊断与治疗 [J].中国抗感染化疗杂志,2001,01(1):58-60.

[2] 叶任高,刘冠贤.临床肾脏病学 [M].第1版.北京:人民卫生出版社.1997:131-144.

[3] 董光富,叶任高.尿路感染的流行病学及病理改变 [J].中国社区医师,2003,19(4):8.

[4] 侯树坤,叶海云.尿路致病性大肠埃希菌和宿主膀胱防御反应的相互作用 [J].当代医学,2001,7(11):26-29.

[5] 张喜奎.肾脏病六经辨治 [M].北京:中国中医药出版社.2006:115-120.

[6] 陈香美.临床诊疗指南肾脏病学分册 [M].北京:人民卫生出版社.2011:182-183.

[7] 葛俊波,徐永健,王辰.内科学 [M].第9版.北京:人民卫生出版社.2018:494-495.

[8] 唐军莉.清热补肾法治疗女性尿路感染35例 [J].云南中医学院学报,1995,18(1):40-41.

[9] 阎秀菊.中药"四气""五味"作用探讨 [J].中国中医药信息杂志,2010,17(S1):3-4.

[10] 李丰衣,李筠,张琳,等.中药药性的临床研究进展 [J].中华中医药杂志,2009,24(9):1109-1111.

[11] 吴敏,张毅.谈温性药对疮疡的指导作用 [J].北京中医,2006,25(50):276-278.

[12] 范珉珏,贾育新,柴瑞婷.基于网络药理学分析甘味药治疗肾实证的作用机制 [J].河南中医,2020,40(11):1756-1762.

[13] 樊玉珠;李敬林."以后天养先天"论治糖尿病肾病 [J].辽宁中医药大学学报,2012,14(3),136-137.

[14] 戴春福,陈幼华.热邪不但易伤阴且易耗气 [J].甘肃中医学院学报,1995,12(2):3-4.

[15] 张世玮.补虚药药理学研究的进展 [J].南京中医学院学报,1984,(3):41-44.

[16] 俞仑青.金钱草的药理作用及临床应用概况 [J].中国现代药物应用,2011,5(14):131-132.

[17]DAS P,DUTTA S,BEGUM J,et al.Antibacterial and antifungal activity analysis of essential oil of Pogostemon cablin(Blanco)Benth[J]. Bangladesh Journal of Microbiology, 2016, 30(1-2):7.

[18] MATHEW J,SHIBURAJ S,GEORGE V.Antimicrobial activity of Amomum cannicarpum[J].Fitoterap-ia, 2003,74(5):476-478.

[19] FU P,FENG W,LIANG X,et al. In vitro and in vivo antibacterial activity of pogostone[J].Chinese medical journal,2014,127(23):4001-4005.

[20] YANG Y,YUE Y,RUNWEI Y,et al.Cytotoxic,apoptotic and antioxidant activity of the essential oil of Amomum tsao-ko[J]. Bioresour Technol, 2010,101(11):4205-4211.

[21] 何元龙,逯月,付剑.苍术油对四种细菌最小抑菌浓度的研究 [J].家禽科

学,2007,38(11):37-38.

[22] CHAN L W,CHEAH E L C,SAW C L L, et al. Antimicrobial and antioxidant activities of corte-x magnoliae officinalis and some other medicinal plants commonly used in South-East Asia[J]. Chinese Medicine, 2008,03(1):15.

[23] 黄春华,谢美强,王小平,等.野菊花不同炮制品的提取物对5种常见致病菌抑菌效果的对比实验 [J]. 抗感染药学,2020,17(4):473-476.

[24] 王瑞雅,王惠平,赵薇,等.野菊花的生物活性成分及药理作用研究 [J].甘肃科技,2020,36(14):52-54.

[25] 王有威.浅谈收涩药的临床使用 [J].山西中医,1995,11(2):51-52.

[26] 刘淼,栾佳,吕静,等.理气药运用于淋证治疗理论探讨 [J].山东中医杂志,2019,38(5):406-409.

[27] 余国俊.唐宗海论补脾阴 [J].云南中医杂志,1985,05(8):15.

[28] 高琳,谢鸣,孙明瑜.柴芩合煎液与分煎液对LPS诱导的大鼠发热模型的影响 [J].中国实验方剂学杂志,2003,09(6):22-25.

[29] 李军,胡觉民,高岚,等.中药二至丸的免疫药理实验研究[J].中草药,1994,25(12):639-640.

[30] 容林,杨旭东,陈理军,等.葛根素药理作用及其作用机制研究新进展[J].大众科技,2014,16(178):138-142.

[31] 李智颖,范红艳.葛根素药理作用的研究进展 [J].吉林医药学院学报,2020,41(5):375-377.

[32] 李晓凯,顾坤,梁慕文,等.薏苡仁化学成分及药理作用研究进展 [J].中草药,2020,51(21):5645-5657.

[33] 张明发,沈雅琴.薏苡仁药理研究进展 [J].上海医药,2007,28(8):360-363.

[34] 马越,畅洪昇.石韦的临床应用和药理研究 [J].江西中医学院学报,2011,23(4):87-90.

[35] 郭连芳,翁福海,李锡铭,等.瞿麦对大鼠离体子宫、兔在体子宫兴奋作用及与前列腺素E-2的协同作用 [J].天津医药,1983,(5):268-271.

[36] 姜长玉,孟庆美.浅谈麦芽与谷芽的临床应用 [J].医药产业资讯,2006,3(18):115.

[37] 黄馨仪.茵陈蒿汤加味治疗慢性非细菌性前列腺炎的实验研究 [C].福州:福建中医药大学,2011.

[38] 于培良,赵立春,廖夏云,等.荔枝核化学成分和药理活性研究进展 [J].中国民族民间医药,2018,27(15):44-49.

[39] 赖庆.刘寄奴药理研究及其临床应用进展 [J].浙江中医杂志,2015,50(7):541-542.

[40] 苏禹榕.黄芪二至丸加减治疗气阴两虚型慢性肾小球肾炎的临床观察 [C].福州:福建中医药大学,2019.

[41] 陈辉 . 基于数据挖掘张喜奎教授治疗肾性水肿用药规律研究 [C]. 福州 : 福建中医药大学 ,2020.

[42] 杜治锋 , 杜医杰 , 冯丽萍 , 等 . 杜雨茂教授治疗肾病常用药对举隅 [J]. 陕西中医药大学学报 ,2020,43(6),26-28.

[43] 徐佳琪 . 湿邪的中医涵义探析 [J]. 亚太传统医药 ,2019,15(10):191-193.

[44] 张安玲 . 杂病湿热合邪的致病特征 [J]. 中医函授通讯 ,1992,11(5):34-35.

[45] 常富业 , 张允岭 , 王永炎 , 等 . 毒的概念诠释 [J]. 中华中医药学刊 , 2008, 26(9):1897-1899.

[46] 张海洋 , 姚璠 , 施维敏 , 等 . 基于 "瘀毒" 与血脂异常相关病症的关系探讨慢性疾病转归 : 治未病理论的提出与思考 [J/OL]. 中华中医药学刊 : 1-7[2020-10-20]. https: //kns. cnki. net/kcms/detail/21. 1546.R.20201020.0941.048.html.

[47] 宋榕斌 , 张喜奎 . 张喜奎论治淋证经验 [J]. 江西中医药大学学报 , 2020, 32(3):24-26.

[48] 蒋健 . 从尿路感染个案治疗反思中医临床若干问题 [J]. 中西医结合学报 ,2008,6(12):1217-1220.

[49] 吕书勤 , 岳小强 . 从对 "病" 的认识谈辨病与辨证相结合 [J]. 新疆中医药 ,2005,23(5):37-39.

[50] 吴琪 , 张新雪 , 赵宗江 . 从《伤寒论》六经传变理论探讨新冠肺炎的转归 [J]. 世界科学技术 - 中医药现代化 ,2020,22(3):544-551.

（陈永浩　整理）

第八节

张喜奎教授治疗肾病综合征的用药规律研究

—引 言—

　　肾病综合征，是由不同原因导致的肾小球滤过膜的损伤，以大量蛋白尿和低白蛋白血症为主要临床表现，并常有严重水肿、高脂血症等临床症状的一组症候群[1]。其病情变化快，患病日久易造成肾功能不全[2-3]。西医对于肾病综合征的治疗手段多样，除一般治疗、对症治疗及预防并发症等治疗外，主要以糖皮质激素及免疫抑制剂治疗为主[1]。然而长期服用糖皮质激素会出现水肿加重、满月脸、水牛背、消化道出血、免疫力低下、股骨头坏死、骨质疏松、肌肉萎缩等副作用[4]。

　　古代中医文献中并没有"肾病综合征"这一病名，依据国家标准，目前大多将其归属于"肾水"范畴。其病因有外感邪气、禀赋不足、饮食、劳倦等，病机涉及肾、脾、肺等多脏腑亏虚、阴阳失和。肺虚则宣降失职，水液难以布散；脾虚则运化无权，水湿停聚，精微下注；肾虚则开阖失司，精气不固，水湿不化。同时，风邪、水湿、瘀血等致病因素对本病的发生、发展也起着重要作用，故本病病机特点可以概括为"本虚标实、虚实夹杂"。中医治疗"肾水"的经验已有几千年的历史，现代医家根据时代发展，结合西药治疗，对肾病综合征进行不同分期论治，创立了许多行之有效的验方[5]。

　　本课题通过收集、整理张师治疗肾病综合征的临床病案，意在总结、归纳张师治疗肾病综合征的用药规律及临床经验，以期望能丰富中医治疗肾病综合征的理论。

<h1 align="center">— 临床研究 —</h1>

1 研究对象

1.1 病案资料来源

选择2015年1月至2021年12月期间就诊于张师门诊的肾病综合征患者共100例，按照统一格式整理的完整临床病案。

1.2 西医诊断标准

肾病综合征西医诊断标准参照《内科学》（第9版教材，人民卫生出版社，2018年）拟定西医标准：

（1）大量蛋白尿（尿蛋白＞3.5g/d）。

（2）低白蛋白血症（血清白蛋白＜30g/L）。

（3）水肿。

（4）高脂血症。

其中（1）（2）为必备条件。

1.3 病案选取标准

1.3.1 纳入标准

（1）符合肾病综合征西医诊断患者。

（2）肾功能正常或代偿期，即血肌酐≤177μmol/L。

（3）信息资料相对完整，涵盖本研究所需临床信息。

1.3.2 排除标准

（1）不符合上述诊断标准和纳入标准的患者。

（2）不能耐受中药者。

（3）合并严重的心、肝、肺疾患，或合并肿瘤、结核、甲状腺功能亢进等其他严重消耗性疾病。

出现以上任何一种情况均为排除病例。

2 研究方法

2.1 病案预处理

对所收集的病例的一般信息及临床信息尽量完整记录并统一保存，并对其进行规范处理。

2.2 中药名称规范化处理

中药常具有一药多名的普遍现象，加之部分中药因张师个人书写习惯有所不同，故当予以规范统一。参照"十四五"国家级规划教材《中药学》及2020年版《中华人民共和国药典》对所有诊次的中药名称进行校对、规范。

2.3 录入信息及建立数据库

将收集到的100例患者，共198诊次的病历信息，按照统一格式录入WPS 2019，建立肾病综合征病案数据库。

2.4 数据挖掘方法

2.4.1频数分析 应用WPS 2019对本研究患者的基本信息、单味药使用频数、药物功效分类进行统计分析，筛选使用频率大于5%的药物作为本研究的常用药物，将其按照药物的药性、药味、归经分别进行统计分析。

2.4.2聚类分析 应用IBM SPSS Statistics 26.0对本研究中使用频率大于5%的药物进行系统聚类分析。

2.4.3关联分析 应用IBM SPSS Modeler 18.0对本研究中使用频率大于5%的药物进行关联规则分析。

3 研究结果

3.1 一般资料统计

3.1.1性别 本研究纳入肾病综合征患者100例，共198诊次，男性患者57例，女性43例，男女比例≈1.33∶1。

3.1.2年龄 根据世界卫生组织对年龄的划分，将100例患者分为未成年组（<18岁）、青年组（18~44岁）、中年组（45~59岁）、老年组（≥60岁），如表1-8-1所示，青年组与老年组发病率最高，均为31.00%；中年组发病率次之，为26.00%；未成年组发病率最低，为12.00%。

表1-8-1　年龄分布表

年龄分组	男性例数(例)	女性例数(例)	总例数(例)	频率(%)
未成年组	8	4	12	12.00
青年组	18	13	31	31.00
中年组	14	12	26	26.00
老年组	17	14	31	31.00

3.2 中药频数统计分析结果

3.2.1用药频数统计结果 本研究共使用中药123味，使用总频数2509

次，筛选使用频率大于5%的47味药物为本研究高频药物，累计频数共2259次，累计频率达90.04%，其中黄芪（93.94%）、茯苓（90.91%）、泽泻（65.66%）、墨旱莲（59.60%）、白鲜皮（57.07%）、女贞子（54.55%）使用频率较高。常见药物如表1-8-2所示。

表1-8-2　常用药物频数及频率表

药物	频数(次)	频率(%)	药物	频数(次)	频率(%)
黄芪	186	93.94	桂枝	31	15.66
茯苓	180	90.91	三七	30	15.15
泽泻	130	65.66	桑寄生	30	15.15
墨旱莲	118	59.60	柴胡	29	14.65
白鲜皮	113	57.07	葛根	29	14.65
女贞子	108	54.55	附子	28	14.14
芡实	88	44.44	白芍	27	13.64
鸡内金	76	38.38	大腹皮	26	13.13
杜仲	67	33.84	续断	26	13.13
陈皮	61	30.81	半夏	23	11.62
谷芽	60	30.30	黄芩	21	10.61
麦芽	60	30.30	菟丝子	21	10.61
猪苓	60	30.30	山楂	20	10.10
地肤子	54	27.27	石韦	17	8.59
牡蛎	54	27.27	酸枣仁	16	8.08
益母草	53	26.77	天麻	16	8.08
白茅根	48	24.24	薏苡仁	16	8.08
车前子	47	23.74	党参	14	7.07
金樱子	42	21.21	益智仁	14	7.07
牛膝	41	20.71	甘草	14	7.07
蝉蜕	40	20.20	山茱萸	11	5.56
生地黄	32	16.16	淫羊藿	10	5.05
白术	31	15.66	葶苈子	10	5.05
石斛	31	15.66			

3.2.2药物功效统计分析　参照"十三五"教材《中医学》和2020版《中华人民共和国药典》，本研究所用的123味中药共统计出16类，其中使用频率大于5%的共6类，累计频数为1959次，占比78.08%，分别为补虚药、利水渗湿药、消食药、清热药、收涩药、解表药，详见表1-8-3。

表1-8-3　药物按功效分类及频数表

类别	味数(种)	频数(次)	频率(%)	药物
补虚药	24	710	28.30	人参、党参、太子参、黄芪、白术、山药、甘草、淫羊藿、巴戟天、仙茅、杜仲、续断、益智仁、菟丝子、当归、白芍、北沙参、百合、石斛、黄精、枸杞子、墨旱莲、女贞子、鳖甲
利水渗湿药	8	505	20.13	茯苓、薏苡仁、猪苓、泽泻、车前子、萹蓄、地肤子、石韦
消食药	6	225	8.97	鸡内金、谷芽、麦芽、六神曲、山楂、莱菔子
清热药	16	206	8.21	石膏、黄芩、黄连、白鲜皮、金银花、忍冬藤、连翘、土茯苓、败酱草、山慈菇、赤小豆、生地黄、玄参、牡丹皮、青蒿、地骨皮
收涩药	9	161	6.42	浮小麦、五味子、山茱萸、覆盆子、桑螵蛸、金樱子、海螵蛸、莲子、芡实
解表药	11	152	6.06	麻黄、桂枝、紫苏叶、紫苏梗、荆芥、防风、辛夷、蝉蜕、菊花、柴胡、葛根
活血化瘀药	6	104	4.15	丹参、桃仁、益母草、牛膝、鸡血藤、王不留行
理气药	7	101	4.03	陈皮、青皮、枳实、木香、枳壳、香附、大腹皮
止血药	5	95	3.79	大蓟、地榆、白茅根、三七、仙鹤草
平肝息风药	7	87	3.47	石决明、牡蛎、蒺藜、珍珠母、钩藤、天麻、地龙
祛风湿药	6	48	1.91	徐长卿、木瓜、路路通、秦艽、桑寄生、狗脊

类别	味数(种)	频数(次)	频率(%)	药物
化瘀止咳平喘药	6	40	1.59	半夏、浙贝母、桔梗、苦杏仁、桑白皮、葶苈子
温里药	1	28	1.12	附子
安神药	5	25	1.00	磁石、龙骨、酸枣仁、首乌藤、合欢皮
化湿药	4	15	0.60	广藿香、苍术、厚朴、砂仁
泻下药	2	7	0.28	大黄、火麻仁

经统计分析可知，补虚药类由补阴药（38.03%）、补气药（37.32%）、补阳药（20.00%）、补血药（4.65%）组成。利水渗湿类由利水消肿药（76.44%）、利尿通淋药（23.56%）组成。

3.2.3常用药物性、味、归经统计分析　药性上，寒性药最多，温性药、平性药次之，凉性药较少，热性药最少，详见表1-8-4；药味上，甘味药、苦味药、辛味药最多，酸味药、淡味药次之，涩味药和咸味药较少，详见表1-8-5；归经上，归属肾、脾、肝经最多，肺、胃、膀胱经次之，心、胆、小肠、大肠经相对较少，心包经最少，未见三焦经药物，详见表1-8-6。

表1-8-4　常用药物药性分类表

药性分类	味数(种)	频数(次)	药物
寒	16	824	泽泻、墨旱莲、白鲜皮、地肤子、牡蛎、益母草、白茅根、车前子、蝉蜕、生地黄、石斛、柴胡、白芍、黄芩、石韦、葶苈子
温	14	596	黄芪、杜仲、陈皮、谷芽、桂枝、白术、三七、大腹皮、续断、半夏、山楂、益智仁、山茱萸、淫羊藿
平	13	658	茯苓、芡实、鸡内金、猪苓、麦芽、金樱子、牛膝、桑寄生、菟丝子、酸枣仁、天麻、党参、甘草
凉	3	153	女贞子、葛根、薏苡仁
热	1	28	附子

表1-8-5　常用药物药味分类表

药味分类	味数(种)	频数(次)	药物
甘	33	1737	白茅根、白术、蝉蜕、车前子、党参、杜仲、茯苓、附子、甘草、葛根、谷芽、桂枝、黄芪、鸡内金、金樱子、麦芽、墨旱莲、牛膝、女贞子、芡实、三七、桑寄生、山楂、生地黄、石斛、石韦、酸枣仁、天麻、菟丝子、薏苡仁、淫羊藿、泽泻、猪苓
苦	15	651	白芍、白术、白鲜皮、柴胡、陈皮、地肤子、黄芩、牛膝、女贞子、三七、桑寄生、石韦、葶苈子、续断、益母草
辛	14	415	半夏、柴胡、陈皮、大腹皮、地肤子、附子、葛根、桂枝、葶苈子、菟丝子、续断、益母草、益智仁、淫羊藿
酸	7	275	墨旱莲、金樱子、牛膝、山茱萸、酸枣仁、山楂、白芍
淡	4	386	茯苓、薏苡仁、泽泻、猪苓
涩	3	141	金樱子、芡实、山茱萸
咸	1	54	牡蛎

表1-8-6　常用药物归经分类表

归经分类	味数(种)	频数(次)	药物
肾	21	1192	车前子、地肤子、杜仲、茯苓、附子、金樱子、墨旱莲、牡蛎、牛膝、女贞子、芡实、桑寄生、山茱萸、生地黄、石斛、菟丝子、续断、益智仁、淫羊藿、泽泻、猪苓
脾	21	1108	白芍、白术、白鲜皮、半夏、陈皮、大腹皮、党参、茯苓、附子、甘草、葛根、谷芽、黄芪、黄芩、鸡内金、麦芽、芡实、山楂、菟丝子、益智仁、薏苡仁

归经分类	味数(种)	频数(次)	药物
肝	21	856	白芍、柴胡、蝉蜕、车前子、杜仲、麦芽、墨旱莲、牡蛎、牛膝、女贞子、三七、桑寄生、山楂、山茱萸、生地黄、酸枣仁、天麻、菟丝子、续断、益母草、淫羊藿
肺	16	766	黄芪、石韦、陈皮、茯苓、葛根、薏苡仁、柴胡、黄芩、半夏、白茅根、甘草、车前子、蝉蜕、党参、桂枝、葶苈子
胃	14	577	白茅根、白术、白鲜皮、半夏、大腹皮、甘草、葛根、谷芽、鸡内金、麦芽、三七、山楂、石斛、薏苡仁
膀胱	11	634	石韦、鸡内金、金樱子、泽泻、白茅根、白鲜皮、地肤子、桂枝、葶苈子、益母草、猪苓
心	6	301	生地黄、茯苓、酸枣仁、甘草、附子、桂枝
胆	4	120	牡蛎、酸枣仁、柴胡、黄芩
小肠	4	170	鸡内金、大腹皮、黄芩、车前子
大肠	3	89	大腹皮、金樱子、黄芩
心包	1	53	益母草

3.3 系统聚类分析结果

以47味高频药物作为变量，运用IBM SPSS Statistics 26.0中系统聚类法，利用组间链接，以Pearson作为测量区间，结果见表1-8-7、表1-8-8、图1-8-1。

表1-8-7 相关系数矩阵表

阶段	组合聚类		系数	首次出现聚类阶段		下一阶段
	聚类1	聚类2		聚类1	聚类2	
1	24	25	1.000	0	0	27
2	2	3	0.902	0	0	15
3	39	40	0.899	0	0	4
4	38	39	0.809	0	3	6

阶段	组合聚类		系数	首次出现聚类阶段		下一阶段
	聚类1	聚类2		聚类1	聚类2	
5	11	12	0.768	0	0	7
6	34	38	0.649	0	4	13
7	11	13	0.610	5	0	19
8	8	9	0.531	0	0	18
9	28	29	0.506	0	0	26
10	42	47	0.454	0	0	25
11	36	43	0.443	0	0	25
12	6	7	0.437	0	0	24
13	34	41	0.436	6	0	36
14	4	35	0.433	0	0	29
15	2	33	0.419	2	0	21
16	5	20	0.418	0	0	32
17	45	46	0.382	0	0	22
18	8	10	0.335	8	0	21
19	11	15	0.306	7	0	22
20	26	37	0.291	0	0	30
21	2	8	0.265	15	18	31
22	11	45	0.260	19	17	34
23	32	44	0.259	0	0	38
24	6	30	0.250	12	0	28
25	36	42	0.228	11	10	38
26	18	28	0.217	0	9	37
27	23	24	0.204	0	1	34
28	6	14	0.193	24	0	39
29	4	17	0.170	14	0	33
30	26	27	0.163	20	0	35
31	1	2	0.161	0	21	32
32	1	5	0.149	31	16	35
33	4	16	0.132	29	0	41

阶段	组合聚类		系数	首次出现聚类阶段		下一阶段
	聚类1	聚类2		聚类1	聚类2	
34	11	23	0.106	22	27	39
35	1	26	0.102	32	30	40
36	21	34	0.094	0	13	42
37	18	31	0.088	26	0	40
38	32	36	0.087	23	25	44
39	6	11	0.064	28	34	42
40	1	18	0.042	35	37	45
41	4	22	0.022	33	0	43
42	6	21	0.012	39	36	44
43	4	19	-0.001	41	0	45
44	6	32	-0.007	42	38	46
45	1	4	-0.019	40	43	46
46	1	6	-0.085	45	44	0

表1-8-8 各聚类组员表

个案	7个聚类	6个聚类	5个聚类	4个聚类	3个聚类	2个聚类
黄芪	1	1	1	1	1	1
女贞子	1	1	1	1	1	1
墨旱莲	1	1	1	1	1	1
生地黄	2	2	2	2	2	1
三七	1	1	1	1	1	1
茯苓	3	3	3	3	3	2
泽泻	3	3	3	3	3	2
白鲜皮	1	1	1	1	1	1
地肤子	1	1	1	1	1	1
蝉蜕	1	1	1	1	1	1
附子	3	3	3	3	3	2
白芍	3	3	3	3	3	2
白术	3	3	3	3	3	2
车前子	3	3	3	3	3	2
大腹皮	3	3	3	3	3	2
石斛	2	2	2	2	2	1

个案	7个聚类	6个聚类	5个聚类	4个聚类	3个聚类	2个聚类
益母草	2	2	2	2	2	1
鸡内金	1	1	1	1	1	1
淫羊藿	4	4	4	2	2	1
白茅根	1	1	1	1	1	1
石韦	5	5	3	3	3	2
陈皮	6	2	2	2	2	1
党参	3	3	3	3	3	2
谷芽	3	3	3	3	3	2
麦芽	3	3	3	3	3	2
杜仲	1	1	1	1	1	1
桑寄生	1	1	1	1	1	1
芡实	1	1	1	1	1	1
金樱子	1	1	1	1	1	1
猪苓	3	3	3	3	3	2
益智仁	1	1	1	1	1	1
酸枣仁	7	6	5	4	3	2
牛膝	1	1	1	1	1	1
桂枝	5	5	3	3	3	2
山茱萸	2	2	2	2	2	1
牡蛎	7	6	5	4	3	2
续断	1	1	1	1	1	1
柴胡	5	5	3	3	3	2
黄芩	5	5	3	3	3	2
半夏	5	5	3	3	3	2
甘草	5	5	3	3	3	2
葛根	7	6	5	4	3	2
天麻	7	6	5	4	3	2
菟丝子	7	6	5	4	3	2
葶苈子	3	3	3	3	3	2
山楂	3	3	3	3	3	2
薏苡仁	7	6	5	4	3	2

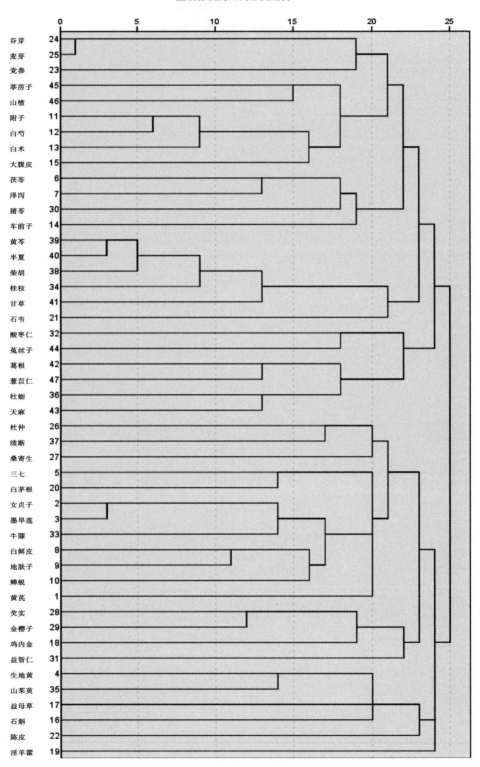

图1-8-1 聚类分析树状图

3.3.1核心药对　结合表1-8-7与图1-8-1结果，列出相关系数＞50%的药对共9组，并结合张师临床经验，加入7组张师临床常用，且相关系数＞25%的药对，得出核心药对共16组，见表1-8-9。

表1-8-9　核心药对表

编号	药对	编号	药对
1	谷芽、麦芽	9	芡实、金樱子
2	女贞子、墨旱莲	10	葛根、薏苡仁
3	黄芩、半夏	11	茯苓、泽泻
4	柴胡、黄芩	12	生地黄、山茱萸
5	附子、白芍	13	三七、白茅根
6	桂枝、柴胡	14	白鲜皮、蝉蜕
7	附子、白术	15	杜仲、续断
8	白鲜皮、地肤子	16	茯苓、猪苓

3.3.2聚类组合药物　根据表1-8-8与图1-8-1结果，结合张师临床经验，考虑将其聚类为6类时较为合理。因第四类中仅有一味药，故予删去此类，得出五组核心处方，结果见表1-8-10。

表1-8-10　系统聚类处方表

分类	药物数量(种)	药物
第一组	16	黄芪、女贞子、墨旱莲、三七、白鲜皮、地肤子、蝉蜕、鸡内金、白茅根、杜仲、桑寄生、芡实、金樱子、益智仁、牛膝、续断
第二组	5	生地黄、石斛、益母草、陈皮、山茱萸
第三组	13	茯苓、泽泻、附子、白芍、白术、车前子、大腹皮、党参、谷芽、麦芽、猪苓、葶苈子、山楂
第四组	6	石韦、桂枝、柴胡、黄芩、半夏、甘草
第五组	6	酸枣仁、牡蛎、葛根、天麻、菟丝子、薏苡仁

3.4 关联规则分析结果

通过IBM SPSS Modeler 18.0软件的Apriori算法，对47味高频药物进行

关联规则分析，以最小支持度30%，最小置信度90%，选取提升度≥1的项目，得出两药、三药及四药的药物关联规则。关联例数见表1-8-11。

表1-8-11　关联规则构成表

规则	总数
两味药组成的规则	16
三味药组成的规则	34
四味药组成的规则	31

由两味药构成的关联规则经去重整理后共16条，支持度最高的是黄芪→茯苓；在置信度为100%的条件下，支持度最高的是泽泻→茯苓。详见表1-8-12。

表1-8-12　两药关联结果

前项	后项	实例(例)	支持度(%)	置信度(%)	提升度
杜仲	黄芪	67	33.84	100.00	1.06
女贞子	黄芪	108	54.55	100.00	1.06
墨旱莲	黄芪	118	59.60	100.00	1.06
猪苓	茯苓	60	30.30	100.00	1.10
泽泻	茯苓	130	65.66	100.00	1.10
女贞子	墨旱莲	108	54.55	100.00	1.68
谷芽	麦芽	60	30.30	100.00	3.30
芡实	黄芪	88	44.44	98.86	1.05
鸡内金	黄芪	76	38.38	97.37	1.04
白鲜皮	黄芪	113	57.07	96.46	1.03
泽泻	黄芪	130	65.66	95.38	1.02
茯苓	黄芪	180	90.91	95.00	1.01
鸡内金	茯苓	76	38.38	94.74	1.04
芡实	茯苓	88	44.44	94.32	1.04
黄芪	茯苓	186	93.94	91.94	1.01
墨旱莲	女贞子	118	59.60	91.53	1.68

由三味药构成的关联规则经去重整理后共35条，支持度最高的是泽泻、

茯苓→黄芪；在置信度100%的条件中，支持度最高的是泽泻、黄芪→茯苓。详见表1-8-13。

<h3 style="text-align:center">表1-8-13　三药关联结果</h3>

前项	后项	实例(例)	支持度(%)	置信度(%)	提升度
芡实、白鲜皮	黄芪	63	31.82	100.00	1.06
芡实、女贞子	黄芪	64	32.32	100.00	1.06
芡实、女贞子	墨旱莲	64	32.32	100.00	1.68
芡实、墨旱莲	黄芪	68	34.34	100.00	1.06
女贞子、泽泻	黄芪	69	34.85	100.00	1.06
女贞子、泽泻	茯苓	69	34.85	100.00	1.10
女贞子、泽泻	墨旱莲	69	34.85	100.00	1.68
白鲜皮、泽泻	茯苓	70	35.35	100.00	1.10
墨旱莲、泽泻	黄芪	72	36.36	100.00	1.06
墨旱莲、泽泻	茯苓	72	36.36	100.00	1.10
女贞子、白鲜皮	黄芪	81	40.91	100.00	1.06
女贞子、白鲜皮	墨旱莲	81	40.91	100.00	1.68
白鲜皮、墨旱莲	黄芪	87	43.94	100.00	1.06
女贞子、茯苓	黄芪	97	48.99	100.00	1.06
女贞子、茯苓	墨旱莲	97	48.99	100.00	1.68
墨旱莲、茯苓	黄芪	105	53.03	100.00	1.06
女贞子、墨旱莲	黄芪	108	54.55	100.00	1.06
女贞子、黄芪	墨旱莲	108	54.55	100.00	1.68
泽泻、黄芪	茯苓	124	62.63	100.00	1.10
芡实、茯苓	黄芪	83	41.92	98.80	1.05
鸡内金、茯苓	黄芪	72	36.36	98.61	1.05
白鲜皮、茯苓	黄芪	101	51.01	96.04	1.02
鸡内金、黄芪	茯苓	74	37.37	95.95	1.06
墨旱莲、泽泻	女贞子	72	36.36	95.83	1.76
白鲜皮、泽泻	黄芪	70	35.35	95.71	1.02
泽泻、茯苓	黄芪	130	65.66	95.38	1.02
芡实、黄芪	茯苓	87	43.94	94.25	1.04
芡实、墨旱莲	女贞子	68	34.34	94.12	1.73

前项	后项	实例(例)	支持度(%)	置信度(%)	提升度
芡实、白鲜皮	茯苓	63	31.82	93.65	1.03
白鲜皮、墨旱莲	女贞子	87	43.94	93.10	1.71
芡实、墨旱莲	茯苓	68	34.34	92.65	1.02
墨旱莲、茯苓	女贞子	105	53.03	92.38	1.69
芡实、女贞子	茯苓	64	32.32	92.19	1.01
墨旱莲、黄芪	女贞子	118	59.60	91.53	1.68

由四味药构成的关联规则经去重整理后共31条，支持度最高的是墨旱莲、茯苓、黄芪→女贞子；在置信度为100%的条件下，支持度最高的是女贞子、墨旱莲、茯苓→黄芪，以及女贞子、茯苓、黄芪→墨旱莲。详见表1-8-14。

表1-8-14　四药关联结果

前项	后项	实例(例)	支持度(%)	置信度(%)	提升度
女贞子、墨旱莲、茯苓	黄芪	97	48.99	100.00	1.06
女贞子、茯苓、黄芪	墨旱莲	97	48.99	100.00	1.68
女贞子、白鲜皮、墨旱莲	黄芪	81	40.91	100.00	1.06
女贞子、白鲜皮、黄芪	墨旱莲	81	40.91	100.00	1.68
白鲜皮、墨旱莲、茯苓	黄芪	77	38.89	100.00	1.06
女贞子、白鲜皮、茯苓	墨旱莲	73	36.87	100.00	1.68
女贞子、白鲜皮、茯苓	黄芪	73	36.87	100.00	1.06
墨旱莲、泽泻、茯苓	黄芪	72	36.36	100.00	1.06
墨旱莲、泽泻、黄芪	茯苓	72	36.36	100.00	1.10
女贞子、墨旱莲、泽泻	茯苓	69	34.85	100.00	1.10
女贞子、泽泻、茯苓	墨旱莲	69	34.85	100.00	1.68
女贞子、墨旱莲、泽泻	黄芪	69	34.85	100.00	1.06
女贞子、泽泻、黄芪	墨旱莲	69	34.85	100.00	1.68
女贞子、泽泻、茯苓	黄芪	69	34.85	100.00	1.06
女贞子、泽泻、黄芪	茯苓	69	34.85	100.00	1.10
白鲜皮、泽泻、黄芪	茯苓	67	33.84	100.00	1.10
芡实、女贞子、墨旱莲	黄芪	64	32.32	100.00	1.06

前项	后项	实例(例)	支持度(%)	置信度(%)	提升度
芡实、女贞子、黄芪	墨旱莲	64	32.32	100.00	1.68
芡实、墨旱莲、茯苓	黄芪	63	31.82	100.00	1.06
墨旱莲、泽泻、茯苓	女贞子	72	36.36	95.83	1.76
墨旱莲、泽泻、黄芪	女贞子	72	36.36	95.83	1.76
白鲜皮、泽泻、茯苓	黄芪	70	35.35	95.71	1.02
白鲜皮、墨旱莲、茯苓	女贞子	77	38.89	94.81	1.74
芡实、墨旱莲、黄芪	女贞子	68	34.34	94.12	1.73
芡实、墨旱莲、茯苓	女贞子	63	31.82	93.65	1.72
芡实、白鲜皮、黄芪	茯苓	63	31.82	93.65	1.03
白鲜皮、墨旱莲、黄芪	女贞子	87	43.94	93.10	1.71
芡实、墨旱莲、黄芪	茯苓	68	34.34	92.65	1.02
墨旱莲、茯苓、黄芪	女贞子	105	53.03	92.38	1.69
芡实、女贞子、墨旱莲	茯苓	64	32.32	92.19	1.01
芡实、女贞子、黄芪	茯苓	64	32.32	92.19	1.01

⸺ 讨 论 ⸺

1 张喜奎教授治疗肾病综合征临床研究结果分析

1.1 一般资料结果分析

本研究共纳入100例病例，其中男性57例，女性43例，且各年龄段上男性数量均多于女性，符合本病流行病学特点。发病率以青年组、老年组最高，中年组次之，未成年组最低。

1.2 高频药物结果分析

根据研究结果，筛选出47味药物为张师治疗肾病综合征的常用药物，其中黄芪（93.93%）、茯苓（90.91%）、泽泻（65.66%）、墨旱莲（59.60%）、白鲜皮（57.07%）、女贞子（54.55%）使用频率较高。

1.2.1黄芪 黄芪为本次研究中最高频药物，是张师临床治疗本病的首选药物。黄芪归脾、肺二经，为7太阴补气之上品，功擅补气升阳，利水消肿等[6]。黄芪并补肺、脾、肾三脏之气，脾气输布、肺气宣降、肾气蒸腾水液，故黄芪扶正补虚的同时也起到了利水消肿的作用[7-8]；黄芪还能固土封堤，减少精微外漏。鲍芳等[9]研究表明，黄芪多糖能对抗高糖诱导下肾小管上皮细胞的凋亡。黄芪水煎液有保护肾脏、消除尿蛋白和利尿作用[6]。张雷[10]等研究表明，黄芪注射液能显著降低肾病综合征患者各项血液指标。

1.2.2茯苓　功擅利水渗湿，健脾宁心，可谓既可祛邪，又能扶正[6]。现代药理学研究[11]表明，茯苓对于降低水液潴留、调节免疫、抗炎、调血脂等功效显著。张旭等[12]研究发现，茯苓对阴虚水肿症状改善及血清毒素降低有一定效果。临床上张师将其广泛应用于肾病综合征治疗的各个阶段[13]。

1.2.3泽泻　功擅利水渗湿、化浊降脂、泄热[6]。伍小燕等[14]研究表明，泽泻水提物可通过降低肾脏髓质而增强利尿，另有研究表明[15]其对肾病患者的利尿作用更为明显。张师认为水湿内停是肾病综合征的重要特征，故临床治疗肾病综合征常以泽泻配伍茯苓、猪苓、薏苡仁、车前子等利水渗湿之品，祛水湿之邪。

1.2.4墨旱莲　功擅滋补肝肾、凉血止血，具有养阴而不腻滞的特点[6]。现代药理学研究[16]表明，墨旱莲能缩短凝血酶原时间、升高血小板和纤维蛋白原，提高机体非特异性免疫功能等作用。

1.2.5女贞子　功擅滋补肝肾，补而不腻不燥。现代药理学研究表明[6]，女贞子具有良好的降血糖、降血脂、抗血小板聚集等作用，还具有抗炎、调节免疫等功能[17]。墨旱莲与女贞子合称为二至丸，二者均入肝、肾经，善于滋阴养精，平补肝肾。庄莉等[18]研究中发现，二至丸通过调控体内激素水平与重塑受病理性损害的肾脏组织结构来保护肾脏；李军等[19]研究证明，二至丸可显著增强患者免疫功能，对于久病及肾，肝肾阴虚的患者具有良好的效果，而且固本防邪，提高免疫力可防止疾病复发[20]。张师常以此二者凉血止血、固护阴液、调养肝肾、助肾关封藏，而解阴虚诸症及血尿、蛋白尿之患。

1.2.6白鲜皮　功擅清热燥湿、祛风解毒[6]。现代药理学研究[21]发现，白鲜皮理化活性成分有着抗过敏、抗菌、抗炎等独特的药用价值。张师认为肾病综合征过程中常有浊毒内蕴兼有风邪外袭，故常以白鲜皮配伍地肤子、蝉蜕之属疏风利尿、降浊解毒。

1.3 药物功效归类结果分析

根据研究结果，张师在治疗肾病综合征患者的遣方用药中，常以补虚药（710）、利水渗湿药（505）、消食药（225）为主，辅以清热药（206）、收涩药（161）、解表药（152）、活血化瘀药（104）、理气药（101）等。根据上述结果，可以将张师治疗肾病综合征的常用治法，归纳为扶正补虚、利水渗湿、和胃消食、清热解毒、收敛固涩、疏风解表、活血化瘀、和解枢机等。

1.3.1补虚药　补虚药是本研究中使用频率最高的药物，张师认为肾病综合征属本虚标实，虚实夹杂，以本虚为主。在本病的各个阶段，都存在脏腑亏虚的现象，尤其以脾肾二脏为主，故而扶正补虚为本病治疗的首要。补虚药当中又以补阴药及补气药为主，可见肾病综合征患者以气阴两虚最为多见。水湿瘀阻，耗伤气阴，张师临床多用女贞子、墨旱莲等药补诸脏腑之阴，黄芪、甘草等药补诸脏腑之气。现代药理学表明[22]，补虚药可增强人体免疫功能，提高对抗疾病的能力。

1.3.2利水渗湿药　张师认为湿邪是肾病综合征的重要病因，水湿内停是肾病综合征的重要病机，贯穿病程始末。肺通畅水液之职失司，脾运化水液之能失调，肾气化水液之责失约，三焦气机闭塞，水液代谢功能失常，水液或外溢肌肤，或内蕴脏腑经络，发为水肿[23]。张师临床多以茯苓、薏苡仁等药利水渗湿，通利下焦，使水外排有道。

1.3.3消食药　消食药多归脾胃二经，脾胃为后天之本，气血生化之源，和胃消食对于治疗本病作用显著。首先水湿瘀血内阻为本病重要病机，治疗上多使用利水、化瘀之品，苦寒之品易伤正气，安和胃气则可预防苦寒伤正；再者肾精亏虚亦为本病重要病机，陈士铎说"胃土能消，而肾水始足"，胃能受纳水谷精微，胃气调和，后天充盛则可滋养先天，使肾精得以充盛[24]。张师临床治疗肾病综合征的过程中常以谷芽、麦芽等药和胃消食，健脾和中。

1.4 药性结果分析

根据药性分类统计，本研究中寒性药最多，平性药、温性药次之，凉性药相对较少，热性药最少。水湿之邪，易与热结，湿热缠绵难解是水肿、蛋白尿反复发作的重要原因，故而张师治疗肾病综合征最常使用寒性药物清泄火热、凉血解毒、滋阴降火、清热利尿[25]。肾病综合征以本虚为主，虚实夹杂，平性药物作用和缓，平补平泻，补益不助邪，逐邪不伤正，正对本病。肾病综合征患者往往水肿为患，水为阴邪，易伤阳气，"当以温药合之"，温则能补，可扶助正气，补火助阳，温亦可泻，善外解风邪，内化水湿、瘀血[24]。

1.5 药味结果分析

根据药味分类统计，甘味药、苦味药、辛味药最多，酸味药、淡味药次之，涩味药、咸味药相对较少。张师认为本病病因不越内外两端，外有风、湿、药毒等邪气内侵，内有脏腑虚弱、正气不足。甘味药能补、能和、能缓，具有补益、和中、调和药性等作用，网络药理学研究[26]表明，部分甘味药对浊邪留滞肾脏所致的肾实证，具有泻浊功效。故而张师最常以甘味药补益脏腑气血阴阳，扶助正气，此为治本。苦味药能泄、能燥，可清泄火热，燥湿存阴；辛味药能行、能散，可发散风邪，通行气血；酸味药能收、能敛，可收敛固摄外漏之大量蛋白尿；淡味药能渗、能利，可利水渗湿，消肾病综合征水肿之患；此均为治标。现代研究表明[27-28]，高盐饮食对于肾病综合征病人而言，会加重蛋白尿，低盐饮食则能降低血压并减少蛋白尿，故而临床治疗上张师亦较少使用咸味药，以防加重患者肾脏负担。

1.6 归经结果分析

根据药物归经分类统计，肾经、脾经、肝经最多，肺经、胃经、膀胱经次之，心经、胆经、小肠经、大肠经相对较少，心包经最少，未见三焦经药物。本病病位在肾，肾主藏精、肾主水，肾精不固，精微外漏，则大量蛋白从尿中流失；肾气失司，津液输布失常，水湿内停，则水肿。脾主运化，脾气亏虚，运化失司，水饮停聚，则水肿；脾胃为气血生化之源，健运脾胃，亦是扶正补虚，治肾病综合征正虚之本。肝主藏血，肝肾同源，精血相生，故而肝血不足，肾精亦亏。肺主行水，肺宣降失常，水道失于通调，则津液代谢失常，发为水肿；此外，金水相生，补肺金亦是养肾水。膀胱汇聚水液，亦是人体水液代谢的重要环节。张师认为虽然本病病位在肾，然脾、肝、肺、胃、膀胱等脏腑亦与本病密切相关，故而治疗本病当以肾为主，脾、肝为重，结合其他脏腑，辨证论治[29]。

1.7 核心药对分析

1.7.1 聚类分析中的药对　本研究共得出张师临床治疗肾病综合征核心药对16组，其中女贞子、墨旱莲，白鲜皮、地肤子，茯苓、泽泻，白鲜皮、蝉蜕，茯苓、猪苓五组核心药对，在上文高频药物中已做分析，不再赘述，结合张师临床经验，主要对以下核心药对进行分析。

谷芽、麦芽：二者均擅行气消食，健脾开胃[6]，《本草述》中记载"谷、麦二芽俱能开发胃气，宣五谷味。"此外麦芽兼能疏肝理气，谷芽还可助生津液[30]。二者相伍，导滞消积，使脾气健，胃气和，后天之本充盈可养先天，使肾精充足，脾土健运亦可使水有所制约。

柴胡、黄芩：柴胡功擅疏散退热、疏肝解郁、升举阳气；黄芩功擅清热燥湿、泻火解毒。此二药同用，清半表半里之热，和解少阳枢机[6]。高琳等[31]研究表明，柴芩合用解热作用显著，对于肾病综合征所致发热患者有良好的疗效。临床上张师常以此药对治疗邪束少阳，肝胆气郁，三焦不利所致的肾病综合征患者。

芡实、金樱子：此二药合而为水陆二仙丹。芡实功擅益肾固精、补脾、除湿；金樱子功擅固敛[6]。二者均为收涩药，配伍可滋肾益阴，收敛固摄，使肾气得补，精关自固，从而减少精微外漏。有研究表明[32]，芡实能减轻肾脏氧化造成的损伤，从而使尿蛋白降低。另有药理研究[33]显示，金樱子醇提取物能降低血肌酐、尿素氮的水平，减轻蛋白尿。临床上，张师常以此药对治疗肾病综合征患者大量蛋白尿之患。

三七、白茅根：三七功擅散瘀止血、消肿定痛；白茅根功擅凉血止血、清热利尿[6]。尹友生[34]等的实验研究表明，白茅根可明显减少尿液中蛋白质和红细胞含量，改善肾脏损伤。二者合用，清热活血利水共存，凉血止血而不留瘀，活血化瘀而不伤正。所谓"血不利则为水"，瘀血不去，其水乃成，临床上张师常以此药对治疗肾病综合征患者内有瘀血，外见血尿、水肿者。

1.7.2关联分析中的药物组合　根据高频药物的关联规则可以看出，张师治疗本病的组方核心为黄芪、茯苓，而配伍的主要药物有女贞子、墨旱莲、泽泻、猪苓、芡实、杜仲、白鲜皮、鸡内金。本病以脏腑虚弱、正气亏虚为本，风邪、水湿、瘀血等为标。黄芪健脾益气、利水消肿，茯苓利水消肿、健脾宁心，二者均既可扶正补虚以治本，又可利水消肿以治标。黄芪与女贞子、墨旱莲二药相合为黄芪二至丸，可补肝肾，滋气阴；黄芪与茯苓、泽泻、猪苓等利水渗湿药相伍，健脾益气、利湿泄浊之功益甚；黄芪与芡实、白鲜皮相伍，益气祛风，收涩固表，防精微外漏；黄芪与杜仲合用，肝、脾、肾同补，亦为治本；黄芪、茯苓与鸡内金配伍则健运脾机、和胃消食、行气利水之功更著；茯苓与泽泻、猪苓为五苓散的主药，功擅利散水湿。

1.8 核心处方分析

系统聚类结果中每味药仅出现一次，根据药物频数分析结果显示，黄芪、茯苓使用频率均大于90%，属于高频药物，故结合张师临床经验，在分析各类核心处方时将黄芪、茯苓分别添加进各组药物中。

第一组药物：黄芪、女贞子、墨旱莲、三七、茯苓、白鲜皮、地肤子、蝉蜕、鸡内金、白茅根、杜仲、桑寄生、芡实、金樱子、益智仁、牛膝、续断。结合张师临床经验，本组药物可视为黄芪二至丸加减。方中黄芪健脾益气，通调水道，女贞子、墨旱莲，补益肝肾、滋阴降火，三药合用同补肝脾肾三脏之气阴[35]；三七化瘀止血，白茅根凉血止血、清热利尿，牛膝逐瘀通经、补益肝肾、利尿通淋，此三药合用凉血止血而不留瘀，活血化瘀而不伤正；茯苓利水渗湿、健脾宁心；白鲜皮、地肤子、蝉蜕疏风利尿、降浊解毒；鸡内金健胃消食、涩精止遗，芡实益肾固精、补脾、除湿，金樱子功擅固敛，益智仁暖肾温脾、固精缩尿，此四药合用，补脾益肾，固摄精关，防精微外漏；牛膝、杜仲、桑寄生、续断合用补肝肾、强筋骨[6]。张师临床多运用本方健脾益肾、补气滋阴、祛瘀利水，治疗太阴少阴气阴两虚、湿瘀互结型肾病综合征。

第二组药物：生地黄、山茱萸、茯苓、黄芪、石斛、益母草、陈皮。结合张师临床经验，本组药物可视为六味地黄丸加减。方中生地黄清热解毒凉血、滋养肾阴生津，与少阴阴虚热瘀之证最为相宜；山茱萸补益肝肾；茯苓利水渗湿、健脾宁心；黄芪健脾益气，通调水道；石斛滋阴清热，益胃生津；益母草活血调经，利尿消肿，清热解毒；陈皮理气健脾，燥湿化痰[6]。张师临床多运用本方滋阴益肾、化瘀利水、佐以清热，治疗少阴阴虚、水瘀交阻型肾病综合征。

第三组药物：附子、白芍、白术、茯苓、泽泻、车前子、大腹皮、猪苓、葶苈子、黄芪、党参、谷芽、麦芽、山楂。结合张师临床经验，本组药物可视为真武汤合四苓散加减。方中附子大辛大热，温肾助阳以化气行水，暖脾抑阴以运化水湿；白术、黄芪、党参补气健脾以运化水湿，合附子以温脾阳而助脾运；白芍柔肝缓急，利小便以行水，兼制附子燥热伤阴之弊；茯苓、泽泻、猪苓、车前子、大腹皮、葶苈子合用利水渗湿、行气消肿，渗利之品与附子相伍则见温肾利水之功，对肾病水肿疗效颇佳；谷芽、麦芽、山楂健脾行气、和胃消食[36]。张师临床多运用本方温肾扶阳、培土制水，治疗少阴阳虚水泛型肾病综合征。

第四组药物：柴胡、黄芩、半夏、甘草、石韦、桂枝、茯苓、黄芪。结合张师临床经验，本组药物可视为柴苓汤加减，为《伤寒论》中小柴胡汤与五苓散之合方，二者合用疏达三焦、宣通内外，清利湿热，利水消肿[37]。方中柴胡入肝胆经，透泄少阳之邪，疏泄气机郁滞；黄芩清泄少阳邪热，与柴胡相伍，一清一散，共解少阳之邪；半夏和胃降逆；黄芪健脾益气，通调水道；甘草健脾和中，助黄芪扶助正气，又兼调和诸药；茯苓利水渗湿；桂枝温阳化气以助利水；石韦利尿通淋、凉血止血[36]。张师临床多运用本方疏泄少阳、通利三焦，治疗邪束少阳、三焦不利型肾病综合征。

第五组药物：黄芪、葛根、牡蛎、薏苡仁、天麻、茯苓、菟丝子、酸枣仁。结合张师临床经验，本组药物可视为补气通络方加减，本方为张师师传自陈亦人教授经验方。方中黄芪健脾益气；葛根解肌舒筋，布散津液；牡蛎软坚散结，化痰通络；薏苡仁、茯苓健脾、利水渗湿；天麻平肝息风、祛风通络；菟丝子补益肝肾、固精缩尿；酸枣仁补心养肝、宁心安神、生津[6]。张师临床多运用本方健脾益气、活血利水，治疗太阴气虚、太阳膀胱水瘀交阻型肾病综合征。

张师临证治疗肾病综合征不拘泥于一方，谨遵"观其脉证，知犯何逆，随证治之"的辨治原则，遣方用药灵活准确。"有是证用是药"，疗效可彰[38]。

2 张喜奎教授对于肾病综合征的认识

2.1 发病之由, 内外相招

张师认为本病发病之因，不越内外两端。先天不足，肾气亏虚；饮食失常，脾胃受损；此内因者。风邪袭肺，输布失常；湿邪困脾，运化失司；药毒伤肾，关门失约；此外因者。外邪入侵，致脏腑阴阳失和，难以遏制体内固邪，固邪突发，内外相招，则发本病[39]。根据前文研究结果可知，张师治疗本病常用补虚药、消食药，其中补虚药又以黄芪、女贞子等补益气阴之药为主，而消食药如谷芽、麦芽、鸡内金等，功擅健脾和胃消食；常用药物归肾经、脾经者多；如此均符合本病"肾气亏虚、脾胃受损"之内因。而利水渗湿药、清热解毒药、解表药等药类使用频率亦高，此为本病"湿邪、药毒、风邪"等外因所用。

2.2 病机特点, 本虚标实

张师认为，本病患者多由外邪入侵，与体内固邪相结，日久耗伤正气，而逐渐发展而成，故而正气不足，脏腑虚损为本病之本，尤以肾、脾、肝、肺亏虚为主[39]。古人有"肾病多虚"之说，正与本病病机相合。肾主水，《素问·逆调论》说："肾者水藏，主津液。"若肾气不足，气化不行，肾不制水，水液泛溢，则发为水肿；肾主藏精，若肾虚精关不固，精微外漏，可见大量蛋白从尿中漏出，所谓"精气夺则虚"，反复的大量蛋白从尿中漏出，必致肾精愈亏。《黄帝内经》有言："诸湿肿满，皆属于脾。"脾主运化，运化水饮，若脾气亏虚，脾机不运，则水湿内停，发为水肿；肾之封藏必籍土封，脾土不足，则肾之封藏亦弱，精微外泄，而见大量蛋白从尿中漏出。肝主疏泄，畅达全身气机，进而精血津液的运行输布，若肝失疏泄，津液运行输布失常，水湿内停，则发水肿；肝主藏血，能收摄血液，若肝不摄血，血不循经而外溢，可见血尿。肺主行水，《医方集解》称"肺为水之上源"。若肺气亏虚，宣发肃降失司，则津液输布障碍，水液泛溢，发为水肿。张师临床治疗最常使用补虚药，补益正气，补诸脏腑之虚，补气血阴阳，其中"能补五脏诸虚"之黄芪最为常用，此为治本；而药物归经选择上以肾经、脾经、肝经、肺经药物为主，也符合肾、脾、肝、肺亏虚为主之本。

水湿内停、瘀血内阻是本病的重要病机，此为标实也。水肿是肾病综合征的主要表现，故而水湿内停则为本病重要病机。从肾病综合征形成而言，单纯外湿者少，多因固邪留滞于内，外湿入侵，内外相招而成。薛生白指出："太阴内伤，湿饮停聚，客邪再至，内外相引，故病湿热，此皆先有内伤，再感客邪。"瘀血内阻是肾病综合征另一大病机。本病瘀血产生可由因虚致瘀、水湿内停致瘀、湿热致瘀等方面而来。张仲景有言："血不利则为水"，故瘀血又可导致水湿内停。脏腑亏虚、水湿内停、瘀血内阻可互为因果，合而为病，此所以本病病情复杂，缠绵难愈[39]。临床治疗上，张师常以利水渗湿药合清热药消水湿、湿热之患，活血化瘀药祛瘀血之患，此皆为治标。

2.3 疾病传变，不越六经

六经辨证是一种说明人体阴阳、气血、津液、寒热、虚实的辨证论治方法与体系，其理论基础源自《伤寒论》，还囊括了脏腑生克、阴阳五行、经络传变等理论，用以决定立法处方[40]。张师认为肾病综合征的发病与传变，亦不离于六经辨证的范畴，其病变起于太阴，以少阴为主，波及太阳、少阳、厥阴，而太阴少阴并病者居多。

张师认为本病初发，多在太阴，以太阴脾肺虚弱为主，此时多予参苓白术散加减。肺主水，主宣发肃降，使津液正常运行，脾主运化，为水液输布之枢纽，故太阴肺脾气虚，水液输布失调，泛溢肌肤，则为水肿；脾虚土弱，不能封固，精微外泄，则见蛋白尿。

疾病深入波及少阴，病在少阴，依据少阴阴阳的盛衰，可见寒化或热化。少阴寒化，真阳亏虚，肾不制水，则为少阴阳虚水泛证，此时大多给予真武汤合四苓散加减。若素体阴虚火旺，或过用激素等辛温燥热之品，少阴热化，伤及真阴，则形成少阴阴虚水停证，此时大多给予六味地黄丸加减。病从少阴传来，多相合而为病，出现太阴少阴并病，表现为太阴少阴气阴两虚，此时大多给予黄芪二至丸加减。水为至阴，其本在肾，脾主运化水湿，若脾虚不运，肾虚不化，水液泛滥，则见水肿；肾主封藏，肾阴不足，肾关不约，封藏不固，精微外漏，则大量蛋白从尿中漏出；脾胃为气血生化之源，脾气亏虚，气血生化乏源，加之大量精微物质下泄，则见低蛋白血症。本病在少阴者多，尤以太阴少阴并病者最常见，故而黄芪、女贞子、墨旱莲、茯苓等药为张师治疗本病的高频药物，女贞子与墨旱莲为核心药对，共奏滋补肾阴之功，而黄芪健脾益气、茯苓健脾渗湿，有培土以制水的功效。

部分患者，尤其以急性期为主，多因外感而起本病，可暂时表现为三阳经证候。若本虚较甚，无力抵御外邪，表邪不解，内入太阳，邪与水结，膀胱气化不利，此时大多给予五苓散加减；太阳之邪不解，深入膀胱，由气入血，气血俱病，日久难愈，气虚血瘀，此时大多给予补气通络方加减。病犯少阳，少阳枢机不解，三焦不利，此时大多给予柴苓汤加减[13,23,39]。

若本病迁延日久，少阴寒化而深入至厥阴，则三阴俱虚，浊毒内蕴，此时多见血肌酐、尿素等升高，故而不在本研究纳入范围内，不做详细阐述。

— 结 论 —

（1）张师认为肾病综合征多以先天不足、肾气亏虚，或饮食失常、脾胃受损为内因，或由风邪、湿邪等外邪引动体内固邪，内外相招而成；病机属本虚标实，以肾、脾、肝、肺等脏腑虚损为本，水湿内停、瘀血内阻等为标；疾病传变遵循六经辨证。

（2）治法上，张师常以扶正补虚、利水渗湿、和胃消食为主要治法，并根据疾病的病因病机、病理产物等不同而灵活应用清热解毒、收敛固涩、疏风解表、活血化瘀、和解枢机等治法。

（3）用药上，张师最常使用黄芪、茯苓等药，以补虚药、利水渗湿药及消食药为主，常以寒性、温性及平性药物为重，多使用甘味、苦味、辛味药，药物多归肾经、脾经、肝经。常用药物组合有谷芽与麦芽，女贞子与墨旱莲，柴胡与黄芩，白鲜皮与地肤子，芡实与金樱子，茯苓与泽泻，三七与白茅根等。

（4）处方上，当本病以太少气阴两虚、湿瘀互结为主时，给予黄芪二至丸加减健脾益肾、补气滋阴、祛瘀利水；以少阴阴虚、水瘀交阻为主时，给予六味地黄丸加减滋阴益肾、化瘀利水、佐以清热；以少阴阳虚水泛为主时，给予真武汤合四苓散加减温肾扶阳、培土制水；以邪束少阳、三焦不利为主时，给予柴苓汤加减疏泄少阳、通利三焦；以太阴气虚、太阳膀胱水瘀交阻为主时，给予补气通络方加减健脾益气、活血利水。辨病与辨证相结合，随证加减。

参考文献

[1] 葛均波,徐永健.内科学[M].8版.北京:人民卫生出版社,2013:477-481.

[2]SEVIGNANI G,PAVANELLI G M,MILANO S S,et al.Macrothrombocytopenia, renal dysfunction and nephrotic syndrome in a young male patient:a case report of MYH9-related disease[J]. J Bras Nefrol,2018,40(2):198-200.

[3]SOUPARNIKA S,D'SOUZA B,D'SOUZA V,et al.Emerging role of myeloperoxidase in the prognosis of nephrotic syndrome patients before and after steroid therapy [J]. J Clin Diagn Res, 2015,9(7):C1-C4.

[4] 张雨,刘缓,闫丽.糖皮质激素与环磷酰胺联合用于肾病综合征治疗的效果观察 [J]. 当代医学,2019,25(8):163-164.

[5] 李娜.马鸿斌教授治疗原发性肾病综合征的经验总结及用药特色研究 [D]. 兰州:甘肃中医药大学,2020.

[6] 钟赣生.中药学 [M]. 北京:中国中医药出版社,2014.

[7] 戴征浩.基于数据挖掘的中医药治疗原发性肾病综合征组方用药规律研究 [D]. 武汉:湖北中医药大学,2021.

[8] 高学敏,白玉,王淳.药性歌括四百味白话解 [M]. 北京:人民卫生出版社,2013:27-331.

[9] 鲍芳,宋杰,代喆,等.黄芪多糖通过失活 Wnt 信号通路抑制高糖诱导下肾小管上皮细胞凋亡 [J]. 中药材,2019,42(2):414-417.

[10] 张雷,徐福胜,乔梁等.黄芪注射液对原发性肾病综合征患者红细胞、网织红细胞及血小板参数的影响 [J]. 海南医学院学报,2016,22(2):157-159.

[11] 邓桃妹,彭代银,俞年军,等.茯苓化学成分和药理作用研究进展及质量标志物的预测分析 [J]. 中草药,2020,51(10):2703-2717.

[12] 张旭，王亚男，谭成，等．茯苓水煎液对肾阴虚水肿大鼠的影响 [J]．辽宁中医杂志，2019,46(11):2436-2438.

[13] 陈辉．基于数据挖掘张师治疗肾性水肿用药规律研究 [D]．福州：福建中医药大学，2020.

[14] 伍小燕，陈朝，张国伟．泽泻水提物对正常大鼠利尿活性及肾脏髓质 AQP2 作用研究 [J]．实用临床医药杂志，2010,14(21):5-7,10.

[15]FENG Y L,CHEN H,TIAN T,et al.Diuretic and antidiuretic activities of the ethanol and aqueous extracts of Alismatis rhizoma[J]. J Ethnopharmacol,2014,154(2): 386-390.

[16] 李娟，王玉香．墨旱莲化学成分及药理作用研究概况 [J]．中国药师，2010,13(8): 1193-1194.

[17] 张明发，沈雅琴．女贞子的抗炎、抗肿瘤和免疫调节作用的研究进展 [J]．现代药物与临床，2012,27(5):536-542.

[18] 庄莉，翟园园，姚卫峰，等．基于网络药理学的二至丸对肾脏保护作用的机制研究 [J]．药学学报，2019,54(5):877-885.

[19] 李军，胡觉民，高岚，等．中药二至丸的免疫药理实验研究 [J]．中草药，1994,25(12): 639-640.

[20] 李星瑶，蔡子墨，叶冰玉等．乔成林运用对药治疗肾病经验 [J]．河南中医，2018,38(12):1810-1813.

[21] 周晓鹰，陈洁，金柳，等．白鲜皮的药理作用及抗炎活性成分研究进展 [J]．常州大学学报 (自然科学版),2018,30(1):82-86.

[22] 张世玮．补虚药药理学研究的进展 [J]．南京中医学院学报，1984,(3):41-44.

[23] 吴琼，张喜奎．张师治疗肾病综合征经验采撷 [J]．中国民族民间医药，2021,30(1):93-95.

[24] 陈永浩．基于数据挖掘技术研究张师治疗肾病综合征的用药规律 [D]．福州：福建中医药大学，2021.

[25] 郑婉蓉．基于数据挖掘技术研究张师治疗慢性肾脏病蛋白尿的用药规律 [D]．福州：福建中医药大学，2021.

[26] 范珉珏，贾育新，柴瑞婷．基于网络药理学分析甘味药治疗肾实证的作用机制 [J]．河南中医，2020,40(11):1756-1762.

[27]KUWABARA M,HISATOME I,RONCAL-JIMENEZ C A,et al.Increased serum sodium and serum osmolarity are independent risk factors for developing chronic kidney disease:5 year cohort study[J].Plos One,2017,12(1):e169137.

[28]VOGT L,WAANDERS F,BOOMSMA F,et al.Effects of dietary sodium and hydrochlorothiazide on theantiproteinuric efficacy of losartan[J].J Am Soc Nephrol,2008,19(5): 999-1007.

[29] 程姣．刘宝厚教授中西医结合诊治原发性肾病综合征的经验总结 [D]．兰州：

甘肃中医药大学,2021.

[30] 姜长玉,孟庆美.浅谈麦芽与谷芽的临床应用 [J].医药产业资讯,2006,3(18):115.

[31] 高琳,谢鸣,孙明瑜.柴苓合煎液与分煎液对 LPS 诱导的大鼠发热模型的影响 [J].中国实验方剂学杂志,2003,9(6):22-25.

[32] 杨梦凡,负捷,宋业旭,等.基于网络药理学探究水陆二仙丹治疗膜性肾病作用机制 [J].辽宁中医药大学学报,2020,22(11):130-135.

[33] 吴玉兰,曹运长.中药金樱子的化学成分及其药理作用研究进展 [J].微量元素与健康研究,2012,29(1):53-56.

[34] 尹友生,欧俊,韦家智等.白茅根及其复方汤对大鼠 IgA 肾病模型的干预作用 [J].时珍国医国药,2011,22(11):2659-2662.

[35] 苏禹榕.黄芪二至九加减治疗气阴两虚型慢性肾小球肾炎的临床观察 [D].福州:福建中医药大学,2019.

[36] 李冀.方剂学 [M].北京:中国中医药出版社,2004.

[37] 王守永,李德宪.柴苓汤治疗水肿 [J].长春中医药大学学报,2014,30(1):90-91.

[38] 吴祺.基于复杂网络规则研究张师治疗慢性肾脏病 3～5 期的用药规律 [D].福州:福建中医药大学,2021.

[39] 张喜奎.肾脏病六经辨治 [M].北京:中国中医药出版社.2006:115-120.

[40] 吴琪,张新雪,赵宗江.从《伤寒论》六经传变理论探讨新冠肺炎的转归 [J].世界科学技术－中医药现代化,2020,22(3):544-551.

（曾和嘉　整理）

第九节

张喜奎教授治疗慢性肾小球肾炎的用药规律研究

一引 言一

慢性肾小球肾炎简称慢性肾炎，是由多种原因引起病理表现不同的原发于肾小球的一组疾病。其病程长，临床表现以蛋白尿、血尿、水肿和高血压为主要特征，并常伴有肾功能损害。病情缓慢进展，可进入终末期肾衰竭[1]。慢性肾炎的早期诊断和治疗，对我国慢性肾脏病防治工作具有重要意义。目前对于慢性肾炎的现代治疗，例如ACEI/ARB、免疫抑制剂等，虽有暂时缓解症状之功效，但仍然有些患者服用后，出现药物反应不敏感或者抵抗的情形，同时部分药物在临床使用过程中，其毒副作用被相继报道，临床某些免疫抑制剂价格不菲，也增加了患者及社会医疗的费用。

根据慢性肾炎的症状特点，可归属于中医学"肾风""风水"范畴，亦可归属于"腰痛""尿血""尿浊"等范畴。因外邪侵袭或饮食劳倦，邪自内生而发病，其病位在肾，涉及肺、脾、肝等脏腑，病性属本虚标实，在整个疾病变化过程中，虚实主次成动态改变，甚是复杂，变化多端。相对而言，中医从整体观念着眼，辨证论治本病有临床疗效较好且毒副作用少的优势。

张师将仲景六经辨证方法用于肾脏病之治，取得了较好的疗效，对慢性肾炎的病因及辨治，提出了独到的见解[2]。本课题创新的使用了"中医传承计算平台（V3.0）"总结张师治疗慢性肾炎的用药规律与临床诊疗经验，供同道参考，希望为慢性肾炎的中医辨治提供新的思路。

— 临床研究 —

1 研究对象

1.1 病案资料来源

选择2016年1月至2021年12月期间由张师亲诊慢性肾炎的门诊患者112例，按照统一格式整理成完整临床病案，建立张师治疗慢性肾炎病案处方数据库。

1.2 西医诊断标准

1.2.1慢性肾炎诊断标准　参考2011年中华中医药学会《慢性肾小球肾炎的诊疗指南》制订。

(1)起病缓慢，病情迁延（＞3月），时轻时重，肾功能可有逐步减退，后期可出现贫血、电解质紊乱，血尿素氮、血肌酐升高等表现。

(2)有不同程度的水肿、蛋白尿、血尿、管型尿、贫血及高血压等表现。

(3)病程中可因呼吸道感染等原因诱发急性发作，出现类似急性肾炎的表现。

(4)排除继发性肾小球肾炎后，方可诊断为原发性肾小球肾炎。

1.2.2肾功能评估　参照美国肾脏病基金会(KDIGO)2015年《慢性肾脏病评估及管理临床实践指南》中慢性肾脏病的分期标准，如表1-3-2。

1.2.3慢性肾炎诊疗范围　参照中国中医药出版社2015年出版的《中医临床诊疗指南释义·肾与膀胱病分册》为标准。慢性肾小球肾炎诊疗范围是GFR≥30mL/(min·1.73m^2)，如GFR＜30mL/(min·1.73m^2)则按慢性肾衰竭诊治。估算GFR（eGFR）水平采用慢性肾脏病流行病学协作公式（CKD-EPI公式），具体计算公式如表1-9-1。

表1-9-1　eGFR计算公式

性别	eGFR计算公式
男性	Scr≤0.9 mL/dL：eGFR=144×(Scr/0.9)−0.411×(0.993)年龄
	Scr＞0.9 mL/dL：eGFR=144×(Scr/0.9)−1.209×(0.993)年龄
女性	Scr≤0.7 mL/dL：eGFR=144×(Scr/0.7)−0.329×(0.993)年龄
	Scr＞0.7 mL/dL：eGFR=144×(Scr/0.7)−1.209×(0.993)年龄

1.3 病例选择标准

1.3.1病例纳入标准　病例纳入标准如下。

（1）年龄15～80周岁，有独立行为能力的患者。

（2）符合慢性肾炎西医诊断标准，且GFR≥30mL/（min・1.73m^2）。

（3）信息资料相对完整，涵盖本研究所需一般信息及临床信息的患者。

1.3.2病例排除标准　病例排除标准如下。

（1）严重精神障碍导致不能配合诊疗的患者。

（2）合并有严重的感染、慢性消耗性疾病（如肺结核、各类癌症等）的患者。

（3）妊娠或哺乳期妇女。

出现以上任何一种情况均为排除病例。

2 研究方法

2.1 信息采集

收集张师门诊慢性肾炎患者的一般信息（就诊时间、姓名、性别、年龄等）及临床信息（辅助检查、中医四诊信息、处方用药等），统一整理保存。

2.2 中药名称规范

参考"十四五"国家级规划教材《中药学》和2020版《中华人民共和国药典》对处方中中药名称予以规范。

2.3 建立数据库

将数据录入WPS2019表格中，建立病案数据库，同时审查本课题所收集的规范化后的病历信息，审查合格后，上传"中医传承计算平台（V3.0）"系统，并确保所建立数据库中所有数据的准确性，为后续数据挖掘分析过程提供保障。

2.4 数据的分析与展现

2.4.1频数分析　应用WPS2019 XLSX工作表对患者年龄、性别进行频数统计分析，使用中医传承计算平台（V3.0）中的"统计分析"模块对药物四气、五味、归经、功效进行频数统计分析。

2.4.2关联规则　应用中医传承计算平台（V3.0）中的"关联规则"对226首处方中的137味中药进行关联规则分析，以得到常用药物的关联规则，并制作网络拓扑图。

2.4.3聚类分析　应用中医传承计算平台（V3.0）中的"聚类分析"对

226首处方进行K-means聚类分析，以得出张师治疗慢性肾炎的常用处方，并用回归模拟图进行检验。

3 研究结果

3.1 基本信息统计

3.1.1性别　根据纳入和排除标准，本研究共纳入112名患者，其中男性54例，占48%，女性58例，占52%，男：女≈0.93∶1。

3.1.2年龄　在112例患者中，最大年龄为75岁，最小年龄为17岁，平均年龄约为46岁，整体比值如表1-9-2。

表1-9-2　年龄分布表

年龄段(岁)	人数(例)	百分比(%)
15～30	13	11.61
31～40	25	22.32
41～50	35	31.25
51～60	25	22.32
61～70	11	9.82
71～80	3	2.68

3.2 药物频数统计

本研究所纳入的诊次共226诊次，收集到226首完整处方，其中涉及137味中药，共计频数2976次，平均每首处方用药13.17味，共有36味中药的使用频数≥23次，频率≥10%，详见表1-9-3。

表1-9-3　处方前36味中药频数、频率表

药物	频数(次)	频率(%)	药物	频数(次)	频率(%)
黄芪	214	94.69	赶黄草	42	18.58
茯苓	175	77.43	金樱子	42	18.58
白鲜皮	155	68.58	蝉蜕	39	17.26
墨旱莲	139	61.50	桑寄生	38	16.81
女贞子	125	55.31	生地黄	36	15.93
芡实	107	47.35	续断	34	15.04

药物	频数(次)	频率(%)	药物	频数(次)	频率(%)
鸡内金	101	44.69	黄精	33	14.60
泽泻	97	42.92	党参	33	14.60
杜仲	93	41.15	大黄	32	14.16
白茅根	87	38.50	车前子	32	14.16
三七	84	37.17	附子	29	12.83
地肤子	73	32.30	葛根	28	12.39
陈皮	70	30.97	菟丝子	27	11.95
谷芽	68	30.09	酸枣仁	26	11.50
麦芽	68	30.09	红曲	25	11.06
石斛	61	26.99	半夏	24	10.62
牛膝	58	25.66	石韦	23	10.18
牡蛎	54	23.89	薏苡仁	23	10.18

注：频率＝频数／处方总数×100%。

3.3 药物性味归经统计

统计分析137味中药的四气五味和归经。其中，四气所占比例由高到低依次为寒、温、平、凉、热，其中寒性药占比34.27%，温性药占比29.27%，平性药占比28.43%，前三位共占比91.97%，具体见表1-9-4。五味所占比例由高到低依次为甘、苦、辛、酸、咸，其中甘味药占比54.38%，苦味药占比23.58%，辛味药占比11.85%，酸味药占比8.61%，而咸味药仅占比1.87%，具体见表1-9-5。归经中肾经（20.63%）占比最高，其次为脾经（19.95%）、肝经（16.35%）、肺经（12.86%）、胃经（12.54%），具体见表1-9-6。

表1-9-4　药物四气分布

序号	四气	频数(次)	占比(%)
1	寒	1020	34.27
2	温	871	29.27
3	平	846	28.43
4	凉	203	6.82
5	热	36	1.21

表1-9-5　药物五味分布

序号	五味	频数(次)	占比(%)
1	甘	2235	54.38
2	苦	957	23.28
3	辛	487	11.85
4	酸	360	8.61
5	咸	77	1.87

表1-9-6　药物归经分布

序号	归经	频数(次)	占比(%)
1	肾	1485	20.63
2	脾	1436	19.95
3	肝	1177	16.35
4	肺	926	12.86
5	胃	903	12.54
6	心	427	5.93
7	膀胱	324	4.50
8	小肠	166	2.31
9	大肠	158	2.19
10	胆	145	2.01
11	心包	47	0.65
12	三焦	5	0.07

3.4 药物功效统计

将本研究涉及的137味中药进行药物功效归类，共统计出18类，详见表1-9-7；其中功效分类频数最高为补虚类，其次为利水渗湿类、消食类、清热类、止血类、收涩类等。

表1-9-7 药物功效分类表

药物	味数(种)	频数(次)	频率(%)	药物
补虚类	29	926	31.12	黄芪、墨旱莲、女贞子、杜仲、石斛、续断、黄精、党参、菟丝子、益智、百合、白术、淫羊藿、白芍、山药、太子参、熟地黄、仙茅、当归、甘草、北沙参、白扁豆、巴戟天、鳖甲、红芪、人参、枸杞子、沙苑子、麦冬
利水渗湿类	11	487	16.36	茯苓、泽泻、地肤子、赶黄草、车前子、石韦、薏苡仁、猪苓、金钱草、绵萆薢、海金沙
消食类	7	283	9.51	鸡内金、谷芽、麦芽、红曲、山楂、神曲、莱菔子
清热类	15	266	8.94	白鲜皮、生地黄、黄芩、黄蜀葵花、黄连、土茯苓、山慈菇、玄参、连翘、牡丹皮、金银花、忍冬藤、赤小豆、知母、紫花地丁
止血类	9	224	7.53	白茅根、三七、地榆、仙鹤草、大蓟、养心草、蒲黄、茜草、血余炭
收涩类	9	188	6.32	芡实、金樱子、山茱萸、覆盆子、莲子、五味子、桑螵蛸、浮小麦、海螵蛸
解表类	9	107	3.60	蝉蜕、葛根、柴胡、桂枝、麻黄、菊花、紫苏叶、升麻、生姜
理气类	9	106	3.56	陈皮、青皮、大腹皮、枳实、木香、紫苏梗、枳壳、佛手、香附
活血化瘀类	9	104	3.49	牛膝、益母草、银杏叶、凌霄花、灯盏细辛、丹参、鸡血藤、泽兰、骨碎补
平肝息风类	5	80	2.69	牡蛎、天麻、钩藤、僵蚕、地龙
祛风湿类	4	49	1.65	桑寄生、狗脊、路路通、木瓜
化痰止咳平喘类	5	35	1.18	半夏、葶苈子、苦杏仁、白果、桔梗
安神类	5	34	1.14	酸枣仁、合欢皮、磁石、首乌藤、远志

药物	味数(种)	频数(次)	频率(%)	药物
泻下类	3	34	1.14	大黄、郁李仁、火麻仁
温里类	1	29	0.97	附子
化湿类	5	21	0.71	砂仁、苍术、厚朴、广藿香、荷叶
开窍类	1	2	0.07	石菖蒲
攻毒杀虫止痒类	1	1	0.03	蜂房

注：频率 = 频数 / 药物总频数。

3.5 药物关联规则

"中医传承计算平台（V3.0）"系统对于关联规则计算的主要参数为"支持度个数"及"置信度"，其中"相应的支持度=支持度个数/总处方数量×100%"，而支持度用来描述规则出现的频率，其数值越高代表该规则对应的药物组合使用越广泛，置信度表示在前项药物出现的状态下，后项药物出现的概率，概率越高代表该规则对应的药物组合配伍越稳定。

对226张处方，137味中药进行关联规则分析。设置支持度个数为68，即最小支持度约为30%，得到70条高频数组合，包含14味药物，其中有17条组合频数高于100次，如表1-9-8所示。

表1-9-8 高频药物组合表(前17位)

序号	药物组合	出现频数(次)
1	黄芪、茯苓	165
2	黄芪、白鲜皮	154
3	黄芪、墨旱莲	137
4	墨旱莲、女贞子	125
5	黄芪、女贞子	123
6	黄芪、墨旱莲、女贞子	123
7	茯苓、白鲜皮	118
8	白鲜皮、墨旱莲	118
9	黄芪、茯苓、白鲜皮	118
10	黄芪、白鲜皮、墨旱莲	117
11	白鲜皮、墨旱莲、女贞子	110

序号	药物组合	出现频数(次)
12	白鲜皮、女贞子	110
13	黄芪、白鲜皮、墨旱莲、女贞子	109
14	黄芪、白鲜皮、女贞子	109
15	茯苓、墨旱莲	107
16	黄芪、茯苓、墨旱莲	106
17	黄芪、芡实	106

为得到药物组合之间的关联程度，将支持度个数设置为68，置信度≥0.9，得到67条符合条件的频繁项集，最终整理为两药、三药、四药、五药关联规则，各关联例数如表1-9-9所示。

表1-9-9　关联规则构成表

规则	总数	占比(%)
两味药组成的规则	16	23.88
三味药组成的规则	32	47.76
四味药组成的规则	16	23.88
五味药组成的规则	3	4.48

将整理出的两药、三药、四药、五药关联规则按置信度由高到低排列，详见表1-9-10至表1-9-13。

表1-9-10　两味药关联规则表

序号	前项	后项	置信度(%)
1	地肤子	白鲜皮	100
2	女贞子	墨旱莲	100
3	谷芽	麦芽	100
4	麦芽	谷芽	100
5	墨旱莲	黄芪	99
6	地肤子	黄芪	99
7	芡实	黄芪	99
8	白鲜皮	黄芪	99

序号	前项	后项	置信度(%)
9	女贞子	黄芪	98
10	杜仲	黄芪	98
11	泽泻	茯苓	98
12	鸡内金	黄芪	96
13	三七	黄芪	96
14	白茅根	黄芪	95
15	茯苓	黄芪	94
16	泽泻	黄芪	92

表1-9-11 三味药关联规则表

序号	前项	后项	置信度(%)
1	黄芪、地肤子	白鲜皮	100
2	女贞子、白茅根	墨旱莲	100
3	白鲜皮、三七	黄芪	100
4	白鲜皮、芡实	黄芪	100
5	女贞子、芡实	墨旱莲	100
6	女贞子、芡实	黄芪	100
7	白鲜皮、女贞子	墨旱莲	100
8	黄芪、女贞子	墨旱莲	100
9	女贞子、三七	墨旱莲	100
10	茯苓、女贞子	墨旱莲	100
11	茯苓、白鲜皮	黄芪	100
12	墨旱莲、芡实	黄芪	100
13	墨旱莲、三七	黄芪	100
14	茯苓、女贞子	黄芪	100
15	白鲜皮、地肤子	黄芪	100
16	茯苓、墨旱莲	黄芪	100
17	白鲜皮、女贞子	黄芪	100
18	白鲜皮、墨旱莲	黄芪	100
19	茯苓、芡实	黄芪	100
20	白鲜皮、白茅根	黄芪	100

序号	前项	后项	置信度（%）
21	墨旱莲、女贞子	黄芪	100
22	黄芪、泽泻	茯苓	100
23	墨旱莲、白茅根	女贞子	100
24	茯苓、杜仲	黄芪	100
25	墨旱莲、白茅根	黄芪	99
26	女贞子、白茅根	黄芪	99
27	茯苓、鸡内金	黄芪	99
28	白鲜皮、墨旱莲	女贞子	99
29	墨旱莲、三七	女贞子	99
30	黄芪、白茅根	白鲜皮	99
31	茯苓、泽泻	黄芪	99
32	黄芪、三七	白鲜皮	99

表1-9-12　四味药关联规则表

序号	前项	后项	置信度（%）
1	黄芪、白鲜皮、女贞子	墨旱莲	100
2	黄芪、茯苓、女贞子	墨旱莲	100
3	墨旱莲、女贞子、芡实	黄芪	100
4	黄芪、女贞子、芡实	墨旱莲	100
5	茯苓、白鲜皮、芡实	黄芪	100
6	茯苓、白鲜皮、墨旱莲	黄芪	100
7	茯苓、白鲜皮、女贞子	墨旱莲	100
8	白鲜皮、墨旱莲、芡实	黄芪	100
9	黄芪、女贞子、白茅根	墨旱莲	100
10	茯苓、白鲜皮、女贞子	黄芪	100
11	白鲜皮、墨旱莲、女贞子	黄芪	99
12	茯苓、墨旱莲、女贞子	黄芪	99
13	墨旱莲、女贞子、白茅根	黄芪	97
14	黄芪、墨旱莲、白茅根	女贞子	97
15	黄芪、白鲜皮、墨旱莲	女贞子	93
16	茯苓、白鲜皮、墨旱莲	女贞子	92

表1-9-13　五味药关联规则表

序号	前项	后项	置信度(%)
1	茯苓、白鲜皮、墨旱莲、女贞子	黄芪	100
2	黄芪、茯苓、白鲜皮、女贞子	墨旱莲	100
3	黄芪、茯苓、白鲜皮、墨旱莲	女贞子	92

将药物关系用网络拓扑图表示，使其更加简洁明了，如图1-9-1所示。

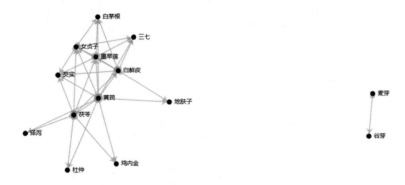

图1-9-1　药物关系网络拓扑图

3.6 药物聚类分析

通过无监督的聚类算法，将聚类个数设置为5进行聚类分析，得到5种药物核心组合，如表1-9-14所示，并得到方剂聚类分析图（K-means算法+聚类）与方剂聚类分析图（K-means算法+回归模拟），如图1-9-2、图1-9-3所示。

表1-9-14　聚类核心组合表

序号	核心组合	支持个数(个)
1	黄芪、茯苓、女贞子、墨旱莲、白鲜皮、白茅根	107
2	茯苓、泽泻、杜仲、猪苓、附子、白芍	26
3	黄芪、茯苓、柴胡、黄芩、泽泻、麦芽	18
4	大黄、黄芪、茯苓、杜仲、白鲜皮、鸡内金	43
5	黄芪、党参、茯苓、芡实、谷芽、麦芽	32

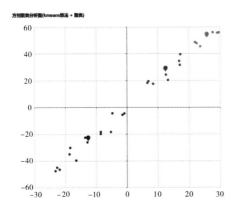
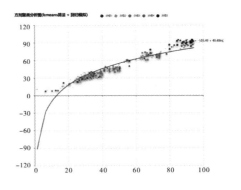

图1-9-2　方剂聚类分析图
（K-means算法+聚类）

图1-9-3　方剂聚类分析图
（K-means算法+回归模型）

＿ 讨 论 ＿

1 张喜奎教授辨治慢性肾小球肾炎理论探究

1.1 固邪深伏,内外相招

张师认为慢性肾炎病因有以下两个特点,一是固邪深伏为发病前提,二是外邪侵犯常为发病的导火索,体内固邪与外邪相合,内外相招之下,病情可见急速进展。

"固邪"的概念为:未发病之前体内所固有的邪气,此邪气既可来源于先天遗传,又可因后天阴阳偏盛,邪气侵犯,失治误治造成。邪气一旦形成,便深伏机体某处,待外邪感触或正气亏虚,即可发病。固邪的性质不同,发病时的病证亦不相同,如病在太阳,多为外邪侵表,据体内有无固邪,决定是否发生腑证,若体内有水湿固邪,则发为太阳蓄水证,若内有瘀血固邪,则发为太阳蓄血证。相较而言,慢性肾炎患者体内多见水湿固邪,故此病发于少阳时多见三焦水道不通,发于少阴时多见阳虚水泛等。同时,固邪留着的部位不同,疾病的发生亦不尽相同,如水湿之邪,浸渍关节则发为痹证,留滞于肺则发为咳喘,停于胸胁则发为支饮等。而肾与膀胱主司水液蒸腾气化,贮存排泄,与机体水液代谢和毒素的排出密切相关,慢性肾炎临床表现多为水肿及尿液的异常改变,这与固邪深伏肾与膀胱密不可分。

225

病因在内有五志、七情过极，饮食失宜，房劳过度等，致使人体正气受损，阴阳失衡，体内固邪萌动，邪自内发；在外可因风、寒、湿、热及疮毒等侵袭机体，内外相招，引动固邪。慢性肾炎患者因感受外邪而发病者不在少数，此与西医理论中部分患者发病前有感染史异曲同工。此类患者，因先天遗传，或后天获得，造成阴阳失衡，固邪内生，邪气久郁，致使正气受损，脏腑亏虚，阴阳气血不足，机体抗邪能力下降，极易招致外邪入侵，如《黄帝内经》所说："邪之所凑，其气必虚。"病发之后，又因正气虚弱，无力抗邪外出，于是邪留不去，使病情缠绵反复，最终恶化。其中风为百病之长，外邪之中最为常见，其性轻扬开泄，致肺虚不能卫外，脾虚不能统摄，肾虚不能封藏，精微物质随尿下泄，也是感冒后出现蛋白尿或尿蛋白急性增多的原因，若失治误治，风邪伏于肾中，又可形成新的固邪，加重病情[3]。

张师认为，当人体正气强盛之时，可以排出及控制固邪，令其不能发病，只有当正气不足，阴阳失调时，固邪才得以引发。故针对固邪的治疗，除依据其性质的不同，审证求因，据因论治外，还需注意扶助正气。

1.2 虚实夹杂，病情多变

慢性肾炎起病缓慢，病程较长，故在病机表现上错综复杂，迁延多变，可见虚实夹杂之候。其本虚以肺、脾、肾三脏虚损为主，与肝关系密切；标实即体内深伏之固邪，以湿浊贯穿始终而多见湿热和血瘀。

肺为水之上源，主司诸气，《素问·经脉别论》提及其能"通调水道，下输膀胱"。肺气的宣发肃降，使人体的水液得以正常输布。肺气虚损，则津液输布失常，泛滥周身，水谷精微布散有碍，机体不得利用而外流。

脾居中焦，灌溉四旁，其功主运化，既包含了运化水谷，又囊括了运化水湿。脾虚运化无力，失于转输，一则使气血生化乏源，五脏六腑皆失所养，二则使水湿停滞，经络壅塞，最终渗于皮肤。同时，脾虚统摄无权，亦造成血溢脉外，精微下泄，是尿血和尿蛋白的重要因素。

肾者主水，居于下焦，内寓真阴真阳，专司水之气化蒸腾，尿液之生成排泄。若肾气不足，关门失约，则水之蒸化无力，水即妄行而无主制，精微固摄失职，形成水肿及蛋白尿。另有肾阴不足，虚火内生，扰动肾关，灼伤血络，则见蛋白尿，血尿。

同时，张师结合多年临床研究，发现肝也在慢性肾炎的发生发展中扮演重要角色。肝主疏泄和藏血，与肺、脾、肾三脏关系密切，特别是与肾脏构成"乙癸同源"，一荣俱荣，一损俱损，其中阴阳互滋互制，保证了疏泄封藏的相反相成。慢性肾炎病程中患者时有出现肝肾亏虚，阴不潜阳，风阳上亢所致的血压升高，即是久病及肝的重要表现。

慢性肾炎成年患者体内之固邪多为后天获得，就固邪性质而言，以湿浊之邪最为常见，并贯穿疾病始终。湿邪可因正气虚损，风邪夹湿侵犯，蕴蓄不解，久停而成，或脾虚不运，肾虚水液不能代谢，致水湿内生；而浊由湿演化而来，其与湿同类，积湿成浊，湿轻浊重[4]。湿浊久蕴，可进一步化毒，表现为体内代谢产物蓄积，肾功能检查指标的改变[5]。

慢性肾炎起病缓慢，病程较长，湿浊邪气长期留滞体内，阻滞气机，妨碍血行，使血行迟滞，凝而成瘀，湿瘀互结，郁而化热，邪热入舍营阴，煎灼津液，迫血妄行，溢出脉外，离经之血复又为瘀为败，蕴蓄于内，影响气机，阻碍三焦，耗伤阴阳，形成恶性循环，由此可见邪热与瘀血亦是体内固邪的重要组成部分。另外需要注意的是，虽然瘀血为慢性肾炎常见的固邪性质，但因脾虚失摄及湿浊瘀热互结，迫血妄行，临床常见尿血，故治疗时不可轻易使用活血化瘀药，恐其行散走窜而动血耗血，对于内有瘀血固邪的患者，张师常用化瘀止血药，做到化瘀而不伤正，止血而不留瘀。

1.3 发病传变,不越六经

《伤寒论》六经辨证是辨病、辨证、辨症、论治一线贯穿，相互结合的有机体系[6]，其包含了脏腑、阴阳、五行、经络等理论[7]，可广泛适用于临床。张师认为，肾脏疾病的发病和传变，及病理变化，均符合六经辨证之特色，六经辨证的治疗原则适合用于肾脏疾病，六经的治法，可以概括肾脏疾病的主要治法，故慢性肾炎亦可通过六经辨证进行论治。

根据患者正气多寡及体内固邪的强弱，疾病的发生发展具有不同的特点。若发病初期其正气较盛，体内固邪尚弱，外邪侵犯太阳，正气奋起抗争，恶寒发热明显者，应当解表祛邪，疏风宣肺；但因肾与膀胱中有固邪作祟，表邪易传入腑，膀胱气化功能失调，气结水停，遂得水肿见症，故常需结合利湿泄浊之法。水湿之邪壅遏气机，阻塞三焦，少阳枢机不利，则全身上下内外流溢，此时治需和解少阳，通利三焦；邪仍不解，传入阳明，蕴生火热，湿与热邪困阻阳明，中焦湿热蕴结，耗损气阴，应当治以清热泻火，兼以益气滋阴。临床上，因慢性肾炎起病缓慢，绝大部分患者发现疾病时已越过三阳而进入三阴，且体内正气强盛之时，亦可制御固邪，令其难以发作。病入太阴，肺脾俱虚，湿邪内生，无力运化，此时病尚轻浅，及时施以益肺健脾，清利湿邪之法，便可控制病情甚至治愈；若失治误治，病邪深入少阴，由脾及肾，则可出现两种不同转归；若素体阳虚，或医者用药过于苦寒，伤损阳气，肾阳不足，气化无力，水湿内阻，从寒而化，则成少阴阳虚水泛证，此时应当对证应用温阳利水泻浊之法；若素体阴虚，或治疗中过用温燥，或邪郁化热，致肾阴耗伤，病向热化，水与热结，便为少阴阴虚水停证，治疗应当滋阴益肾，清热利湿；病久不解，阴损及阳，或阳损及阴，造成阴阳俱虚，又可形成少阴阴阳俱虚证，此时需扶阳益阴，佐以清利余邪。邪气积蓄，由湿化浊，由浊化毒，使阴阳失交，气不顺接，则病入厥阴，出现寒热错杂之候，此时往往表现为血肌酐、尿素氮等的升高，疾病向肾功能不全进展，病多凶险，预后较差，需清温并举，寒热同调，不忘解毒祛邪，方能拨乱反正。

2 张喜奎教授治疗慢性肾小球肾炎数据挖掘结果分析

2.1 一般信息统计结果分析

本研究共纳入112例慢性肾炎患者，其中男性54例，占48%，女性58例，占52%。在112例患者中，最大年龄为75岁，最小年龄为18岁，平均年龄约为46岁，中位年龄为46岁，有75.89%的患者年龄在30～60岁，符合本病发病以中、青年为主的流行病学特征[8]。

2.2 药物性味分析

通过药物四气分析结果，张师在治疗慢性肾炎时用药以寒性药最多，温性及平性药物稍次之；在药物五味分析结果中，以甘味药占主导地位，占比超过50%。其次为苦味药，再次为辛味及酸味药，其二者出现频数基本相当。

在药物四气之中，寒凉药与温热药是相对立的两种药性，而"凉次于寒""温次于热"，平性药物的寒热界限不甚明显，为药性平和，作用和缓的一类。因慢性肾炎病程较长，其中多见湿浊、瘀血、毒素久停，郁而化热，此时需用寒性药物清热泻火、凉血解毒；邪热伤阴，肝肾阴虚，风阳上扰，此时寒性药物可以滋阴息风；脏腑虚损，卫外不固，六淫邪气易于侵袭机体，若为外感风热，此时寒性药物可以疏散风热。除此之外，有研究表明，寒性中药可以通过调控应答刺激、细胞凋亡及免疫反应相关基因的表达等途径，发挥一定的抗炎、抗菌、调控细胞凋亡等作用，从而降低机体功能的病理性亢进，增强机体的防御和应答功能[9]。久病阴阳皆损，阳虚则膀胱气化失职，血液推行无力，造成寒湿内生，经络瘀滞，温性药物可温里散寒、温阳利水、温通经络，对阳虚证应用，亦是常法。同时，现代药理研究证明，温性中药可以增加胰岛素敏感性，增强肾上腺皮质功能，降低血浆血管紧张素Ⅱ及醛固酮水平，提高交感神经活性等，在内分泌、代谢、循环等多个系统发挥了正向作用[10-12]。寒、温、平三性药物合并占四气总频数的91.97%，表明张师在慢性肾炎的治疗中常常寒温并用，缓缓图之。

五味之中，甘味药"能补能和能缓"，其与寒性相合，可清热养阴，与温性同用，则有泻肾寒，温肾阳之能[13]，体现了张师认为慢性肾炎以脏腑虚损为根本而治疗以扶正补虚为关键的临床思路。苦味药一则能泄，可泄肾与膀胱中伏藏之固邪，留滞之浊气；二则能燥，燥停留机体不得运转之水湿；三则能坚，肾为水脏，易燥伤阴液为病，故《外感温热论》指出："热邪不燥胃津，必耗肾液"，苦味泻火以坚阴，可顾护肾液。苦味药的大量应用，证明张师扶正之余不忘祛邪，慢性肾炎病程中常见的湿浊及邪热，均可运用苦味药燥湿清热以应对。辛味药与酸味药基本相当，其一能散能行，一能收能涩，又可与甘味药组合，辛甘化阳、酸甘化阴，体现张师在慢性肾炎治疗过程中，注重散风邪而行气血，敛营阴而涩精微，惯用相反相成之治法，达到阴阳调和，水火相济之目的。

2.3 药物归经分析

在药物归经上以肾经为首，脾、肝、肺、胃次之。前已述及，本病病位在肾，正虚以肺、脾、肾三脏虚损为主，与肝关系密切，故张师治疗本病时重视调节肺、脾、肝、肾脏腑气血阴阳。脾胃为气血生化之源，胃主受纳腐熟，亦需重点关注，和胃消食法被广泛运用于慢性肾炎的治疗中，将在功效分析中详述。

2.4 药物功效分析

本研究涉及的137味中药功效分类中，补虚类为使用最多的类别，其频数达926次，占总药物频数的31.12%，其次为利水渗湿类（487），消食类（283），清热类（266），止血类（224），收涩类（188）。将该结果与药物频数统计结果结合分析，可以得出张师在治疗慢性肾炎中的常用治法，具体为：扶正补虚、利水渗湿、和胃消食、清热止血、收敛固涩。

2.4.1扶正补虚 张师认为在慢性肾炎的病变过程中，人体正气不断消耗，脏腑虚损程度与日俱增，病机表现上常虚实互见而以本虚更为突出，故此扶正补虚应当作为治疗的关键。将补虚药再次细分，得到补阴药（388）、补气药（302）、补阳药（204）、补血药（32），可见张师治疗慢性肾炎更加重视调整阴阳，益气扶正而少用补血之法。《素问·阴阳应象大论》记载："年四十而阴气自半，起居衰矣。"结合本研究一般信息统计分析结果，病案中慢性肾炎患者平均年龄和中位年龄均为46岁，随着年龄增长，肾之真阴渐衰，邪热内生，壮火食气，故阴虚及气虚多见；久病阴损及阳，阳虚亦不鲜见。病程中有蛋白及血液从肾脏漏出，蛋白及营血均属人体中的阴性物质，其从肾脏漏出，长期损耗，更使阴精不足，则一身气血难以化生。张师治病求本，以补益肾精，结合温阳益气，健脾和胃，引水谷之精及肾精肾髓化生血液，故此补血药使用较少。

在补阴药中，墨旱莲使用频数为139次，位列第一，其味甘、酸，性寒，入肝、肾经，能补肝肾之阴，又能凉血止血。现代药理研究证实，墨旱莲不仅具有保肝护肝的作用，还具有降血脂、抗氧化、抗炎与镇痛的作用[14]。

在补气药中，黄芪以70.86%的占比名列前茅，其性微温，味甘，归脾、肺二经，功擅补气升阳，益卫固表，又能利水消肿，生津养血。可用于治疗气虚乏力，水肿尿少，中气下陷。近年来，国内外已有学者对黄芪及含黄芪复方的药理学机制和治疗肾脏疾病方面的临床应用进行了大量研究，证明黄芪中含有的多糖类、黄酮类、皂苷类等成分可以通过下调肾小球系膜细胞NF-κB及FN蛋白的表达水平，抑制NF-κB信号转导，减少FN的增殖，从而减轻肾小球系膜细胞增生，延缓肾小球的损伤，防止肾小球的硬化[15-16]。有研究表明，黄芪中的有效成分可通过抗氧化、扩张肾血管，减轻细胞缺血、缺氧状态，从而延缓肾脏间质纤维化，具有防止肾小球及足细胞损伤的作用[17-18]。

在补阳药中，杜仲以93次的使用频数独占鳌头，其味甘，性温，入肝、肾经，不仅强壮筋骨，更能益肾添精，温养肾气。有药理学研究表明，杜仲具有降血糖、降血压、降血脂的综合作用[19]，王慧玲等使用全杜仲胶囊对肾阳虚模型小鼠进行抗应激能力试验，结果表明杜仲能改善体内能量代谢紊乱状态，增强免疫力，提高肾阳虚小鼠抗应激能力[20]。

2.4.2利水渗湿　因为湿浊之邪贯穿本病始终，故利水渗湿药的大量使用为张师将理论运用于临床实践的有力证明。进一步统计得出，利水渗湿药的使用频次分别为：利水消肿药（353）、利尿通淋药（131）、利湿退黄药（3）。因患者无尿时疼痛表现，不归属于淋证，亦无目黄、身黄、小便黄等表现，不归属于黄疸，可见利水渗湿药的使用均为通利小便以利水湿。其中茯苓（175）、泽泻（97）、地肤子（73），三药共占比70.84%，为利水渗湿治法中的常用药物。茯苓药性平和，既可祛邪，又可扶正，利水而不伤正气，故使用最多。邓刚民等通过动物实验证明，茯苓中含有的四环三萜类化合物——茯苓素，具有和醛固酮相似的结构，可作为醛固酮的受体拮抗剂起到利尿的作用[21]，此外，茯苓多糖等物质具有良好的抗炎作用，可以抑制急慢性炎症并阻止炎症渗出物沉积[22-23]。泽泻利水渗湿作用较强，若水湿停蓄导致水肿或小便不利，常与茯苓联用，且其性寒，既能清膀胱之热，又能泄肾经之虚火，对肾阴不足，相火偏亢的患者尤为适合。地肤子中含有的生物活性成分，具有显著的抗炎、抗过敏作用[24]，且该药不仅清热利湿，也擅祛风止痒，风为百病之长，易挟它邪侵犯人体，与体内固邪相合，造成疾病迅速进展，故用其除湿祛风，能有效延缓病情发展。

2.4.3和胃消食　和胃消食法被张师广泛用于临床多种疾病的治疗，最常用的中药为鸡内金（101）、谷芽（68）、麦芽（68），其在慢性肾炎的治疗中有以下作用：①消食以利气血化生，助后天以养先天。②调胃则脾气自健，脾运正常则湿浊可除。③若前药多寒凉，可防其伤正，若前药多滋补，可助化药力。

2.4.4清热止血　对清热药与止血药进行细分，得到清热药中清热燥湿药（190）、清热凉血药（45）、清热解毒药（29）、清热泻火药（2），止血药中凉血止血药（114）、化瘀止血药（93）、收敛止血药（17）。因慢性肾炎起病缓慢，病程较长，湿浊邪气长期留滞体内，阻滞气机，妨碍血行，血行不畅渐凝成瘀，湿瘀互结，郁而化热，邪热入舍营阴，煎灼津液，迫血妄行，溢出脉外，离经之血复又为瘀为败，伤损肾络，遂生尿血。在此病理过程中，湿浊、邪热、瘀血三者互根互生，不可分割，故将二者联合讨论。

在清热燥湿药中白鲜皮使用频数达155次，占比81.58%，为清热燥湿药中的主要药物。白鲜皮首载于《神农本草经》，具有清热燥湿、祛风解毒的功效，临床多用于治疗外科皮肤类疾患，然《玉楸药解》说："白鲜皮清金利水，治黄疸溺癃。"可见白鲜皮有利尿消肿的功能，张师另辟蹊径，以其疏风清热之功祛除机体外受之邪风，利水消肿之能解人体内蕴之水湿，对于慢性肾炎因感受风邪导致水肿，蛋白尿加重或出现皮肤瘙痒的患者每见成效[25]。

清热凉血药中使用最多的是生地黄（36），占比80.00%。生地黄味甘性寒，善于清解营血分之热，且有养阴生津之功效。现代药理学研究表明，生地黄有增强免疫功能、抗炎、降压、利尿、保肝、降糖、补血等多重作用[26]。清补并施颇为适用于慢性肾炎以本虚为主的患者。

凉血止血药中以白茅根（87）为首，其通于肺与膀胱经，除凉血止血外还有清热利尿的作用，被古今医家广泛用于治疗下焦血热之尿血，或湿热阻滞之水肿、尿少。其具有止血、利尿、抗炎等作用，水煎剂能显著缩短出凝血时间，且具有缓解肾小球血管痉挛，促进血压平衡，改善肾脏血运等作用[27]。

化瘀止血药使用频数最高的为三七（84），频率为90.32%。刘畅等基于"血不利则为水"理论，认为瘀血的生成与肾病水肿关系密切，强调祛瘀通络法在治疗中的重要作用[28]。三七味甘、微苦，性温，功擅散瘀止血，消肿定痛，可化瘀而不伤正，止血而不留瘀，其不仅能缩短出血和凝血时间，还具有抗血小板聚集及溶栓作用，对于水肿及长期尿血的患者多可适用。

2.4.5收敛固涩　本研究收集到的收涩药全部为固精缩尿止带药，此类药物主入肾或膀胱经，多兼有补肾之功，其中芡实使用频数达107次，位居第一。脾肾两虚，精微不藏，随尿而泻，可见蛋白尿，芡实益肾固精，补脾止泻，用之中的。药理研究表明，其营养丰富，含有多种氨基酸、脂肪酸及维生素。方敬爱等对糖尿病性肾病大鼠口服芡实中药饮片煎煮物12周后，通过对比大鼠生化指标及肾组织病理切片，细胞因子表达等方式，证明芡实可有效降低尿蛋白，改善肾损伤，延缓疾病进程[29-31]。

2.5 核心药对分析

根据药物关联规则分析，可以看出张师治疗慢性肾炎常用药物多围绕黄芪、女贞子、墨旱莲、茯苓、白鲜皮、白茅根等进行变化配伍，根据其结果及张师临床用药经验，现着重对以下药对进行阐述。

2.5.1黄芪、女贞子、墨旱莲　临床慢性肾炎患者病情常越过三阳进入三阴，且多停留在太阴及少阴阶段，此二经以脾、肾为重。黄芪为补气圣药，可补一身之气，尤擅健脾，亦能利水消肿；女贞子味甘、苦，甘可滋补肝肾，苦可清其虚热，补中有清；旱莲汁黑如墨，得少阴水色，其味甘、酸，补中有涩，益阴而止血，二者合用，称二至丸，性质平和，补而不腻，可益精血而乌须发。黄芪与二至丸成方，则能气阴双补，脾肾同调，体现张师治疗慢性肾炎以扶正补虚为主的中心思想。对此三药现代研究甚多，黄芪可修复肾小球基底膜中的电荷屏障与机械屏障，并且具有抗炎抗氧化，改善水钠代谢等作用[32-33]；二至丸中含有的多糖体，能激活免疫功能，改善免疫状态[34]，还能降低血浆黏度，抑制血小板聚集，以保护肾小球内膜的完整[35]。

2.5.2茯苓、泽泻　体内固邪以湿浊贯穿始终，《本草新编》记载："夫肾恶燥，而亦恶湿，过燥则水干，而火易炽，过湿则邪住，而精难生。"茯苓、泽泻淡渗利湿，可泄肾中浊邪而利肾精之化生。茯苓又具甘味，归于脾经，有健脾宁心之功效，泻中有补，补中存泻，使脾肾恢复其职能，水道无湿邪阻滞，河川通透，则固邪可除，正气得复。

2.5.3白鲜皮、地肤子　白鲜皮与地肤子皆苦寒之品，共用能增强清热的功效，其一燥一利，可祛机体外感内生之湿邪。《黄帝内经》中提出"肾风"之名，描述肾风之状："多汗恶风，面庞然浮肿，脊痛不能正立。"与慢性肾炎临床表现有相似之处，后世也有以"风水"命名者，可见风邪与慢性肾炎密切相关，现代医家多从风论治亦获得满意疗效[36-37]。白鲜皮、地肤子功善祛风解毒，内可、清除肾中伏风，外可抵御风邪侵扰，防止其与体内固邪相合，故常用之。

2.5.4白茅根、三七　白茅根甘寒而入血分，善清血分热毒，其又归膀胱经，有利尿作用，对下焦血热之尿血尤为适宜；三七甘温，能止血，又能祛瘀，前已有述，本病发展过程中瘀血与邪热胶着难分，故病程缠绵，久而留瘀，肾络痹阻又有血尿者，张师常用此二者配伍应对。

2.6 核心处方

聚类分析是将有某些共性的数据对象集合分组为多个类别的过程，是一种发现数据元内在结构的技术，中医传承计算平台（V3.0）使用K-means算法(k均值聚类算法)将方剂数据进行归类。其步骤是预设K值，随机选取K个对象作为初始的聚类中心，然后计算每个对象与各个聚类中心之间的距离，把每个对象分配给距离它最近的聚类中心，并将聚类中心重新计算。这个过程将不断重复直到满足某个终止条件。为验证计算结果的可靠性，平台将K-means算法与回归模型结合展示，其医学含义为：图示中不同的颜色代表不同类别，不同颜色点数的多少代表方剂的数量多少。越靠近回归曲线，表示越与此类别的核心药物（类方的基本组成）越接近，反之，越偏离曲线，表示与此类核心药物组成（类方的基本组成）偏离越远。由图可知分组1~4与回归曲线非常接近，表示核心组合聚类效果好，分组5散点间连接较近，但与回归曲线有一定距离，说明该核心药物组合有类方存在，但加减变化多样，后面将单独讨论。

第一组药物：黄芪、茯苓、女贞子、墨旱莲、白鲜皮、白茅根。该方为黄芪二至丸的核心药物组合，为张师治疗慢性肾炎最常用方，用于治疗太阴少阴俱病证。此类患者多属慢性肾炎中期，检验结果显示肾功能无明显改变，轻度水肿，以蛋白尿、血尿为主要表现，症状可见身困乏力、精神不佳、口干纳差、腰膝酸软等。其以太阴脾气亏虚，少阴肾阴不足为本，多兼水湿内停、风邪内郁并有化热为标，故以黄芪配二至丸健脾益肾，又加茯苓利水，白鲜皮，白茅根燥湿清热祛风，此外，还可加芡实、金樱子等收涩精微，防止蛋白继续漏出。

第二组药物：茯苓、泽泻、杜仲、猪苓、附子、白芍。此方可看作真武汤加减，适用于少阴寒化证。此类患者临床多表现为肾病综合征，除大量蛋白尿、低白蛋白血症、高脂血症和高度水肿之外，还可见腰酸腰痛、形寒肢冷、小便不利或小便清长、夜尿频频、大便时溏等症状。因素体阳虚或邪伤阳气，导致肾阳不足，温化无力，病入少阴而从寒化，遂当治以温阳利水之法。其中附子大辛大热，通行十二经脉而峻逐阴寒，可温肾助阳；白芍养血敛阴，可制附子之辛燥，还具有抗炎镇痛，抗血栓，降脂保肝的作用[38]；茯苓、泽泻、猪苓淡渗利湿，引水邪外出；杜仲补肝肾、强筋骨。

第三组药物：黄芪、茯苓、柴胡、黄芩、泽泻、麦芽。本组药物可视为小柴胡汤与五苓散的合方加减，适用于少阳不利，水道壅滞证。此类患者因不慎外感或各种原因导致小便不利，水肿急性加重，呈现实多虚少的征象。此时因邪气郁滞少阳枢机，三焦水道不利，故肿势弥漫，且多夹有湿热，临床多见周身水肿、口苦咽干、肢体困重、头目昏沉、不欲饮食、小便短黄、大便黏腻等表现。用柴胡、黄芩可疏肝利胆，开郁燥湿，茯苓、泽泻能通调水道，以泄水邪，添黄芪、麦芽等健脾和胃，共奏和解少阳、疏达三焦、宣通内外、扶正祛邪之功效。

第四组药物：大黄、黄芪、茯苓、泽泻、白鲜皮、鸡内金。此核心药物组合为大黄附子汤加减，因张师在临床辨证施治时，常将附子替换为巴戟天、淫羊藿或者仙茅、淫羊藿（仙灵脾）、仙鹤草三者组成的三仙汤，导致系统判定大黄与附子关联不够紧密，故在药物组合中并未体现附子。本方适用于厥阴寒热错杂证，此类患者临床可见肾功能异常，包括肌酐、尿素氮等升高，肾小球滤过率下降等表现。厥阴为二阴交尽，阴尽阳生之所，病情进展至此，常见虚实寒热错杂，阳虚毒积之候，大黄附子汤为底加减，有温阳益气、排毒泻浊之功，颇为契合。其中大黄直入肠腑，使邪有出路，与黄芪相伍，有攻补兼施之妙，钟瑜萍等通过动物实验，发现大黄配伍黄芪，可以改善慢性肾衰竭大鼠的肠黏膜损伤，抑制内毒素和肠道菌群的移位，从而保护肾功能[39]。茯苓、泽泻健脾利湿，白鲜皮清热祛风，且能止因毒素蓄积导致的皮肤瘙痒，三者合用则能祛除固邪，鸡内金和胃消食防大黄苦寒伤正。若患者阴寒内盛，则配伍附子逐其寒湿阴邪；若其阴液亏损较重，则变更为性质柔润，温而不燥，兼养精血的巴戟天；若患者气血衰败，精神不振，免疫力低下，可用三仙汤代替，戴梦竹等通过网络药理学研究，证明三仙汤具有激素或类激素作用，可以调控体内炎症因子表达，增强机体免疫力[40]。

第五组药物：黄芪、党参、茯苓、芡实、谷芽、麦芽。根据方剂聚类分析图（K-means算法+回归模拟）可知，本组药物组成较为分散，说明加减变化多样。此药物组合为张师自拟方，因重在健脾益气，故暂将其命名为健脾益气方。该方适用于太阴肺脾气虚证，在临床诊疗中可作为基础方用于慢性肾炎早期，病在太阴，肺脾气虚，症见无水肿或轻度水肿，身困纳差，大便质稀，其余无明显不适的患者。也可作为加减用药组合用于慢性肾炎各期，脾胃虚弱明显，需治以益气健脾和胃的患者。体现张师治疗慢性肾炎用药灵活，重视后天脾胃调养。

— 结 论 —

（1）慢性肾炎病因有两个特点，一是固邪深伏为前提，二是外邪侵犯常为发病的导火索，体内固邪与外邪相合，内外相招之下，病情可见急速进展。

（2）慢性肾炎病机总属本虚标实，本虚以肺、脾、肾三脏虚损为主，与肝关系密切；标实即体内深伏之固邪，以湿浊贯穿始终而多见湿热和血瘀。

（3）根据六经辨证确立主方，将扶正补虚、利水渗湿贯穿治疗始终，并辅以和胃消食、清热止血、收敛固涩等治法。

（4）用药上，常寒温并用，以甘补之，以苦泻之。常用药物组合有黄芪、女贞子和墨旱莲，茯苓和泽泻，白鲜皮和地肤子，白茅根和三七。处方上多以黄芪二至丸、真武汤、柴苓汤、大黄附子汤、健脾益气方为核心处方，据兼夹病机、病理因素灵活调整。

参考文献

[1] 王钢,陈以平,邹燕勤.现代中医肾脏病学[M].北京:人民卫生出版社,2003:197.

[2] 张喜奎.肾脏病六经辨治[M].北京:中国中医药出版社,2006:170.

[3] 吴琼.基于数据挖掘技术研究张师治疗慢性肾炎的"风药"用药规律[D].福州:福建中医药大学，2021.

[4] 赵进喜,庞博.中医学"浊"的涵义及其临床意义[J].中医杂志，2009, 50(7): 581-584.

[5] 王宇阳，马放，占永立.基于"浊毒"理论论治慢性肾脏病[J].中医杂志，2019, 60(16):1374-1377.

[6] 张喜奎 . 张喜奎伤寒临证九论 [M]. 北京 : 中国中医药出版社 ,2014:48-49.

[7] 吴琪 , 张新雪 , 赵宗江 . 从《伤寒论》六经传变理论探讨新冠肺炎的转归 [J]. 世界科学技术 - 中医药现代化 ,2020,22(3):544-551.

[8]ZHANG L,WANG F,WANG L,et al.Prevalence of chronic kidney disease in China: across-sectional survey[J].Lancet,2012,379(9818):815-822.

[9] 于华芸 . 热性、寒性中药对大鼠肝全基因表达谱影响的研究 [D]. 济南 : 山东中医药大学 ,2010.

[10] 陈玫伶 , 侯小涛 , 郝二伟 , 等 . 温性中药降血糖药理作用及其机制研究进展 [J]. 中药材 ,2018,41(8):2016-2020.

[11] 张琰 , 唐燕萍 , 卢青 , 等 . 温阳强心方治疗慢性心力衰竭临床疗效及其对血管紧张素Ⅱ和醛固酮水平的影响 [J]. 中国中医药信息杂志 ,2013,20(3):14-16.

[12] 李瑞奇 , 苗明三 . 药性温的现代研究及相互关系 [J]. 中医学报 , 2012, 27(11): 1456-1459.

[13] 刘晓燕 , 崔亚东 , 田合禄 . 中医四气五味理论与脏腑补泻关系的探讨 [J]. 世界中医药 ,2021,16(1):121-124,129.

[14] 焦广洋 , 李澍坤 , 邓易 , 等 . 墨旱莲及其化学成分的药理作用、体内代谢及质量控制研究进展 [J]. 药学研究 ,2021,40(10):673-677,683.

[15]KIM J,MOON E,KWON S.Effect of astragalus membranaceus extract on diabetic nephropathy[J].Endocrinology,Diabetes&Metabolism Case Reports,2014,2014(1):1-4.

[16]CHEN X,WANG D,WEI T,et al. Effects of astragalosides from radix astragali on high glucose-inducedproliferation and extracellular matrix accumulation in glomerular mesangial cells[J]. Experimental and Therapeutic Medicine,2016,11(6):2561-2566.

[17]MENG L,QU L,TANG J,et al.A combination of Chinese herbs, Astragalus membranaceus var.mongholicus and Angelica sinensis, enhanced nitric oxide production in obstructed rat kidney[J].Vascular Pharmacology,2007,47(2/3):174-183.

[18]Yu Z K,YANG B,ZHANG Y,et al.Modified Huangqi chifengdecoction inhibits excessive autophagy to protect against doxorubicin-induced nephrotic syndrome in rats via the PI3K/mTOR signaling pathway[J].Experimental and Therapeutic Medicine, 2018,8(1),2490-2498.

[19] 胡杨 , 李先芝 , 刘洋 , 等 . 杜仲化学成分、药理作用及应用研究进展 [J]. 亚太传统医药 ,2022,18(2):234-239.

[20] 王慧玲 , 陈兰英 , 周祎寒 , 等 . 全杜仲胶囊对肾阳虚小鼠抗应激能力的影响及机制研究 [J]. 中国中医基础医学杂志 ,2018,24(8):1077-1081.

[21] 邓刚民 , 许津 . 茯苓素 : 一种潜在的醛固酮拮抗剂 [J]. 中国抗生素杂志 , 1992(1): 34-37.

[22] 侯安继 , 彭施萍 , 项荣 . 茯苓多糖抗炎作用研究 [J]. 中药药理与临床 ,2003(3): 15-16.

[23] 汪电雷,陈卫东,徐先祥.茯苓总三萜的抗炎作用研究 [J].安徽医药,2009,13(9): 1021-1023.

[24] 王红娟,武洋,王嘉玮,等.地肤子药理作用研究现状 [J].甘肃科技纵横,2021, 50(8):98-100,111.

[25] 陈全文,张喜奎.张师临证运用白鲜皮经验举隅 [J].云南中医中药杂志,2016, 37(12):13-15.

[26] 王朴.生地黄的现代药理研究与临床应用 [J].中国中医药现代远程教育,2008,(8):986.

[27] 刘荣华,付丽娜,陈兰英,等.白茅根化学成分与药理研究进展 [J].江西中医学院学报,2010,22(4):80-83.

[28] 刘畅,支勇,曹红波.从"血不利则为水"论治肾病水肿 [J].中国中医基础医学杂志,2020,26(10):1561-1563.

[29] 董文华,孙艳艳,方敬爱,等.芡实对糖尿病肾病大鼠肾组织 GLUT1 及 TGF-β1 表达的影响 [J].中国中西医结合肾病杂志,2014,15(4):294-296.

[30] 刘文媛,方敬爱,孙艳艳,等.芡实对糖尿病肾病大鼠肾组织 Urotensin Ⅱ 及胶原表达的影响 [J].中国中西医结合肾病杂志,2014,15(6):480-483.

[31] 韩利梅,方敬爱,孙艳艳,等.芡实对糖尿病肾病大鼠肾组织 SOCS-3 及 IGF-1 表达的影响 [J].中国中西医结合肾病杂志,2014,15(9):767-769.

[32] 郑玲.黄芪治疗慢性肾脏病研究进展 [J].临床医药文献电子杂志,2018,5(46): 145,147.

[33] 靳贵林,陈正红,罗珍,等.红芪和黄芪的药理药效研究比较 [J].西藏科技,2020,(3):51-55.

[34] 王进进,奚香君,王颐,等.二仙汤与二至丸对小鼠生殖内分泌和免疫系统调节作用的比较研究 [J].江苏中医药,2013,45(8):73-75.

[35] 李增鸣,王小琴.二至丸在治疗肾脏病中的临床应用 [J].湖北中医杂志,2009, 31(6):58-60.

[36] 俞东容,王永钧.慢性肾炎与肾风 [J].中国中西医结合肾病杂志,2010,(4): 355-356.

[37] 王耀光,黄文政.黄文政运用蝉蚕肾风汤经验初探 [J].辽宁中医杂志,2011, 38(9): 1735-1736.

[38] 张燕丽,田园,付起凤,等.白芍的化学成分和药理作用研究进展 [J].中医药学报,2021,49(2):104-109.

[39] 钟瑜萍,郑作亮,李海燕,等.大黄-黄芪不同剂量配比对慢性肾功能衰竭大鼠肠黏膜和肠道菌群移位的影响 [J].中药药理与临床,2017,33(2):130-133.

[40] 戴梦竹,任路,何信用,等.基于网络药理学的三仙汤治疗骨质疏松症作用机制研究 [J].中国骨质疏松杂志,2021,27(6):831-837,842.

（张思潮　整理）

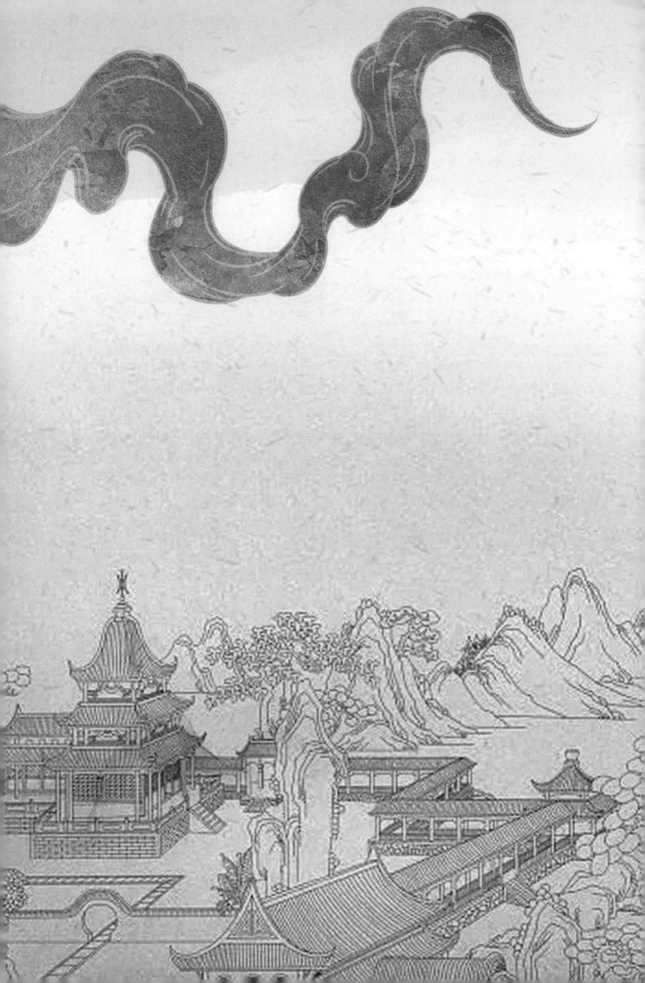

第二章

张喜奎中医肾病验案精华
ZHANG XI KUI ZHONG YI SHEN BING YAN AN JING HUA

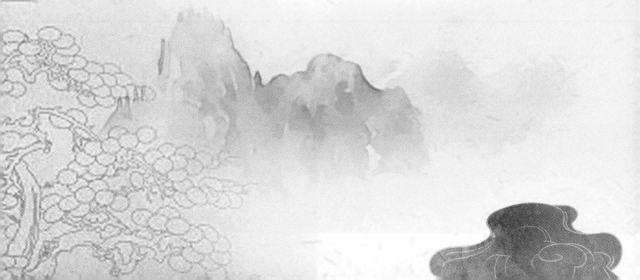

第一节

ꜙ 原发性肾小球疾病 ꜛ

一、慢性肾炎

病案1

陈某某，男，70岁，2018年8月12日初诊。

主　诉 水肿5个月。

病　史 5个月前无明显诱因出现水肿，双下肢水肿，按之凹陷，身困乏力，思睡，伴腰酸，口稍干，舌淡苔白，脉沉。查尿常规示尿蛋白（+++）、尿潜血（+）。西医诊断：慢性肾小球肾炎。现规则口服激素治疗。

处　方 黄芪二至丸加减。

黄　芪20g　女贞子12g　墨旱莲12g　生地黄12g

山　药12g　茯　苓15g　泽　泻12g　鲜石斛9g

芡　实12g　白鲜皮20g　陈　皮12g　蝉　蜕9g

杜　仲12g　车前子12g^(布包)

共7剂，每日1剂，水煎服，早晚饭后40分钟温服。张师嘱患者同时继续应用激素治疗，待病情稳定，逐渐缓慢减量，直至停用，后续使用中药稳固疗效。

二诊（2018.8.19） 用药后水肿较前缓解，时有咳嗽，近日消化不良，舌淡苔白，脉沉。

处　方 黄芪二至丸加减。

黄　芪20g　女贞子12g　墨旱莲12g　茯　苓15g

猪　苓12g　泽　泻12g　山　药15g　赶黄草10g

谷　芽12g　麦　芽12g　麻　黄12g　五味子12g

杏　仁12g　白鲜皮20g

共7剂，煎服法同前。

三诊（2018.8.26） 服药后咳减，仍觉咽中痰阻，下肢水肿，按之凹陷，口干，胃胀，舌淡苔白厚，脉沉。上方去猪苓，加车前子12g、大腹皮12g、法半夏12g。共7剂，煎服法同前。

四诊(2018.9.2) 服药后下肢水肿减轻，时有头晕，咳嗽痰多，纳差，口苦，舌淡苔黄，脉沉。上方加地肤子15g、瓜蒌12g。共7剂，煎服法同前。

四诊后患者双下肢水肿较前已明显消退，余诸症皆瘥，定期随访。患者自诉激素逐渐减量情况下水肿仍无反弹，张师对病情了然于胸，效不更方，续予黄芪二至丸加减，以固后效，至今水肿未复发。

— 按语 —

此乃太阴少阴并病，脾气肾阴两虚之证。《黄帝内经》曰："诸湿肿满，皆属于脾。"患者年迈，脾气渐衰，脾虚失于运化，水津失布，水湿内停，泛溢肌肤则发为水肿；脾主四肢，脾病而四肢不用，则乏力；湿邪困阻，清气无以得升，则身体困乏。精微不布，阴液生化乏源，致肾阴亏虚，且患者长期服用激素，此乃燥热之品，阴液既伤。腰为肾之府，肾阴不足，腰府失于濡养，则腰酸；足少阴肾经，循喉咙，挟舌根而行，阴虚水枯无以上承，则见口干。《伤寒论》少阴病提纲："少阴之为病，脉微细，但欲寐"，患者病少阴，故思睡。肾虚不固加之脾虚失摄，故尿中精微外泄，见大量蛋白尿。脾不统血加之肾阴亏虚、热扰营血，故血溢脉外，见尿潜血。此二见症亦为太阴少阴并病，脾气肾阴两虚证之所见。

四诊合参，张师投以黄芪二至丸，加减化裁，治以益气养阴，利水消肿。二至丸出自清代汪昂的《医方解集》，其原文曰："二至丸，补腰膝，壮筋骨，强阴肾，乌髭发。女贞子甘平，少阴之精，隆冬不凋，其色青黑，益肝补肾；墨旱莲甘寒，汁黑入肾补精，故能益下而荣上，强阴而黑发也。"女贞子、墨旱莲、生地黄、鲜铁皮石斛均为甘凉质润清补之品，以奏补益肾阴之效；配伍以黄芪健益脾气，利水消肿；山药、陈皮、芡实健运脾气；茯苓、泽泻、车前子淡渗利水消肿；杜仲归肾经，补肾引药入经；水邪泛

241

溢肌肤，属风水，佐以蝉蜕宣散透发，有助药达表之力；白鲜皮味苦性燥，归肺、膀胱经，主淋沥，清金利水，亦为利尿解毒降浊之要药。张师独到的用药经验，将蝉蜕配伍白鲜皮应用于水肿病治疗，加强本方祛风解毒，利水降浊之力。

二诊，患者因外感邪气，邪犯肺卫出现咳嗽症状。肺为水之上源，肺脏宣肃失常，上焦不利则下焦不通，水道失于通调，则津液代谢失常，可加重水肿。故张师加用辛温浮散之麻黄、苦辛微温之杏仁，用以宣肺止咳，利水消肿，意在开上源以利下焦。配伍以五味子稍加敛涩，以防麻黄辛散太过。消化不良，加谷芽、麦芽以消食和中，健脾开胃。水肿较前有缓解，易车前子为猪苓，利水不伤阴。

三诊，服药后患者咳减，然咽中痰阻不利，且伴有胃胀，舌苔白厚，此乃湿蕴酿痰之征象，痰湿阻滞上中二焦。故加予温燥之品法半夏燥湿化痰，降逆和胃。水肿甚，按之凹陷，易猪苓为车前子、加用大腹皮以加强利水消肿之功效。

四诊，患者出现口苦、头晕症状，舌苔转黄，此乃肾阴亏虚，水不涵木，阴虚化热之征象，故仍给予黄芪二至丸加减以益气养阴。地肤子味苦性寒，归膀胱经，可清热利水，故加用；咳嗽痰多，加瓜蒌用以加强止嗽化痰之功效。服药后患者水肿明显减轻，余症皆瘥，病情平稳。续服黄芪二至丸加减方，以巩固疗效。

病案2

林某某，女，62岁，2012年4月22日初诊。

主　诉　全身水肿2年。

病　史　患者2年前不明原因出现全身重度水肿，按之凹陷，久陷不起，就诊于当地医院，诊断为"慢性肾小球肾炎"，经利尿消肿等对症处理，水肿较前好转出院，长期服用激素治疗(具体不详)，仍反复发作，遂于今日前来就诊。今日查尿常规示尿蛋白（+++）、尿潜血（+）。查肾功能示尿素氮（BUN）16.3mmol/L，血肌酐（Cr）145μmol/L。现症：全身高度凹陷性水肿，身困乏力，头晕，胃中泛酸，嗳气，耳鸣，纳差，二便尚调，舌质暗苔白，脉沉。

处　方　补阳还五汤加减。

黄　芪30g　葛　根20g　川　芎12g　地　龙9g

红　花9g　益母草15g　土茯苓20g　谷　芽12g

麦　芽12g　鸡血藤20g　泽　泻9g　煅牡蛎30g^(先煎)

共7剂，水煎服，每日1剂，分两次早晚饭后40分钟温服。

二诊(2012.4.30) 患者服药后复查尿常规提示蛋白（++），潜血（-）；肾功能提示BUN14.9mmol/L，Cr138μmol/L。全身水肿较前减轻，呈中度凹陷性水肿，身困乏力、胃中泛酸较前改善，时有头晕，嗳气，饮食增进，舌质暗，苔白稍厚，脉沉滑。上方去鸡血藤，黄芪增至40g，加猪苓15g、姜半夏9g。共14剂，煎服法同前。

三诊(2012.5.15) 全身水肿大减，双肩部时有疼痛，胃泛酸止，无头晕、嗳气，舌质淡，苔薄白，脉沉。上方去谷芽、麦芽、牡蛎、半夏，加陈皮12g、赤芍9g、桃仁9g。共14剂，煎服法同前。

服上方14剂后患者诸症皆失，复查尿常规示尿蛋白（-），肾功能示BUN6.9mmol/L，Cr95μmol/L。守上方前后调治2月余，嘱其服药期间每周复查尿常规、肾功能1次。患者多次检查尿蛋白、尿潜血均为阴性，肾功能均正常，随访1年，全身水肿未再发作。

— 按语 —

慢性肾小球肾炎相当于中医"水肿""虚劳"等范畴。本案乃是中气亏虚，血瘀湿浊停滞所致的水肿，一方面，中气亏虚，健运失司，气不化水，湿邪内生，泛溢肌肤则见水肿；另一方面，中气亏虚，无力行血而致血瘀，瘀血阻碍津液运行，致水液疏布失常而出现水肿。《金匮要略·水气病脉证并治第十四》指出："血不利则为水。"清末民初唐容川指出："瘀血化水，亦发水肿。"这表明了瘀血在水肿发病中有重要影响。本案患者，为脾气亏虚，运化不健，肢体失养，故见身困乏力、纳差；脾胃清阳之气无法上承，耳窍失养，故见头晕，耳鸣；土虚木克，肝气横逆犯胃，则见胃中泛酸，胃失和降，则见嗳气；中气不固，精微外泄，蕴湿化浊，故见尿蛋白及隐血、肌酐、尿素氮升高；舌质暗，苔白，脉沉，为气虚血瘀，水湿停滞之象。

本案具有本虚标实的病机特点，以中气亏虚为本，瘀血水湿蕴结为标，故治疗上当标本兼顾，张师立补气活血行水之法，方以补阳还五汤加减。补阳还五汤出自王清任的《医林改错》，原用于治疗因虚致瘀的中风，化裁可用于治疗多种疾病的气虚血瘀证者，有益气养血化瘀通络之功效。本案用以治疗水肿，取其补气与逐瘀相结合，使气旺则血行，血行则水利，水利则肿消。方中重用黄芪，大补脾气，令气旺血行，瘀去络通，且黄芪具有利水消肿的功效，使水去则肿消；葛根舒筋活络，可通过疏通经气，令水液回归正常运行的通道，且可导清阳之气上承以缓解头晕，耳鸣；川芎、红花、地龙散瘀止痛、活血通经；鸡血藤行血补血，舒筋活络，使血行则瘀通；益母草、土茯苓、泽泻利水消肿、除湿解毒；谷芽、麦芽健脾助运，中焦运则水湿化；煅牡蛎收敛制酸。诸药合用，共奏益气化瘀、利水消肿之功。

二诊时患者全身水肿较前减轻，余症亦减，在上方的基础上加重黄芪用量以增强补气通络利水之功效；加猪苓，利水而不伤阴，增强利水渗湿之功效；患者仍时有头晕、嗳气，故加姜半夏，其味辛性平，辛可燥湿，俾清阳之气上升而止头晕，平则降气，使胃气降而疗嗳气。

三诊时全身肿势大减，胃酸已止，故在前方基础上去制酸之煅牡蛎，已无嗳气、头晕，故去姜半夏；以陈皮易谷芽、麦芽，健脾之力不减而增理气之功，令脾气旺而水湿化；双肩部时有疼痛，加赤芍、桃仁，增强活血祛瘀，通络止痛之作用。随后保留上方调治2个月余，诸症悉除，随访一年水肿未再发作，水病得愈。

本案观之，对于水肿的治疗，除常规的治疗方法如发汗、利尿、逐水及温阳等，还可考虑从瘀论治，血瘀阻络，水不自行。临床治疗中既要遵循传统又不能拘泥于古之宣肺、健脾、益肾之法，而应辨证论治，治以活血化瘀，理气通络等，见证用药，方获良效。

病案3

林某，女，85岁，2016年2月28日初诊。

主　诉　双下肢水肿3年。

病　史　患者罹患高血压病10余年，3年前出现双下肢水肿，即就诊当地医院住院治疗，被诊断为慢性肾小球肾炎，西药治疗病情好转后出院。1年前患者因劳累，上述症状再发，化验尿常规提示尿蛋白（+++）、尿潜血（++），予缬沙坦、地塞米松等治疗，症状未见明显改善，予停服激素，转诊中医治疗。现症：双下肢水肿，呈重度凹陷性水肿，尿蛋白（+++），尿潜血（++），今晨血压160/95mmHg，身困，腰酸，纳呆，尿频，3～4次/晚，头晕，舌质暗苔白，脉弦数。

处　方　黄芪二至丸合五苓散方加减。

黄　芪30g	女贞子9g	旱莲草12g	茯　苓12g
泽　泻9g	大腹皮12g	芡　实15g	蝉　蜕9g
杜　仲12g	桑寄生15g	牡　蛎30g^(先煎)	三七粉3g^(分冲)
天　麻12g	谷　芽12g	麦　芽12g	钩　藤12g^(后下)

共28剂，水煎服，每日1剂，分两次早晚饭后40分钟温服。

二诊（2016.3.27） 患者诉下肢水肿较前减轻，腰酸已缓，头晕停止，夜尿2～3次/晚，血压波动于130～140/90mmHg，身困，纳差，舌质淡苔白，脉沉。予上方去芡实、蝉蜕、桑寄生、牡蛎、天麻、钩藤，改女贞子12g、旱莲草9g、泽泻12g，加猪苓12g、白茅根20g、鸡内金12g、神曲15g，续服14剂，煎服法同前。

三诊（2016.4.10） 患者自诉服用前方中药后下肢微肿，沉重感，身困，口稍干，饮食增进，夜尿2次/晚，舌质淡苔薄白，脉弦，复查尿常规提示尿蛋白（++）、尿潜血（+）。给予上方去白茅根、谷芽、麦芽、神曲，改女贞子15g、茯苓15g、大腹皮9g，加狗脊12g、芡实15g、益智仁15g，续服28剂，煎服法同前。

四诊（2016.5.8）患者诉服用前方中药后体力好转，下肢微肿，未再诉下肢沉重感，近日血压不稳，波动于140～150/90～95mmHg，头晕，时有胃胀，舌质淡苔薄白，脉弦。复查尿常规提示尿蛋白（+）、尿潜血（-）。给予上方去杜仲、鸡内金、狗脊、益智仁，改黄芪20g、女贞子9g、旱莲草12g、大腹皮12g、芡实12g，加怀牛膝9g、天麻12g、钩藤12g（后下）、谷芽12g、麦芽12g，再服28剂后，患者双下肢水肿消失，血压稳定，头晕未再发，胃胀已止。此后依照上方随证稍事加减，再服30余剂巩固疗效，以防复发。患者不定期复诊调理至今，水肿未再复发，尿常规基本正常，身体状况尚可，疗效满意。

— 按语 —

慢性肾小球肾炎临床表现极为复杂，一般以水肿、血尿、蛋白尿、高血压为主症，中医多归于"水肿""虚劳"范畴。水肿在《黄帝内经》中称"水""水气""水病"，并据其不同症状，又分为"风水""石水""涌水"及"肤胀"等。究其病因，《黄帝内经》中提出"诸湿肿满，皆属于脾""其本在肾，其标在肺"。因此水肿病与肺、脾、肾三脏关系密切。

本案患者年老体衰，患高血压多年，脏腑亏虚。太阴脾虚，运化失职，水气不化，水湿内停，水属阴类，其性趋下，故身半以下双下肢水肿；气虚不振，机体失养，故见身困乏力；健运失职，故见纳呆；中气下陷，统摄无权，肾虚不固，封藏失职，精微下渗，渗入水道，故见血尿、蛋白尿。肾精亏虚，腰府失养，气化失司，则见腰酸、尿频；肝肾亏虚，阴虚阳亢，加上脾虚清阳不升，故见头晕、血压高、舌质暗、苔白、脉弦数等肝肾阴虚之象。四诊合参，辨病与辨证结合，本案水肿属太阴气虚、少阴厥阴阴虚之证。

治宜益气养阴，利水消肿，兼平肝潜阳，方拟黄芪二至丸合五苓散方加减。方中黄芪为补气要药，主入脾肺二经，为太阴补气之上品，善补脾肺之气，又具利水之功，尚能实土封堤，防止精微外漏，对本病脾虚致血随气陷而成的血尿、蛋白尿尤为适宜。女贞子、旱莲草滋阴益肾，杜仲、桑寄生补肝肾，芡实益肾固精，以治其本，肾阴复、肾精充，肾关固而肾气化，精微得布，蛋白自消。而茯苓、泽泻、大腹皮行气利尿渗湿而消水肿，以治其标；茯苓性平，偏于健脾渗湿，泽泻性寒，擅泻肾及膀胱之热。吾师认为慢性肾炎中蛋白尿乃浊毒内蕴并常夹风邪，故以蝉蜕疏风解毒，以三七入肝经血分，功擅止血，又能祛瘀，止患者血尿。牡蛎平肝潜阳，天麻、钩藤清热平肝，息风止晕。谷芽、麦芽健胃消食，健中焦脾胃之气，改善患者食欲。诸药合用，共奏益气养阴，利尿消肿，固精平肝之功。

二诊药已奏效，水肿、腰酸减轻，故依照前方去蝉蜕、桑寄生、芡实，减旱莲草剂量；增大女贞子、泽泻用量，加猪苓、白茅根加强补肾养阴、清热止血、利水消肿之力；加神曲、鸡内金健胃消食，顾护脾胃之气。患者无头晕，血压波动尚可，中病即止，故去牡蛎、天麻、钩藤。

三诊患者下肢仅见微肿，蛋白尿、血尿复查较前减少，水肿之标已缓，缓则治其本，故宗上方去白茅根，减大腹皮用量，加狗脊、芡实、益智仁补脾祛湿，益肾固精，并加大女贞子、茯苓用量以滋补肝肾，健脾渗湿。饮食增进，食欲改善，予去谷芽、麦芽、神曲，单用鸡内金健胃消食。

四诊患者血压复高，头晕复现，急则治其标，故予前方去杜仲、狗脊、益智仁，减女贞子、芡实之量，增大旱莲草剂量，并加怀牛膝以凉血通络，引血下行；再加天麻、钩藤清热平肝，息风止晕。患者时有胃胀，故增大腹皮量，并易鸡内金为谷芽、麦芽，以健胃消食，下气除胀。药后诸症悉平，续予巩固调治以防复发。因患者年纪大，且本病容易复发，故宜长期调治，方能稳定病情，获得良效。

师曰：慢性肾炎病情缠绵，根治不易，需长期服药，故遣方用药平稳为上，攻补得当，不可偏差。同时，还应随机加减，把握基础病与新病的关系，行方智圆，久服无弊，方可收全功。

病案4

郑某，女，55岁，2001年7月5日初诊。

主　诉　颜面浮肿1年余。

病　史　患者于1年余前无明显原因开始出现颜面浮肿，就诊于当地医院，各项检查后诊断为"慢性肾小球肾炎"，经中西医治疗后浮肿缓解，但停药后又发作，多次尿常规检查，尿蛋白波动在+～++、红细胞波动在20～80个/μL，遂慕名前来就诊。现症：晨起颜面、下肢浮肿，眼睛干涩，胸闷，心烦，急躁，入夜口渴，舌尖红，苔薄白，脉沉。

处　方　猪苓汤合小柴胡汤加减。

猪　苓15g　茯　苓20g　泽　泻10g　百　合30g

柴　胡15g　黄　芩10g　丹　皮9g　栀　子10g

玄　参15g　香　附10g　郁　金10g　甘　草5g

共7剂，水煎服，每日1剂，早晚饭后40分钟温服。

二诊（2001.7.12）服药后晨起颜面稍浮肿，下肢浮肿减轻，心烦、急躁缓解，仍双眼干涩，手心发热，入夜口渴，小便量少，舌边尖红苔薄白，脉沉。给予上方去百合、栀子、香附，加枸杞子15g、菊花15g，续服7剂，煎服法同前。

三诊（2001.7.19）药后颜面、下肢水肿均明显消除，眼干、口渴较前明显缓解，心烦、急躁亦缓，舌质淡，苔薄白，脉弦。效不更方，守前方再服用14剂。此后宗上方据症稍事加减，共服30余剂，复查尿蛋白（-）、尿潜血（-），多次随访患者，尿常规阴性，水肿未再发作。

— 按语 —

《黄帝内经》中提出："饮入于胃，游溢精气，上输于脾，脾气散精，上归于肺，通调水道，下输膀胱，水精四布，五经并行。"人体水液的代谢与肺、脾、肾三脏关系密切。

本案患者颜面、下肢浮肿，心烦，急躁，入夜口渴，考虑为少阴热化、阴虚水结之水肿。是证为肾阴不足，肾关不利，开阖失司，水气不化，水湿内停所致。阴损及阳，晨起阳气未振，不能化气行水，故晨起颜面、四肢浮肿。阴虚失滋，加之阴虚火旺，故可见眼睛干涩，心烦，急躁等症状；入夜阳气入于阴分，阴虚愈甚故入夜口渴。由胸闷可知患者气郁不舒，结合舌尖红苔薄白、脉沉，一派阴虚火旺肝郁之征象，四诊合参，故辨为阴虚水结，肝郁火旺之证。

治宜利水养阴清热，兼疏肝理气，方拟猪苓汤合小柴胡汤加减。方中猪苓归肾与膀胱经，专以淡渗利水，乃诸多利水药中"性之最利者"；茯苓、泽泻助猪苓利水渗湿，且泽泻兼可泄热，茯苓性平，偏于健脾渗湿；柴胡苦平，功擅条达肝气而疏郁结，可通三焦郁滞之气机；香附微苦、辛，性平，长于疏肝理气，合郁金行气解郁，缓患者胸中之闷；黄芩苦寒，清热泻火；丹皮、栀子清热凉血；百合甘寒，作用平和，养阴润肺，清心安神，除患者心中之烦；玄参甘寒质润，滋阴降火，清热生津，治患者心烦口渴；甘草调和诸药。诸药共奏清热养阴，利尿消肿，行气解郁之功。

二诊患者浮肿减轻，心烦、急躁缓解，故去百合、栀子、香附。双眼干涩，手心发热，入夜口渴，予上方基础加枸杞子、菊花滋补肝肾，清肝明目。服药后诸症悉缓，守上方调治巩固而水肿消退。

猪苓汤主症的病机为阴虚水热互结，病因涉及阴虚、水湿、热邪三个方面，吾师随着三方面的轻重占比不同，临证用药随之加减，广泛应用，取得满意疗效。

师曰：阴虚水停系临床常见证候，滋阴利水为仲景先师之一大创见。本案即是阴虚水停之水肿，当属少阳水道不利，故以猪苓汤化裁滋阴利水，合于小柴胡汤，通利三焦水道，再根据证候加减，随机出入，终获满意疗效。

病案5

郑某某，女，47岁，2019年10月15日初诊。

主　诉　水肿3年余，加重6个月。

病　史　患者3年余前无明显诱因出现晨起眼睑浮肿，未予重视，后出现双下肢水肿，穿鞋困难，遂就诊于当地医院，查尿常规示尿蛋白（++）、尿潜血（+），西医诊断为"慢性肾炎"，予规律口服激素治疗，水肿反复发作，多次复查尿常规提示尿潜血（+）。6个月前患者因工作劳累，患者眼睑、双下肢浮肿加重，检查尿常规提示尿蛋白（++）、尿潜血（++），服用西药无效，今为求进一步诊治，慕名求诊吾师门诊。现症：眼睑、双下肢中度水肿，偶有口苦，身困，腰酸，眠差，舌质淡暗，苔白，脉弦数。

处　方　黄芪二至丸方加味。

黄　芪20g　女贞子12g　旱莲草12g　茯　苓15g

泽　泻12g　白鲜皮20g　地肤子15g　白茅根20g

大　蓟15g　神　曲12g　三七粉3g^(分冲)　车前子12g^(布包)

共7剂，每日1剂，水煎服，早晚饭后半小时温服。

二诊（2019.10.21）服药后肿消大半，偶有腰酸，舌质淡，苔白，脉沉。予上方加黄芪加至30g，桑寄生15g，续服14剂，煎服法同前。

三诊（2019.11.4）服药后肿消，腰酸止，纳食后偶有胃胀，予上方加青皮12g、陈皮12g、鸡内金20g，续服14剂，煎服法同前。

三诊之后患者水肿痊愈，诸症皆瘥，复查尿常规提示尿蛋白（-）、尿潜血（+），门诊定期随证加减调服至今，水肿未再发，复查尿常规正常。

— 按语 —

　　本案属中医"水肿"范畴。《黄帝内经》曰："诸湿肿满皆属于脾。"《景岳全书》进一步提出："凡肿等证，乃肺脾肾相干之病。"本案水肿乃太阴气虚合少阴阴虚，水湿与风邪互结之虚实夹杂之证。风邪久伏，耗气伤阴，太阴脾气亏虚，运化失职，水气不化，水湿内停，外溢于腠理，故见水肿；水为阴邪，其性趋下，故双下肢肿甚；脾气亏虚，统摄无权，肾虚不固，封藏失司，精微下渗水道，故见蛋白尿；少阴肾阴不足，虚火妄动，灼伤血络，故见血尿；太阴气虚，生化无源，机体失其濡养，故见身困；少阴阴虚，阴虚生内热，虚热循肾经上扰，故见失眠、口苦；肾精不足，腰为肾府，失其濡养，故见腰酸。

吾师四诊合参，治以益气养阴，祛风活血，利水消肿，用黄芪二至丸方加味治之。方中黄芪补脾益气，益卫固表，既可固土封关而止精微之下漏，又增补正气抵御外邪；女贞子味甘性平，益少阴肾之精；旱莲草味甘性寒，能益下而荣上，尤以补肝肾为著；前三药合用，气阴双补，脾肾同治。茯苓味甘淡性平，归脾肾二经，既能利水消肿，又能益心脾，健脾补气；泽泻味甘淡性寒，归肾、膀胱经，淡渗利湿，与茯苓相须为用，增强渗湿利水的功效；车前子味甘性寒滑利，善通利水道；白鲜皮、地肤子祛风除湿，为吾师临床治疗肾病蛋白尿、血尿有效经验药物组合；白茅根，能入血分清血分之热，凉血止血，又能利水消肿；三七止血而不留瘀，止血而不伤正；大蓟性凉，凉血止血；神曲健脾以运转脾机。

二诊患者水肿较前缓解，故增大黄芪用量，以增强益气固表，固土封关之力；偶有腰酸，加桑寄生，以增强祛风湿、补肝肾之力。三诊水肿已消，偶有胃胀，加入青皮、陈皮、鸡内金等品以消食健脾，以运脾机，巩固其效。如此调治，则气阴得补，水湿乃除，定期调服，未再复发。

师曰：慢性肾炎最为常见者为太阴少阴同病、气阴两虚证，此方为吾师常用方，随机化裁，坚持服用，方有良效。

病案6

张某某，男，42岁，2014年9月21日初诊。

主　诉　双下肢水肿10余日。

病　史　患者3年前患慢性肾炎，经治疗后症状缓解，10天前无明显诱因出现双下肢轻度凹陷性水肿，检查尿常规提示尿蛋白（+++）、红细胞（+++），颗粒管型(+)。经中西医治疗效果差，遂慕名前来求诊。现症：双下肢水肿，胃中痞闷，嗳气，口苦，恶寒，小便不利，舌质淡，苔薄白，脉沉。

处　方　小柴胡汤合五苓散、麻黄连翘赤小豆汤加减。

柴　胡12g　黄　芩12g　白条参12g　姜半夏12g

桂　枝9g　茯　苓15g　猪　苓15g　泽　泻12g

大腹皮12g　赤小豆12g　麻　黄9g　连　翘12g

桑白皮12g

共7剂，水煎服，每日1剂，早晚饭后40分钟温服。

二诊(2014.9.28) 服药后下肢水肿较前减轻，腰酸，夜尿2～3次/晚，身困，舌质淡，苔白，脉沉。予上方加桑寄生12g、芡实15g。续服7剂后，患者水肿消退，余症悉缓，复查尿常规提示尿蛋白（+）、红细胞（+）。后继续守前法随症加减调治月余，水肿未再复发，诸症悉除。

─ 按语 ─

　　本案患者无面黄、不思饮食、身困、便溏等不适，症见胃中痞闷、嗳气、口苦，考虑为水湿之邪浸犯少阳，以致枢机不利，三焦水道失畅所致水肿。邪犯少阳，枢机不利，胆火内郁，则见口苦；脾主四肢，胆火干犯脾胃，脾胃功能失调，故见胃中痞闷、嗳气；水湿内阻，三焦不利，决渎无权，致水邪内停，泛溢内外，流于肌肤，则下肢浮肿。三焦枢机不利，卫气被遏，不能温分肉，表气不利，故见恶寒。结合舌脉，四诊合参，证属邪束少阳，三焦不利，表气郁闭证。

　　吾师治以外合少阳，内疏三焦，宣肺清热，利水消肿，方拟小柴胡汤合五苓散、麻黄连翘赤小豆汤加减。三方均出自《伤寒论》，具有清解少阳、通阳化气、解表利水之功。方中柴胡味苦性平，可通三焦郁滞之气机；黄芩味苦性寒，可泻三焦之郁热，二药合用，通利三焦气机，三焦得职，则小便通调；姜半夏燥湿化痰，降逆止呕；白条参大补元气，健脾益肺，可助柴胡、黄芩、半夏升降三焦之气机；桂枝配茯苓、泽泻、猪苓成五苓散，温阳化气以助利水；茯苓、泽泻、猪苓利尿渗湿而消水肿；大腹皮行气利水消肿；桑白皮肃降肺气以通调水道，令"肺气清肃，则水自下趋"；而麻黄辛散表邪，并开提肺气以利水湿，亦可使水道通调，则水肿可消；连翘、赤小豆清泄湿热。全方以小柴胡汤和解少阳、疏利三焦，五苓散利水渗湿，麻黄连翘赤豆汤宣肺利水，三方合用，发汗又利小便，正如《素问·汤液醪醴论篇》所云："平治于权衡，去菀陈莝……开鬼门，洁净府。"

二诊患者水肿减轻，然腰酸、夜尿多，为肾虚之象，故宗上方加桑寄生、芡实益肾固精。诸药合用，使三焦水液气化得司，水肿自消。继续守前法随证加减调治月余，水肿未再复发，诸症悉除。

师曰：经方合用，可据病情不同，多方叠加，不必拘于原著是否有文。本例之用，即三方并举，意在上宣中和下通、外开鬼门内畅三焦膀胱，给水邪出路，同时顾护正气，扶正祛邪，终有良效。

病案7

徐某，女，44岁，2019年9月10日初诊。

主　诉 反复双下肢水肿3年余，加重1个月。

病　史 患者3年余前感冒出现高热，服用西药后热退但见下肢水肿，遂就诊当地医院，检查尿常规示尿蛋白（++），西医诊断为慢性肾小球肾炎，予激素规律治疗，病情得到控制。1个月来患者水肿加重，复查尿常规尿蛋白（++），今特意求治吾师门诊。现症：双下肢水肿，按压3～5秒后恢复，身困乏力，气短思睡，纳可，小便量少，舌质淡白，苔白，脉弦。

处　方 小柴胡合五苓散加减。

柴　胡12g　黄　芩12g　姜半夏12g　黄　芪30g

桂　枝9g　茯　苓20g　泽　泻15g　大腹皮12g

猪　苓15g　益母草20g　甘　草5g

共7剂，每日1剂，水煎服，早晚饭后40分钟温服。

二诊（2019.9.17） 服用7剂药后下肢肿势较前减轻，小便量增多，复查尿蛋白（+），偶有腰酸，舌淡，苔白，脉弦数。守上方加杜仲12g、续断12g，续服14剂，煎服法同前。

三诊（2019.9.30） 服药后下肢水肿已消，小便正常，复查尿蛋白已转阴性，余症皆缓，眠差，舌质淡，苔白，脉沉。予上方加陈皮12g、炒枣仁15g。续服14剂后诸症悉平，门诊定期随证加减治疗至今，水肿未再复发。

— 按语 —

本案患者因双下肢反复水肿为主症，属中医"水肿"范畴。本案患者水肿因外感风寒之邪而起，风寒之邪侵犯肺卫，肺宣发肃降失司，故致三焦不利，水道不畅，水湿攻脾，散于肌肉，发为水肿；水为阴邪，其性就下，故见双下肢水肿；水湿停滞中焦脾胃，脾气受困，气机不展，故见身困乏力、气短思睡；水湿下注，膀胱气化不利，三焦决渎失职，故见小便不利；结合舌质淡、苔白、脉弦，四诊合参，本案水肿属三焦不利，水湿中阻之证。

故吾师方选小柴胡汤合五苓散加减，以和解少阳，疏利三焦，降浊利水。方中柴胡疏肝利胆，通调少阳郁滞之气；黄芩合柴胡之用以清解少阳，通利三焦，水道乃通；姜半夏可降逆除痞，疏通气郁，助柴胡以解郁，又因性燥可除水湿之邪；泽泻味甘性寒，归肾、膀胱经，利水，养五脏腑；猪苓、茯苓均有渗湿利水，且茯苓具健脾安神之效；桂枝味甘性温，归肺、膀胱经，温阳化气利水；大腹皮味辛性温，行水能力强；益母草味辛苦性微寒，既能利水消肿，又能活血化瘀；因患者久患水肿之病，正气不足，以甘草、黄芪扶助正气，且用黄芪益气利水，封中焦之土，以防尿蛋白精微外漏。

二诊患者药后症状较前缓解，偶有腰酸，腰为肾府，故加归肾经之杜仲、续断，共奏补肝肾、强筋骨之效以除腰酸。三诊患者诸症皆瘥，夜寐欠差，故续守前方，加陈皮以运脾机，资后天之本巩固疗效，加炒枣仁养心安神。服药后少阳枢机转利，三焦通化，水气乃化，水肿得除，乃治疗得当之功也。

师曰：小柴胡汤善通三焦水道，五苓散通阳化气开膀胱利水邪，二方合用，曰柴苓汤，对西医诸多水肿之患皆有良效。本案气虚明显，故以黄芪易白条参，并逐渐加量以复脾机，并随机加入补肾之品，以促气化，配伍益母草活血利水，加强通利之力等，随机应变，灵活化裁，终获佳效。

病案8

黄某某，男，24岁，2018年12月5日初诊。

主　诉　周身浮肿1年余。

病　史　患者1年余前不明原因开始出现下肢浮肿，当时未予重视，后浮肿范围渐至全身，按之稍凹陷，就诊于当地医院，诊断为"慢性肾小球肾炎"，经利尿消肿等对症处理，症状较前好转出院，出院后规律服用激素治疗，但水肿仍反复发作，遂于今日前来就诊。就诊前检查肾功能提示尿素氮14.3mmol/L，血肌酐189μmol/L；尿常规提示尿蛋白（++）、尿潜血（+）。现症：全身轻微凹陷性水肿，晨起口苦，胸闷气短，身困乏力，纳差，眠可，小便量较少，尿中见泡沫，舌质淡，苔薄黄，脉弦数。

处　方　柴苓汤加减。

柴　胡12g　黄　芩12g　姜半夏12g　党　参15g

甘　草5g　桂　枝9g　茯　苓15g　泽　泻12g

丹　参12g　陈　皮12g　生牡蛎30g^(先煎)

共7剂，每日1剂，水煎服，早晚饭后40分钟温服。并嘱其继续应用激素治疗，待病情稳定，逐渐减量，同时禁食豆类及豆制品，注意饮食起居调护，避免劳累。

二诊（2018.12.12）患者服药后全身水肿较前减轻，胸闷气短、口苦有所减轻，仍感身困乏力，纳谷不馨，近日小便量增多，舌脉同前。予上方加大腹皮15g、谷芽15g、麦芽15g、山楂20g，续进14剂，煎服法及禁忌同前。

三诊（2018.12.26） 患者服药后水肿已消大半，仅有眼睑、四肢轻度浮肿，无胸闷气短、口苦等症，胃口好转，舌质淡，苔薄白，脉弦。复查肾功能提示尿素氮7.32mmol/L，肌酐148μmol/L；尿常规提示尿蛋白（+）。予上方去丹参、甘草、陈皮，加车前子9g、猪苓15g，续进28剂，煎服法及禁忌同前。

此后又守方加减调治近3个月后，水肿基本消退，诸症悉平。2019年4月26日于福建省立医院检查肾功能提示尿素氮4.8mmol/L，肌酐101μmol/L；尿蛋白及尿潜血阴性。病情缓解，嘱患者仍需定期复诊，长期服用中药调理，定期复查肾功能，以防复发。

— 按语 —

本案患者邪入少阳，枢机不利，邪热与水湿互结，阻于三焦膀胱，气化不利，水湿内停，则症见小便不利、全身水肿；枢机郁滞，胆火内郁，上炎于口，则口苦；枢机不利，胸中气机不畅，故见胸闷气短；木气不舒，横逆犯土，脾胃运化失司，故见纳差、身困乏力；结合舌质淡、苔薄黄、脉弦，四诊合参，辨为少阳枢机不利，三焦、膀胱壅滞之证。吾师治以疏达少阳，通利水道，方以柴苓汤加减。

柴苓汤由小柴胡汤合五苓散组成，两方均出自《伤寒论》。小柴胡汤可疏利三焦，调达上下，宣通内外，解少阳之郁；五苓散功善化气布津，分消水气，利水渗湿，有温阳化气之功。方中柴胡味微苦性寒，气质轻清，能疏能散，以和解少阳之郁滞；黄芩味苦性寒，清少阳邪热；姜半夏和胃降逆；党参、甘草益气和中，扶正祛邪；桂枝通阳化气，助膀胱气化以行水；茯苓、泽泻渗利小便，引水下行；枢机不利，水道郁滞，久则致血络瘀阻，故加丹参养血活血，通行血络；牡蛎味咸走血而软坚散结，气微寒可除寒热邪气；陈皮合党参、甘草健脾理气，恢复中焦运化之能。诸药寒热并用，攻补兼施，枢机运转，三焦膀胱疏利，则水道自通。

二诊之时，患者水肿较前减轻，药已中的，效不更方，予上方加大腹皮，其味辛性微温，用之以行气导滞、利水消肿；此外，患者尚有身困、纳差等脾胃亏虚之征象，故加谷芽、麦芽、山楂增强健运脾胃，消食和中之力。三诊之时患者水肿已消大半，胃口好转，余诸症缓解，肾功能及尿蛋白等检验指标改善，故予上方去丹参、甘草、陈皮，加车前子、猪苓以增强利水消肿、渗泄水湿之功效。服药后患者水肿基本消退，余症皆瘥，复查提示肾功能及尿蛋白恢复正常，病情平稳，嘱其定期复诊服药以巩固疗效。

师曰：慢性肾功能不全之治，仍应予本辨病辨证相结合之法，愈后坚持服用，防止复发。本案病机较简，属邪郁三焦、水道不利者，故用小柴胡合五苓散，通达三焦，疏利膀胱，水道畅通，邪去正安。

病案9

丘某某，男，78岁，2017年10月23日初诊。

主　诉　双下肢水肿半年余，加重1周。

病　史　患者发现慢性肾小球肾炎10余年，半年余前无明显诱因出现双下肢水肿，于当地医院予对症治疗，效果欠佳，1周前水肿加重，故慕名来诊。现症：双下肢水肿，腰酸乏力，口干，手足心热，时有头晕，夜寐欠佳，小便量少略频。舌尖红，苔薄白，脉弦。

处　方　知柏地黄丸加减。

生地黄9g　山　药9g　山茱萸9g　泽　泻9g

茯　苓12g　牡丹皮9g　知　母9g　黄　柏9g

黄　芪20g　黄　精10g　牡　蛎30g　鸡内金15g

鲜石斛9g　酸枣仁15g

共7剂，每日1剂，水煎服，早晚饭后40分钟温服。

二诊(2017.10.30)　服上药7剂后较下肢水肿稍有缓解，手足心热，口干，大便时干。舌淡红，苔薄白，脉沉。予上方加枳实12g、火麻仁12g，续服7剂，煎服法同前。

三诊(2017.11.6) 服上药7剂后上症俱减，傍晚下肢仍肿，舌淡红，苔薄白，脉沉。予上方加丹参12g、车前子12g，续服7剂，煎服法同前。七日后复诊诸证皆除。续予随证加减调治3周，巩固疗效，后门诊随访3个月未再复发。

— 按语 —

《景岳全书·肿胀篇》中云："凡水肿等证，乃肺、脾、肾三脏相干之病，盖水为至阴，其本在肾；水化于气，故其标在肺；水唯畏土，故其制在脾。今肺虚则气不化精而化水，脾虚则土不制水而反克，肾虚则水无所主而妄行。"吾师认为水肿一证，治疗应首辨阴阳、虚实，据不同情况，恰当治疗，切不可一见水肿，一味认为"水为阴邪，非温不化"，而不察阴虚之候。

本案患者乃少阴阴虚，无以主水，而致阴虚之水停。多见于阳虚日久，不能化生阴精，阳损及阴。或因长期服用激素、治疗中过用发汗、利尿、逐水及温化之法以致肾阴损伤。阴虚者，一则水停，二则肾阴虚不能上济心火，又能产生内热，故形成水停与内热互结。患者肾阴渐亏，下焦关门失约，水气内停，故见水肿；肾阴亏虚，阴不制阳，阴虚火炽，津不濡养，故见口干；火热内扰，故见手足心热，腰为肾之府，肾阴津亏虚则腰失充养，故见腰酸；阴虚不能化水，则小便不利；气阴渐亏，心失所养，心神不藏，故见眠差。故当治滋补肾阴，利水消肿，方拟知柏地黄丸加减。

方中生地黄滋阴补肾，填精益髓，又可凉血解毒以防阴火内生，为君药；伍以山茱萸补养肝肾，并能涩精；山药健脾补肾，生津益肺；三药相配，达到三阴并补之功，阴津内复，火不复生，且阴精得复，肾自强健，肾有所主，关门通利，则水有出路。茯苓健脾淡渗利湿，助山药之健运；泽泻泄热利水渗湿，并防诸阴药滋补太过而生湿邪，以助肾利水；丹皮清泻相火，凉血化瘀，又制山茱萸之温热，以伤阴津，是谓之三泻，以治其标。佐以知母、黄柏降相火、去肾火。全方合用有滋阴降火之功效。黄芪健脾益气,为太阴补气之要药,脾气健运,则水湿得化;鲜铁皮石斛益胃生津、滋阴清热;黄精润肺滋阴,补脾益气,更有"黄精滋润醇浓,善补脾精,不生胃气,未能益燥,但可助湿"之说。《长沙药解》中提到牡蛎"味咸,微寒,性涩,入手少阴心、足少阴肾经,降胆气而消痞,敛心神而止惊"。配合酸枣仁则养心安神之效倍增,更有鸡内金健运脾机,诸药相合,共奏滋补肾阴,利水消肿之功效。

二诊时患者气机不利,大便欠畅通,故予枳实、火麻仁行气润肠通便。三诊时患者症状明显缓解,继服上方加丹参活血祛瘀,养血安神,车前子利水消肿。患者坚持调治,收效显著。

师曰:水肿久病者,多为本虚标实之证,本虚以阳、气虚多见,亦有阴虚者,本案即是。阴虚水停,属真阴亏耗邪水内阻,故治疗应滋阴利水,补真阴而祛邪水,仲景首开此法,并创桂枝去桂加茯苓白术汤、猪苓汤等,均为临床行之有效之良方,但是二方滋阴力量较弱,适用于阴虚较轻、水停较重者,本案阴虚火旺较著,故以知柏地黄丸化裁,偏重滋阴降火,仍是滋阴利水法,是师其法而不泥其方也。

病案10

田某,男,45岁,2020年11月25日初诊。

主　诉　双下肢水肿2个月余。

病　史　患者4年前患慢性肾炎,经治疗后证缓,2个月前无明显诱因出现双下肢轻度水肿,于当地医院检查尿常规提示尿蛋白(+++)、尿潜血(+),经中西药治疗后无效,遂慕名来吾师处求诊。现症:双下肢水肿,夜半口干,晨起眼睑浮肿,夜尿频,4~5次/晚,舌红,苔白,脉沉。

处 方 麻黄连翘赤小豆汤合五皮饮加减。

麻　黄12g　连　翘20g　赤小豆20g　大腹皮15g

防　风12g　陈　皮12g　五味子12g

共7剂，水煎服，每日1剂，早晚饭后40分钟后温服。

二诊(2020.12.2) 服药后下肢水肿较前已缓解，夜尿仍频繁，舌淡，苔白，脉沉。予上方去防风、陈皮、五味子，加车前子12g、泽泻12g、石韦12g、砂仁6g、芡实15g、蝉蜕9g。共7剂，煎服法同前。

三诊(2020.12.9) 水肿缓解大半，尿频次数已减，2～3次/晚，稍有眠差，舌淡，苔白，脉沉。予上方加菟丝子15g、炒枣仁15g。后继续守前法随证加减调治月余，水肿告痊。

— 按语 —

　　水肿一病，《黄帝内经》所称为"水"，仲景曰水气，自巢元方后，始有水肿之名。病位常与肺、脾、肾相干，分为阴阳两证。《医宗金鉴》中记载："有阳水、阴水之分，直详别焉。阳水属实，法宜攻泄，阴水属虚，法宜温补。"该患者久居闽南之地，盖南方低下而湿，水土弱而多雾露，易受湿邪所侵；且又罹患肾炎一疾，令肾气虚衰，阳不化气，水湿下聚，故见双下肢肿甚，按之凹陷不起；肾与膀胱相表里，水湿浸淫，下元失固，则夜尿频多；脾土赖肾火所生，喜燥而恶湿，且胞睑为脾所主，今脾为湿邪所困，健运失司，湿传发于胞睑所处，则晨起眼睑浮肿；病已月余，湿邪久羁，化热伤阴，而夜半阳气当还，阴伤更甚，令阴津不能上乘于口，故夜半口干。舌红，苔白，脉沉亦属湿郁化热之象，四诊合参，证属水湿浸渍，湿郁化热一证。

　　《金匮要略》中提到："诸有水者，腰以下肿，当利小便。"吾师遵其法，方拟麻黄连翘赤小豆汤合五皮饮加减，方中麻黄，开提肺气，令肺气通利，治水之上源；连翘味淡微苦，合赤小豆同用，清泻湿热，且《本草新编》中记载"赤小豆专利下身之水"；桑白皮味苦酸性寒，能理肺气，消水肿，利水道；白鲜皮，味苦性寒，清金利水；茯苓气味俱淡，为渗利之品，善理脾胃，能化胃中痰饮，引之输脾而达于肺，复下循三焦水道以归膀胱，与桑白皮合用，则更能助肺通调水道；大腹皮，疏通关格，下气行水；邪之所凑，其气必虚，防风驱逐表邪，令邪无可趁之机；陈皮辛苦之性，能泻肺部而利水；五味子则启肾脏水精，上交于肺。诸药合用，疗水肿之疾。

二诊后该患者水肿较前已缓解，然夜尿仍频，故减利肺理脾、味酸补精之品，而增车前子、泽泻、石韦、砂仁、芡实、蝉蜕等药，是为泽泻、车前子、石韦，能入下焦水脏，走水府而开闭，淡渗利湿，最为迅速；芡实为治遗精失溺之品，味甘性涩，有益肾补精、止遗泻等功效；蝉蜕为轻薄之品，轻清上行，更能启膀开闭，逐邪外出；砂仁则理脾胃，固护后天之本。

三诊患者水肿缓解大半，尿频次数已减，稍有眠差，故增菟丝子增助收涩之功，炒枣仁宁心安神助患者安眠，后继续守前法随证加减调治月余，水肿告痊。

病案11

林某某，女，36岁，2020年6月10日初诊。

主　诉 慢性肾炎6年余，水肿1周。

病　史 缘于6年余前体检发现血尿、蛋白尿，后于福建中医药大学附属第三医院确诊为慢性肾炎，长期于吾师服用中药治疗数月，目前肾功能正常，无明显水肿、血尿、蛋白尿等症状。1周前感冒后出现颜面及下肢水肿，伴小便泡沫增多，复查尿常规、生化提示尿蛋白（++）、尿潜血（++），遂前来就诊。现症：颜面及下肢浮肿，小便不利，伴泡沫尿。身困、恶风，腰酸，大便调，纳寐一般，舌淡，苔白，脉沉。

处 方 五苓散加减。

黄　芪20g　党　参15g　茯　苓12g　泽　泻12g

桂　枝6g　猪　苓12g　车前子12g　白　术9g

益母草20g　大腹皮12g　白　芍9g　白鲜皮12g

地肤子12g　谷　芽12g　麦芽12g

共14剂，每日1剂，水煎服，早晚饭后40分钟温服。

二诊(2020.6.24) 服药后水肿缓解，小便增多，泡沫尿明显较前减少，但排尿时有灼热感，伴全腹胀闷、矢气，大便尚调，余症皆改善，纳可寐安，舌淡，苔白，脉沉。拟上方加石韦12g、枳实12g，续服14剂，煎服法同前。后续吾师再予调理，随证加减，小便通畅，水肿即消。

— 按语 —

　　肾风最早见于《黄帝内经》，《素问·奇病论》称其"浮肿如水气状、脉大紧、食少或不能食、病位在肾"。《素问·风论》补充肾风有"多汗恶风、面目浮肿、腰背疼痛不能直立，肌肤发黑、神色晦暗、二便不通"等表现，天时"以冬壬癸中于邪者为肾风"，又有"肾风而不能食……心气痿者死"之亡候，其病位、病因、病情进展与现今慢性肾炎的临床表现相似，故近代医家提出"慢肾风"这一病名与西医对应。本病以水肿、蛋白尿、血尿、高血压等诸多慢性症状为主要表现，其病程长，在可引起慢性肾衰竭原发病中居于首位。中医医家经历漫长岁月的临床实践和经验积累，对本病治疗方面有一定优势及前瞻性。

　　慢性肾炎本虚在气损而阴不足，其气虚在肺脾肾，阴虚在肝肾。简言之，一者肺脾肾亏虚，气机宣降、水谷运化、精微纳藏无权，正气渐衰，则表卫不固；二者血归于肝，肝肾真阴亏虚，则营血储备薄弱，致使肾关养润失源、封固失司，若风邪鼓舞，开阖失约，迫精微漏溢，便见尿浊。又知肝肾阴虚、相火旺盛，肝脏无以收摄调控血脉，加之火亢燔灼血络，使血液溢于脉外，下走膀胱，则见尿血。但此案患者发病，因外感而急性加重，出现小便不利、浮肿、泡沫尿增多现象，乃肺、脾、肾亏虚，湿浊内生，水液无制，加之外风乘袭入里，引动久病固邪而生之内风，窜于肾关，致使水液泛滥而水肿发作。水湿邪蕴结，三焦不利，决渎无权，致水邪内停，泛溢内外，流于肌肤，阻碍清阳，妨碍气血，故见颜面及下肢水肿、小便短少。急则先治标，吾师在固护脾胃的基础上，予五苓散中合理搭配大量利水除湿兼滋阴、活血、行气之品，佐小剂量桂枝入太阳膀胱经，温阳化气而助诸药行水，均以开通州都为要，意在迅速清泻膀胱而消肿。五苓散原治太阳表证，表邪不解，循经入腑，膀胱气化不利之蓄水症，究其核心病机，为"气化不利，水饮内停"，本方利水渗湿，温阳化气解表，通畅三焦，故为不二之选。

方中泽泻味甘淡，滋阴泄热，利水化湿。茯苓健脾利水渗湿。猪苓味甘性平，解渴通淋，三药合用，入肾及膀胱利尿，共使水邪从小便去。白术健脾燥湿，使水有所制，配茯苓共运化水湿。《素问·灵兰秘典论》谓："膀胱者，州都之官，津液藏焉，气化则能出矣"，膀胱的气化有赖于阳气的蒸腾，故方中又佐以桂枝温阳化气以助利水，亦可解表散邪以祛表邪，亦助发汗，使表邪从汗而解。白芍养阴和血，一利小便以行水气，《神农本草经》称芍药能"利小便，《名医别录》亦谓之"去水气，利膀胱"；加之大腹皮、车前子、益母草等利水渗湿之品，急疏水道；黄芪、党参、谷芽、麦芽补助中气，安养脾胃，亦能益卫固表、补气升阳、利水退肿。白鲜皮、地肤子隶属肺经、膀胱经，清热解毒、利湿止痒，专治内外风邪；诸药合用，以壮脾肾气机，使外邪及湿邪得解，三焦水液气化得司，州都开通，以泄其流。二诊药后水肿缓解，小便增多，泡沫尿明显较前减少，但排尿时有灼热感，伴全腹胀闷、矢气，余症皆改善，此时水肿初解，有气滞、余热等病理产物留存，遂以石韦清利下焦热邪，枳实行气机滞涩。后续标证缓解，再于吾师处调理，坚持服药，随证加减，则疾病控制稳定。

案例12

林某某，女，73岁，2019年11月19日初诊。

主　诉　蛋白尿、血尿6年。

病　史　患者6年前体检发现尿蛋白（+++），尿潜血（++），于省二人民医院风湿免疫科住院治疗，诊断为2型糖尿病，高血压病，慢性肾小球肾炎，出院后继续口服药物治疗（具体不详）。1年前因乳腺癌于省二院乳腺科行乳腺CA切除术，术顺。2019年9月30日复查尿常规、肾功能提示尿蛋白（++）、尿潜血（++）、尿酸446μmol/L。经朋友推荐，前来就诊。现症：尿中泡沫，身困乏力，平素反复感冒，伴腰酸，口干口苦，心烦，纳寐一般，大便调，舌淡，苔白，脉沉。

处　方　黄芪二至丸加减。

黄　芪30g　女贞子12g　旱莲草12g　党　参15g

葛　根20g　茯　苓15g　芡　实12g　白茅根20g

白鲜皮20g　三七粉3g^(分冲)　地肤子15g^(布包)

共7剂，每日1剂，水煎服，早晚饭后40分钟温服。

二诊（2019.11.26） 服药后腰酸、身困、尿浊泡沫等症状稍有好转，舌淡，苔白，脉沉。拟上方加谷芽、麦芽各12g，黄芪改40g，续服7剂，煎服法同前。

三诊（2019.12.3） 服药后证缓，复查尿常规提示尿蛋白（+）、尿潜血（+），偶有腰酸、尿频。舌淡，苔白，脉沉。拟二诊方去茯苓，加薏苡仁20g、益智仁15g、陈皮12g、怀牛膝12g，续服7剂，煎服法同前。

四诊（2019.12.10） 服药后平顺，诸症皆消，食后稍有嗳气，休息可止，余无不适，舌淡，苔白，脉沉。拟三诊方加姜半夏12g、鸡内金20g，续服10剂，煎服法同前。

五诊（2019.12.21） 药后复查尿常规提示尿蛋白阴性，尿酸350μmol/L，尿潜血微量，除偶感疲乏外无特殊不适，拟上方去姜半夏，黄芪加至50g。再服14剂，复查尿常规恢复正常，嘱其坚持用药，以防复发。

— 按语 —

慢性肾小球肾炎属中医"肾风""尿浊""血尿"等范畴。吾师认为，其病因，一为外邪侵袭，主要与风邪、湿邪、热邪、寒邪有关，当气候变化或机体正气不足时，趁机而入，引发疾病；二与先天禀赋、七情内伤、饮食不节、药物损害等有关，即提供外邪入侵的条件，又使已得之病反复发作、迁延难愈。病邪久蕴成毒成瘀，入血络、循经脉而伤及脏腑，致使正气亏虚、邪盛留驻、承制失常；邪恋久伏，不得外出，遂生多种病理产物，长居体内不化，而成"固邪"，其串通内外，相合外邪、相引内疾，乘机体阴阳之机，因而发病。

本案为太阴少阴合病、气阴两虚证。患者年老，加之久病术后，脏器衰微，病程绵长。脾肾两虚，脾肾两虚，脾气受损，健运失司，清浊不分；肾阴不足，气化无权，封藏失司，肾关收阖失灵，再则阴虚火旺，虚火扰动，肾关失约，则精微外溢，发为蛋白尿；脾肾亏虚，卫外不固，外风邪乘机袭表入里，引动久病而生之内风，再扰肾关，故见反复感冒、小便泡沫多等症状；阴液不足，虚火妄动，加之风邪鼓舞，灼伤血络，故见血尿；脾气不足，肢体百骸失养，故见身困；肾阴不足，腰府失养，则见久站后腰酸；阴虚生内热，阴津亏耗，无以上承于口，故见口干、口苦；虚火扰神，则见心烦。舌淡苔白、脉沉，亦为脾肾气阴两虚之象。

故吾师方投黄芪二至丸方加减，以健脾补肾，益气养阴为主，配以利湿化浊，祛风涩关。方中黄芪补脾益气，益卫固表，既可固土封关而止精微之下漏，又强正气抵御外邪；女贞子味甘性平，益少阴肾之精；旱莲草味甘性寒，能益下而荣上，以滋补肝肾为著；前三药合用，气阴双补，脾肾同治。党参补中益气，生津养血，助三药补养气阴；茯苓味甘淡性平，归脾肾二经，既能益心脾，又能健脾补气；芡实甘涩收敛，既能益肾固精，又可补气健脾。吾师认为大多蛋白尿乃浊毒并常夹风邪，故加白鲜皮、白茅根、地肤子以疏风降浊解毒；三七功善止血，又能化瘀，有止血不留瘀，化瘀不伤正；葛根发表解肌，解热生津，即助黄芪通太阳经而解腰酸之患，亦清解虚热而助津液滋生。

二诊患者药后诸症皆缓解，效不更方，加大黄芪剂量而助正气，加谷芽、麦芽运中焦气机。三诊复查尿常规提示尿蛋白（+），尿潜血（+），余症皆缓解，偶有腰酸、尿频。遂易茯苓为薏苡仁以渗利湿浊；加陈皮健脾行气，畅通气机；怀牛膝活血祛瘀、补益肝肾、强筋骨、引血下行，亦助三七、白茅根止血尿；益智仁温脾开胃，暖肾固精缩尿而除尿频。四诊服药后平顺，诸症皆消，唯食后嗳气片刻，休息可止，此乃脾机不和，浊气上逆，故拟上方加姜半夏12g、鸡内金20g，降逆止嗳，助脾开运化浊。五诊复查尿常规，提示尿蛋白阴性，尿酸正常，尿潜血微量，除偶感疲乏外无特殊不适，此时脾肾已养，胃气已和，药效显著，拟上方去姜半夏，加黄芪至50g增强益气之功。药后复查尿常规恢复正常。长期服药巩固疗效，方可控制慢性疾患之绵延。

师曰：慢性肾炎多属本虚标实之患，治宜扶正祛邪，其中气阴两虚、风水内积最为常见，该案之方为我常用方，坚持服用，每有良效。

病案13

郑某某，女，65岁，2012年11月18日初诊。

主　诉 反复尿血1年余，加重2天。

病　史 患者1年余前时感腰背酸痛，伴尿频、时有排尿不适感。起初未予重视，上述症状未能缓解，后就诊于当地医院，查尿常规提示尿潜血（++），诊断为"肾小球肾炎"。予激素等西药治疗，未规律服药治疗，症状逐渐加重，时觉腰酸、身困乏力。2天前晨起排肉眼血尿1次，呈暗棕色，欲求中医诊治，特来求诊。现症：尿血，腰酸，身困，尿频，排尿不适感，口干，舌痛，心烦不寐，多梦，舌质淡苔薄白，脉沉。

处　方 黄连阿胶汤加减。

黄　连6g　黄　芩12g　赤　芍9g　黄　芪15g

桑寄生12g　　白茅根20g　　怀牛膝12g　　陈　皮9g

炒枣仁15g　　阿　胶9g^(烊化)　　三七粉3g^(分冲)　　煅牡蛎30g^(先煎)

煅龙骨30g^(先煎)

共7剂，每日1剂，水煎服，早晚饭后40分钟温服。

二诊(2012.11.25) 患者服药后证缓解，未再排肉眼血尿，复查尿常规提示尿潜血（++），舌痛缓解，舌淡苔白，脉沉。予上方改黄芪20g，加大蓟12g，续服14剂，煎服法同前。

三诊(2012.12.2) 患者复查尿常规提示尿潜血（+），腰酸缓解，睡眠改善，排尿时有不适感，不耐久劳，时感身困，舌淡苔白，脉沉。予上方去龙骨，加旱莲草12g、石韦12g，再服14剂后，复查尿常规已无异常，尿频、排尿不适感、身困腰酸等诸症皆除。患者坚持服药调治3个月余而获痊愈。

— 按语 —

　　本案患者以尿血为主症，查尿常规提示尿潜血（++），西医诊断为肾小球肾炎。尿血在《黄帝内经》中称"溲血"，是中医血证的一种，是指尿液混有血液，甚或伴有血块的病证，乃血液下泄于前阴所形成的疾患。《素问·四时刺逆从论》云："少阴有余……涩则病积、溲血。"《灵枢·热病》又云："热病七日八日，脉微小，病者溲血。"

　　观其脉症，此乃少阴阴虚火旺，迫血妄行之证。本案患者年过六旬，肾阴亏虚，虚火内生，灼伤肾及膀胱血络，络伤血溢，则血随尿出，发为血尿。腰为肾之外府，肾阴不足，腰府失于濡养，则腰酸。足少阴肾经，循喉咙，挟舌根而行，阴虚水枯，津液无以上承，故见口干。肾水不足，不能上济于心，心火亢盛于上，心肾不交，水火不济，故见心烦不寐多梦。心开窍于舌，心火上炎苗窍，故见舌痛。膀胱气化失司，故见尿频、排尿不适感。经久不愈，失血日久则血虚，血虚则脾胃失于濡养，脾胃运化失常，气血生化乏源，周身失养，故见身困。

　　四诊合参，吾师治以滋阴泻火，凉血止血，方投以黄连阿胶汤加减化裁。黄连阿胶汤出自《伤寒论》少阴病篇第303条，"少阴病，得之二三日以上，心中烦，不得卧，黄连阿胶汤主之"。方由黄连、黄芩、阿胶、芍药、鸡子黄组成，具有育阴清热、滋阴降火之功效。阳有余，以苦除之，故方中用黄连泻心火，《仁斋直指方》称其"能去心窍恶血"；黄芩善泻里热，《本草纲目》记载其可疗"诸失血"，二者配合苦寒直折亢盛之心火；阴不足，以甘补之，赤芍清热凉血祛瘀，阿胶滋阴养血，二者共用壮水之主，以抑阳光；黄芩、阿胶是张仲景治疗吐血、衄血、便血而虚烦不得眠的主要药对；因鸡子黄加入汤剂后，其性状多数患者难以接受，故去之；考虑到患者尿血日久，气血亏虚，故佐以黄芪以补气，气充则能摄血，血自归经；怀牛膝、桑寄生补益肝肾；三七化瘀止血，白茅根凉血止血，清热利尿；龙骨、牡蛎滋阴潜阳、镇静安神；酸枣仁养心安神；陈皮理气和胃。诸药合用，则肾水得补，血热得清，心肾交通，水火既济。

二诊时，患者药后证缓，未再排肉眼血尿，然复查尿常规提示尿潜血（++），故上方黄芪改为20g，加强补气，并加大蓟以凉血止血。三诊时患者复查尿常规，提示尿潜血（+），腰酸缓解，睡眠改善，病已向愈。故上方去龙骨，加墨旱莲滋阴益肾、凉血止血；石韦利水通淋。服上方14剂后，患者复查尿常规已无异常，尿频、排尿不适感消除。身困腰酸缓解，余诸症皆缓。守上方调治3个月而获全功。

师曰：黄连阿胶汤不仅可治心肾失交之证，且黄连黄芩清热解毒燥湿、阿胶芍药养血滋阴，两组药物相配，可广泛用于心肾不交之失眠、阴亏湿热结于大肠之下利、心血不足心火上炎之口疮及阴血亏虚热结膀胱之淋证血尿等，此即余所谓之异证同治也。

病案14

谢某某，女，41岁，2019年9月8日初诊。

主 诉 发现尿潜血5个月余。

病 史 患者5个月余前因外出不慎吹风受凉后出现尿色偏黄、腰酸、眼睑浮肿，就诊于西医院，查尿常规提示尿潜血（+++），其后多次复查尿常规，均示尿潜血（+++），完善各项检查，西医诊断为慢性肾小球肾炎，欲予糖皮质激素等治疗，患者因担心副作用而拒绝，今为求中医诊治，就诊吾师门诊。现症：小便色黄，晨起眼睑浮肿，腰酸，身困乏力，纳差，舌质淡，苔白，脉沉。

处 方 黄芪二至丸加减。

黄　芪20g　女贞子12g　旱莲草9g　怀牛膝9g

茯　苓12g　白茅根20g　白鲜皮20g　三七粉3g^(分冲)

蝉　蜕9g　鸡内金20g　地肤子20g^(布包)

共7剂，每日1剂，水煎服，早晚饭后40分钟温服。

二诊(2019.9.14) 药后证缓，尿色转常，纳差好转，口干，舌尖红质淡，苔白，脉沉。予上方加生地黄15g、大蓟15g，续服14剂，煎服法同前。

三诊(2019.9.28) 今日复查尿常规提示尿潜血（+），眼睑浮肿、腰酸、身困等诸症皆缓，舌质淡，苔白，脉沉。予二诊方改黄芪30g，加陈皮12g、杜仲12g，续服14剂，煎服法同前。

四诊(2019.10.12) 患者未感明显不适，复查血常规提示尿潜血转阴，舌质淡，苔薄白，脉沉，予三诊方黄芪改40g，续服14剂巩固疗效。此后守前法加减调治至今，患者尿常规均阴性，但嘱其长期用药，定期复查。

— 按语 —

　　根据其症状"尿血、水肿"，本案类属中医"慢肾风、血尿、水肿"范畴。病家正气虚弱，外受风邪，风邪直中入肾，风为阳邪，易灼伤肾络，故发为血尿；风邪袭肺，肺气郁闭，肺失宣降，水道失畅，故上发至眼睑而见浮肿；外邪内郁，肾阴受损，无以濡泽腰府，故见腰酸；肾阴不足，脾失肾之养，脾失健运，故见纳差；脾气不展，脾主四肢，故见身困乏力。结合舌脉，本案乃风邪直中少阴，少阴阴虚及太阴气虚之证。

　　故吾师治以益气养阴，祛风利湿，化瘀止血，方选黄芪二至丸加减。方中黄芪味甘性微温，其既能补益脾气，助脾摄血，又能利水消肿，标本兼治；女贞子味甘性凉，有"益肝肾、安五脏、强腰膝"之效；墨旱莲味甘酸性寒，《本草备要》谓其"入肾补阴而生长毛发，又能入血，为凉血止血之效"，女贞子、墨旱莲均入肾，相须为用，滋养肾阴，且墨旱莲其凉血止血之效，对肾阴不足，肾络损伤而致出血效佳；茯苓味甘能补，味淡能渗，故可攻邪又补虚，利水而不伤正；三七止血不留瘀，化瘀不伤正，与黄芪、茯苓同用，补气而不动血，止血不留瘀；怀牛膝补益肾，强筋健骨，又能活血化瘀；白茅根凉血止血，与怀牛膝相配，止血不留瘀，活血不伤血；蝉蜕、白鲜皮、地肤子祛风除湿；鸡内金能健胃消积化滞。

二诊时患者药后证缓，出现口干，故加生地黄以清热养阴，生津止渴；并加大蓟增加凉血止血之力。三诊时患者诸症皆缓解，检查尿常规指标改善，药已中病，故宗前法，加黄芪量以增强益气之力；加陈皮健脾理气、杜仲补肾强腰以固其本。四诊时患者尿检转阴，无明显不适，但本病病程长，故继续加大黄芪之量，大补元气以固后效，并嘱患者定期复诊长期服药以获长效。

师曰：慢性肾炎临床常见，其中气阴两虚、太阴少阴同病者为多，我多以黄芪二至丸为基础方，随机加减，疗效满意，但应注意巩固疗效，防止复发。

病案15

熊某某，男，36岁，2016年6月5日初诊。

主　诉　发现血尿1年。

病　史　患者1年前自觉腰部持续性胀闷不适，未予重视，后就诊于当地医院，检查尿常规提示尿潜血（++），诊断为"肾小球肾炎"。予激素等西药治疗，未规律服药，症状逐渐加重，遂来求诊。现症：血尿，身困乏力，时腰酸，活动后加重，口干，大便秘结不通，舌淡苔白，脉沉。

处　方　六味地黄丸加减。

生地黄12g　山　药9g　山茱萸9g　茯　苓9g

牡丹皮9g　泽　泻9g　知　母9g　黄　芪20g

枳　实12g　白茅根20g　火麻仁12g　大　黄6g^{（后下）}

郁李仁12g　三七粉3g^{（分冲）}

共7剂，每日1剂，水煎服，早晚饭后40分钟温服。

二诊(2016.6.12) 服药后证缓，身困乏力改善，仍腰部不适、口干、大便干结，舌淡苔白，脉弦。上方山药改12g、茯苓改12g、黄芪改30g，去郁李仁，加厚朴12g，共7剂，煎服法同前。

三诊(2016.6.19) 患者服药后证缓，查尿常规提示尿潜血微量，腰部不适感减轻，口干，大便干结，便时努挣，舌淡苔白，脉沉。上方去三七、白茅根、厚朴、大黄，加白条参9g、白芍12g、郁李仁12g、莱菔子12g，共14剂，煎服法同前。

服上药后，患者病情基本稳定，尿常规提示微量潜血，余诸症皆缓解，精神状态佳，定期复诊。

— 按语 —

本案患者以尿血为主症，检查尿常规提示尿潜血（++），西医诊断为肾小球肾炎。尿血在《黄帝内经》中称"溲血"，是中医血证的一种。《太平圣惠方·治尿血诸方》中记载："夫尿血者，是膀胱有客热，血渗于脬故也，血得热而妄行，故因热流散，渗于脬内而尿血也。"本案患者病久，肾阴亏虚，虚火内生，灼伤肾及膀胱血络，络伤血溢，发为血尿。腰为肾之外府，肾阴不足，腰府失于濡养，则腰酸、腰部不适。足少阴肾经，循喉咙，挟舌根而行，阴虚水枯津液无以上承，见口干。肾开窍于二阴，主司二便，肾阴亏虚，肠燥津枯，故大便干结。病程长且迁延不愈，伤及脾气，脾主四肢，脾气亏虚无以充养四肢，则见身困乏力、活动后加重。同时，气虚亦致传导糟粕无力，便时努挣。气不摄血，尿血反复发作。结合舌脉，四诊合参，此案乃肾阴亏虚、脾气不足证。故吾师治以滋补肾阴、凉血止血、润肠通便之法，方投六味地黄丸加减。吾师易方中熟地黄为生地黄，以清热凉血、养阴生津，山药脾肾双补，山茱萸补肝肾、涩精，以上三味药为"三补"；泽泻、牡丹皮、茯苓三药，泄浊、清热凉血、健脾，三味为"三泻"，六味地黄丸中三补三泻，补泻兼顾，以补益肾阴为主。同时，方中加知母滋阴降火，黄芪补益脾气。尿血用三七化瘀止血，白茅根凉血止血、清热利尿。大便秘结不通，取脾约麻仁丸之意，用火麻仁、郁李仁润肠通便，大黄通腑泄下，枳实下气破结，加强通便之力。

二诊时，患者服药后证缓，身困乏力改善，仍腰部不适、口干、大便干结，舌淡苔白，脉弦。山药、茯苓改为12g加强健脾之力，黄芪改为30g增强补气之力。易郁李仁为厚朴，以行气除满，与枳实相伍，破结除满，加强降泄通便之力。

三诊时，患者服药后证缓，检查尿常规提示尿潜血微量，腰部不适感减轻，口干，大便干结，便时努挣，舌淡苔白，脉沉。上方基础上加入白条参9g，加强益气补虚之力。便秘较前缓解，大黄久服有利湿伤阴之虞，故去之。另加白芍养阴和里。去厚朴，加郁李仁润肠通便，莱菔子降气消食。尿潜血微量，乃去三七、白茅根，主方调理。服上药14剂后，患者病情基本稳定，尿常规提示微量潜血，其余诸症皆缓，精神状态佳，定期前来复诊。

师曰：中医诊断应与时俱进，临床应结合现代诊断方法，强化传统四诊。本案依据尿常规检查诊为血尿，属太阴少阴同病、气阴双亏所致者，脾气虚失于统摄、肾阴虚火扰膀胱，血随尿出，其治当太少同调，益气养阴，故以六味地黄合黄芪化裁，加入宁血止血等品，辨证辨病结合，标本同治，坚持服药，终有良效。

病案16

李某某，男，49岁，2021年1月17日初诊。

主　诉 血尿1年余。

病　史 患者1年余前无明显诱因发现血尿，初未予重视，然半年未见好转，遂前往当地医院就诊，尿常规提示尿潜血（++），诊断为"肾小球肾炎"。诊后服用西药，三月未见好转，慕名前来求诊。现症：血尿年余，身体困乏，时感腰酸，手足冷，便溏，纳可，寐可，舌淡苔白，脉沉。

处　方 补气通络方加减。

黄　芪20g	葛　根20g	薏苡仁20g	砂　仁6g^{（后入）}

黄　芪20g　　葛　根20g　　薏苡仁20g　　砂　仁6g^{（后入）}

猪　苓12g　　杜　仲12g　　仙鹤草15g　　牡　蛎30g^{（先煎）}

黄　连9g　　茯　苓20g　　车前子12g　　三七粉3g^{（分冲）}

共7剂，水煎服，每日1剂，早晚饭后40分钟温服。

二诊（2021.1.29） 患者诉服药后身困不再，腰酸减轻，血尿减少，偶有胃痛，舌脉同前。给予上方加谷芽12g、麦芽12g、神曲12g，续服14剂，煎服法同前。

三诊（2021.2.21） 患者诉服药后，胃痛不再，时感腰酸，偶感身困，未见血尿，舌脉同前。给予上方去车前子、三七、猪苓、神曲、谷芽、麦芽，改黄芪30g、茯苓15g、仙鹤草20g，加白鲜皮20g、桑寄生12g，续服14剂，煎服法同前。14剂尽服，诸证皆消，身体无恙，未见血尿。精神状态佳，定期复诊。

── 按语 ──

尿血是中医血证的一种，是指尿液混有血液，甚或伴有血块的病证，乃血液下泄于前阴所形成的疾患。本案患者以血尿为主诉前来求诊，西医诊断为"肾小球肾炎"，其经常感到身体困乏，手足冷，便溏，此多为气虚湿困之状；又患者时感腰酸，且患者病有年余，正所谓"久病必有瘀"，故为经络瘀滞，腰府不通所致；结合舌脉，四诊合参，辨为气虚湿阻，经络瘀滞之证。

当治以补气摄血、活血化瘀、利湿通络，吾师用补气通络方加减治疗本案。方中生黄芪，补气摄血；葛根其力上行，助阳生发，升提清气；薏苡仁淡渗利湿，助黄芪健脾除湿，健运中州，使气血生化有源；生牡蛎重镇潜阳，与葛根相伍，一升一降，则阴阳自复；猪苓、车前子、茯苓三药，健脾利湿，助黄芪健中州、复清气、泻浊邪，使浊邪得去，清气得生；尿血用三七化瘀止血，仙鹤草收敛止血；杜仲补肝肾，壮筋骨；患者时有便溏故加黄连、砂仁寒温并用，温脾燥湿，行气醒脾；诸药配伍，可使气虚得补，经络得通，出血得止。

二诊时患者诉服药后身困不再，腰酸减轻，血尿减少，偶有胃痛，舌脉同前。予上方加谷芽、麦芽、神曲健脾和胃。续服14剂，煎服法同前。三诊患者诉服药后，胃痛不再，时感腰酸，偶感身困，未见血尿，舌脉同前。给予上方去车前子、三七、猪苓、神曲、谷芽、麦芽，茯苓改为15g加强健脾之力，黄芪改为30g增强补气之力，仙鹤草改20g增加收敛止血之力，加白鲜皮祛风泻浊，桑寄生补肾益肝，续服14剂，煎服法同前。14剂尽服，诸证皆消，身体无恙，未见血尿。精神状态佳，定期复诊。

病案17

马某，男，46岁，2018年7月2日初诊。

主　诉　发现蛋白尿4年，小便浑浊2个月。

病　史　4年前体检发现蛋白尿，于当地医院诊断"慢性肾小球肾炎"，曾长期服用激素治疗（具体不详），尿蛋白时有减少，反复发作。2个月前劳累后出现小便浑浊，伴有尿中泡沫，今检查尿常规提示尿蛋白（++）、尿潜血（++）、肾功能正常。现症：小便浑浊，泡沫尿，久站后腰酸，身困，口干，纳食一般，夜寐尚安，大便自调，舌质淡红，苔薄白，脉沉。

处 方 黄芪二至丸加减。

黄　芪20g　女贞子12g　墨旱莲12g　怀牛膝12g

草　薢15g　茯　苓12g　泽　泻12g　石　斛12g

车前子12g　白鲜皮20g　地肤子15g

共7剂，水煎服，每日1剂，早晚饭后40分钟温服。

二诊（2018.7.9） 服药后小便浑浊较前减轻，劳累后腰酸，口稍干，舌质淡红，苔薄白，脉沉。予前方加白茅根20g、地榆15g、蝉蜕9g。共7剂，煎服法同前。

三诊（2018.7.16） 服药后只见午后小便浑浊，腰稍酸，舌淡苔白，脉弦。予前方去石斛、茯苓、泽泻、车前、蝉蜕，加山药12g、山茱萸9g、神曲12g、陈皮12g，此方连服两周。

四诊（2018.7.31） 小便浑浊已止，无不适，复查尿常规见尿蛋白、尿潜血均转阴，舌淡苔白，脉沉。

处 方 黄芪二至丸加减。

黄　芪20g　女贞子12g，墨旱莲12g　石　斛12g

山　药12g　山茱萸9g　草　薢12g　白鲜皮20g

地肤子15g　白茅根20g　陈　皮12g　怀牛膝12g

茜　草12g　地　榆12g

共14剂，以巩固疗效，服药期间每周复查尿常规1次，尿蛋白、尿潜血均为阴性，半年后随访尿浊未再复发。

— 按语 —

本案属太阴少阴同病之气阴两虚证，即太阴气虚湿盛、少阴热化伤阴，气阴两虚，脾失统摄，肾关失约，精微外溢，湿浊下注而成尿浊病，但与临床常见的脾肾阳衰证迥然不同。该患者为青年男性，病程绵长，曾服激素治疗后，蛋白尿仍反复发作，且为轮胎修理工人，需进行体力劳动，劳累后尿浊复发。患者病程绵长且久服激素，耗气伤阴，脾气受损，脾机不运，脾不散精，精微外漏，加之肾阴不足，一则肾关失润，肾关收阖失灵，再则阴虚火旺，虚火扰动，肾关失约，则精微外溢，发为蛋白尿；脾气不足，肢体百骸失养，故见身困；肾阴不足，腰失所养，则见久站后腰酸；阴津亏虚，津液无以上达于口，故见口干；舌质淡红，苔薄白，脉沉亦为脾肾气阴两虚之象。

张师治以益气养阴，利湿泄浊，方拟黄芪二至丸化裁。方中黄芪为补气要药，主入脾肺二经，为太阴补气之上品，善补脾肺之气，又具利水之功，尚能实土封堤，防止精微外漏，对本病脾虚致精微下注而成大量蛋白尿尤为适宜；女贞子、旱莲草、怀牛膝、石斛滋阴益肾以治其本，肾阴复肾精充，肾关固而肾气化，精微得布，蛋白自消；又怀牛膝、女贞子，是二味均在滋阴的同时具备渗利作用，为滋阴利湿之上品；怀牛膝可引药下行，使药物之效果直达下焦，通利膀胱，善消脏腑间水气；萆薢、茯苓、车前子、泽泻淡渗利湿，泌别清浊，以治其标；茯苓性平，偏于健脾渗湿，泽泻性寒善泻肾及膀胱之热，二者合用尤宜于小便不利之偏热者；萆薢善于利湿而分清去浊，为治疗尿浊要药。张师认为慢性肾炎中蛋白尿乃浊毒内蕴并常夹风邪，故以白鲜皮、地肤子疏风降浊解毒。诸药合用，共奏益气养阴、利尿泄浊、固摄精微之效。

二诊患者小便浑浊较前减轻，仍口干，结合尿常规见尿潜血（++），加白茅根、地榆清热利尿、凉血止血，加蝉蜕助白鲜皮、地肤子疏风降浊。

三诊患者小便浑浊较前明显缓解，只见午后小便浑浊，拟前方去石斛、茯苓、泽泻、车前、蝉蜕，加山药、山茱萸、神曲、陈皮以运转中焦气机，增强健脾固涩之效。

四诊患者诉服完前药，小便浑浊止，无不适，续与健脾滋阴，清利余邪之药调理善后，连续3次复查尿常规尿蛋白、尿潜血均为阴性，尿浊告愈。

师曰：慢性肾炎有太阴气虚合少阴阴虚者，治当补太阴之气，气足则湿除，滋少阴之阴，阴升则火降，方用余之黄芪二至丸化裁，益气不伤阴助火，滋阴不耗气生湿，以治其本；配以利湿化浊，祛风涩关以治其标，标本兼治，每有良效。

病案18

吴某某，男，45岁，2019年11月17日初诊。

主　诉 发现蛋白尿10余年，加重1个月。

病　史 10余年前无明显诱因出现下肢轻微浮肿，于当地医院体检查尿蛋白（++）、尿潜血（+++），诊断为"慢性肾小球肾炎"，曾用激素治疗效果不显，长期尿蛋白波动在+～+++。1个月前感冒后症状加重，遂慕名前来求诊。门诊查生化示肌酐275μmol/L，尿素氮13mmol/L，尿酸413μmol/L，白蛋白32g/L；尿常规示尿蛋白（++）、尿潜血（++）、红细胞2～4个/HP。现症：小便浑浊，偶有尿血，下肢浮肿，腰酸，身困，口干，盗汗，夜尿3～4次/晚，纳寐尚可，大便自调，舌淡苔白，脉沉。

处　方 黄芪二至丸加减。

黄　芪30g　女贞子15g　墨旱莲12g　怀牛膝12g

茯　苓15g　泽　泻12g　杜　仲12g　地肤子15g^(布包)

白鲜皮20g　益智仁12g　白茅根20g　三七粉3g^(分冲)

芡　实15g　鸡内金20g

共7剂，水煎服，每日1剂，早晚饭后40分钟分温服。

二诊（2019年11月24日） 服药后小便浑浊较前减轻，仍身困，劳累后腰酸，口稍干，舌淡苔白，脉沉。予前方加石斛9g，黄芪改40g。续服14剂，煎服法同前。

三诊（2019年12月9日） 药后证缓，患者诉已无肉眼血尿，复查尿常规示尿蛋白（+）、尿潜血（++），夜尿1～2次/晚，下肢浮肿渐消，舌淡苔白，脉沉。予二诊方改黄芪40g，去益智仁，加陈皮12g、蝉蜕9g，续服14剂，煎服法同前。

四诊（2019年12月23日） 患者小便浑浊已除，下肢浮肿亦消，自觉无不适。复查生化提示肌酐173μmol/L，尿素氮8mmol/L，尿酸293μmol/L；尿常规提示尿蛋白、尿潜血均（+）。患者坚持上方加减服药，调治至2020年2月，病情稳定，检查结果均正常。

— 按语 —

　　蛋白尿是许多临床肾脏病常见的表现之一，因蛋白质的性质、作用与中医学精气等精微物质有相通之处，可将其归属于中医"尿浊""白浊"的范畴；疾病进展过程中常伴有身困乏力、腰酸、水肿、血尿等症状，因此也可归于"虚劳""水肿""尿血"等病证范畴。《素问·经脉别论》提到："饮入于胃，游溢精气，上输于脾，脾气散精，上归于肺，通调水道，下输膀胱，水精四布，五经并行。"指出脾运化水谷精微，升清降浊，散精归肺；肺气宣肃，布散精微，使水精四达，布散周身；其中转圜承输下焦者，肾由藏之。可见肺脾肾主津液代谢，共调精微，而蛋白尿乃精微漏泄所致，故其形成与三脏密切相关，其中又以脾肾为其要。

　　本案患者病程绵长且久服激素，耗气伤阴，脾虚不固，脾机不运，精微外漏；且为中年男性，"年四十而阴气自半，起居衰矣"，肾阴不足，阴损及阳，肾阳蒸腾气化失司，肾气不固，封藏不利，开合失司；再则阴虚火旺，虚火扰动，肾关失约，则精微外溢，发为蛋白尿，见小便浑浊、夜尿频。脾不统血，加之肾阴亏虚，热伤血络，迫血妄行，血随尿出，故偶见血尿；脾虚不运，水谷不布，肢体百骸失养，又水津失布，湿邪困阻，故见身困，泛溢肌肤则发为水肿；腰为肾之外府，肾阴不足，腰失所养，则见腰酸；足少阴肾经，循喉咙，挟舌根而行，阴虚水枯无以上承，故见口干；肾阴亏虚，阴阳失调，阴不自藏，外泄而发盗汗。四诊合参，辨为脾肾气阴两虚，风湿浊邪内蕴之证。

　　吾师治以益气养阴，补肾健脾，配以利水消肿、祛风降浊，方投黄芪二至丸加减。《本草正》说二至丸可"养阴气、平肝火，解烦热骨蒸，止虚汗消渴及淋浊崩漏，便血，尿血"。故用之取其滋阴凉血之功；顺从脾运化升清之性，故加黄芪益气固摄、利水消肿，《汤液本草》说黄芪："又补肾脏元气，为里药，是上中下内外三焦之药。"怀牛膝可引药下行，使药物直达下焦，通利膀胱，善消脏腑之水气；与女贞子、旱莲草合用均可滋阴益肾，使肾阴复肾精充，肾气化肾关固，精微得布，蛋白自消。茯苓、泽泻淡渗利水消肿，其中茯苓性平偏于健脾渗湿，泽泻性寒善泻肾及膀胱之热；慢性肾炎中蛋白尿乃浊毒内蕴并夹风邪，故以白鲜皮、地肤子疏风降浊解毒；病久兼气滞血瘀，故以三七活血化瘀以推动利水；佐以白茅根凉血止血；杜仲强筋骨补下焦之虚；鸡内金健运脾气以复气机；益智仁、芡实固精缩尿。诸药合用，共奏益气养阴，祛风泄浊，固摄精微之功。

二诊患者小便浑浊较前减轻，仍身困，劳累后腰酸，口稍干，故拟前方加石斛滋阴清热，黄芪改40g增其补益升清之力。三诊已无肉眼血尿，肢浮肿渐消，复查尿常规提示尿蛋白（+）、尿潜血（++），夜尿1～2次/晚，故拟前方去石斛、益智仁，加陈皮运转中焦气机，蝉蜕合白鲜皮、地肤子祛风止痒。四诊患者小便浑浊止，下肢浮肿亦消，自觉无不适，复查生化各项相关指标均有改善。后患者坚持上方加减服药，随访至2020年2月，检查结果均正常，疗效满意。

师曰：慢性肾炎临床极为常见，多属太阴少阴本虚、风湿内阻之证，我每以黄芪二至丸补气养阴，调补太少培其本，加利湿祛风、收涩止血之品治其标，并随机化裁，坚持服用，防止复发，每获良效。

病案19

陈某某，男，68岁，2019年12月8日初诊。

主　诉　发现慢性肾炎4年余，咳嗽3天。

病　史　4年前患者发现尿蛋白（++）、尿潜血（+++），诊断为慢性肾小球肾炎，一直门诊定期中药调治，尿常规大致正常。3天前因外出骑车不慎感受风寒后，出现咳嗽，咳痰，身困乏力，遂复查尿常规提示尿蛋白（++）、尿潜血（+++），遂求诊吾师门诊。现症：眼睑、双下肢浮肿，咳嗽，痰少色白，身困乏力，舌质淡，苔白，脉数。

处 方 麻杏味甘汤加减

麻　黄12g　五味子12g　杏　仁12g　前　胡12g

款冬花12g　黄　芪20g　谷　芽12g　麦　芽12g

姜半夏12g　石　韦12g　白鲜皮20g　茯　苓15g

共7剂，每日1剂，水煎服，早晚分服。

二诊(2019.12.14)服7剂药后，眼睑、双下肢浮肿，咳嗽等症较前缓解，舌质淡，苔薄白，脉沉。遂给予上方加连翘20g，续服14剂后诸症皆瘥，复查尿常规示尿蛋白（+），继续以黄芪二至丸随证加减治疗慢性肾炎，并嘱其定期复查。

— 按语 —

　　患者为慢性肾炎久病患者，此次为外感风寒急性发病，肾病发作，以"眼睑、双下肢浮肿，咳嗽，咳痰"等为主症，属于中医"水肿""咳嗽"。张志聪提到："风邪干肾，则水气上升，故面瘫然浮肿，风行则水涣也"，本案患者慢性肾炎日久，脏腑气虚，风寒外袭，正气无力抵抗风邪，风邪入里伤肾，故见慢性肾炎复发；风邪直中入肾，风为阳邪，易灼伤肾络，故尿检见潜血阳性；风邪袭肺，肺气郁闭，肺失宣降，不能通调水道，风水相搏，气机不利，故发至为水肿；久病脾肾亏虚，脾失健运，故见纳差；脾气不展，脾主四肢，故见身困乏力。由是观之，此案属风水相搏之证。

　　吾师治病标本结合，注重轻重缓急，本案患者虽为慢性肾炎患者，但因外感风寒加重，故当先截源再治本，方选麻杏味甘汤加减以宣肺利水，疏风止咳。麻杏味甘汤为吾师临床治疗风邪犯肺常用方，临床大部分医家多畏麻黄之峻烈，不敢用之，然吾师认为无论地域、天气冷暖等因素，凡病情相符，即可用之。方中麻黄乃肺经专药，宣肺止咳，利水消肿；五味子收敛肺气，麻黄、五味子二药合用收散并用，开合有度，祛邪不伤正气，敛肺不留邪气；杏仁苦降肺气，与麻黄相伍，一宣一降，肺气乃和；姜半夏、款冬花降逆下气，化痰止咳；前胡疏散风邪，降气化痰；《神农本草经》说黄芪主大风，与解表药相用，使祛风之力倍增；白鲜皮祛风宁嗽止咳；茯苓利水消肿；石韦、谷芽、麦芽以健脾补肾，以增强正气抵御外邪。

二诊，服7剂药后，尿色转常，纳差好转，故效前方，患者出现口干加生地黄以清热养阴，生津止渴，加大蓟增加凉血止血之力。

三诊时，患者诸症皆缓，药已中病，故宗前法，加连翘以制解表药之燥性，且据现代药理研究，连翘有明显的抗病原微生物作用，可有效抑制细菌、病毒等，从而阻止感染发生，可预防感冒、感染，减少慢性肾小球肾炎复发及加重。二诊后风邪乃去，长期门诊定期复查调理慢性肾炎至今，每月复查尿常规均提示正常，此乃治疗得当之效。

病案20

吴某某，男，44岁，2020年4月16日初诊。

主　诉　发现慢性肾炎4年，血压升高1周。

病　史　患者4年前因感冒发现尿蛋白（++）、尿潜血（++），诊断为慢性肾小球肾炎，予糖皮质激素治疗，无效，遂慕名求诊吾师门诊，门诊定期复诊，尿蛋白、尿潜血等均转阴。1周前患者无明显诱因出现头晕，伴太阳穴胀痛，于当地医院多次测量血压，波动150～160/90～100mmHg。现症：测得血压152/99mmHg，头晕，太阳穴处胀痛，咽部疼痛，口干口渴，眠差，舌质淡，苔薄黄，脉弦。

处　方　六味地黄丸加黄芪合天麻钩藤饮加减。

生地黄12g　山　药12g　山茱萸12g　茯　苓15g

泽　泻15g　丹　皮9g　石决明20g　天　麻12g

黄　芪20g　菊　花15g　谷　芽12g　麦　芽12g

百　合20g　炒枣仁15g　钩　藤12g^(后入)　代赭石20g^(先煎)

共7剂，每日1剂，水冲服，早晚饭后冲服。

二诊(2020.4.23) 服药后头晕、太阳穴胀痛较前缓解，血压恢复正常，舌质淡，苔薄白，脉弦。予上方加葛根20g，续服14剂，煎服法同前。

三诊(2020.5.7) 头晕、太阳穴胀痛均缓解，血压正常，偶有身困乏力，舌质淡，苔白，脉沉。予上方黄芪改30g，续服14剂，煎服法同前。三诊后头诸症皆缓，随证加减调治至今，头晕未发，多次测量血压情况稳定，疾病告痊。

— 按语 —

　　本案患者久病慢性肾炎，今以"头晕、血压升高"为主要症状，属中医"眩晕"范畴，《石室秘录·偏治法》中提到："如人病头痛者，人以为风在头，不知非风也，亦肾水不足而邪火冲于脑，终朝头晕，似头痛而非头痛也，若止治风，则痛更甚，法当大补肾水而头痛头晕自除。"患者慢性肾炎日久，少阴阴虚，水不涵木，肝阳上亢，故见血压上升，头晕、太阳穴胀痛；阴虚水枯，津液无以循经上承，故见口干口渴；阴虚阳亢，热上扰于心，故见眠差；少阴阴虚，虚火循足少阴肾经夹喉咙上行，故见咽部疼痛；结合舌脉，四诊合参，本案乃阴虚阳亢之证。

　　吾师辨病与辨证相结合，治以益气滋阴，平肝潜阳之法，选用六味地黄丸加黄芪合天麻钩藤饮加减。方中用生地黄滋阴补肾，山茱萸滋养肝肾而固肾气，山药健脾益胃以助运化；泽泻淡泄肾浊，茯苓渗利脾湿，二味合用，以引浊邪下行，起"推陈致新"之用；丹皮清血脉中虚热凉泄肝火，以利山茱萸之养肝，补泻结合，开合相济，故"此方非但治肝肾不足，实三阴并治之剂"。再加黄芪健脾益气升清；天麻、钩藤平肝熄风；代赭石滋阴潜阳；菊花疏肝清热；百合养阴生津止渴；酸枣仁养肝血，宁心安神；谷芽、麦芽健脾和胃以增后效。

二诊，服药后头晕、血压情况较前好转，升阳生津，解肌舒筋。三诊时，诸症皆缓，偶有身困乏力，乃久病脾肾两虚，气血精微化生不足，肌肉无以充养，故加大黄芪用量，益气健脾。方证相符，故患者头晕缓解，血压平稳，诸症皆除，守前方巩固疗效后随诊，未再复发。

病案21

吴某某，女，50岁，2017年8月1日初诊。

主　诉 慢性肾炎10余年，肌酐升高2周。

病　史 缘于10余年前因体检发现慢性肾炎，多次于当地医院门诊经中西药治疗，5年前因血尿、蛋白尿控制不佳，于吾师处间断服用黄芪二至丸加减治疗，症状改善，目前自行停药1年余。2周前自述因"中暑"后有发热、汗出、恶风等感冒症状，服用感冒药后出现小便泡沫增多，于当地医院复查尿常规提示尿蛋白（+++）、尿潜血（+），肾功能提示尿素氮15mmol/L、肌酐171μmol/L、尿酸377μmol/L，遂匆忙前来就诊。现症：神疲乏力，畏风畏冷，但近日温度高则午后潮热，伴四肢稍冷沉重、腰部冷重感，汗出、口腔溃疡、咽燥口干、时恶心，纳寐一般，尿色黄、尿中有泡沫，排尿偶有灼烧感，大便尚调，舌淡苔腻，脉沉。

处　方 大黄附子汤加减。

鸡内金12g　薏苡仁20g　黄　芪20g　墨旱莲12g

黄　精12g　石　斛12g　茯　苓12g　杜　仲12g

续　断12g　蝉　蜕9g　连　翘12g　石　韦12g

谷　芽12g　麦　芽12g　大　黄6g^{（后入）}　附　子9g^{（先煎久煎）}

共14剂，每日1剂，水煎服，早晚饭后40分钟温服。

二诊（2017.8.15） 药后证缓，潮热汗出、乏力、畏冷改善，排尿灼烧感已无，各项复查提示尿蛋白（++）、尿潜血（-）、尿素氮13mmol/L、肌酐

155μmol/L、尿酸457μmol/L，口腔溃疡、腰冷重止，但频频眩晕，口干，纳少，寐一般，舌淡苔腻，脉沉。拟上方去连翘、石韦，改茯苓为土茯苓15g，加天麻12g、钩藤12g、百合20g、山慈菇20g。续服14剂，煎服法同前。

后多次随诊，症状大大改善，经上方加减，12月复查尿常规提示尿蛋白（+）、尿潜血（-），肾功能提示尿素氮11mmol/L、肌酐131μmol/L、尿酸352μmol/L，多次复查基本稳定于此。该病病程长，病势反复，嘱其坚持用药，以防复发。

— 按语 —

慢性肾炎病机复杂、迁延多变，其病变之根在于水道失畅，涉及肺、脾、肝、肾四脏及胃、三焦、胆、膀胱诸腑。其病理机制有以下特征：病机以虚为主，关键在于脏腑机能损伤，尤其是肺脾肾的气虚和肝脾肾的阴虚；外邪久郁伤正，正虚招致外邪，引动固邪，是其病情恶化的基本原因；病变以脾肾为主，由脾及肾，由湿化浊是其演变规律。

慢性肾炎早中期临床多见气阴两虚型，由于慢性肾炎长期不愈而致肾实质持续性破坏、肾脏萎缩不能维持代谢，导致肌酐升高、肾功能不可逆性下降，最终进展为慢性肾衰竭。故后期致肾损，多阴损及阳，特别是发展为慢性肾衰竭后，便以气虚、阳虚证为主，故治疗思路整体随之转变。在慢性肾衰竭原发病中，慢性肾炎本就居于首位，本案患者其肌酐水平位于肾功能代偿期，还存在气阴两虚证的部分特征，如汗出、口干咽燥、午后潮热、口腔溃疡等，但仍有畏风畏冷、伴四肢稍冷沉重、腰部冷重感等阴阳两虚产生的趋势。

此时病程大多处在厥阴期，其病变一旦涉及厥阴，则偏于极端，或为极寒或为极热，厥阴又具有阴尽阳生的特点，故病理本质为阴阳俱损、正气衰微，厥阴火少，外不能温煦而生寒，内以浊毒瘀血互结，郁久化生热毒，滞脾碍肺，拥堵三焦，临床症状可见邪扰神明而神疲乏力；毒攻脾胃而恶心；肝肾真阴亏虚，则营血储备薄弱，致使肾关养润失源、封固失司，开阖失约，迫精微漏溢，便见尿浊；又知肝肾阴虚、相火旺盛，肝脏无以收摄调控血脉，加之火亢燔灼血络，使血液溢于脉外，下走膀胱，则见尿血；少阴阴虚，热邪滋生，津液亏耗，气血经络、肢体百骸同伤，阴液大亏而口干咽燥、午后潮热、口腔溃疡；后期久病阳气流失而肢冷畏寒，亦呈寒热错杂之征象。脾肾为先后天之本，肾脏病反复难愈，以致终末期衰竭，脾肾首为其害，脾肾亏虚，精微外流，水液运化失常，泛溢机体，使得阴气亏耗、阳气被遏；加之病邪以痰湿、瘀血、浊毒为主，易妨碍气血运行，阻止阳气升发；虽邪郁而能生热，致使局部症状或全身阴亏症状，然久病临床仍以脾肾阳虚、水瘀浊毒壅塞多见，其寒热错杂、阴阳皆损，亦多以脾肾阳虚生寒为本、阴虚浊毒化热为标。

故张师以大黄附子汤合养阴之品化裁治之，此方本治阳虚不运、阴寒内结所致的寒积里实证，有温助元阳、内散阴结，清热通腑、化瘀祛毒之功效。方以大黄味苦性寒，涤荡肠胃、清热解毒、活血化瘀，以通肠腑、畅血脉、降浊阴、清导积滞、下瘀血浊毒，推陈出新，使得邪去正安；附子味辛甘性大热，温补脾肾，扶阳救逆，通行三焦，补火散寒；二者一寒一热，性相抑制，以行温阳通下法，攻补兼施，使得邪去而正安。配以黄芪、茯苓健脾益气，升阳举陷，固表生肌，利水消肿，可补肺、脾、肾三脏之气，又可利水消肿而化湿浊，与大黄共用，集益气健脾、利水化瘀、通腑泻浊之效，亦为攻补兼施之法；黄精、石斛滋阴增液、生津润燥，助大黄制浊毒化热，与附子同调阴阳。续断、杜仲强补肝肾而强腰脊，薏苡仁、鸡内金、谷芽、麦芽健脾燥湿、消食化积，助脾健运而开胃行滞止呕恶；蝉蜕，以疏散风热、透邪解表；连翘清热解毒，透达邪热；石韦利尿通淋、清下焦肾及膀胱湿热；诸药共用，以滋阴扶阳，清热解毒泻浊，共调和阴阳亏损。

二诊服药后证缓，尿常规、肾功能均有改善，表热及下焦热邪已无，遂去连翘、石韦。因眩晕则加天麻12g、钩藤12g平肝潜阳，预防阴虚标实而引发肝风、肝阳上亢而神昏抽搐、眩晕眼花；尿酸增高，改茯苓为土茯苓15g，加百合20g，山慈菇20g，此三者为吾师利湿解毒降尿酸常用配伍。药物平调数月，病情稳定如初。

病案22

叶某某，男，74岁，2018年7月8日初诊。

主 诉 慢性肾炎5年余，血糖升高3个月。

病 史 缘于5年余前出现大量泡沫尿，后住院确诊为慢性肾炎，多次经西药治疗，血尿、蛋白尿控制不佳，遂于吾师门诊服用黄芪二至丸加减治疗数月，症状明显改善，目前肾功能正常，复查尿常规提示尿蛋白（+）、尿潜血（+），3周前体检提示随机血糖升高，伴口干多饮，遂前来就诊。现症：身困、口干多饮，入夜尤甚，伴持续耳鸣，时感眩晕，腰酸，夜尿增多，纳寐安，大便尚调，舌淡苔腻，脉沉。

处 方 六味地黄丸加减。

黄 芪20g	生地黄12g	山茱萸9g	山 药12g
茯 苓12g	泽 泻12g	牡丹皮9g	苍 术12g
葛 根20g	石 斛15g	蝉 蜕9g	天 麻12g
芡 实12g	钩 藤12g（后入）		

共14剂，每日1剂，水煎服，早晚饭后40分钟温服。

二诊（2018.7.22） 服药后身困、口干缓解，余症皆有不同程度改善，眩晕、视物模糊、入睡不佳，纳可，大便尚调，舌红苔腻，脉弦。拟上方加菊花12g、枸杞子12g、牡蛎30g（先煎）、鳖甲18g（先煎）。续服14剂，服法同前。后续再让吾师调理，随证加减，不适即消。

— 按语 —

本病以水肿、蛋白尿、血尿、高血压等诸多慢性症状为主要表现，因其病情进展较慢，顽疾反复迁延，可使得肾单位减少、肾脏萎缩而导致慢性肾衰竭，故该病的早期介入尤为关键。

本案患者因慢性肾炎，于吾师处已经中医治疗数月，病情趋于稳定，水肿消退，偶见极少量血尿、蛋白尿治疗后明显减少，现临床症状不明显，仅以血糖升高、耳鸣、眩晕、口干、腰酸、夜尿增多等肝肾阴虚症状为主，遂在君药黄芪益气固表的基础上，用六味地黄丸代替二至丸，虽无凉血止血之效，但补肝益肾之功有过之而无不及，方中将原熟地黄改为生地黄，亦能滋阴益肾，但偏向大清虚热；山药坚少腹之土，养胃补肾；山茱萸酸温养血、秘精涩气，敛少阳之火。三者合为"三补"，补养肾肝脾之阴血，使肾强阴存、火熄不复。泽泻、牡丹皮泻上逆相火，还少阳之气，茯苓泻脾脏水湿，养太阴之气，称为"三泻"，清泄浊气，使气阴得复原位；配苍术燥湿化浊、石斛生津益阴，以助六味地黄丸消浊复阴而止渴；芡实涩土封关止而蛋白尿；又因肝肾阴虚为甚时，易虚风内动，便加天麻、钩藤镇肝息风而止眩晕，葛根、蝉蜕，祛风透邪、清热生津。二诊出现舌红苔腻、视物模糊、入睡不佳等体征、症状表现，加菊花、枸杞子，组成杞菊地黄丸之意，以清解肝热、滋阴明目；牡蛎、鳖甲平肝潜阳、重镇安神以解入睡不佳之患。

病案23

林某某，女，53岁，2015年8月9日初诊。

主 诉 反复双下肢酸软2年，加重1周。

病 史 患者2年前因双下肢水肿于当地医院住院治疗，诊断为慢性肾小球肾炎，当时予激素、降压药口服治疗，后水肿消退，但遗留镜下血尿、双下肢酸楚无力等症状。现口服缬沙坦等西药降压利尿治疗，1周前稍作劳动后下肢酸楚加重，关节处为甚，自觉无力，遂来求诊。现症：双下肢酸软不适，偶有水肿，腰酸，精神不振，口干时苦，纳眠尚可，二便调，舌尖红，苔薄白，脉弦。尿常规检查：红细胞（+）。

处　方 黄芪二至丸加减。

黄　芪20g　女贞子9g　　旱莲草9g　　怀牛膝9g

桑寄生9g　续　断12g　白茅根20g　大　蓟12g

白鲜皮20g　神　曲3g　陈　皮15g

共7剂，水煎服，每日1剂，早晚饭后40分钟温服。

二诊(2015.8.16) 服药后证缓，傍晚下肢仍感酸软，舌质淡，苔薄白，脉沉。予上方去怀牛膝、续断、大蓟、神曲、陈皮，加赤小豆12g、茯苓12g、芡实15g、谷芽12g、麦芽12g、三七3g、蝉蜕9g，续服14剂，煎服法同前。

三诊(2015.8.30) 下肢酸软基本缓解，活动后腰酸，身困，舌质淡，苔薄白，脉沉。予上方去赤小豆、白鲜皮、茯苓、蝉蜕、芡实，改白茅根15g，加狗脊12g、续断9g、怀牛膝9g、陈皮12g，续服14剂，煎服法同前。

四诊(2015.9.13) 服药后自觉均可，无明显不适，舌质淡，苔白，脉沉。给予上方加薏苡仁20g、茯苓20g，再进14剂以巩固疗效，并嘱坚持服中药继续血尿调治。

— 按语 —

慢性肾炎者是以水肿、血尿、蛋白尿、高血压为主要临床症状，然其病情迁延，亦可出现一些非特异症状，如乏力、腰腿酸、头晕等。而本案患者双足酸楚无力，系由慢性肾炎发展而来，中医虽无具体病名，但可将其归为"虚劳"一类。治疗时应辨病与辨证相结合，既要考虑其与原发病的关系，又要根据患者具体情况进行辨证。

本案患者年过五旬。《素问·上古天真论》中提到："七七任脉虚，太冲脉衰少，天癸竭，地道不通，故形坏而无子也。"肾主骨生髓，肾中精气日渐不足，且患者肾炎日久精微外漏，下肢筋骨失养，故见双足酸软；腰为肾之外府，肾精不足，有诸内必形诸外，故见腰酸；肾为先天之本，脾为后天之本，脾肾两脏皆参与体内水液运化、输布、代谢，脾肾不足，水液代谢失常，泛溢肌肤，故偶有水肿；肾水亏于下，热邪扰与上，热灼津液，故口干时苦；阴虚血热，热伤血络，且气虚不摄，故见血中红细胞；舌脉亦提示为阴虚内热之象。四诊合参，辨为肝肾不足，气阴两虚，血热湿蕴之证，治当补益肝肾，益气滋阴，兼凉血清热，除湿利水，吾师投以黄芪二至丸加减。

方中旱莲草既养肝肾之阴，又凉血止血，配女贞子两药性皆平和，补养肝肾，益阴养血，又不滋腻；黄芪甘温，健脾益气，利水消肿；桑寄生配续断、怀牛膝，入肝肾经，补肝肾强筋骨，除湿痹通血脉，常相伍用于治疗肝肾不足、血脉不利之腰膝酸软、步履难行；大蓟、白茅根既可入血分而清血分之虚热，亦可利水消肿；吾师认为肾炎之发常为风湿之邪所累，故加白鲜皮清热祛风、除湿解毒；陈皮、神曲理气健脾，消食开胃，顾护中焦。诸药合用，肝肾得补，脾气得健，热清血凉湿除，下肢酸软自去。

二诊服药后诸证缓减，药已中的，然午后下肢酸软仍作，考虑为湿邪内阻，故暂去滋补之续断、牛膝，加赤小豆、茯苓以增祛湿利水之力；易大蓟为三七，祛瘀而不伤正；加芡实既补脾肾，又除湿邪；蝉蜕散风除热，配伍白鲜皮为吾师祛风除湿的经验用药，在大队补气养阴药物的基础上加蝉蜕，不但可以宣肺利水，又可以预防正气虚弱的情况下外邪入侵；再易神曲、陈皮为谷芽、麦芽以健胃消食，扶助胃气。三诊时下肢酸软基本缓解，然活动后腰酸，考虑乃邪气渐除而肝肾久虚，缓则治本，故去芡实、赤小豆、茯苓、蝉蜕、白鲜皮，减白茅根用量，而加狗脊、牛膝、续断补肝肾强筋骨以固先天，陈皮理气健脾合谷芽、麦芽运转后天。四诊时患者已无明显不适，予加薏苡仁、茯苓健脾渗湿以巩固疗效。然调理非一时之功，嘱患者继续调治，方可治其根本而获长效。

师曰：随着科技进步，中医之治亦应与时俱进，坚持辨病辨证相结合、传统四诊与现代仪器诊断相结合，不仅要消除患者病痛，更要彻底治愈疾病。本案之失，即仅仅消除了患者病痛，其血尿之治不得其终，当继续追踪。

二、IgA肾病

病案1

黄某，男，26岁，2016年8月6日初诊。

主　诉　发现血尿2年余。

病　史　患者2年余前因持续镜下血尿，于广州某院行肾穿刺活检，确诊为IgA肾病。现症：劳作后腰酸，下肢轻度水肿，乏力，口渴，头晕、时有耳鸣，纳差，今日检查尿常规提示尿蛋白（++）、尿潜血（+++），舌质淡，苔中心花剥，脉沉。

处　方　黄芪二至丸加减。

黄　芪20g　女贞子12g　旱莲草12g　茯　苓12g

猪　苓12g　白鲜皮20g　白茅根20g　仙鹤草15g

地肤子15g　蝉　蜕9g　桑寄生12g　三七粉3g^(分冲)

共14剂，水煎服，每日1剂，早晚饭后40分钟温服。

二诊(2016.8.20) 药后患者乏力、水肿等症较前稍减，仍觉口干、纳差，舌脉同前，予上方加生地黄12g、鸡内金12g，共14剂，煎服法同前。

三诊(2016.9.3) 药后患者乏力、水肿、头晕、口干等诸症皆减，复查尿常规提示尿蛋白（+）、尿潜血（+），舌质淡，苔白，脉沉，给予上方去生地黄，增加黄芪至30g，加芡实15g、金樱子15g，共14剂，煎服法同前。

守前方随证加减调治年余，水肿，乏力、腰酸、耳鸣等症皆除，纳食正常，多次复查尿常规尿蛋白阴性，红细胞为0~3个/HP，嘱患者注意休息，防止劳累及感冒，门诊随访未再复发。

— 按语 —

IgA肾病是免疫病理学诊断名称，为肾组织免疫荧光检查有大量IgA或以IgA为主的循环免疫复合物沉积在肾小球系膜区，临床上以肉眼血尿或镜下血尿为主要临床表现的原发性肾小球疾病，可归属于中医之"血尿"范畴。

本案乃太阴气虚合少阴阴虚,水湿与风邪互结之虚实夹杂证。太阴脾气亏虚,形体失养,气血化源不足,故见全身困乏;脾虚失运,则纳呆;脾失转输,水湿内停外溢,则见下肢轻度浮肿;脾虚失于统摄,肾阴虚失于封藏,精微外漏则见蛋白尿;肾阴不足,虚火妄动,加之风邪鼓荡,灼伤血络,故发为血尿;阴虚火旺,上扰清空,则头晕耳鸣;腰为肾之府,肾阴不足,腰府失养,故见腰膝酸软。口干、舌质淡,苔中心花剥,脉沉,亦为气阴两虚之象。

张师治以益气养阴,祛风利水,化瘀止血,方投以黄芪二至丸加味。方中黄芪健脾益气,病虽在肾,然治不离脾,脾为后天之本,脾气充足,一方面既可化湿浊、布水气,气足则湿除,二则脾主统血,血液的生成、运行都赖乎脾,脾气充沛,自能摄血,此为治病求本;女贞子合墨旱莲滋补肾阴,凉血止血,滋而不腻;茯苓、猪苓甘淡,入脾肾经,利水渗湿;白鲜皮、地肤子、蝉蜕祛风除湿,为临床治疗肾病蛋白尿、血尿的有效药物组合;三七化瘀止血,与健脾益气之品相合,则补脾以摄血,活血以通络;然本证毕竟为出血之证,恐加重出血,故以白茅根凉血止血,仙鹤草收敛止血,意在止血与活血相合,活血不留瘀,化瘀不动血,使药各得其所;最后以桑寄生补肝肾,祛风湿,对肾性水肿尤良。

二诊,患者乏力、水肿等症较前减轻,仍觉口干、纳差,故加生地黄滋阴凉血、鸡内金健脾和胃;三诊患者乏力、水肿、头晕、口干诸症皆减,尿蛋白及尿潜血均减少,考虑其药已中的,增加黄芪至30g,加芡实、金樱子加强补气健脾,益肾固精之力。前后守前方加减调治年余,诸症皆除,多次复查尿常规尿蛋白阴性,红细胞为0~3个/HP,治获良效,患者及家属表示满意。

在临床上,张师常重视IgA肾病与风邪的关系,从临床表现来看,IgA肾病常继发于上呼吸道感染之后,从治疗上看,IgA肾病属于免疫复合物沉积引起的肾小球肾炎,其发病与外源性的抗原激活补体密切相关,因此疏风可达到现代医学所述抗炎作用,故临证常加入白鲜皮、地肤子、蝉蜕等以祛风除湿;此外还需重视"止血"与"活血"的动态结合,在该病病变过程中,始终存在着高凝状态，肾小球毛细血管中的出血与凝血是整个疾病治疗的关键所在。血尿，当以止血为要，使血止络宁，但若一味收涩止血，则必然导致瘀血，瘀血形成，阻滞脉络，使血行不畅，更加重出血。

师曰：慢性肾病，极为常见，多由风湿内犯太阴少阴，形成气阴两虚，脾失转输统摄、肾失收摄封藏，血液精微外泄，吾师每以黄芪二至丸化裁，取效满意。

病案2

吴某某，男，43岁，2018年9月18日初诊。

主 诉 发现蛋白尿1年余，小便混浊1周余。

病 史 患者1年余前体检发现蛋白尿，肾穿诊断为"IgA肾炎"，给予激素治疗（具体不详），蛋白尿转阴；1周余前患者感冒后发现小便混浊，尿中泡沫多，复查尿常规提示尿蛋白（+++）、尿潜血（+），生化提示肌酐正常。因患者服用激素副作用大，故寻求中医诊治，今慕名求诊吾师门诊。现症：小便泡沫多，腰酸，身困乏力，口干，大便自调，舌质淡红，苔薄白，脉沉。

处 方 黄芪二至丸加减。

黄　芪20g　女贞子12g　旱莲草12g　石　斛12g

茯　苓15g　桑寄生12g　怀牛膝12g　草　薢15g

芡　实12g　白茅根20g　地肤子15g　蝉　蜕9g

白鲜皮20g　三七粉3g^{（分冲）}

共21剂，每日1剂，水煎服，早晚饭后40分钟温服。

二诊（2018.10.2）小便泡沫减少，偶有身困，舌脉同前。予上方改黄芪30g，续服21剂，煎服法同前。

三诊（2018.10.23）小便泡沫已基本消除，腰酸时痛，失眠，予上方加葛根20g、牡蛎30g（先煎）、炒枣仁15g，续服21剂，煎服法同前。

四诊（2018.11.13）小便泡沫已无，时有纳差，今日复查尿常规提示尿蛋白、血尿转阴。予上方加谷芽、麦芽各12g，再服21剂后患者诸症皆缓解。患者定期门诊调治至今，尿浊未发，尿常规无异常，尿浊告痊。

— 按语 —

本案属太阴少阴同病之气阴两虚之证。患者为青年男性，病程长，久服激素，耗气伤阴，脾气受损，健运失司，清浊不分，肾阴亏虚，虚火内扰，肾关失约，封藏失司，精微下泄，故见小便泡沫多，尿蛋白阳性；肾阴不足，虚火妄动，灼伤血络，故见血尿；腰为肾腑，肾阴不足，腰腑失养，故见腰酸；脾气亏虚，脾机不转，脾主四肢，肢体百骸失养，故见身困乏力；足少阴肾经，循喉咙，挟舌根而行，阴津亏虚，津液无以上承于口，故见口干。

吾师辨病与辨证相结合，治以益气养阴，利湿泄浊，投以黄芪二至丸加减。方中黄芪补脾益气，益卫固表，既可固土封关而止精微之下漏，又增补正气抵御外邪；女贞子甘平，益少阴肾之精；旱莲草甘寒，能益下而荣上，以滋补肝肾为著；前三药合用，气阴双补，脾肾同治。加桑寄生补肝肾，强筋骨；怀牛膝补益肝肾，且可引药下行直至下焦；萆薢、茯苓淡渗利湿，泌别清浊；芡实甘涩收敛，能益肾固精，又有补气健脾之效；血尿用三七化瘀止血，白茅根凉血止血；白鲜皮、地肤子、蝉蜕清热祛风除湿，为吾师治疗慢性肾炎经验用药；石斛甘微寒，滋阴生津；陈皮行气健脾，助脾运化。

二诊时患者小便泡沫减少，偶有身困，脾气仍虚，故加大黄芪量以增健脾补气之力。三诊时患者小便泡沫已基本消除，仍腰酸时痛，且有失眠，故加葛根解肌舒筋以助缓解腰痛；炒枣仁补肝宁心，养血安神；牡蛎滋阴潜阳，重镇安神；四诊时患者小便泡沫已除，复查各项指标均提示正常，但时有纳差，脾机未复，故守前方，加谷芽、麦芽健胃消食，以健运脾机。如此药后，尿浊得除，尿常规正常，余症皆平，门诊定期守法调治，巩固疗效，尿浊获愈。

师曰：肾脏疾病不越六经（见拙著《肾脏病六经辨治》），本案为太阴少阴同病者，黄芪二至丸为我治太阴气虚少阴阴亏之创，

临证随机加减，坚持服用，每有良效。

病案3

陈某，男，38岁，2018年7月15日初诊。

主　诉　发现蛋白尿、血尿4年余。

病　史　患者4年余前因感冒检查尿常规示尿蛋白（++）、尿潜血（++），肾穿诊断为"IgA肾炎"，规律服用激素治疗，潜血转阴，尿蛋白多次复查仍（+），因服用激素后副作用大，故寻求中医诊治，今慕名求诊吾师门诊。现症：尿常规示尿蛋白（++），小便泡沫多，腰酸，身困乏力，纳差，口干，大便尚可，舌质淡红，苔薄白，脉沉。

处　方　黄芪二至丸加减。

黄　芪20g　女贞子20g　墨旱莲12g　怀牛膝12g
茯　苓12g　泽　泻12g　芡　实12g　白鲜皮20g
地肤子15g　鸡内金12g

共7剂，每日1剂，水煎服，早晚饭后40分钟温服。

二诊（2018.7.21） 服药后诸症皆缓，偶有小便泡沫多，予上方黄芪改30g，加芡实12g，续服21剂，煎服法同前。

三诊（2016.8.10） 药后小便泡沫已缓，偶有纳差，予上方加三七3g、陈皮12g，续服21剂，煎服法同前。三诊后患者诸症皆缓，复查尿常规提示尿蛋白（+），患者定期门诊调治至今，尿常规基本正常。

— 按语 —

吾师认为慢性肾病总属本虚标实之证，本虚主要是肺、脾、肾三脏功能失调，标实主要是外感、瘀血、水湿、湿热、热毒等病理产物壅积。吾师首将肾脏病与六经辨证相结合，本案属太阴少阴同病之气阴两虚之证。患者为青年男性，服用激素，耗气伤阴，脾气受损，健运失司，清浊不分，肾阴亏虚，虚火内扰，肾关失约，封藏失司，精微下泄，故见尿蛋白阳性；肾阴不足，虚火妄动，灼伤血络，故见血尿；腰为肾腑，肾阴不足，腰腑失养，故见腰酸；脾气亏虚，脾机不运，纳运失司，故见纳差；脾主四肢，肢体百骸失养，故见身困乏力；足少阴肾经，循喉咙，挟舌根而行，阴津亏虚，津液无以上承于口，故见口干；舌脉均示太阴气虚合少阴肾虚之证。

吾师辨病与辨证相结合，方拟黄芪二至丸加减，治以益气养阴，利湿泄浊。方中黄芪补脾益气，益卫固表，既可固土封关而止精微之下漏，又增气正气抵御外邪；女贞子甘平，益少阴肾之精；旱莲草甘寒，能益下而荣上，以滋补肝肾为著；前三药合用，气阴双补，脾肾同治；怀牛膝可引药下行直至下焦，通利膀胱，善消水气；泽泻、茯苓淡渗利湿，泌别清浊；白鲜皮、地肤子清热祛风除湿，为吾师治疗慢性肾炎经验用药，鸡内金健脾消食以运脾机，以固后效。

二诊，患者小便泡沫减少，偶有小便泡沫多，太阴脾虚，清浊不分，故加大黄芪健脾补气之力。三诊，患者小便泡沫已愈，偶有纳差，故加陈皮行气健脾；因久病入络，血脉瘀阻，故加以三七活血通络。四诊后复查各项指标提示好转，门诊守前方随证调治，尿常规正常。

三、肾病综合征

病案1

林某某，男，15岁，2015年12月25日初诊。

主　诉 发现肾病综合征1年余，下肢反复水肿1个月余。
病　史 患者1年余前学校体检发现尿蛋白（++），就诊当地医院，诊断为肾病综合征，服激素类西药治疗（具体不详），效果欠佳，病情反复，严重时可见全身性水肿，现激素已停，复查尿蛋白（+）。1月余前出现下肢反复水肿，压之凹陷，身困，乏力，气短，恶心欲吐，口干口渴，纳寐一般，小便不利，大便质软，舌淡苔薄白，脉沉而数。

处 方 真武汤合五苓散加减。

白 术9g　白 芍12g　茯 苓15g　菟丝子12g

猪 苓15g　泽 泻12g　党 参15g　甘 草5g

制半夏9g　石 韦15g　制附片15g（先煎）

共4剂，水煎服，每日1剂，早晚饭后40分钟温服。

二诊(2005.12.28) 近日肿甚，身困，气短，胃胀，口干口渴，寐一般，小便量少，大便稀溏，舌红苔薄白，脉沉而数。

处 方

白 术9g　茯 苓15g　猪 苓15g　大腹皮12g

生黄芪12g　泽 泻12g　党 参10g　制附片15g（先煎）

瞿 麦9g　菖 蒲9g　石 韦12g　车前子10g（布包）

共7剂，煎服法同前。

三诊(2006.1.4) 服药后水肿减轻，身困、气短、口干口渴明显好转，纳尚可，偶有失眠，尿频，大便尚可，舌质淡苔薄黄，脉滑。

处 方

茯 神12g　大腹皮12g　猪 苓15g　泽 泻9g

白 芍10g　党 参15g　山 楂20g　制附片15g（先煎）

桑寄生10g　连 翘15g　龙牡各20g（先煎）

共7剂，煎服法同前。

四诊(2006.1.11) 近日感冒，恶寒，时有咳嗽，口偶干，小便量少，水肿又起，纳可，睡眠改善，大便尚可，舌质淡红苔薄白，脉稍数。

处 方

麻 黄12g　细 辛6g　杏 仁12g　大腹皮15g

猪 苓12g　茯 苓12g　泽 泻9g　制附片15g（先煎）

党 参15g　白 芍12g　甘 草5g　车前子9g（布包）

共7剂，煎服法同前。

五诊(2006.1.18) 服药后感冒、水肿明显消除，咳减，卧时偶咳，恶寒止，纳寐可，小便调，大便质软，舌淡苔薄白，脉沉。复查尿常规尿蛋白阴性。

处 方

茯 苓15g　白 术9g　大腹皮12g　猪 苓15g

麻　黄12g　　连　翘15g　　菟丝子9g　　泽　泻9g

葶苈子6g　　五味子9g　　制附片15g^(先煎)

共7剂，煎服法同前。嘱患者添衣覆被，注意保暖，饮食起居规律。

药后水肿、咳嗽消除，再以真武汤合五苓散随证加减调治月余，巩固疗效，诸症悉平，随访半年，未再复发。

— 按语 —

　　肾病综合征从临床表现看，相当于中医的"肾水""水肿""尿浊"范畴，西医主要以糖皮质激素、细胞毒性药物、免疫抑制剂等药物，配合利尿剂及减少尿蛋白等药物治疗，往往副作用较大；长期应用激素的患者，更可能出现感染、药物性糖尿病、骨质疏松等副作用，少数病例还可能发生股骨头无菌性缺血性坏死。而中医对此病的治疗效果良好、无明显副作用，长期服用中药可稳定控制病情、使得症状消失。

　　本案为肾病综合征，经激素治疗后尿蛋白稍减，但小便不利，水肿难除去，乃太阴少阴合病，脾肾阳虚，兼膀胱蓄水之证。《景岳全书·肿胀》指出："凡水肿等证，乃肺脾肾相干之病。"盖水之制在脾，水之本在肾，水之标在肺，肺失通调，脾失转输，肾失开阖，三焦气化不利，故发为水肿。本案乃少阴太阴合病，脾肾阳虚，兼膀胱蓄水之证。患者年老体弱，先后天之本虚衰，阳气渐耗，脾肾失调，中焦转输与下焦蒸化失司，水液输布失常，水湿内停，泛溢肌肤，故见下肢水肿；脾虚失运，中焦气机不畅，湿困脾胃，则恶心欲呕；脾主四肢，脾虚而四肢不用，加之湿邪为患，外攻于表，浸渍四肢，其性重浊，故见身困乏力；水湿流于肠间，则大便质稀；水饮犯肺，肺气不利，则见气短；脾肾阳虚，水湿内停，足少阴肾经与足太阳膀胱经相表里，湿邪循经入腑，膀胱气化不行，蓄水于腑，则小便不利；水液失布，津液无以上承于口，故见口干欲饮水。

　　真武汤在《伤寒论》中，一是治以太阳发汗太过，伤了少阴之阳所致阳虚证，二是少阴病阳虚水泛证；太阳和少阴互为表里，真武汤证其病机皆为少阴阳虚、司水无权而水邪泛滥，突出的症状为小便不利和四肢沉重，皆为水邪致病的特点，治应祛寒、扶阳、利水；而五苓散证为太阳水腑气化失常而水液停蓄，主症是口渴、小便不利、心烦等。该患者兼有真武汤及五苓散之典型症状，观其脉象沉而数，亦说明湿邪久郁膀胱，有化热之征象。四诊合参，此为少阴太阴阳虚水停，兼膀胱蓄水化热证。吾师投真武汤合五苓散加减进行治疗，以温阳化气，利水消肿，兼以补肾健脾。

方中附子味辛甘性热，用之温肾助阳，以化气行水，兼暖脾土，以温运水湿。白术健脾燥湿，使水有所制；术附合用，温经脉，除寒湿。茯苓健脾利水渗湿，猪苓甘平，解渴通淋，泽泻甘寒，滋阴泄热，利水化湿，三药合用，又佐上二药，入肾及膀胱利尿，共使水邪从小便去。白芍养阴和血，其义有三：一者利小便以行水气，《神农本草经》指出其能利小便，《名医别录》亦说其"去水气，利膀胱"；二者柔肝缓急，通血脉，舒展经络；三者可防止附子燥热伤阴，以利于久服缓治。半夏燥湿止呕，和胃降逆，合党参补益脾肺之气，醒脾行运，共助中焦转输。菟丝子补阳益阴，强精填髓，补益先天之本，使肾阳得生，肾阴得肾阳蒸腾，其水自化。石韦味甘、性微寒，治淋浊，通水道，与泽泻共用，清化膀胱湿热。甘草和中，调和诸药。

二诊患者浮肿更甚，邪正相争剧烈，一派水湿内盛之征象，吾师加用黄芪益气行气，补肺固脾，利水退肿，以宣上焦之气；去菟丝子、白芍，改用大腹皮、瞿麦、菖蒲、车前子，加强利水泻浊，芳香化湿，清热通淋之功。三诊患者尿频，水肿明显减轻，偶有失眠，余症皆有明显好转，患者水湿从小便而去，故去二诊利水诸药，以防利湿太过，延用初诊方，改茯苓为茯神，加用龙骨牡蛎以宁心安神；山楂健脾消食、除积化胀，助脾运气；桑寄生补益肝肾；因其脉滑，恐其热象未去，故加用连翘续清泻热。四诊患者因感冒致使太阳表虚，湿邪侵袭，水肿又甚，方中原意未变，加用麻黄、苦杏仁、细辛诸药，宣肺散寒，解表止咳，利水消肿，使水湿之邪从汗而走，亦合麻黄附子细辛汤温阳解表意。五诊诸症皆缓，水肿大为缓解，偶有咳嗽，延用上方之意，加用葶苈子泻肺平喘，利水消肿；五味子敛肺止咳，与麻黄相配，一升一降，行肺气清肃之功，亦行上宣肺气行水之法。药后水肿、咳嗽缓解，嘱患者添衣覆被，注意保暖，饮食起居规律。再以真武汤合五苓散随证加减调治，以巩固疗效，药后诸症皆消，肿病得痊。

师曰：西医肾病之治，中医证候多多，临床随机因应，方有硕硕之果。

病案2

刘某某，女，14岁，2019年7月20日初诊。

主 诉 反复下肢浮肿2年余。

病 史 患者2年余前无明显诱因反复出现下肢浮肿，于福建省立医院肾内科住院治疗，检查尿蛋白（+++），诊断为"肾病综合征"，连续服用"甲泼尼龙"治疗，症状时有反复，尿蛋白控制不佳，现激素用量已至3粒/日，遂来求诊。现症：颜面浮肿，激素面容明显，双下肢浮肿，尿蛋白（++），畏寒，身困，时有腰酸，舌淡苔白，脉沉滑。

处 方 真武汤加减。

黄　芪30g　茯　苓15g　生　姜9g　续　断9g

白　芍9g　白　术12g　桑寄生12g　杜　仲15g

连　翘15g　泽　泻12g　白鲜皮20g　车前子9g(布包)

炮附子9g(先煎)

共14剂，每日1剂，水煎服，早晚饭后40分钟温服。并嘱激素用量减半粒。

二诊（2019.8.3）服药后证缓，舌淡苔白，脉沉，予上方加蝉蜕9g，续服14剂，煎服法同前。

其后患者每两周前来复诊，近一个月病情平稳，吾师守前方随证加减治之，并嘱患者再减半粒激素用量。

五诊（2019.9.14）患者下肢水肿已基本消退，近来不慎感冒，出现鼻塞、咳嗽、痰黏不利，舌淡苔白，寸脉浮，尺脉沉。吾师随证调整，方药如下：炮附子9g(先煎)，黄芪40g，茯苓15g，泽泻12g，生姜9g，白鲜皮20g，麻黄12g，五味子12g，地肤子15g，蝉蜕9g，连翘15g，竹茹9g。续服14剂，煎服法同前。嘱再减半粒激素用量。

六诊（2019.9.28） 服药后感冒咳嗽症状已除，下肢水肿已消，自觉尚可，月事将至，舌淡苔白，脉沉。给予上方去竹茹，加益母草15g、芡实12g，再服14剂，煎服法同前，并继续减激素用量。

患者坚持每两周复诊，时至2019年11月23日，患者已停激素2周，满月脸、水牛背已去，下肢水肿未再作，复查尿蛋白阴性，无自觉不适，嘱其坚持服药，随诊调治以防复发。

— 按语 —

《黄帝内经》记载"诸寒收引，皆属于肾；诸湿肿满，皆属于脾"，病家畏寒、浮肿，当责之脾肾。腰酸、身困，亦为肾阳虚衰，不能温煦腰府，推动肢体气机之征。此即罗东逸所说："夫人一身制水者脾，主水者肾也。肾为胃关，聚水而从其类，倘肾中无阳，则脾之枢机虽运，而肾之关门不开，水即欲行以无主制，故泛溢妄行而有是证也。"激素为纯阳之药，患者长期服用，仍有阳虚畏寒之象，乃大量肾中精微自尿而出，肾精亏虚，阳无所生之理。其反复下肢浮肿，为肾不气化，脾不统水，水气泛溢所致。温肾回阳，四逆汤为优；化气利水，五苓散当先。然四逆汤回阳而不利水，五苓散利水而不温阳，二者兼备者，唯真武汤也。故吾师以真武汤加减治疗本病。

真武为北方司水之神，先圣制方，命名自非无因，乃谓其有扶阳驱寒镇水之功。方中用附子之辛温，可温肾之元阳，则水有所主；白术之温燥，能健脾之中土，则水有所制；生姜之辛散，佐附子以补阳，于补水中寓散水之意；茯苓之淡渗，佐白术以健土，于制水中寓利水之道焉；更加芍药收敛少阴浮越之气，使水得坎止而归其故宅，此诚有合乎真武坐镇北方，摄伏龙蛇之神力矣。辅之黄芪益气健脾；桑寄生、杜仲、续断补肾强腰；泽泻、车前子利水除湿，则水肿可去，腰酸可除。或问曰：病家阳虚至此，亦有大量蛋白自下而出，补之善恐不足，何用泽泻、车前以泻之？岂知泽泻、车前不独利水消湿，更能泻肾中邪火。"泻邪火，即所以补真水也。邪火不去，则真火不生，真火不生，乃真水不生也。"（《本草新编》）苟非补肾火，八味丸中，仲景夫子何以用泽泻耶？车前利水之物，古人偏用之，以治梦遗而多效者，亦同此理也。连翘"性轻而浮，升也，阳也"，虽味苦微寒，但其于此方诸热药中，可去性存用，以提升阳气；现代药理研究还证明，连翘对肾病降尿蛋白及消浮肿均有较好疗效。白鲜皮、蝉蜕祛风胜湿而除尿蛋白，且从"肾风"论治蛋白尿临床疗效显著。

二诊服药后证缓，病情持续减轻，患者坚持复诊，吾师随证加减治之。五诊时患者偶染风寒，虽里证未除，但其表证显著而麻黄不禁，亦有太少两感用之麻辛附子汤之意。张师常用五味子制约麻黄发散之性，故去白芍防收敛有余而解表不足。白鲜皮、地肤子亦为常用药对，其合用更增强祛风止咳，解毒泻浊之功能。患者腰酸早已缓解，且此剂兼顾宣肺解表，故无上方之桑寄生、杜仲、续断。其痰黏不利，乃有化热之象，故加竹茹清热化痰。服药后感冒咳嗽症状已祛除，下肢水肿已消，自觉尚可，月事将至，遂去竹茹。加益母草活血调经，利尿消肿；加芡实益肾固精，补脾祛湿。如此调治近四个月后，满月脸、水牛背已去，下肢水肿未再作，复查尿蛋白阴性，无自觉不适，疗效满意。

师曰：慢性肾病临床常见，病情缠绵，治疗不易，其中有诸多服用西药激素者，副作用较为明显，中医药应据证辨证施治，健脾温肾，逐渐减停激素，并坚持久服，巩固疗效，以防复发。本案为少阴寒化之阳虚水泛证，为真武汤主治之常证。该方功擅温阳利水，集温肾健脾宣肺、外散中转下利于一炉，体现了三脏同调、导水外排之思路，临证随机加减，对肾性心性等诸多水肿属阳虚水泛者，皆有良好疗效。

病案3

林某，女，76岁，2018年9月30日初诊。

主　诉 反复双下肢水肿10年。

病　史 患者10年前因下肢突发性水肿，于当地医院住院治疗，检查提示尿蛋白增多，兼见血压偏高，结合各项检查诊断为肾病综合征，口服激素及降压药治疗，随后激素逐渐停用，而下肢水肿时常反复。曾求诊多处，口服多年中药，但疗效甚微，故特来求诊。现症：双下肢中度浮肿，按之凹陷，身困腰酸，夜尿频，尿液泡沫多，睡眠差，大便质稀，昨日检查尿常规提示尿蛋白（++）、尿潜血（−），舌淡苔白，脉弦滑。

处　方 黄芪二至汤合五苓散加减。

黄　芪30g	女贞子12g	旱莲草15g	茯　苓12g
泽　泻9g	猪　苓9g	杜　仲12g	续　断12g
芡　实15g	金樱子12g	白鲜皮20g	益母草20g

牡蛎30g（先煎）

共7剂，水煎服，每日1剂，早晚饭后40分钟温服。

二诊（2018年10月7日） 服7剂药罢，水肿减轻，偶有腰酸，大便4次/日，水样，口稍干，身困，舌淡苔白，脉弦。上方去金樱子、猪苓、牡蛎、益母草，加车前子15g、大腹皮15g、黄连6g、砂仁6g、莲子20g，再进7剂，煎服法同前。

三诊（2018年10月14日） 下肢肿轻，胃胀，大便3次/日，余症皆轻，舌淡苔白，脉弦稍数，舌淡红苔薄白，脉弦。上方去黄连、砂仁，加炒扁豆15g、诃子12g、谷芽12g、麦芽12g，续进7剂，煎服法同前。

四诊（2018年10月21日） 自觉可，复查尿蛋白已转阴，下肢未见明显浮肿，双膝关节不舒，舌淡苔白脉弦。上方加狗脊12g、寄生12g。再进14剂。

后加减上方，坚持调服3个多月，水肿未再发而余症皆平。

— 按语 —

　　病家以反复双下肢水肿多年为主诉，故当属中医"水肿"病范畴。水液代谢，与脾气之转输和肾气的开阖关系尤为密切，如《景岳全书·肿胀》所言："水为至阴，故其本在肾"，又载"水惟畏土，故其制在脾"。

本案病家发病之时已年过古稀，脾肾两亏，肾虚水无所主，脾虚不得运水，故见下肢明显浮肿；脾气亏虚，形体失养则身困，水湿不化则大便稀溏；肾气不足，则见夜尿频繁；肾主封藏，肾关不固，精微随溲而出，故见蛋白尿、尿液泡沫多；腰为肾之府，肾阴不足，失于濡养，见腰酸；肾阴不足，真水不能上济于心，心神失养，而致失眠；结合舌脉，亦提示水邪泛滥；故本案为脾肾气阴两虚、水邪泛溢肌肤之证。吾师治以健脾益肾、利水消肿之法，方投黄芪二至汤合五苓散加减。

方中黄芪健脾益气，利水消肿；旱莲草配女贞子，滋养肝肾；茯苓与泽泻、猪苓、益母草共用，利水而不伤正；杜仲合续断，补肝肾、强筋骨、通血脉；芡实、金樱子，前者健脾除湿，后者固精缩尿，共达健脾益肾固精之效；肾病常为风邪所累，故予白鲜皮祛风、胜湿；牡蛎，敛阴、潜阳、涩精、安神；诸药同用，脾肾双补，气阴共生，水邪从小便出，精微得肾中固。

二诊时，服药后症轻，眠能自安，故去牡蛎；水肿减而大便稀，当为水湿未尽，脾虚不健，去金樱子、猪苓、益母草，故加车前子利水渗湿，大腹皮行水消肿，莲子、黄连、砂仁温脾燥湿止利。

三诊时，大便情况改善，诸证皆轻，出现胃胀，故去黄连、砂仁，加扁豆、诃子健脾、化湿、涩肠、下气，谷芽、麦芽健脾促运消胀。四诊时，已无明显水肿，查尿蛋白已转为阴，思病已除大半，偶见膝关节不适，加狗脊、寄生补肝肾，强筋骨。后主方不变，坚持调服3月有余，诸症皆平。

师曰：慢性肾病因机复杂，治当详辨，其中气阴两虚、脾肾双亏而属太阴少阴同病者较为常见，该案方药，为我常用之验方，随证化裁，坚持服用，多有良效。

病案4

江某某，男，65岁，2020年8月11日初诊。

主　诉　双下肢水肿20个月。

病　史　缘于20个月前无明显诱因出现双下肢水肿，在当地医院检查尿常规提示尿蛋白（+++），生化结果提示白蛋白28g/L，西医诊断"肾病综合征"，予口服激素治疗。现强的松用至9片，复查白蛋白34g/L，双下肢仍肿甚，遂求治吾师门诊。现症：双下肢水肿，按之凹陷不起，身困乏力，畏寒，气急，腰酸，便秘，2日一行，小便少，纳呆眠可，舌淡苔白，脉沉。

处　方　补气通络方合五苓散加减。

黄　芪30g	葛　根20g	桂　枝9g	薏苡仁20g
石　韦12g	益母草20g	茯　苓20g	泽　泻12g
大腹皮12g	猪　苓12g	菟丝子12g	枳　实12g
九　地1包	谷　芽12g	麦　芽12g	牡　蛎30g^{（先煎）}

共7剂，每日1剂，水煎服，早晚饭后40分钟温服。

二诊（2020.8.17）药后水肿渐消，气急，腰酸，大便干结，舌淡苔白，脉弦数。药已中的，效不更方，上方黄芪改40g，加火麻仁12g、厚朴12g。共14剂，煎服法同前。

三诊（2020.9.1）现下肢水肿大缓，身困，腰酸，大便不畅，纳寐可，舌淡苔白，脉弦数。

处　方

黄　芪50g	葛　根20g	桂　枝9g	薏苡仁20g
茯　苓20g	泽　泻12g	猪　苓12g	菟丝子12g
厚　朴12g	火麻仁15g	芡　实12g	淫羊藿9g

牡蛎30g^{（先煎）}

14剂，煎服法同前。

守前方加减服用2月余，下肢肿消，按之不见凹陷，复查白蛋白已升至正常水平，尿蛋白（+），激素量渐减，亦无其他自觉不适，疗效甚是满意。

── 按语 ──

　　水肿病，乃中医内科之常见病，其中以慢性肾脏病所致者居多。其或因外感或因内伤，影响肺脾肾气机之升降，使肺宣发肃降不利，脾运化水液失司，肾气化功能失调，三焦输布失职，水液潴留，泛溢肌肤而发水肿。正如《医门法律·水肿》说："水病以肺脾肾为三纲。"

本案患者年老体弱，脏腑衰微，脾肾为先后天之本，脾虚不能运化水液，肾虚不能主水，又"水为阴邪，易损阳气"，阳不化气，气不行水，则水湿内蕴，浸渍肌肤而见下肢浮肿；肾虚精关不固，脾虚土封无力，精微外泄则见蛋白尿；肾阳亏虚，温煦无权，故见畏寒，腰为肾府，肾失荣养，故见腰酸，阳不化气，气化不利，故见小便少；脾肾阳虚，水湿内蕴，故见身困乏力；湿滞中焦，气机受阻，故见气急；浊阴不降，故见大便不畅；纳运失职，故见纳差。结合舌脉，四诊合参，辨证为脾肾阳虚，水湿内停，故予补气通络方合五苓散健脾温肾，利水消肿。

方中黄芪"大补肺气以益肾水之上源，使气旺自能生水"，补气健脾，利水消肿；葛根升发阳气，与茯苓、白术、黄芪等健脾药相伍，有醒脾、鼓舞胃气之功；水不利则瘀，久病亦入络，故予牡蛎软坚通络、益母草行血散瘀。五苓散中泽泻、猪苓、茯苓甘淡渗湿，利水燥土，引邪从小便出，同时猪苓与牡蛎兼具养阴之功，使利水而不伤阴；桂枝温通经脉，助阳化气，以利水行。大腹皮，即槟榔皮也，"槟榔性沉重，泄有形之积滞；腹皮性轻浮，散无形之滞气"，故既可与枳实相伍导滞通便，又可与益母草、茯苓、泽泻、猪苓等相伍利水消肿。九地、菟丝子补肾益精，温肾助阳；石韦通利小便；谷芽、麦芽消食和胃，健运脾机。诸药合用，脾肾同调，温阳化气，利水渗湿以消水肿。

二诊，患者诉服药后水肿渐消，气急，腰酸，大便干结，舌淡苔白，脉弦数。可见水湿渐去，然腑气不通，有化热之势，故予上方黄芪改40g加大补气健脾、利水消肿之力；同时加火麻仁、厚朴下气润肠通便。

三诊，患者现下肢水肿大缓，身困，腰酸，大便不畅，纳寐可，舌淡苔白，脉弦数。见水湿明显消退，故去益母草、大腹皮、枳实、谷芽、麦芽、石韦、九地，恐其利水、破气太过而伤阴；仍身困、腰酸、大便不畅，予黄芪改50g增强补益之力，火麻仁改15g增强润肠通便之功，并加淫羊藿以补益肾阳，芡实以益肾固精，缓解肾虚不固之腰膝酸软、蛋白尿。

经调治几月，患者白蛋白已升至正常水平，尿蛋白（+），余无不适。乃知肾病综合征的治疗，不宜过度追求蛋白尿的减少，因慢性损害，犹如人之衰老，可控而不可逆，凡临床症状减轻，白蛋白水平提升，肾功能稳定，即达到治疗目的，同时嘱其注意日常调摄，勿有再伤，即可防止其病情快速进展至慢性肾衰竭。

病案5

金某某，男，40岁，2018年2月8日初诊。

主　诉　反复双下肢浮肿2年。

病　史　2年前无明显诱因出现反复双下肢浮肿，遂于福建省立医院肾内科住院治疗，诊断为"肾病综合征"，服用中成药、西药治疗（具体不详），症状未见明显缓解，尿蛋白一直波动在++～+++，2018年2月1日尿常规检查提示尿蛋白（+++），其他各项未见异常。现症：双下肢高度凹陷性浮肿，面色㿠白，畏寒，腹胀，小便量少，泡沫多，晨起口渴，脑胀，活动后气短，纳差，睡眠尚可，大便稀溏。证属脾肾阳虚、瘀水互结之水肿。治以温肾补脾、利水活血为法。

处　方　真武汤合桃红四物汤加减。

炒山楂20g　茯　苓15g　白　术6g　白　芍12g
猪　苓15g　大腹皮12g　益母草20g　黄　芪25g
川　芎9g　桃　仁6g　泽　泻9g　红　花6g
制附片9g^(先煎)
共7剂，水煎服，每日1剂，分两次早晚饭后40分钟温服。

二诊(2018.2.15) 服用前方中药后，患者双下肢浮肿较前减轻，呈中度凹陷性水肿，畏寒、腹胀、气短较前改善，口稍渴，饮食增进，二便尚调，舌质淡暗，苔白稍厚，脉沉滑。药已中的，仍宗上法，上方加谷芽12g、麦芽12g，共14剂，煎服法同前。

三诊(2018.2.29) 双下肢水肿基本消失，但右下趾有拘紧感，纳可，畏寒较前明显改善，腹胀未作，大便不爽，头晕，舌质淡暗，苔薄白，脉沉。

处 方

茯 苓15g	白 术6g	白 芍12g	猪 苓15g
益母草20g	黄 芪20g	桃 仁10g	泽 泻9g
红 花6g	炒山楂20g	菊 花15g	丹 参18g

制附片9g ^(先煎)

共7剂，煎服法同前。

随访2个月，双下肢水肿未再发作。

— 按语 —

患者反复双下肢浮肿2年，属"水肿病"范畴。究其病因，《皇帝内经》中提出"诸湿肿满，皆属于脾""肾者，胃之关，关门不利，故聚水而从其类也"。言水肿与脾肾密切相关。患者病久，正气亏虚，耗伤脾肾阳气，脾虚不能运化水液，肾虚不能主水，阳不化气，气不行水，则水湿泛滥肌肤，故见下肢浮肿；水气凌心，故活动后气短；脾肾阳虚，脾失运化，肾失温煦，故见面色㿠白，畏寒；水湿困脾，脾机不转，则见腹胀；肾阳亏虚，膀胱气化蒸腾无力，则小便少；脾肾阳虚，脾虚失摄，肾失闭关之能，精微外泄，故见蛋白尿，小便泡沫多；肾阳虚不能助脾，火不暖土，脾失健运，腐熟健运失职，故见大便稀溏；水肿病久，水病及血，阳虚推动无力，血液不能上滋养清窍，则发为脑胀；血行不畅，日久生瘀，瘀水互结，津液输布失常，则口渴。舌质淡苔厚、脉滑皆为脾肾阳虚、瘀水互结之象。故此案乃为脾肾阳虚、瘀水互结之证，病位在脾肾，病性属本虚标实。

张师治以温肾补脾、利水活血，方选真武汤合桃红四物汤加减。真武汤乃张仲景《伤寒论》中温阳利水之方，诚如张景岳所说："温补即所以化气，气化而痊愈者，愈出自然。"且合以桃红四物汤，使瘀血祛、新血生、气机畅，如此补而不助邪，利而不伤正，可得邪去正安之效，实为妥帖。方中以附子大辛大热，温肾助阳，黄芪、白术补气健脾，运湿消肿，升清固精，如此相配，肾阳得复，使水有所主，脾气充足，使水有所制，共同制约内停外泛之水，使其归入津液代谢之正途；茯苓、猪苓、大腹皮以利湿见长，与泽泻合用，利水之中兼以泄热，利水湿而不伤阴；配合红花、桃仁、山楂活血祛瘀之品，祛瘀通经，畅通水道；益母草有利水活血之功；白芍养肝柔肝，以养肝体复其功，配合川芎活血行气、调畅气血，使肝气自和，血方归经。全方温阳益气之品与活血利水之药相配，标本兼治，行温肾补脾、利水活血之功，补而不助邪，使水湿、瘀血等病理产物得清，以收邪去正安之功效。

二诊水肿减轻，余症皆缓，药已中的，仍宗上法，加谷芽、麦芽健脾生津，固护胃气，继进十四剂后。三诊水肿基本消失，故去大腹皮；丹参专入血分，祛瘀生新，以通为用，故有"一味丹参，功同四物"之说，故易川芎为丹参加强养血活血，祛瘀生新之力；患者头晕，予加用菊花，既可平肝阳又可疏肝气，使肝的生理功能得以恢复，气血得以调畅。七剂尽服，肿未再发，水病得痊。

四、膜性肾病

病案1

吴某某，女，57岁，2018年3月25日初诊。

主　诉　水肿5月。

病　史　5月前无明显诱因出现全身重度水肿，按之凹陷，久陷不起，尿常规检查示尿蛋白（+++）、尿潜血（++）。肾穿刺示膜性肾病。西医诊断：①膜性肾病；②2型糖尿病；③2级高血压。现规律口服激素治疗。现症：皮肤水肿，口干，身困乏力，畏寒，纳差，眠差，舌淡苔白，脉沉滑。

处　方　真武汤合五苓散加减。

山　楂20g	白　芍9g	白　术9g	茯　苓12g
猪　苓12g	泽　泻12g	益母草20g	白鲜皮20g
黄　芪20g	石　斛12g	炮附子9g^(先煎)	

共7剂，水煎服，每日1剂，早晚饭后40分钟温服。嘱患者同时联合激素治疗，待病情稳定，逐量规律减少激素剂量。

二诊(2018.4.1) 服药后平顺，水肿较前缓解，身困乏力，恶寒，无汗，胃胀，舌淡苔白，脉沉。予上方去石斛，加大腹皮12g、麻黄9g，共7剂，煎服法同前。

三诊(2018.4.8) 药后全身水肿减轻，时有失眠，舌质淡苔白，脉沉。予上方加炒枣仁15g，共7剂，煎服法同前。

三诊后患者全身水肿较前已有明显消退，余症皆除，复查尿常规尿蛋白及尿潜血转为阴性。继续以真武汤合五苓散治疗，以固疗效，定期门诊随访，患者诉激素逐渐规律减少，水肿未复发，尿潜血及尿蛋白未再出现。

— 按语 —

　　水肿为肺脾肾相干之病，其主在肾，其制在脾，其散在肺。本案为少阴太阴合病，脾肾阳虚之证。《素问·至真要大论》记载："诸湿肿满，皆属于脾。"《素问·水热穴论》提到："肾者胃之关也，关门不利，故聚水而从其类也。"本案患者老年，脾肾阳气渐衰，脾失于运化，肾失其固摄，水液失布，水湿内停，泛溢肌肤，故见全身水肿；水液失布，津液无以上承于口，故见口干；脾主四肢，脾虚而四肢不用，故见身困乏力；机体失其脾阳肾阳之温化，故见畏寒；脾阳虚衰，运化失司，故见纳差；脾肾阳衰，阳不入阴，阴不潜阳，故见失眠；脾肾阳虚，固摄失权，故见精微之外泄，出现蛋白尿；脾阳虚衰，脾不统血，故血溢脉外，见血尿。

张师治以益气温阳，利水消肿，方以真武汤合五苓散加减化裁。真武汤、五苓散均出自《伤寒论》，原文描述："少阴病，二三日不已，至四五日，腹痛，小便不利，四肢沉重疼痛，自下利者，此为有水气，其人或咳，或小便利，或下利，或呕者，真武汤主之。""太阳病，发汗后，大汗出，胃中干，烦躁不得眠，欲得饮水者，少少与饮之，令胃气和则愈；若脉浮，小便不利，微热消渴者，五苓散主之。"方中附子温肾壮阳，白术健脾燥湿，茯苓利水渗湿，白芍利小便，四药相配，既能温补脾肾之阳，又可利水祛湿；猪苓、泽泻淡渗利湿；益母草利水消肿；黄芪补气利水，合茯苓、白术加强健脾利水消肿之力；石斛益胃生津，合白芍可防温阳药物伤阴；山楂健脾消食，活血化瘀，血行则水利；白鲜皮味苦性燥，张师用药独特将白鲜皮用于水肿病治疗中，起祛风解毒、利水降浊之功效。

二诊患者无汗，朱丹溪在其医案中提及"一人小便不痛……此积痰在肺，肺为上焦，膀胱为下焦，上焦闭则下焦塞，如滴水之器必上窍通之水出焉"，此后世称之为"提壶揭盖"。故用麻黄宣其肺气，利其小便，加用大腹皮以加强利水消肿之功效；口干已除，故去石斛以预防阻碍温阳之功效。

三诊患者诉时有失眠，予加以炒枣仁以宁心安神。服药后患者全身水肿明显减轻，余诸症皆瘥，病情较平稳，继续予真武汤合五苓散化裁方调治，巩固疗效。

师曰：慢性肾病之水肿，多为太阴少阴同病，为肺脾肾失调、上失宣发、中失转输、下失蒸化所致，故其治以上宣中转下化为本、开膜中消下利给水以出路为标，灵活运用，每有良效。

五、无症状性血尿、蛋白尿

病案1

郑某某，女，65岁，2012年11月17日初诊。

主　诉 反复尿血1年，加重1天。

病　史 患者1年前因腰部时有酸痛于当地医院体检，查尿常规提示尿潜血（+），未予重视及治疗。平素自觉身体困乏，腰酸，伴尿意频，排尿时有不适感，每于劳累后加重。今晨起排肉眼血尿一次，尿色淡红，查尿常规提示尿潜血（++），遂来吾师门诊求诊。现症：尿血，尿频，时伴排尿不适感，腰酸，时有耳鸣，舌痛，身困，夜寐轻浅，易醒，多梦，舌质淡苔薄白，脉弦。

处　方 黄连阿胶汤加减。

黄　连6g	黄　芩12g	赤　芍9g	阿　胶9g^(烊化)

黄　连6g　黄　芩12g　赤　芍9g　阿　胶9g^(烊化)

黄　芪15g　桑寄生12g　白茅根20g　三　七3g^(分冲)

怀牛膝12g　夜交藤20g　炒枣仁15g　牡　蛎30g^(先煎)

陈　皮12g

共7剂，每日1剂，水煎服，早晚饭后40分钟温服。

二诊（2012.11.24） 患者服药后证缓，时有咽干，偶有耳鸣，眠差，舌质淡红苔薄白，脉沉。予上方去陈皮，加地榆12g、合欢皮20g、谷芽12g、麦芽12g，续服7剂，煎服法同前。

三诊（2012.12.1） 患者服药至今未再见肉眼血尿，偶有耳鸣，尿频，睡眠显著改善，舌质淡红苔薄白，脉沉。予上方去三七，加益智仁12g，再7剂后，睡眠改善，耳鸣、咽干等症皆除，复查尿常规提示尿潜血（+）。继续守前法随证加减调治月余，诸症悉除，多次复查尿常规正常，疾病告愈。

—— 按语 ——

本案属中医溺血、溲血范畴。《太平圣惠方·治尿血诸方》："夫尿血者，是膀胱有客热，血渗于脬故也，血得热而妄行，故因热流散，渗于脬内而尿血也。"患者年逾六旬，脏腑亏虚，肾水不足，不能上济于心，心火亢盛于上，热移下焦，客于膀胱，伤及膀胱血络，络伤血溢，而致血尿；腰为肾之外府，肾阴不足，腰府失于濡养，则腰酸；迁延不愈，伤及脾气，脾主四肢，脾气亏虚无以充养四肢，则见身困；足少阴肾经，循喉咙，挟舌根而行，阴虚水枯津液无以上承，见口干；肾水不足，不能上济于心，心火亢盛于上，故见心中烦；心肾不交，水火不济，故见夜寐轻浅、易醒；心开窍于舌，心火上炎苗窍，故见舌痛；肾气通于耳，肾和则耳能闻五音，肾阴亏虚，髓海失养，故见耳鸣；心与小肠相表里，心经热盛，移热于小肠，下焦湿热，膀胱气化不利，故时伴见尿频、排尿不适。观其脉症，本案乃气阴亏虚，心火亢盛，移热下焦扰动血室之证。

吾师治以滋阴清热，益气补肾，凉血止血，方用黄连阿胶汤加减化裁。黄连阿胶汤出自《伤寒论》，由黄连、黄芩、阿胶、芍药、鸡子黄组成，具有育阴清热、滋阴降火功用。方中黄连泻心火，黄芩善泻里热，二者配合苦寒直折亢盛之心火；阴不足，以甘补之，阿胶滋阴养血；因鸡子黄加入汤剂后，其性状多数患者难以接受，故去之，加赤芍清热凉血；白茅根清热利尿，凉血止血而不留瘀，为治尿血之要药；三七活血止血；黄芪与滋阴药物同用，共奏益气养阴之功；怀牛膝、桑寄生补肝肾、祛风湿；炒枣仁补肝宁心，合夜交藤养心安神以助眠；牡蛎潜镇上亢之阳；陈皮理气调中。

二诊时，患者服药后证缓，时有心烦，咽干，偶有耳鸣，眠差，舌质淡红，苔薄白，脉沉。药已中的，故去上方陈皮，加地榆凉血止血，合欢皮安神助眠，谷芽、麦芽调护脾胃。三诊时，服药后未再见肉眼血尿，偶有耳鸣，尿频，睡眠显著改善，故予上方去三七、地榆，加益智仁固精缩尿。药后诸症悉缓，潜血减轻，继续守前法随证加减调治月余，诸症悉除，血尿得除，疾病告愈。

师曰：本案之病机较为复杂，一为心肾不交水亏火旺，二是病久伤正气虚失统，故治以黄连阿胶汤为主，滋水泻火，火清血宁，合黄芪寄生，调补脾肾之气，气充血摄，并加茅根枣仁等随证用药，标本同治，取效满意。

病案2

陈某某，女，53岁，2002年7月7日初诊。

主 诉 反复血尿1年。

病 史 缘于1年前无明显诱因出现腰痛，就诊于当地医院，检查尿常规提示红细胞（++），白细胞少量。曾服中、西药治疗，效差。前医多诊为下焦湿热，服药不效，反增畏寒。经人介绍，特来求诊。现症：镜下血尿，腰膝酸软，小便黄赤，稍频，口干，时有心悸，稍有畏寒，舌红少苔，脉弦细数。

处 方 知柏地黄丸化裁。

生地黄12g 山 药9g 山茱萸9g 牡丹皮9g

茯 苓15g 泽 泻12g 知 母9g 怀牛膝12g

白茅根20g 益母草20g 陈 皮12g

共7剂，水煎服，每日1剂，早晚饭后40分钟后温服。

二诊（2002.7.14）仍有腰酸，小便黄赤减轻，恶寒、心悸缓解，舌淡苔白，脉细稍数。药已中的，效不更方，守上方加续断12g、桑寄生15g。续服7剂，煎服法同上。

三诊（2002.7.21）诸症皆缓，偶有腰酸，上方去知母、益母草，续服7剂。守此法随证加减，前后坚持调服30余剂，诸羔尽除，复查尿常规已正常，疾病获愈。

— 按语 —

尿血病名出自《金匮要略·五脏风寒积聚病脉证并治》，又名溺血，溲血。指尿液混有血液，甚或伴有血块的病证。本案患者以血尿为主症，属中医学尿血病范畴。

患者年逾五旬，脏腑衰退，肾阴亏虚，久病尿血，阴血暗耗致阴血不足，一则血少涩滞而瘀，瘀血内阻，血不归经；再则阴血亏虚，阴不制火，致虚火妄动，迫血妄行，从而加重出血，发为尿血。虚火灼迫尿道，水道失调，故小便黄赤、稍频数；腰为肾之府，肾阴不足，不能滋养、濡润腰府，故见腰酸；足少阴肾经，上循喉咙，挟舌根，肾阴亏虚，上不能滋润口咽，故见口干；肾阴不足，不能上济于心，心失所养，故见心悸；肾阴不足，尿血病久，阴损及阳，加之前医过用苦寒之品，阳气更伤，温煦失职，故见畏寒；结合舌脉，四诊合参，本案属阴虚火旺，阴虚脉阻之证。

吾师治以滋阴泻火、凉血活血之法，方用知柏地黄丸化裁。方中妙用生地黄味甘性寒质润，入肾经，养阴生津，一可合知母、泽泻滋阴泻火，清热润燥；二苦寒清热，入血分，配白茅根凉血止血。山茱萸酸温质润，其性温而不燥，补而不腻，补肾益精；又能温肾助阳，温煦肌表。山药健脾补肾、益精，配茯苓健脾利水。怀牛膝在此作用有三，一能补肝肾，善治下部腰膝关节酸痛，助山茱萸强腰膝；二善入血分，性善下行，能配陈皮、益母草、牡丹皮理气、活血祛瘀而通经；其三味苦泄降，能导热下行，合白茅根、知母清热解毒，以降上炎之火。诸药合用，全方共奏滋养肾阴，清热泻火，养血和血之功。

二诊药入甚适，小便黄赤减轻，恶寒、心悸缓解，仍有腰酸，舌淡苔白，脉细稍数。提示药已中的，效不更方，守上方加续断，补益肝肾、强健壮骨、通利血脉，配桑寄生补肾强腰。

三诊偶有腰酸，诸症皆缓，血脉调和，守上方去知母、益母草。依此法随证加减，前后坚持调服30余剂，诸恙尽除，复查尿常规已正常，疾病获愈，疗效满意。

师曰：尿血的概念，从古代肉眼血尿已向现代镜下尿中红细胞悄悄地改变，其治疗也必然随之发生变化，在辨证论治的前提下，依照尿常规的异常而辨病用药，加入止血之品，使辨证与辨病论治有机结合，提高疗效。

病案3

林某某，女，40岁，2020年7月20日初诊。

主　诉　发现尿蛋白阳性1年。

病　史　患者1年前体检时，查尿常规尿蛋白定性为阳性，肾功能正常。随后出现眼睑浮肿，稍作活动后即感腰酸身困乏力，思睡，未经治疗。现症：泡沫尿，时有眼睑浮肿，身困乏力，腰酸，口干，夜寐欠安，大便尚调，舌淡苔白，脉沉。

处　方　黄芪二至丸加减。

黄　芪20g　女贞子12g　墨旱莲12g　生地黄12g

山　药12g　茯　苓15g　泽　泻12g　杜　仲12g

车前子12g　芡　实12g　白鲜皮20g　陈　皮12g

蝉　蜕9g　鲜铁皮石斛9g

共7剂，每日1剂，水煎服，早晚饭后40分钟温服。

二诊(2020.7.27)　服药后水肿较前缓解，腰酸，口稍干，舌淡苔白，脉沉。上方加鸡内金12g、桑寄生12g，共7剂，煎服法同前。

三诊(2020.8.5)　服药后腰酸缓解，眼睑仍有浮肿，口干，舌淡苔白，脉沉。上方去车前子，加大腹皮12g、萆薢12g，共7剂，煎服法同前。

三诊后患者复查尿蛋白定量，较前下降，余诸症皆瘥。

—— 按语 ——

　　患者年逾中旬，脾气渐衰，诸湿肿满，皆属于脾。脾虚失于运化，水津失布，水湿内停，泛溢肌肤则发为眼睑浮肿；脾主四肢，脾病而四肢不用，则见乏力；湿邪困阻，清气无以得升，则身困。精微不布，阴液生化乏源，且病程日久，故肾阴亏虚。腰为肾之外府，肾阴不足，腰府失于濡养，则腰酸；足少阴肾经，循喉咙，挟舌根而行，阴虚水枯无以上承，见口干。肾虚肾关不固加之脾虚失摄，故尿中精微外泄，见大量蛋白尿。此乃脾肾气阴两虚之证。

四诊合参，吾师投以黄芪二至丸，加减化裁，治以益气养阴，利湿泄浊。女贞子、墨旱莲、生地黄、鲜铁皮石斛均为甘凉质润清补之品，以奏补益肾阴之效；伍以黄芪健脾益气，利水消肿；山药、陈皮、芡实健运脾气；茯苓、泽泻、车前子淡渗利水消肿；杜仲归肾经，补肾引药入经；水邪泛溢肌肤，属风水，佐以蝉蜕宣散透发，助药达表之力；白鲜皮味苦性燥，归肺、膀胱经，主淋沥，清金利水，亦为利尿解毒降浊之要药。张师独到的用药经验，将蝉蜕配伍白鲜皮应用于水肿病治疗，加强本方祛风解毒，利水降浊之力。

二诊，药后水肿较前缓解，腰酸，口稍干，舌淡苔白，脉沉。上方加鸡内金12g以健运中焦，加桑寄生12g以祛风湿、补肝肾。

三诊，药后腰酸缓解，眼睑仍有浮肿，口干，舌淡苔白，脉沉。上方去车前子，加大腹皮12g以加强利水消肿之效，加萆薢淡渗利湿，泌别清浊。三诊后患者复查尿蛋白定量，较前下降，余诸症皆瘥。

第二节

继发性肾小球疾病

一、狼疮性肾炎

病案1

刘某某，女，38岁，2019年7月8日初诊。

主　诉 发现系统性红斑狼疮10年，蛋白尿1年余。

病　史 患者10年前因面部红斑、双手指关节疼痛等就诊当地医院，经检查（具体不详）后诊断为"系统性红斑狼疮"，予激素类药物（具体剂量不详）治疗后病情逐渐稳定，后长期口服"泼尼松10mg"维持治疗，门诊定期复查。1年余前患者出现腰酸、尿频等，随诊时检查尿常规提示尿蛋白（+++），后多次复查尿常规均提示尿蛋白（+++），诊断为"狼疮性肾炎"，给予大量激素等药物治疗后，尿蛋白降至（+）。患者因长期服用激素，受其副作用困扰，现为求中医治疗，遂前来求诊。现症：腰膝酸软，倦怠乏力，口干，纳呆，夜寐欠安，尿频，舌淡红，苔薄白，脉沉。

处　方 黄芪二至丸加减。

黄　芪30g　女贞子12g　旱莲草15g，茯　苓15g

泽　泻12g　牡丹皮9g　杜　仲12g　续　断12g

白鲜皮20g　地肤子15g　益母草20g　陈　皮12g

山　楂20g

共7剂，水煎服，每日1剂，早晚饭后40分钟温服。

二诊（2019.7.15） 服药后患者腰酸、尿频等症较前改善，仍有乏力，舌淡红，苔薄白，脉沉。于前方基础上黄芪改40g，加白条参6g，续进14剂，煎服法同前。

三诊（2019.7.29） 服药后诸症明显改善，仅胃纳不佳，舌淡苔白，脉沉。于前方基础上，加谷芽、麦芽各12g。续进28剂，煎服法同前。

四诊（2019.8.26） 诸症改善，复查尿常规提示尿蛋白阴性，疗效满意。后定期前来复诊，未再复发，病情控制稳定。

─ 按语 ─

本案患者"系统性红斑狼疮"病史10年，出现大量蛋白尿等明显肾脏损害表现，已经由西医确诊为"狼疮性肾炎"。其病程日久，且长期使用激素治疗，正气已虚。正气亏虚，邪毒存内，既损肾阴，又伤脾气，日久而成太阴气虚与少阴阴虚并见之气阴两虚证。脾虚运化不利，气血生化乏源，机体失于濡养，故见倦怠乏力；脾气亏虚，失于健运，食谷不消，故见纳呆；"腰为肾之府"，肾阴不足，腰府失养，故见腰膝酸软；肾阴亏虚，不能制阳，虚火内生，津不上承，故见口干；虚热内扰心神，故见夜寐欠安；肾阴不足，失于固摄，膀胱失约，故见尿频；舌淡红，苔薄白，脉沉亦为气阴两虚之征象。

本案四诊合参，当治以健脾益气，补肾滋阴，方予黄芪二至丸加减。方中黄芪健益脾气，入脾肺二经，为太阴补气之要药；女贞子、旱莲草均为质润清补之品，补益肾阴以治其本，并予杜仲、续断加强益肾之功；肾为水脏，又阴虚而火动，故予茯苓健脾渗湿、泽泻利湿泄浊、牡丹皮清热凉血泻火；杜仲、续断益肾；张师认为大多蛋白尿乃浊毒并常夹风邪，故以白鲜皮、地肤子疏风降浊解毒；"久虚必有瘀"，予益母草清热解毒，活血化瘀；陈皮理气健脾，山楂消食健脾、行气散瘀，二者共用，行中焦气机，助脾胃纳运。诸药合用，脾肾得补，气阴得复，虚热得清，湿浊、血瘀、邪毒俱祛，则病情向愈矣。

二诊患者服药后腰酸、尿频等症状较前改善，此药已中的，效不更方，续进前方14剂。仍有乏力，此因补虚非一日之功，加量黄芪，并加白条参、参芪同用增强健脾益气之功。三诊患者服药后诸症明显改善，续进前方28剂，复正气，清余邪。胃纳不佳，加谷芽、麦芽健脾消食，以助胃纳。28剂后患者前来复诊，诸症改善，复查尿常规提示尿蛋白阴性，疗效满意。然狼疮性肾炎虽可经治疗缓解控制，但易复发，甚至加重，故需患者定期复诊，以把握病情。

二、过敏性紫癜性肾炎

病案1

张某某，女，9岁，2014年12月28日初诊。

主　诉 血尿4月余。

病　史 患者4月余前感冒后，双下肢出现绿豆大小皮肤瘀点瘀斑，呈左右对称分布，就诊于当地中医院，完善各项检查后诊断为过敏性紫癜、紫癜性肾炎，以激素治疗后皮疹消退，遗留镜下血尿（+++）。今慕名而来，求中医药治疗。现症：周身未见皮疹，腹痛，纳差，无其他不适，舌质淡，苔薄白，脉沉。

处　方 黄芪二至丸加减。

黄　芪9g	女贞子6g	旱莲草9g	白条参6g^{（另炖）}
白茅根6g	蝉　蜕6g	白鲜皮9g	三七粉3g^{（分冲）}
地肤子6g	神　曲9g	鸡内金6g	谷　芽6g
麦　芽6g	生地黄6g		

共7剂，水煎服，每日1剂，早晚饭后40分钟分服。患者在外地自行重方共服35剂后，诸症消失，复查尿常规阴性。

二诊（2016.12.4） 近日血尿复作，来求复诊，余无他症，舌质淡，苔薄白，脉沉。

处　方

黄　芪9g	女贞子6g	旱莲草9g	生地黄6g
鲜石斛9g	地　榆9g	蝉　蜕6g	白鲜皮9g
地肤子6g	蒺　藜9g	白茅根6g	三七粉3g^{（分冲）}

28剂，煎服法同前。药后复查尿常规阴性。

三诊（2018.8.19） 皮肤出现散在紫癜，尿常规提示红细胞（++），神疲，纳差，舌质淡红，苔薄白，脉细。

处　方

黄　芪9g	女贞子6g	旱莲草9g	蝉　蜕6g
白茅根9g	白鲜皮9g	仙鹤草9g	地肤子6g

神　曲12g　路路通12g　鸡内金12g　三七粉3g^{（分冲）}

谷　芽12g　麦　芽12g

共14剂，煎服法同前。

服上方14剂后，来电告知患儿症状消除，复查尿常规提示尿潜血阴性，嘱再服上方28剂，巩固疗效。后患者定期复查尿常规，至今未作。

— 按语 —

紫癜性肾炎是指过敏性紫癜引起的肾脏损害，其临床表现除了有皮肤紫癜、关节肿痛、腹痛、便血外，还可见血尿、蛋白尿。本病多见于儿童及青少年。可归属于中医学"葡萄疫""肌衄""尿血""水肿"等范畴。明代王肯堂在其《证治准绳·疡医》中提到："夫紫癜风者……此皆风湿邪气客于腠理，气血相搏，致荣卫否涩，风冷在肌肉间，故令色紫也。"其病因多见于外感风热湿毒之邪扰动血络；或禀赋不足，外风引动，久而郁之生湿化热，热入营血，血热互结，迫血妄行，外溢肌肤为紫斑；毒热之邪内侵肾脏，损伤肾络而为尿血，久则可见气阴两伤。

本案属太阴少阴同病之气阴两虚证。患儿西医激素治疗后皮疹虽消，但正气已虚，其邪热不仅伤及真阴，亦耗其气。太阴脾气亏虚，运化失常，故可见腹痛、纳差；邪热耗伤正气，传入少阴，复因服用激素损伤阴津，从而形成太阴气虚与少阴阴虚并见之证。

张师投予黄芪二至丸加减，治以滋阴益肾，健脾益气。方中参芪甘温，俱能补益，白条参大补元气、黄芪益气补中，两药同用则太阴脾气得充；小儿脏腑娇嫩，形气未充，更配以神曲、鸡内金、二芽助脾健运，共壮后天之本；生地黄凉血清热，滋阴益肾，《本草经解》云："地黄秉天冬寒之水气，入少阴肾经；味甘无毒，得地中正之土味，入足太阴脾经"，配以女贞子、旱莲草滋阴益肾，三药相配，以达到三阴并补之功，阴津得复，火不复生，即"壮水之主，以制阳光"之意；白茅根凉血止血、清热利尿；三七散瘀止血，二者合用清热凉血与散瘀止血并用，使热清血宁而无耗血动血之弊，凉血止血使血行而不留瘀，止血之中寓以化瘀，清利之中寓以养阴，使热清瘀去而不伤正；《金匮要略》记载："风伤皮毛，热伤血脉……热之所过，血为之凝滞"，风邪是导致肾病和影响肾病发展的重要致病因素，故张师遣方用药中不仅注重祛瘀，更用白鲜皮配合地肤子、蝉蜕，可疏风清热，也能利尿解毒。

二诊时患者未见明显不适，唯有尿检尿潜血阳性，张师继续予黄芪二至丸加减。于原方基础上去白条参、神曲、鸡内金、二芽；加鲜石斛清热养阴、生津益胃，蒺藜补肾祛风，地榆凉血止血，以增强前方之效。

三诊时患者可见皮肤散在皮疹，故予首诊原方加路路通增强祛风通络之功，加仙鹤草止血凉血，去生地黄、白条参。治疗时张师祛邪不忘扶正、扶正亦不留邪。临床上本病多为本虚标实之证，病初以邪实为主，故应祛邪，后期以虚证为主，当以扶正为主，祛邪为辅，扶正祛邪不忘兼顾活血祛瘀，祛除瘀血阻络之患。

师曰：紫癜性肾炎类似于中医之葡萄疫等，其治亦应取六经辨证之辨病辨证相结合方法，疗效方佳。

病案2

黄某某，女，12岁，2018年10月10日初诊。

主 诉 双下肢紫癜、浮肿1年余，加重3个月。

病 史 患儿于1年余前不明原因出现双下肢肌肤瘀点瘀斑并伴轻度浮肿，到当地医院检查，诊断为过敏性紫癜性肾炎，给予地塞米松等药物治疗，症状未明显好转。3个月前紫癜增多，下肢浮肿加重并出现颜面部浮肿，患儿家属甚为担忧，故专程携其来吾师处求诊。现症：双下肢散在红色皮疹，对称分布，压之不褪色，眼睑及双下肢浮肿，腰痛，口干，手足心热，饮食及二便尚可，舌红，苔薄黄，脉沉。检查尿常规示尿蛋白(++)、尿潜血(+++)。

处 方 黄芪二至丸加减。

黄　芪12g	女贞子6g	墨旱莲6g	生地黄6g
白鲜皮9g	地肤子6g	蝉　蜕6g	白茅根9g
益母草6g	路路通9g	鸡内金9g	谷　芽9g
麦　芽9g			

共7剂，水煎服，每日1剂，早晚饭后40分钟温服。并嘱患儿家属将激素逐渐减量。

二诊(2018.10.17) 服药后皮疹渐消，颜面部浮肿消失，下肢仍有轻度浮肿，舌淡红，苔薄黄，脉沉稍数。予上方黄芪改为15g，加茯苓12g、仙鹤草6g、丹参9g，续进14剂，煎服法同前。

三诊(2018.11.2) 服药后双下肢皮疹基本消退，颜面及下肢部浮肿消失，腰痛缓解。宗前法，去生地黄、蝉蜕、白茅根，加蒺藜9g、地榆9g，续进14剂，煎服法同前。

四诊(2018.11.16) 患儿除轻度乏力外，余症皆明显缓解，复查尿常规示尿蛋白(-)、尿潜血(+)，续以上方随证加减，继续调服近4个月，诸症消失，尿检正常。患儿逐渐减量直至停用激素后全身紫癜未作，多次查尿常规未见异常，随访1年未见复发。

— 按语 —

　　过敏性紫癜性肾炎属中医的"葡萄疫""水肿""肌衄"等范畴。《外科正宗·葡萄疫》记载："葡萄疫，其患多生于小儿，感受四时不正之气，郁于皮肤不散，结成大小青紫斑点，色若葡萄，发在遍体头面，乃为腑症。"《证治要诀·诸血门》载："血从毛孔而出，名曰肌衄。"

　　本案乃是肾阴亏虚兼脾气虚损，热毒、水湿、血瘀互结所致虚实夹杂之证。患儿由于热毒内蕴，久留不去，伤及营阴，导致阴虚火旺，虚火灼伤血脉，伤及肾及膀胱血络，而见紫癜、尿中潜血；

久病伤及脾胃，脾虚气无以生，气虚摄血无权，血不循经，外溢肌肤，亦可发为紫癜，渗入水道而见潜血，如《景岳全书》云："血本阴精，不宜动也，而动则为病；血主营气，不宜损也，而损则为病。盖动者由于火，火盛迫血妄行损者多由于气，气伤则血无以存"；气不摄精，精微下流则见蛋白尿；脾虚气弱，肾阴不足，水液失布，泛溢肌肤则发为眼睑及下肢浮肿；腰为肾之外府，肾阴不足，腰府失于濡养，则腰痛；足少阴肾经循喉咙，挟舌根而行，阴虚水枯无以上承，则口干；肾阴亏虚，阴虚火旺，故见手足心热；舌脉亦为脾肾两虚，气阴不足之征象。

吾师治以健脾补肾、益气养阴、解毒凉血、利湿化瘀，方拟黄芪二至丸加减。方中黄芪为补气之上品，善补脾气，能实土封堤，防止血液精微外漏，又具利水之功，对本病脾虚致精微下注而成大量蛋白尿及潜血、水肿尤为适宜；女贞子、旱莲草、生地黄滋阴益肾、凉血解毒，俾肾精充而肾关固，精微得布，蛋白自消，肾阴复而血络宁，出血自止，且生地黄凉而不寒，止而不滞，凉血止血之余又兼有活血散瘀解毒之妙；此外，吾师认为大多蛋白尿乃浊毒并常夹风邪，故以白鲜皮、地肤子、蝉蜕祛风除湿、清热解毒，此为吾师临床经验用药；配以白茅根利尿清热，直入血分，凉血止血，对血尿疗效颇佳；佐以益母草，既可利尿消肿，又可入血散瘀，通络清热；路路通味苦性平，祛风利水、通经活络；再予鸡内金、谷芽、麦芽健运脾胃、消食和中以运中焦气机，涩土封关以止精微下漏。并在此中药基础上将激素逐渐减量，既可减轻激素副作用，又能预防激素撤减后的反弹。如此使正复邪却，精微血液得以固摄，其病自可向愈。

二诊之时，患儿药后皮疹及颜面部浮肿有效缓解，效不更方，予上方增加黄芪剂量加强健脾益气、利水消肿之力；并加茯苓淡渗利湿而益脾，宣通水道；仙鹤草，又名脱力草，功可收敛止血、解毒补虚；丹参活血祛瘀，养血凉血，以助生地黄、益母草通调经脉，凉血止血而不留瘀滞。三诊之时，诸症好转，故去生地黄、蝉蜕、白茅根；加蒺藜增强祛风通络之力；并入苦寒入血分之地榆，既泄热而凉血止血，又能收敛止血。四诊时病去八九，继续守前法随证加减以巩固疗效，以防复发。

师曰：过敏性紫癜性肾炎小儿常见，属中医"葡萄疫"范畴，多系太少同病、风扰营血之患，益气养阴、祛风宁血为基本大法。本案之方，为吾常用验方，临证加减变化，坚持久服预防复发，每可获效。

三、尿酸性肾病

病案1

杨某某，男，59岁，2018年8月11日初诊。

主　诉 痛风10年余，发现肾功能异常半年余。

病　史 10年余前不明原因出现关节疼痛，以双下肢为主，于当地医院检查尿酸高，诊断为"痛风"，间断服用西药，具体不详，痛风时有发作。半年余前发现肾功能异常，未予重视，近期查肾功能提示肌酐146μmol/L、尿素氮4.3mmol/L、尿酸440μmol/L，现时有双下肢关节疼痛，红肿不甚，身困，大便2～3日一行，黏而不爽，纳寐一般，小便尚可，舌质淡，苔白，脉沉。

处　方 芍药甘草汤加减。

白　芍30g　炙甘草10g　黄　芪20g　生大黄6g(后入)

土茯苓20g　薏苡仁20g　百　合20g　山慈菇20g

桑寄生12g　鸡血藤20g　枳　实12g　红　曲6g。

共10剂，每日1剂，水煎服，早晚饭40分钟后温服。

二诊(2018.8.21) 患者自诉服药后，大便已通，下肢关节疼痛等症状较前减轻，舌质淡，苔白，脉沉。上方去薏苡仁、桑寄生、鸡血藤、枳实，加泽泻12g、杜仲12g、续断12g、陈皮12g，共14剂，煎服法同前。

三诊(2018.9.4) 患者自诉服药后，关节偶痛，疼痛轻微，其余无特殊不适，舌质淡，苔白，脉沉。上方去泽泻、杜仲、续断，加桑寄生12g、鸡血藤

20g、海桐皮20g，共14剂，煎服法同前。

四诊（2018.9.18） 患者诉症状皆缓解，思睡，舌质淡，苔白，脉沉。予前方黄芪量增至30g，加石菖蒲9g、远志9g、板蓝根15g，续进14剂，煎服法同前。

如此守前方调治，患者治疗3个月后诸症皆失，未再复发，检查肾功能提示肌酐82μmol/L、尿素氮4.4mmol/L、尿酸435μmol/L，疾病告愈。

— 按语 —

患者痛风病史多年，而后出现肾功能异常，既往无其他特殊病史，考虑为痛风高尿酸所致的肾功能损害。中医四诊合参，考虑为湿热蕴结，痰浊瘀阻，浊毒伤肾。患者久患痛风，代谢紊乱，病理产物沉积，酿热生湿，湿热互结，化生痰浊，痹阻关节，局部经脉不通，气血凝滞，故见双下肢多关节疼痛；湿热痰浊之邪胶结，加之代谢产物蓄积，日久生毒，毒邪随血液遍行全身，损伤肾脏，肾脏代谢功能失常，溺毒内生，故见肌酐、尿素氮等指标升高；大肠为传导之官，湿热阻滞，浊毒内盛，肠道传导失司，故见大便不畅，黏而不爽；久病耗伤正气，四肢百骸不得充养，故见身困乏力。

本案肾功能异常为痛风引起，且患者下肢关节疼痛时作，故从治疗原发病痛风入手，治以缓急止痛，清热活血，化痰除湿，降浊祛毒。方选芍药甘草汤加减。芍药甘草汤出自《伤寒论》，原文云："伤寒，脉浮，自汗出，小便数，心烦，微恶寒，脚挛急，反与桂枝欲攻其表，此误也……若厥愈足温者，更作芍药甘草汤与之，其脚即伸……"，用于治疗阴液不足，筋脉失养之脚挛急。临床上本方加减运用广泛，各科疾病欲治以柔肝、缓急、止痛者皆可用之。方中白芍味酸苦性微寒，《神农本草经》谓其功能"除血痹，破坚积、寒热，疝瘕，止痛"，可清热凉血，养血活血，柔肝止痛；炙甘草补中缓急，与白芍相伍，酸甘化阴，柔肝养血，缓急止痛；大黄性寒味苦，可活血凉血，利湿涤痰，荡积破滞，导邪从下焦而去，降浊化毒，推陈致新，为治疗慢性肾衰竭的重要药物；黄芪益气补中，扶助正气，使邪祛而不伤正；土茯苓、薏苡仁、百合、山慈菇四味药可清热养阴，化浊解毒，利湿化痰，为临床治疗痛风常用药味，现代药理学证明可降低尿酸水平；桑寄生平补肝肾，壮筋骨，强腰膝；鸡血藤活血养血，舒筋除痹；枳实破气消积，合大黄通便导滞；红曲健脾和中。

二诊患者症状减轻，大便已通，故去枳实、薏苡仁、桑寄生、鸡血藤，加泽泻利水渗湿，杜仲、续断补肾强筋，陈皮和中理气，燥湿化痰。三诊患者仍稍有疼痛，去泽泻、杜仲、续断，加桑寄生、鸡血藤补肾养血通络，海桐皮祛风除湿舒筋。四诊患者症状好转，唯有思睡，黄芪加量增益补气之效，再加石菖蒲、远志化痰开窍，板蓝根清热解毒、消无菌性炎症巩固疗效，治疗3个月之后，诸症皆瘥，复查肌酐降至正常。

本案痛风性肾病患者，虽慢性肾功能不全，但处于代偿期，只要坚持服药，积极治疗原发病，肾功能仍有改善甚至转常之机。

师曰：痛风最易导致肾脏疾病，应分辨不同阶段，若肌酐升高者，多致浊毒内积，治当舒筋活络，同时化浊排毒，并时刻注意照顾正气，用药宜和，方获良效。

病案2

赵某，男，52岁，2018年11月24日初诊。

主　诉　反复下肢足趾关节疼痛8年，发现肾功能不全半年。

病　史　患者于8年前可能因"长期食用海鲜"后出现反复足趾关节疼痛，发作时关节红肿热痛，疼痛剧烈，不可触地，就诊当地医院，诊断为"痛风性关节炎"，间断服用"非布司他、秋水仙碱、洛索洛芬钠片"等药物治疗，痛风时有发作。半年体检前发现肾功能异常，尿素氮9.61mmol/L、肌酐129μmol/L、尿酸445μmol/L，尿常规为尿蛋白（+），今慕名前来就诊。现症：双足趾关节疼痛，关节肿胀变形，身困乏力，畏寒肢冷，腰酸而痛，入夜口干，纳寐欠，夜尿频，每晚2～3次，舌质淡，苔薄白，脉沉。

处 方 大黄附子汤加减。

山慈菇20g　黄　芪20g　白条参9g　大　黄6g^(后入)

土茯苓20g　泽　泻12g　薏苡仁20g　炮附子9g^(先煎)

忍冬藤20g　鸡血藤20g　豨莶草20g　牡　蛎30g^(先煎)

百　合20g　知　母9g　红　曲6g

共14剂，水煎服，每日1剂，早晚饭后40分钟温服。

二诊(2018.12.8) 关节疼痛较前缓解，身困乏力、畏寒较前改善，余症较前皆减，入夜口稍干，夜尿频数，大便质稀，舌淡苔白，脉沉。给予上方去土茯苓、薏苡仁、豨莶草，加茯苓12g、制陈皮12g，续服14剂，煎服法同前。

三诊(2018.12.22) 畏寒明显减轻，口干改善，身困，时有腰酸，余症减，纳寐尚可，舌淡苔白，脉沉。给予上方去牡蛎，加狗脊12g、续断12g。再服14剂后，患者痛风未再发作，畏寒较前改善，复查尿素氮7.3mmol/L、肌酐117μmol/L、尿酸365μmol/L，尿常规提示尿蛋白（-）。嘱其须定期复诊，坚持长期服药以巩固疗效，延缓疾病进展。

— 按语 —

痛风性肾病是指由于体内嘌呤代谢紊乱，致血尿酸过高，导致尿酸盐在肾脏沉积、结晶而引起肾损害的一类疾病。本案患者起病缓，病程长，既往有"痛风"病史8年，而后出现蛋白尿、肾功能异常，考虑为"痛风性肾病"。

本案患者初期病变在关节、经络，因"过食海鲜"，酿热生湿，湿热互结，化生痰浊，痹阻关节，局部经脉不通，气血运行不畅，气血凝闭，故见关节红肿热痛，日久则关节肿胀变形；邪热痰浊久瘀经脉，窜入营分，则入夜口干；湿热痰浊之邪胶结，营血毒邪深入，积毒为害，毒邪随血液遍行全身，损伤肾脏，肾脏代谢功能失常，溺毒内生，故见血肌酐、尿素氮、尿酸等指标升高；湿浊毒邪内蕴，伤及正气，脾肾阳气亏虚，无以温煦肌表，故见畏寒肢冷、身困乏力；脾失转输统摄，肾失收摄封藏，加之浊毒沉积于肾，损伤肾络，精微外泄，而有蛋白尿；脾肾阳气亏虚，脾虚运化不力，肾虚下关不固，膀胱气化蒸腾失常，而夜尿频数；腰为肾之府，肾阳亏虚，温养不能，则见腰酸而痛。四诊合参，证属脾肾阳虚，浊毒内蕴。

本案乃虚实夹杂之证，病久以正虚为主。吾师治以健脾温肾、清热泄浊，扶正与祛邪并举，寒热并用，标本兼顾，方投以大黄附子汤加减化裁。大黄附子汤乃《金匮要略》中温下之主方，有温经散寒，通便止痛之功。方中附子乃大辛大热之品，可补火助阳，善补命门之火，走而不守，可扶助阳气，通利三焦，散寒利湿；大黄乃性寒味苦，直入肠胃，利湿涤痰，又可活血祛瘀，荡涤积滞，导邪从下焦而去，降浊化毒，祛瘀陈新，且其与附子相配，则寒性得除，而存泄浊之力；黄芪为补气要药，尤擅补益脾气；白条参大补元气、补脾益肺，二者同用则脾气充足，实土封堤，固摄有力，精微外泄自消；黄芪、白条参同附子一道补益元阳，且黄芪有利水之功，助大黄导邪而出，诸药相伍，补正而不留邪，祛邪而不伤正；配伍山慈菇、忍冬藤、鸡血藤、土茯苓、薏苡仁、豨莶草清热除湿解毒、活血通络止痛，以治其标；泽泻利水渗湿泄浊；百合、知母清营分之热、凉营解毒，且可固护阴液，阳得阴助而生化无穷；牡蛎潜阳敛阴、安神助眠；红曲健脾和胃、活血祛瘀，使补而不滞、正气得复。

二诊之时，患者服药后关节疼痛较前缓解，其本乃虚，中病即止，不可过用祛邪之品，故予去土茯苓、薏苡仁、豨莶草；加茯苓、陈皮健脾理气，淡渗利湿，扶正祛邪兼顾。三诊时患者畏寒改善，诸症皆减，病情进一步减轻，此乃阳气得复；然本病本虚责之脾虚、肾虚，肾阳之化生，赖于肾精之充足，又肝肾同源，故予去牡蛎，并加续断、狗脊增强补肝肾、强腰膝之力，助肾阳恢复。药后痛风症状解除，各项指标改善，嘱坚持服中药调理以巩固疗效，延缓病情进展。

吾师根据痛风性肾病临床特点，抓准病因病机，分清标本缓急，遣方用药，随证加减，故服药后患者症状改善，肾功能转常，然本病乃慢性起病，病情迁延，易反复，须坚持长期服药，方可巩固疗效，延缓疾病进展。

师曰：痛风性肾病，尤其伴肾功能不全者，每有正虚不固、浊毒内积等虚实寒热错杂之机，多属六经之厥阴病期，治当攻补兼施、寒热并用，大黄附子汤化裁疗效确切，并注意坚持服药，即使肾功能转常者，亦应坚持用药，巩固疗效，防止复发，方收全功。

病案3

朱某某，男，63岁，2020年5月17日初诊。

主　诉　反复多关节疼痛6年，发现肾功能不全半年。

病　史　患者6年前无明显诱因出现全身多关节疼痛，伴红肿，以下肢趾关节为著，夜间尤甚，就诊当地医院检查血尿酸升高，诊断为"痛风"，治疗近3个月后疼痛消失。此后间断服用糖皮质激素、秋水仙碱等药物治疗，痛风时有发作。半年前开始出现尿中泡沫多，于当地医院检查尿常规提示尿蛋白（++），肾功能提示肌酐144μmol/L，曾予西药治疗效果不佳。现为求中医药治疗，前来求诊。现症：全身多关节疼痛、肿胀，腰酸，身困，畏寒，夜尿频数，纳寐一般，舌淡苔薄白，脉沉。

处　方　大黄附子汤加减。
黄　芪30g　百　合20g　鸡血藤20g　大　黄6g（后入）
山慈菇20g　土茯苓20g　薏苡仁20g　炮附子9g（先煎久煎）
杜　仲12g　知　母9g　陈　皮12g　白条参9g（另炖）
忍冬藤20g　豨莶草20g
共7剂，水煎服，每日1剂，分两次早晚饭后温服。

二诊（2020.5.24）患者自诉关节疼痛、肿胀较前稍有缓解，余症未见明显好转，双下肢稍肿，舌淡苔薄白，脉沉。于前方基础上黄芪改40g，加泽泻

12g，茯苓15g，共14剂，煎服法同前。

三诊（2020.6.7）患者自诉关节疼痛、肿胀明显减轻，双下肢水肿较前缓解，腰酸、身困、畏寒等症皆有改善，胃纳不佳，舌淡苔白，脉沉。上方去土茯苓、薏苡仁、忍冬藤、豨莶草、知母，加狗脊12g、谷芽、麦芽各12g，共14剂，煎服法同前。

于吾师处遵嘱治疗3个月，诸症皆缓，复查尿蛋白（-）、肌酐121μmol/L、尿酸358μmol/L。现仍于吾师处定期复诊，坚持长期服药以巩固疗效，延缓疾病进展。

— 按语 —

患者痛风病史多年，而后出现蛋白尿、肾功能异常，既往无其他特殊病史，故而考虑为痛风性肾病。中医四诊合参，考虑为脾肾阳虚，湿浊内蕴。患者久患痛风，代谢紊乱，病理产物沉积，酿热生湿，湿热互结，化生痰浊，痹阻关节，局部经脉不通，气血凝滞，故见全身多关节疼痛、肿胀；湿热痰浊之邪胶结，加之代谢产物蓄积，日久生毒，毒邪随血液遍行全身，损伤肾脏，肾脏代谢功能失常，溺毒内生，故见肌酐升高；脾失转输统摄，肾失收摄封藏，加之浊毒沉积于肾，损伤肾络，精微外泄，故见蛋白尿；腰为肾之府，肾虚则腰府失养，故见腰酸；湿浊毒邪内蕴，伤及正气，脾肾阳气亏虚，无以温煦肌表，故见畏寒、身困；肾虚不固，膀胱气化蒸腾失常，故见夜尿频数；舌脉亦为脾肾阳虚，湿浊内蕴之象。

四诊合参，吾师治以健脾益肾温阳，清热化湿泄浊，方予大黄附子汤加减。方中大黄性寒味苦，直入肠胃，利湿涤痰，又可活血祛瘀，荡涤积滞，导邪从下焦而去，降浊化毒，祛瘀陈新；炮附子大辛大热，可补火助阳，善补命门之火，走而不守，可扶助阳气，通利三焦，散寒利湿；黄芪、白条参大补元气，补脾益肺；土茯苓、薏苡仁、百合、山慈菇四味药可清热养阴，化浊解毒，利湿化痰，为临床治疗痛风常用药味，现代药理学证明可降低尿酸水平；忍冬藤清热疏风、通络止痛；鸡血藤活血养血，舒筋除痹；豨莶草祛风湿、强筋骨，又可清热解毒、抗炎；杜仲补肝肾、强筋骨；知母清营分之热、凉营解毒，与百合相伍，可固护阴液；陈皮理气健脾。诸药合用，脾肾之阳得复，湿热浊邪得祛，则病愈矣。

二诊患者自诉服药后关节疼痛、肿胀较前稍有缓解，余症未见明显好转，双下肢稍肿，本病属本虚标实，补虚非一日之功。加量黄芪可增强补益脾气，扶助正气之力；双下肢稍肿，予加泽泻、茯苓健脾利湿泄浊。

三诊患者自诉服药后关节疼痛、肿胀明显减轻，双下肢水肿较前缓解，腰酸、身困、畏寒等症皆有改善，药已中的，中病即止，给予去土茯苓、薏苡仁、豨莶草、忍冬藤、知母；加狗脊增强补肝肾、强腰膝之力，助肾阳恢复；加谷芽、麦芽健运脾气。

四、糖尿病肾病

病案1

林某某，男，49岁，2018年11月25日初诊。

主 诉 糖尿病4年，发现蛋白尿2个月。

病 史 糖尿病史4年，血糖控制不理想，空腹血糖波动在7~18mmol/L，2个月前发现蛋白尿。现症：下肢水肿，身困乏力，汗多，口渴喜饮，夜尿频3~4次，舌淡苔白，脉沉。实验室检查：空腹血糖9.6mmol/L，血肌酐154μmol/L，尿蛋白为++~+++，24小时尿蛋白定量为3.2g。

处 方 六味地黄丸加减。

生地黄12g　山　药12g　山茱萸12g　茯　苓12g

泽　泻9g　牡丹皮9g　黄　芪20g　益母草20g

玄　参20g　石　斛9g　葛　根20g　陈　皮12g

共7剂，水煎服，每日1剂，早晚饭后40分钟温服。

二诊(2018.12.2) 身困、汗多、足肿症状有所减轻，夜尿1~2次，舌暗苔白，脉沉。予前方加芡实15g、金樱子15g，

共14剂，煎服法同前。

三诊(2018.12.16) 两足水肿已消，偶有夜尿，稍感身困，口渴，舌淡暗，苔白，脉沉。复查尿蛋白(+)、血肌酐102μmol/L，24小时尿蛋白定量为1.5g。

处方 处方如下。

生地黄15g　山　药12g　山茱萸12g　黄　芪30g

玄　参20g　鲜石斛9g　葛　根20g　芡　实12g

金樱子12g　鸡内金20g　天花粉10g

共14剂，煎服法同前。

四诊(2018.12.30) 患者自诉精神、体力转佳，双下肢无水肿，二便正常，诸症皆平。空腹血糖为6.3mmol/L、尿常规提示尿蛋白(-)。效不更方，守前方续服月余，随访3个月，多次复查尿常规未见异常，未再复发。

— 按语 —

　　糖尿病肾病是糖尿病常见的并发症，在中医文献中属于"消渴"继发水肿、胀满、尿浊、关格等。本案四诊合参，辨证为少阴阴虚，兼有太阴气虚之证。患者初为消渴，燥热内积日久，损伤阴津，病入少阴，肾阴不足，下焦关门失约，水气内停，故见水肿及夜尿频；脾气亏虚，肌体失养，故见身困乏力；脾失升清，水谷精微下泄，肾失封藏，故见蛋白尿；肾阴亏虚，阴不制阳，虚火妄动，津不濡养，故见口渴喜饮；虚火迫津外泄，气虚不摄，故见多汗；舌淡苔白，脉沉，系肾阴脾气两虚之象。

　　审证既明，遂以滋阴清热，补气利水之法，药用六味地黄汤加减。方中生地黄滋阴益肾，凉血解毒；伍以山药健脾补肾，生津益肺，山茱萸养肝肾，且该二药均有涩精微、止漏泄的作用，可防精微自小便流失。上述三药相配，达到三阴并补之功效，阴津内复，火不复生，即水涨而火熄之意，且阴精得复，肾自强健，肾有所主，关门通利，一则水湿外排有路，二则精微自无外漏之机，是谓之三补，以治其本。茯苓淡渗利湿，助山药之健脾除湿；泽泻清肾利尿，并防诸阴药滋补太过而生湿邪，以助肾利水；丹皮清泻相火，凉血化瘀，

又制山茱萸之温热，以伤阴津，是谓之三泻，以治其标。黄芪补中益气，升阳摄精；益母草集活血、利尿、清热于一身，既可助茯苓、泽泻等渗利水湿，又可助牡丹皮、生地黄等清热化瘀。玄参清热凉血、滋阴泻火，鲜铁皮石斛益胃生津、滋阴清热，二药合山药则能补上中下肺、胃、肾三焦之津液而止渴；葛根升阳生津，导脾胃清阳上升，助浊阴下降，以止渴除热、利水除湿；陈皮理气健脾，配合黄芪，调气和中，转动脾机，健运脾气，脾气散精，精微自布，则水湿可排，而无下流膀胱之害。全方合用，滋补而不留邪，利湿而不伤阴，对是证之机颇为契合。

二诊时患者下肢水肿大为减轻，只留两足稍肿，夜尿次数减少，身困乏力、汗出亦减，舌暗苔白，脉沉。药已中的，故于前方基础上加芡实、金樱子，此二药组合成水陆二仙丹，出自宋代《洪氏集验方》，金樱子酸涩，芡实甘涩，二者相合，酸以收之，甘以缓之，酸甘化阴，养阴收涩，有补脾益肾，收涩肾关之功效。现代研究表明：金樱子、芡实中含有丰富的多糖，药理研究发现其具有良好的降血糖之功效。

三诊时患者精微下注已获改善，两足肿已消，偶有夜尿，身困，口渴，舌淡暗，苔白，脉沉。水肿既已去，邪已去大半，而见口渴，故去上方茯苓、泽泻、牡丹皮、益母草，以防其太过而损正伤津，并加以天花粉加强清热生津止渴之功效。研究表明，天花粉对控制血糖、尿糖有着显著的疗效；另以鸡内金易陈皮，加强健脾助运之力。

四诊时精微下注已止，水湿已除，诸症皆平，故守前法调治月余，以巩固疗效，善其后。随访病未再发。

病案2

江某某，女，43岁，2020年9月13日初诊。

主　诉　糖尿病6年，发现肌酐升高2年。

病　史　既往糖尿病史6年，血糖控制欠佳，未予重视。2年前发现肌酐持续升高，于当地医院诊治，诊断为糖尿病肾病，经治疗后，好转出院。症状仍反复，近月来逐渐出现颜面浮肿，小便量渐少，查肌酐为238μmol/L，尿素氮为15.2μmol/L，为寻求中医治疗，求诊张师。现症：下肢水肿，小便量少，大便干结，心烦，失眠，皮肤瘙痒，纳差，舌尖红苔白，脉弦数。

处　方　大黄附子汤加减。

黄　芪12g　茯　苓15g　炒枣仁15g　大　黄9g^(后入)

泽　泻12g　猪　苓12g　车前子9g　炮附子6g^(先煎)

合欢皮20g　牡　蛎30g

共7剂，每日1剂，水煎服，早晚饭后40分钟温服。

二诊(2020.9.27)　服药后自诉大便干结，足稍肿，潮热，口干，舌尖红苔白，脉沉。予上方加夜交藤20g、石韦12g、山楂20g，共14剂，煎服法同前。

三诊(2020.10.11)　服药后自诉肿消，大便稍干，偶见皮肤瘙痒，舌淡苔白，脉沉。

处　方

黄　芪20g　茯　苓15g　泽　泻12g　牡　蛎30g^(先煎)

车前子9g　谷　芽12g　麦　芽12g　大　黄9g^(后入)

猪　苓15g　青　皮12g　陈　皮12g　炮附子9g^(先煎)

白鲜皮20g　山　楂20g

共14剂，煎服法同前。

患者随诊月余，复查肌酐、尿素氮皆较前下降，甚是欢喜，现仍随诊调治，生活如常。

— 按语 —

糖尿病继发肾衰竭，病程长，治疗较为困难且过程漫长，甚则需终身服药，以防病情进一步进展。本案患者消渴日久，燥热内积，损伤肾阴，致肾阴亏虚，下关失约，水气内停，故见下肢水肿；气损日久，累及阳气，肾阳亏虚，膀胱气化不行，闭而不开，故见小便量少；肾阴亏虚，阴不制火，虚火妄动，扰及心神，故见心烦、失眠；壮火食气，体内燥热积聚，耗伤脾气，脾主运化，脾气亏虚，运化失职，故见纳差；阴精亏虚，失于滋养，故见大便干结；水湿郁久，内生瘀毒，故见肌酐、尿素氮等升高；浊毒沉溢肌肤，故见皮肤瘙痒。舌尖红，苔白，脉弦数等均为脾肾阳虚，浊毒壅滞之象。

吾师治以健脾温肾，化浊利湿排毒。方投大黄附子汤加减。大黄附子汤本为治疗中阳不足，寒结成实之腹痛，因其符合阳虚且有实邪停滞之病机，故投之。方中大黄通腑排毒，去陈旧而安五脏，炮附子大辛大热之品，温补脾肾，两药合用，温润泻下，排泄浊毒，大黄得附子则寒性散而走泄之性存，使浊毒有路可出。黄芪益气健脾；茯苓、泽泻、猪苓通利膀胱，以除体内郁积水湿之气；车前子利尿渗湿，使邪有所去；牡蛎重镇潜阳以安神，炒枣仁、合欢皮宁心以安神。诸药合用，共奏温补脾肾，利水除湿，化瘀降浊之功。

二诊时，患者自诉服药后水肿渐消，小便量较前增多，仍见潮热、口干、便干等阴虚燥热之象，故于上方基础上加石韦滋阴清热生津；夜交藤活血通络，山楂健脾益胃，兼可行气散瘀。三诊时，患者自诉肿消，小便量较前增多，故守前方继续调治，因浊毒侵犯肌表而出现肌肤瘙痒，加白鲜皮祛风降浊、排毒止痒；陈皮、青皮疏肝理脾，促脾机运转，顾护正气。张师嘱患者坚持随诊，即使肌酐等指标复常，依旧需坚持服药，方可控制病情进展，提高生活质量。

病案3

卢某某，男，52岁，2020年4月26日初诊。

主 诉 糖尿病23年，发现蛋白尿半年。

病 史 患者糖尿病23年，目前以胰岛素及口服降糖药（具体药物不详）等药物治疗为主，血糖控制不佳。半年前因自觉下肢肿胀，于当地医院行尿常规检查示尿蛋白（+），中西医治疗，见效甚微。遂求诊于张师。现症：尿蛋白（++），胃胀时痛，口苦，口渴，腰酸，身困，右上肢麻，下肢水肿，舌淡苔白，脉沉。

处 方 六味地黄丸加减。

生地黄15g　山　药12g　山茱萸12g　茯　苓15g

泽　泻12g　车前子12g　黄　芪20g　葛　根20g

石　斛15g　益母草20g　玄　参20g　白鲜皮20g

牡　蛎30g　陈　皮12g　黄蜀葵花10g

共14剂，每日1剂，水煎服，早晚饭后40分钟温服。

二诊（2020.5.10） 药后下肢水肿稍消，口苦、口干缓解，夜寐不安，余症皆有缓解，舌淡苔白，脉沉。予上方黄芪改30g，加炒枣仁15g。共14剂，煎服方法同前。

三诊（2020.6.21） 药后水肿已消，偶有腰酸，头晕，口渴，舌淡苔白，脉沉。

处 方

生地黄12g　山　药12g　山茱萸12g　茯　苓12g

泽　泻12g　牡丹皮9g　天　麻12g　钩　藤12g

黄　芪30g　葛　根20g　玄　参20g　益母草20g

谷　芽12g　麦　芽12g　青　皮12g　陈　皮12g

凌霄花10g

共14剂，煎服方法同前。

患者坚持随诊半年有余，后告知尿蛋白转阴，余症皆消，疾病告愈。

— 按语 —

　　患者消渴日久，伤阴耗气，肾阴亏虚，下关失约，水液代谢失常，故见下肢水肿，肾虚失固，水谷和精微外泄，故见尿蛋白阳性；肾虚不能蒸化水液，必致水湿内蕴，日久化热，湿热内生，上溢于口，故见口苦；肾阴亏虚，阴不制阳，虚火妄动，灼伤津液，故见口渴；腰为肾之府，肾虚则腰府失养，故见腰酸；肾阴亏虚，日久必耗正气，致脾气受损，脾虚则气血乏源，四肢肌肉失养，故见身困乏力、右上肢麻木；脾主运化，脾虚运化不力，故见胃胀时痛；观之舌脉，舌淡苔白，脉沉，四诊合参，中医辨证属肾阴亏虚，虚火内蕴证。

吾师治以滋肾养阴，利水化湿，兼收涩精微。方投六味地黄丸加减。该患者消渴日久，且病情控制不佳，故先以治肾为先，故以六味地黄丸加减，以滋养肾阴。方中生地黄滋养肾阴，山茱萸养肝肾，山药补脾阴，三药合用，以达三阴并补之功，阴津充足，燥热渐熄，以治其本；茯苓淡渗利湿，兼健脾，泽泻清泄肾火，防诸药滋补太过助长邪气，车前子清热利尿通淋，使水湿从小便而出；黄芪补中益气，张锡纯言其为"补气之功最优"。葛根生津止渴，伍石斛、玄参滋阴清热生津，以防津液耗伤太过；因本证阴虚火旺，水湿内郁，水不利则为瘀，故加益母草清热利尿，兼活血；白鲜皮清热除湿；黄蜀葵花清热解毒，活血化瘀；牡蛎滋阴潜阳，陈皮理气健脾，燥湿化痰，顾护中焦气机运转。诸药合用，共奏滋阴润燥，益气养阴，清热除湿之功。

二诊时，患者水肿渐消，口苦、口干缓解，知燥热渐退，仍宗前方，逐渐增加黄芪用量，以防黄芪过量加重水肿。加炒枣仁宁心安神。三诊时，患者水肿已消，又见头晕，考虑肾阴不足，肝阳上亢，致头晕，守前方加天麻、钩藤平肝潜阳；加青皮，合陈皮理气疏肝，中焦气机运转，水湿亦除。如此调治，随证加减，方可获效。

五、高血压肾病

病案1

房某某，男，40岁，2019年1月6日初诊。

主　诉　发现血压升高2年，肌酐升高8月。

病　史　患者2年前因头晕于当地医院体检，发现血压升高，最高测量值达160/115mmHg，诊断为高血压病。后未规律服药，平素血压控制较差，收缩压波动在150～160mmHg。8个月前因腰酸乏力就诊于福建医科大学附属第一医院，检查肾功能提示肌酐升高，予中成药口服，未见改善。近期复查肾功能提示肌酐122μmol/L（参考值57～97μmol/L）、肾小球滤过率77mL/min，尿微量白蛋白21.5μmol/L（参考值0～19μmol/L），泌尿系彩超示双肾皮质回声稍增强。西医诊断：慢性肾脏病2期，考虑高血压性肾损害可能。今日特来求诊。现症：腰酸而软，面色晦暗，手足不温，胸闷不舒，纳差，舌淡苔白，脉沉。

处　方　大黄附子汤加减。

石　韦12g　黄　芪20g　山　楂20g　炮附子9g^(先煎)

茯　苓12g　杜　仲12g　陈　皮12g　大　黄6g^(后入)

白条参9g^(另炖)

共14剂，水煎服，每日1剂，早晚餐后40分钟温服。张师告知患者服药期间若出现排便次数增多，属药后正常情况，无需惊慌，继续服药；并嘱其禁食豆类及豆制品，注意饮食起居调护，避免劳累。

二诊(2019.1.20) 患者药后大便1次/日，腰酸有所缓解，手足稍温，仍时有胸闷，纳差，夜尿频多，尿中见泡沫，舌淡苔白，脉沉。

处　方

黄　芪20g　茯　苓12g　泽　泻12g　谷　芽12g

麦　芽12g　鸡内金15g　芡　实15g　金樱子15g

白条参9g^(另炖)　大黄　6g^(后入)　炮附子　9g^(先煎)

共7剂，煎服法及注意事项同前。

三诊(2019.1.27) 患者药后大便1次/日，近日时感胸闷，夜尿频多，3～4次/晚，尿中见泡沫，舌淡苔白，脉沉弦。予上方黄芪改30g，加益智仁15g，共21剂，煎服法同前。

四诊(2019.2.17) 近日气温骤降，患者血压升高，波动较大，时有头晕头痛，伴头胀不舒，余症皆缓，舌淡苔白，脉沉弦。

处　方

黄　芪20g　茯　苓15g　鳖　甲18g^(先煎)　炮附子9g^(先煎)

益智仁12g　陈　皮12g　牡　蛎30g^(先煎)　白条参9g^(另炖)

芡　实15g　大　黄6g^(后入)

共21剂，煎服法同前。

五诊（2019.3.10）患者述服药后诸症皆除，近日肾功能复查结果已转为正常，肌酐86μmol/L、尿素氮4.72mmol/L。继续予上方7剂巩固疗效，嘱西药控制好血压，定期复查肾功能并门诊随访。

— 按语 —

患者高血压病日久，平素血压控制不佳，继而发现肾功能异常，肾小球滤过率下降，考虑慢性肾脏病由高血压引起可能性大。慢性高血压肾病迁延不愈，少阴寒化渐深入至厥阴，此乃厥阴阳虚浊逆之证。久病失治，肾阳亏虚，命门火衰，腰为肾之外府，腰府失养，故腰酸而软；肾主色黑，肾阳虚衰不华于面，故见面色晦暗；少阴寒化日久，病渐深入厥阴，厥阴在脏为肝与心包络，主疏泄与温煦之功，《伤寒论》厥阴病篇所说："凡厥者，阴阳气不相顺接便为厥，厥者，手足逆冷是也"，病在厥阴，疏泄失常，阴阳之气不相顺接，加之原有肾阳衰败，阳气难以达于四末，故见手足不温；厥阴与少阳相表里，肝主疏泄，病在厥阴，疏泄失常，表里俱病，故少阳枢机不利，三焦壅滞不畅，气机升降失常，上焦失宣，心肺不振于上，故见胸闷不舒；中焦不运，湿浊内阻，气机壅滞，纳化无能，故见纳差；浊邪内阻，蕴而成毒，见血中肌酐升高。

四诊合参，张师投以大黄附子汤加减化裁。大黄附子汤出自《金匮要略》，原方有温经散寒，通便止痛之功效，为温下之祖方。张师随证加减，治以温阳益肾、通腑降浊、化毒祛瘀。方中附子大辛大热，走而不守，扶助阳气，通利三焦，散其寒邪，利其水湿，使命门之火得生，相火得旺；大黄直入肠胃通腑泄浊，祛邪则安自正，现代药理研究，大黄有降低肌酐的作用；黄芪、白条参为补气要药，合附子充阳气，助大黄荡涤积滞，且黄芪补气涩关，固纳肾中精微；茯苓淡渗利水，辅以石韦清热利水，祛除邪毒；杜仲补益肾气；患者纳差则气血生化乏源，正气愈衰，加以陈皮、山楂健运脾气，中焦之气畅则三焦得通。

二诊时，患者腰酸、手足冷稍缓，仍有胸闷，此为病在厥阴，湿浊阻滞，疏泄失常，三焦气机不畅所致，故易石韦为泽泻，其为利而兼清之品，茯苓得泽泻，则祛除湿浊之力大增。《素问•六节藏象论》云："肾者，主蛰，封藏之本，精之处也。"《诸病源候论》云："劳伤肾虚，不能藏于精，故因小便而精微出也。"患者夜尿频多，尿中见泡沫，此为肾阳不足，肾关封藏、固涩失司所致。《本草新编》云："芡实不特益精，且能涩精补肾"，故加芡实、金樱子收涩肾关，固涩精微。患者纳差，改陈皮、山楂为谷芽、麦芽、鸡内金健运脾气补后天之本，使正气得复。

三诊时，患者自诉夜尿频多，3～4次/晚，小便见泡沫，张师加予辛温之益智仁，温肾固精缩尿，将黄芪加量至30g，增强补益中气，升阳摄精之力。

四诊时，患者诉头晕头痛，伴头胀不舒，诸风掉眩皆属于肝，因足厥阴肝主疏泄，病在厥阴，气机不畅，肝气郁结，肝阳上亢，故见头胀痛不舒，脉沉弦。厥阴病常虚实并见，脑为髓海，肾精不足，精虚无以生髓，髓虚不能充脑，脑失所养，故同时伴见头晕。故张师加予生牡蛎、鳖甲，平肝潜镇上亢之虚阳。泽泻性寒功于渗利，久用清利之品则阳气愈伤，故去之。夜尿次数已减少，故去金樱子；易谷芽、麦芽、鸡内金为陈皮，以运脾理气。

五诊时，患者诸症悉除，复查肾功能已转为正常，张师嘱其应控制好血压，避免波动，并定期复查肾功能。

师曰：慢性肾功能不全(肾衰竭)患者临床常见，多属中医厥阴病期，以寒热虚实并见为特征，本虚浊毒为基本，治则扶正祛邪，寒热并用，大黄附子汤化裁，每有良效，有很多患者肾功能恢复正常，但须长期服药，以防复发。

病案2

郑某，女，53岁，2018年11月12日初诊。

主　诉　双下肢水肿1周。

病　史　患者高血压病史10余年，平素规律服药，无特殊不适，一周前无明显诱因出现双下肢水肿，就诊当地医院完善相关检查提示尿微白蛋白31.69mg/L、尿潜血（++），总胆固醇6.16mmol/L，余未见明显异常，不排除高血压肾损害可能，建议住院进一步检查、治疗，患者要求暂缓，求治于中医门诊。现症：双下肢水肿、傍晚加重，肢体沉重，胃脘疼痛，嗳气，口中黏腻、异味，小便短黄，舌淡苔白，脉沉。

处 方 柴苓汤加减。

柴 胡12g　黄 芩12g　姜半夏12g　黄 芪20g

桂 枝9g　茯 苓20g　泽 泻15g　甘 草5g

猪 苓15g　麦 芽12g　谷 芽12g　三 七3g

木 瓜12g　藿香12g^{（后入）}

共7剂，水煎服，每日1剂，早晚饭后40分钟温服。

二诊(2018.11.19) 患者水肿较前明显消退，余症亦缓解，纳食亦增加，效不更方，继续予上方加大腹皮12g、红曲6g，续服7剂，煎服法同前。

三诊(2018.11.26) 水肿已除，诸症亦平，复查尿常规尿蛋白、尿潜血均为阴性，续予上方巩固疗效。嘱患者注意休息，规律服用降压药，防止劳累及感冒，定期复查尿常规、肾功能。患者门诊随访未再复发。

— 按语 —

肾性水肿是由于肾脏功能障碍，导致过多水液潴留于人体组织间隙，致使不同程度的组织肿胀。一般多从眼睑及面部开始，严重者可遍及全身，同时多伴有血尿、蛋白尿、高血压等肾脏病的特异性表现。中医将其归属于"水、水肿、水气病"等范畴。在辨证论治的基础上，标本兼顾，针对不同病因，辨证论治，急则治其标，缓则治其本，既利水消肿以治其标，又寻根溯源以顾其本，取效甚佳。

本案乃水湿之邪侵犯少阳，以致枢机不利，决渎无权，三焦受阻，水道不通，泛溢于外，发为水肿；少阳不利，胆火内郁，水湿内阻，循经上泛，故见口中臭秽、黏腻；湿性重浊黏滞，干犯于胃，脾胃运化不利，升降失常，故见胃脘疼痛、嗳气，脾主四肢，湿邪困遏，故见肢体沉重；水湿化热，湿热相结，可见小便短黄。故当治以清化湿热，疏达少阳，方拟柴苓汤加减。

柴苓汤为《伤寒论》中小柴胡汤与五苓散之合方，分别为和解少阳之代表方、太阳蓄水证专设方，二者合用，功擅疏达三焦、宣通内外、清利湿热、利水消肿。方中柴胡轻清升散，疏肝解郁，条达少阳郁滞之气；黄芩苦寒降泄，清泄湿热；半夏辛散和胃降逆、燥湿化痰；黄芪补中益气；方中茯苓健脾利水渗湿；猪苓甘平，解渴通淋；泽泻甘寒，滋阴泄热，利水化湿，三药合用，配伍桂枝温化阳气以利水，共使水邪从小便去。三七散瘀止血；木瓜、藿香和胃化湿，二芽健脾和中，甘草调和诸药，使邪去湿自消，气机畅而痞自除。

二诊患者水肿缓解，纳食增加，诸症均缓，药已中的，故续予上方加大腹皮、红曲。《雷公炮制药性解》说大腹皮"味苦、辛，性微温，无毒，入肺、脾二经。主冷热气攻心腹，疏通关格，除胀满，祛壅滞，消浮肿"。故可安胃健脾，利水消肿；红曲健脾燥胃，消食除满，水湿则生化无源，因机相和故效如桴鼓。

第三节

⊢ 肾盂肾炎 ⊣

病案1

郑某某，男，46岁，2019年1月6日初诊。

主　诉　尿频、尿急、尿痛4个月余。

病　史　4个月余前无明显诱因出现尿频、尿急、尿痛，未予重视，后症状逐渐加重，1个月前至当地医院就诊，诊为"慢性肾盂肾炎"，给予抗生素治疗后症状好转出院。现症状反复，尿频、尿急、尿痛，口干口苦，腰酸，纳寐可，大便调，舌淡红，苔薄白，脉细数。

处　方　知柏地黄丸加减。

生地黄12g　山　药12g　山茱萸 9g　茯　苓15g

泽　泻9g　牡丹皮9g　黄　柏12g　知　母9g

石　斛15g　石　韦15g　谷　芽12g　麦　芽12g

共7剂，水煎服，每日1剂，早晚饭后40分钟温服。

二诊(2019.1.13)药后证缓，尿频、尿急、尿痛减少，口干口苦、腰酸减轻，舌淡红，苔薄白，脉细数，上方生地黄改15g，共14剂，煎服法同前。

三诊(2019.1.27)症已几除，唯口微干，舌淡红，苔薄白，脉细数，遂上方加天花粉12g，再服7剂以为巩固。

— 按语 —

此为肾阴虚之淋证。肾阴亏虚，相火偏亢，热扰膀胱，水道失调，故见尿频、尿急、尿痛；津亏火旺而口干口苦；腰为肾府，阴虚不能养故见腰酸；脉细数亦为肾阴亏虚之象。

慢性肾盂肾炎相当于淋证范畴，巢元方在《诸病源候论·诸淋病候》中说"诸淋者，由肾虚而膀胱热故也"，高度概括了淋证之病机。唐宋时期将淋证分为"热、石、血、气、膏、劳"六淋，虽六淋之中并未提及肾阴虚证，临证之时不可拘泥，有是证用是药。知柏地黄丸出自明代《景岳全书》，时称滋阴八味丸，至清代的《医宗金鉴》乃改名为知柏地黄丸，此方在六味丸生地黄、山药、山茱萸三补，茯苓、泽泻、牡丹皮三泻的基础上，更加知柏补肾泻火，乃是肾阴亏、虚火旺的基础方剂。再加石韦清热通淋，石斛清热养阴，二芽调和脾胃，共成此滋阴泻火、利尿通淋之方。

二诊时药效已现，当循序渐进，仍是肾阴亏虚，遂加重主药生地黄用量为15g，增强滋阴补肾之功。

三诊时病已基本告愈，唯口微苦，是为久病伤阴，津亏未复，再予天花粉12g，养阴润燥收工。

病案2

连某某，男，57岁，2007年1月17日初诊。

主　诉　反复小便灼热伴尿频、尿痛2年。

病　史　患者2年前于异地出差数日后，即出现尿频、尿急、尿痛，伴腰痛、寒战发热，就诊于当地医院查血象及CRP升高，尿常规见大量白细胞，诊断为"急性肾盂肾炎"。予抗生素消炎对症处理后症状好转。然小便灼热感仍未消除，反复迁延至今，伴尿频，偶有尿痛，其间长期口服中成药"热淋清"治疗，初起见效，药后证缓，现服药已未见症状改善，遂特来吾师门诊求诊。现症：小便灼热，时伴尿频、尿痛，咽干，以晨起为主，左耳鸣，夜寐欠安，易醒，舌质淡红苔薄白，脉细数。

处　方　黄连阿胶汤加减。

黄　连6g　　黄　芩12g　　白　芍12g　　阿　胶10g^(烊化)

生地黄10g　炒枣仁15g　合欢皮20g　生龙骨20g^(先煎)

丹　参12g　陈　皮9g　　山　楂15g　　牡　蛎20g^(先煎)

党　参15g　夜交藤20g

7共7剂，每日1剂，水煎服，早晚饭后40分钟温服。

二诊（2007.1.24）小便灼热感减轻，尿频、尿痛已除，时有心烦，咽干，偶有耳鸣，眠差，舌质红，苔薄白，脉沉。予上方去生地黄、党参，改丹参18g，加玄参15g、怀牛膝12g，续服7剂，煎服法同前。

三诊（2007.1.31）小便灼热感已除，咽干、心烦已缓，偶有耳鸣，睡眠显著改善，近日时觉胸闷，舌质红，苔薄白，脉沉。予上方去陈皮，加苏梗12g、谷芽、麦芽各12g，再服7剂后，小便灼热疼痛感未再发作，睡眠改善，耳鸣、咽干、心烦悉症皆除。

—— **按语** ——

　　本案患者以小便灼热伴尿频、尿痛为主症，中医学属"淋证"范畴。汉代张仲景在《金匮要略·消渴小便利淋病脉证并治》中描述：

"淋之为病，小便如粟状，小腹弦急，痛引脐中。"《诸病源候论》根据淋证各自病机不同将淋证分为气、热、石、膏、劳五淋。本案患者虽病程长，然据其症，仍可考虑为热淋。

患者感受外邪，心经热盛，移热于小肠，清浊不分，湿热蕴结下焦而发病；病程日久，下焦湿热留恋未尽，膀胱气机不利，故时伴见小便灼热伴尿频、尿痛；损伤肾阴，肾水不足，不能上济于心，心肾不交，水火不济，故见咽干、夜寐易醒；肾气通于耳，肾和则耳能闻五音，肾阴亏虚，髓海失养，则见耳鸣。结合舌脉，本案乃肾阴亏虚，心火亢盛，移热于小肠，膀胱湿热留恋之证。

前医仅着眼于湿热蕴结之证，未虑及其病日久以致肾阴亏虚、水火不济，故纯以清热利湿之法治之，收效甚微。今吾师四诊合参，治以滋阴清热为主，投以黄连阿胶汤加减。黄连阿胶汤出自《伤寒论》少阴病篇第303条："少阴病，得之二三日以上，心中烦，不得卧，黄连阿胶汤主之。"方由黄连、黄芩、阿胶、芍药、鸡子黄组成，具有滋阴降火之功。阳有余，以苦除之，故方中黄连泻心火，黄芩善泻里热，二者配合苦寒直折亢盛之心火，兼能清热燥湿；阴不足，以甘补之，白芍养阴收敛，阿胶滋阴养血，二者共用壮水之主，以抑阳光。因鸡子黄加入汤剂后，其性状多数患者难以接受，故去之，加生地黄清热凉血、养阴生津，丹参活血通经、清心除烦。夜寐欠安，加炒枣仁、合欢皮养心安神助眠，龙骨、牡蛎滋阴潜镇上亢之阳。加党参益气生津，陈皮理气调中，山楂健脾消食。诸药共奏滋肾阴，降心火，潜镇安神之功。

二诊时，患者药后证缓，小便灼热感减轻，尿频、尿痛已除，时有心烦，咽干，偶有耳鸣，眠差。上方去生地黄、党参，加玄参清热养阴，怀牛膝补益肝肾，丹参加量至18g以增强清心凉血、除烦安神之功效。三诊时，患者药后证缓，小便灼热感已除，咽干、心烦已缓，偶有耳鸣，睡眠显著改善，近日时觉胸闷。故上方去陈皮，加苏梗行气宽胸，谷芽、麦芽调护脾胃。服上方7剂后，小便灼热疼痛感未再发作，睡眠改善，耳鸣、咽干、心烦悉症皆除。

师注：黄连阿胶汤所治病证不同，发挥作用亦异，如治心肾不交之失眠，发挥其交通心肾、壮水制火之功效，本案乃湿热下注、真阴亏虚

之淋证，所现乃清热燥湿、滋阴通利之效等，此正是吾所提出的"异证同治"说也。该方体现一方多用，可作经方临床活用之参考。

病案3

于某某，男，65岁，2020年12月30日初诊。

主 诉 尿频、尿急、尿痛6个月余。

病 史 6个月余前无明显诱因出现尿频，尿急、尿痛，初期未予重视，后症状逐渐加重，于医院检查提示肾盂肾炎，遂来吾师处求诊。现症：腰酸，口苦，尿频，尿急，尿痛，淋漓不尽，身困，舌淡红，苔薄黄，脉细数。

处 方 黄芪二至丸加减。

黄 芪30g 女贞子12g 墨旱莲15g 生地黄20g

刘寄奴20g 野菊花15g 石 韦20g 萹 蓄20g

瞿 麦15g 砂 仁6g 芡 实15g 金樱子20g

桑螵蛸15g

共7剂，每日1剂，水煎服，早晚饭后40分钟温服。

二诊(2021.1.6) 尿频、尿急、尿痛症状有所缓解，略有口渴，舌淡红，苔薄白，脉沉数，是为药已中的，效不更方，故予上方去野菊花，女贞子，砂仁加玄参20g、麻黄12g、五味子12g、地丁20g、鸡内金20g，后患者接连调服3周余，诸症皆愈，疗效已显。

─ 按语 ─

本案属中医淋证范畴。淋证之名，始于《黄帝内经》《金匮要略》所述较详。该患者久居闽南，地处热带，近于海滨，蒸发甚而腠理疏，故外易感受湿热之邪，又因肾脏本虚，《诸病源候论》中提到："诸淋者，由肾虚而膀胱热故也。"盖肾为至阴，主行水道，热灼阴伤，真阴亏损，一水不足，二火更甚，故生内热，小便成淋，自觉涩痛；湿热壅遏，气化失宣，小便短涩；腰为肾之府，湿热阻络，腰酸困重；湿热侵于少阳，少阳枢机不利，可见口苦；病情迁延，气阴耗伤，肢体经脉失于濡养，故见身困；舌淡红苔薄黄，脉细数亦为气阴两虚，湿热蕴结之证。

吾师治以益气养阴，清热利湿为主，方投黄芪二至丸化裁施治。方中女贞子，入足少阴肾经，能滋肾阴，《得配本草》中提到："女贞子养阴气，平阴火，一切烦热骨蒸，虚汗便血，因火而致者，得此治之，自无不效。"与墨旱莲相配，墨旱莲味甘性寒，入肾补精，有"壮水之主以制阳光"之义；再加生地黄，大寒凉润，养阴凉血，尤宜燥结有实火之人；野菊花疏散风热，助热透达；黄芪，味甘微温，与砂仁同用，健运脾胃，令湿自去；刘寄奴，味苦气温，能入膀胱，性善迅走，专能逐水，与萹蓄、瞿麦、石韦同服，味苦性降，导热下行，利尿通淋；尤以石韦，利水泻湿，为治淋涩专药；再予芡实、金樱子，功专收涩，能止遗泄，桑螵蛸固精缩尿，诸药相合，共奏清利湿热、补益气阴之效。

二诊时患者自述尿频、尿急、尿痛有所缓解，略有口渴，舌淡红，苔薄白，脉沉数，是为药已中的，效不更方，故予上方去透热养阴、健脾理气之品，加玄参，性寒入肾，除肾家浮游之火，并加麻黄、五味子，一宣一敛，恰合肺性；地丁，清热利湿，鸡内金运脾开胃，疗小便频数，令药达病所。后患者接连调服3周余，诸症皆愈，疗效已显。

第四节

尿路结石

病案1

林某某，男，69岁，2012年6月10日初诊。

主　诉 血尿伴腰痛1周，发现肾结石2天。

病　史 患者1周前出现肉眼血尿伴腰痛，未予重视，2日前出现腰部胀痛加重，就医检查泌尿系彩超提示左肾结石，大小约10mm×12mm，经西医对症处理后，血尿症状缓解，为求中医保守治疗特来就诊。现症：腰痛而胀，活动后加重，身困乏力，纳寐一般，小便次数明显增多，6～8次/日，色黄，大便稍干，舌质淡，苔薄白，脉沉数。

处　方 芍药甘草汤合排石汤加减。

赤　芍20g　白　芍20g　炙甘草10g　黄　芪20g

桑寄生9g　杜　仲12g　枳　壳9g　三七粉3g^(分冲)

薏苡仁15g　石　韦12g　金钱草20g　海金沙20g^(布包)

鸡内金9g　白茅根20g

共7剂，水煎服，每日1剂，早晚饭后40分钟温服。

二诊(2012.6.17) 药后腰痛减缓，仍觉腰胀，尿色转淡，次数正常，身困，唇干，大便稍干，纳寐一般，舌质淡苔薄白，脉弦。予上方去白茅根、薏苡仁、石韦，加茯苓9g、猪苓12g，共14剂，煎服法同前。

三诊(2012.7.1) 腰胀痛已止，偶有口苦，纳一般，寐安，二便调，舌质淡苔薄白，脉沉。予上方去猪苓，加山楂20g，共14剂，煎服法同前。

四诊(2012.7.15) 自觉无明显不适，复查泌尿系彩超提示结石已下，食欲不佳，寐安，二便调，舌质淡，苔薄白，脉沉。予上方去桑寄生、杜仲、三七，改茯苓12g，加陈皮12g，再服7剂巩固疗效后，胃口已开，纳谷复常，诸症悉平。

— 按语 —

　　患者年老，久居南方湿热之地、饮食不节，湿热之邪久袭机体，蕴结于内，其性趋下，易袭阴位，水湿下注，肾与膀胱气化失司，又使湿邪长驻下焦，久则耗伤阴血，熬尿成石，堵塞水道，致使气滞血瘀，血脉不通，不通则痛，故见腰部胀痛难忍；湿热砂石瘀堵，划伤血络，迫血妄行，故见肉眼血尿；湿热下注，膀胱气化失司，开阖无权，故见尿频、色黄。湿热久蕴，困遏清阳，伤津耗气，阻滞经络，故身困乏力；

津液从小便而去，故大便稍干。四诊合参，此乃湿热内蕴，炼液成石，迫血妄行，阴血损伤之证，病性虚实夹杂，以实为主，病位在肾、膀胱，故吾师用芍药甘草滋阴柔脉、养血和筋、缓急止痛，配以排石汤及清解湿热之品，以清利湿热之实邪，标本兼顾。

芍药甘草汤出自《伤寒论》，方中白芍养血敛阴、缓急止痛，赤芍清热凉血、祛瘀止痛，炙甘草和中缓急，三者合用，酸甘化阴，益阴复液，筋脉得养。配以石韦、白茅根清热利尿、凉血止血；薏苡仁健脾渗湿；金钱草味甘咸性微寒，利水通淋、清解郁热，盖取其咸能软坚之意，有利于尿道结石的排出；海金沙味甘性寒，入小肠、膀胱经，助金钱草除湿热、利水排石；鸡内金健脾理肠，取其善消砂石功能，即防消石之品碍胃之弊，又消壅塞肾门之石；五者合用，共奏清热凉血，利水排石之功。再加黄芪补气升阳、利水行气，枳壳下气消满，二者共用，以升提阳气，开解滞气，气行而水行，气顺而痛去；三七化瘀而止血，活血定痛，以敛摄妄动之血，化离经之瘀血。又佐杜仲、桑寄生补益肝肾以利腰府，固其本元。

二诊患者服药后腰痛减缓，尿色转淡、次数正常，身困，唇干，考虑其湿热之邪去之部分，然阴液亏损仍存，便以上方去白茅根、薏苡仁、石韦，加茯苓9g、猪苓12g以滋阴清热，利尿排石。三诊患者服药后证缓，腰胀痛已止，偶有口苦，考虑湿热之邪已去大半，阴液亦已滋补，故拟上方去猪苓，加山楂20g，以健脾开胃，活血祛瘀。四诊患者诸症基本已消，结石已下，唯食欲不佳，故去上方杜仲、桑寄生、三七等滋补肝肾、活血止血之品，增茯苓量至12g，并加陈皮12g，以健脾理气，化湿和中为重，补养后天之本，开胃助运，巩固疗效，服药后回访，诸症皆除。

师曰：随着科学进步，诊察仪器的大量产生，中医四诊的手段也在不断发展，肾结石即是一例。患者虽无尿中砂石，但现代仪器检查即可确诊，依中医辨病辨证结合之法，获效颇佳。

陈某某，女，45岁，2017年12月21日初诊。

主 诉 发现双肾结石10日，腰痛3个月。

病 史 3月前患者无明显诱因出现腰背部疼痛，连及腹部，未予重视，后疼痛逐渐加重，10日前我院查泌尿系彩超发现双肾结石，大者约0.4cm×0.3cm（左）、0.3cm×0.2cm（右），伴身困乏力，纳寐可，二便调，舌质红，苔薄白，脉弦数。

处 方 芍药甘草汤合三金汤加减。

赤 芍20g 白 芍20g 炙甘草10g 桑寄生15g

山 药15g 金钱草20g 石 韦12g 海金沙20g^(布包)

鸡内金20g 青 皮12g 陈 皮12g 菟丝子12g^(布包)

黄 芪20g

共7剂，每日1剂，水煎服，早晚饭后40分钟温服。

二诊(2017.12.28) 服药后腰背腹部疼痛略缓，舌质红苔薄白，脉弦数，上方石韦改15g，加茯苓15g、猪苓12g，共14剂，煎服法同前。

三诊(2018.1.11) 服药后疼痛范围缩小仅局限腰部，舌淡红苔薄白，脉弦。上方去山药、菟丝子、青皮、陈皮，加葛根20g，共14剂，煎服法同前。

后患者因胸闷气短来诊，询问其腰痛情况，自诉上次服药后腰痛等诸症悉除，曾排出数个米粒大小结石，腰痛病已告愈。

— 按语 —

本案肾结石但未见尿频、尿急、尿痛等症，而以腰背腹部疼痛为主，故诊断属中医"腰痛"范畴。肾主水液，肾气不足，膀胱气化不利，湿热蕴结下焦，水液煎熬成石，阻滞经气，肾为腰之府，故见腰背痛连及腹部；肾气不足，且病久耗伤气血，故见身困乏力；舌质红、脉弦数亦为湿热之象。

本证虚实夹杂，以实为主，张师治以清热利湿，排石止痛，兼补脾肾，方用芍药甘草汤合三金汤加减。芍药甘草汤出自《伤寒论》，功擅缓急止痛；经验方三金汤可清热利湿、排石止痛。方中芍药甘草汤酸甘化阴、柔肝缓急、活血止痛。现代研究证明，芍药甘草汤主要有解痉，止痛，抗炎，中枢抑制等作用，可缓解结石引起的腰痛，《朱氏集验方》将其称为"去杖汤"，芍药甘草汤本用白芍，而去杖汤用赤芍，因久病多瘀，遂将二者合用疗效更佳。金钱草性微寒味甘咸，入肝、胆、肾、膀胱经，具有清热利湿、通淋消肿之功效，治疗结石有特效，盖取其咸能软坚之意，有利于尿道结石的排出；海金沙味甘咸性寒，入小肠、膀胱经，有清利湿热，通淋止痛作用，助金钱草的排石之功；石韦清热通淋，为排石妙药；鸡内金味甘性平，入脾、胃经，具有健脾胃消积滞的作用，可防利水消石之品碍胃之弊；排石亦需气机推动，脾肾气充，则膀胱气化有力，故加桑寄生、菟丝子、山药、黄芪健脾补肾、益气利湿，青皮、陈皮疏肝理气，补中有行，畅通气机，以助排石之力。

二诊时症状有缓，舌脉同前，湿热仍存，遂加大石韦用量至15g，并予猪苓、茯苓清热利湿。

三诊时症状改善，去甘温之菟丝子以防太热，加甘辛凉之葛根，入脾胃经，升清阳、疏经气，既增黄芪补气之功，又助芍药甘草汤通经缓急，锦上添花，乃收全功。服药后腰痛止、结石排，诸症皆除。

师曰：芍药甘草汤舒筋活络，善治各种疼痛，对结石性疾病疗效确切。本案患者，治前虽未见尿中下石，但超声诊断已经确诊，故中医四诊，应予结合。说明各种诊断技术，中医均可应用，并将之纳入诊断，才能与时俱进。

病案3

徐某，男，50岁，渔民，2010年8月18日初诊。

主　诉 溺时疼痛3日。

病　史　病家欲溺之时，必疼痛难耐，力尽始得溺出而后快，已3日有余，于外院检查左肾有一0.6cm×0.7cm大小结石，为求中医排石遂来就诊。询知左腰时痛，下体沉重，小便艰涩，余沥难尽，望其舌红苔少，切其脉细数。

处　方　六味地黄丸改汤化裁。

熟地黄9g　　山　药15g　　山茱萸9g　　怀牛膝12g

女贞子12g　　茯　苓12g　　泽　泻12g　　牡丹皮9g

金钱草20g　　鸡内金20g　　薏苡仁20g　　海金沙20g^(布包)

共14剂，水煎服，每日1剂，早晚餐后40分钟服用。

二诊(2010.9.1) 患者自诉上药连服5剂后，小便觉舒，尽剂则下体沉重减，腰痛减轻，舌质淡苔白，脉沉。予上方加石韦12g，续服7剂，煎服法同前。

三诊(2010.9.8) 患者自诉7剂药尽，排出绿豆大石1粒，腰痛消除，复查泌尿系彩超提示结石消失，嘱坚持服六味地黄丸以巩固疗效。

— 按语 —

　　人有小便溺砂石者，其人欲溺之时，疼痛难耐，思其起病之因，大约得之年少，以妄为常，耗散其真，务快其心。本案患者年过半百，肾气衰而精少，其人以渔为业，常年涉水，人皆以为其肾石之病感于湿热，谁知是肾火煎熬之故？夫肾火之盛，由于肾中水衰也。水亏之后，其火未息，肾中水火不平，则虚火大动而不止。渔猎涉水，水湿乘肾气之虚直入肾宫，郁遏其火，水火煎熬，为成石之因，犹海水得火而成结晶，肾水得火而成石淋也。四诊合参，此乃水亏火旺，水湿内浸之证。故辨病与辨证相结合，治法当平肾中水火，通其肾中之气，利其膀胱，则肾火解而砂石自化矣。

　　吾师方用六味地黄汤化裁，以熟地黄、山药、山茱萸、牛膝、女贞子滋阴益肾，以复肾津，肾水充足，则肾中虚火自平；熟地黄、山茱萸甘酸，滋其阴水之余，"又取其甘能化石，而酸能消石也"（《临证本草》）；又虑其性滞而不行，留而不走，以茯苓、薏苡仁淡渗利湿，通利膀胱；以泽泻之咸，咸以入肾，且善走攻坚，领群药趋于肾中，又能出于肾外，迅逐于膀胱之里，而破其块也；以三金（鸡内金、海金沙、金钱草）微寒之品散其火气，取三金排石汤之主药，清热利湿，通淋排石之功甚著；以牡丹皮入群方中，清热凉血，以治热灼血络之患。诸药合用，膀胱通利，水火自平，脬中砂石何以存焉？倘若不补肾而惟治膀胱，且气不能出，乌能化水哉。

二诊，小便觉舒，腰痛减轻，下体重减，其肾中水火渐平，水湿将除之象，故予上方加通利之石韦以增其功。从此调治，病自除矣。

师曰：肾结石常见，中医排石优势明显，伴随诊断手段的发展，中医应与时俱进，临证当辨证与辨病相结合、传统与现代相结合，提高疗效。

病案4

陈某某，女，57岁，2018年7月12日初诊。

主　诉　发现左肾结石1年余。

病　史　患者平素偏食辛辣肥甘，1年余前体检发现左肾结石约2mm，尿常规示尿潜血（+），余未见明显异常，无肾区、腰部疼痛等不适，仅多饮水，未重视、未治疗。近月来感腰痛腰酸而胀，伴小便余沥不尽，复查泌尿系彩超提示左肾结石及左侧输尿管多个结石，3～4mm不等。今为求中医治疗，特来求诊。现症：腰痛腰酸而胀，左侧为著，小便余沥不尽，色黄偏褐，双膝酸软，疲乏身困，纳寐欠佳，晨起口干，急躁，大便自调，舌红苔白稍腻，脉弦。

处　方　黄芪二至丸合三金排石汤加减。

黄　芪20g　女贞子12g　墨旱莲9g　牡　蛎30g^{（先煎）}
白茅根20g　鸡内金20g　金钱草20g　三七粉3g^{（分冲）}
陈　皮12g　谷　芽12g　麦　芽12g　海金沙20g^{（布包）}

7剂，水煎服，每日1剂，早晚餐后40分钟温服。

二诊（2018.7.19） 服药后腰酸痛而胀改善一半，仍小便余沥不尽，小便颜色转淡，睡眠明显好转，胃胀，余症皆缓，守前方去三七、牡蛎，加杜仲

12g、金樱子12g、芡实15g、枳壳12g，续进14剂，煎服法同前。

三诊(2018.8.3)服药后偶有腰酸腰痛，疲乏纳差，余症皆除。守前方去芡实、金樱子，加寄生12g、续断12g、砂仁6g，续进14剂，煎服法同前。

守此法随证坚持调治2月余，前后迭进60余剂，复查泌尿系彩超未见明显异常，诸羔尽除，随访半年未复发，疾病获愈。

— 按语 —

　　肾结石相当于中医之"石淋""血淋""腰痛"等病的范畴。《诸病源候论·石淋候》探讨了本病的病机与肾虚及湿热的密切关系："石淋者，淋而出石也。肾主水，水结则化为石，故肾客砂石。肾虚为热所乘，热则成淋。"患者久居东南湿热之地，平素偏食辛辣肥甘，化生湿热，湿性趋下，内蕴于下焦，又移热于膀胱，致水道不利，水湿羁留，湿热相恋，蒸灼津液，煎熬尿液，凝结为沙石，结于泌尿系统。年近六旬，脏腑衰退，脾肾不足，膀胱气化不行，加重结石形成；砂石阻滞，又进一步损伤正气，恶性循环，发为本病。

　　湿热之邪兼夹砂石为患，气机不畅则痛，故腰酸而胀痛；肾主骨生髓，湿热之邪耗伤肾阴，膝骨失于滋养，且湿热之邪亦可耗伤气阴，故见双膝酸软乏力。肾虚失固，故小便余沥不尽；砂石伤及脉络，血不循经，随尿而排，兼有里热，故小便色黄偏褐。湿热久蕴，损伤脾胃，故见纳差、疲乏身困；脾虚生化乏源，不能奉养心神，故眠寐欠佳。湿热久遏，耗伤津液，故晨起口干。湿热久羁，气机不畅化火，故急躁。结合舌脉，四诊合参，此系脾肾不足、湿热下注证。吾师治以健脾益气、滋肾育阴、清热利湿、通淋排石之法。方拟黄芪二至丸合三金排石汤化裁。

　　方中女贞子滋补肝肾、益阴培本，与墨旱莲配伍，增强药效。黄芪乃补脾益气之良药，陈皮可行气化滞，再配谷芽、麦芽健脾开胃，四药合用加强健脾理气之效。鸡内金，一可消食化积、健运脾胃；二配益肾之品，有固精缩尿止遗之功；三兼能清下焦、膀胱之湿热，而有通淋化石之功。海金沙，能清利膀胱湿热，尤为治石淋之要药，合金钱草增强清热利湿排石之效。三七，化瘀止血；白茅根，凉血止血、清热利尿；

牡蛎安神助眠。全方扶正祛邪、标本兼顾，共奏健脾滋肾、清热利湿、通淋化石之效。

二诊服药后腰酸痛而胀改善一半，小便颜色转淡，睡眠良好，仍有小便余沥不尽，胃胀，守前方去三七、牡蛎，加杜仲补肝肾、强筋骨；芡实、金樱子共用，则肾气得补，精关自固；枳壳理气宽中，行气消胀。三诊腰部酸痛偶作，疲乏纳差，余症皆除。守前方去芡实、金樱子，加寄生、续断用以加强补肝肾、强筋骨之功效；砂仁化湿开胃。守此法随证坚持调治2月余，前后迭进60余剂，诸恙悉除，随访半年未复发，疾病获愈，疗效满意。

师曰： 结石类疾病诊治，一是应与时俱进，利用现代检查手段确诊，加强传统望诊。二是要辨病辨证论治相结合，在辨证用药的基础上，加强排石、消石辨病论治。三是生效后坚持久服，巩固成果，防止复发。

病案5

曹某某，女，46岁，2018年4月18日初诊。

主　诉　反复腰痛3年余，加重3天。

病　史　患者素嗜肥厚之品，3年余前无明显诱因出现腰部绞痛，难以伸直身躯，排尿困难，遂急诊送入医院查彩超示左肾结石（9mm×10mm），经西医手术治疗后，症状好转，但3年余来腰痛反复发作，因工作繁忙未予重视，3天前腰痛加剧，疼痛难耐，立即就诊于医院查彩超提示左肾结石复发，大小约8mm×9mm，西医建议再次手术治疗，患者恐术后仍复发，故寻求中医诊治。现症：腰绞痛，活动后加剧，身困乏力，口干口苦，纳差，小便次数多，10～12次/日，大便干结，舌尖红，苔黄腻，脉数。

处　方　芍药甘草汤合排石汤加减。

赤　芍30g　白　芍30g　炙甘草10g　黄　芪20g

石　韦15g　枳　壳9g　鸡内金15g　山　楂20g

金钱草20g　莪　术9g　三　棱9g　海金沙20g^(布包)

共7剂，每日1剂，水煎服，早晚分服，并嘱喝水配合跳跃运动。

二诊(2018.4.25) 服药后腰痛较前缓解，小便正常，食欲不振，舌质淡红，苔薄黄，脉数，守上方加白茅根20g、陈皮12g，续服14剂，煎服法同前。

三诊(2018.5.8) 腰痛已止，余症皆缓，舌质淡，苔白，脉沉。予上方加川牛膝12g，续服28剂，煎服法同前。

四诊(2018.6.7) 服药后诸症皆愈，复查彩超提示左肾结石已下，再以上方续服14剂，巩固疗效，疾病得痊愈。

— 按语 —

肾结石是一些晶体物和有机质在肾脏的异常聚积，临床见症以腹部绞痛，痛引少腹，排尿不畅为特征，有时可伴血尿。本案病家嗜食肥甘，长居南方湿热之地，湿热之邪蕴结于内，其性趋下，易袭阴位，湿热下注，肾失开阖气化之权，分清泌浊失司，故湿热之邪久驻，黏腻郁阻，熬尿成石，发为此病；砂石堵塞水道，血脉不通，不通则痛，故见腰疼痛难耐；湿热下注，膀胱气化失司，开阖失司，故见尿频；津液随小便出，肠道津亏，故见大便干结；湿热久蕴，困遏清阳，故见身困乏力；邪热上炎故见口干口苦；湿热之邪伤脾，脾虚失运，故见纳差；结合舌脉，四诊合参本案证属下焦湿热，吾师治以清热利湿，缓急止痛，方选用芍药甘草汤合排石汤加减。

芍药甘草汤出自《伤寒论》，方中白芍苦酸微寒，归肝、脾经，主邪气腹痛，除血痹，破坚积寒热、疝瘕，止痛；甘草味甘性平，坚筋骨，长肌肉，芍药与甘草相配酸甘化阴，缓急止痛；再加排石汤中海金砂利水通淋、清热解毒；金钱草清热利尿、善排结石；鸡内金健胃消食，化坚消石；石韦甘寒清利下焦湿热；三棱破血行气、消积止痛；莪术行气止痛；枳壳下气消满；黄芪补益脾气，脾机得复，则湿热乃化，且开络行血止痛，黄芪、枳壳二药同用，升提阳气，开解气滞，气行水行；山楂活血化瘀通络，消食和胃。

二诊服药后腰痛较前缓解，纳差，故加白茅根清热利尿，陈皮健脾以化湿。三诊，患者腰痛已止，余症皆瘥，守上方加川牛膝味甘性平，可利尿通淋、逐瘀通经，且能补肾以固后效。四诊患者湿热已去，经脉气血通畅，复查彩超提示结石已下，疾病告愈。

师曰：肾结石急性发作时多属中医腰痛、腹痛等，结合现代诊疗手段，采取辨证辨病结合论治。芍药甘草汤舒筋活络、缓急止痛，可舒张输尿管，排石汤可利湿排石，据其痛有定处，固定不移，符合瘀血疼痛特征，故加入活血化瘀之品等，综合以治，效后巩固，每有佳果。

病案6

陈某某，男，68岁，2001年10月18日初诊。

主　诉　发现右肾结石伴积水1月余。

病　史　缘于1月余前无明显诱因出现腰酸，以肾区为著，伴尿频，遂就诊于当地医院，检查泌尿系彩超提示右肾结石（3mm×4mm）伴积水，曾经中药治疗，多以清热通淋排石之品，结石未下，反增关节冷痛之疾。现为求中药治疗，特来求诊。现症：时有腰酸乏力，肾区喜揉喜按，尿频，尿色清而淡红，遇风关节冷痛，口干，舌质暗苔薄白，脉沉而无力。

处　方　金匮肾气丸加减。

桂　枝6g　　生地黄9g　　山茱萸9g　　海金沙20g^(布包)

茯　苓15g　泽　泻6g　　牡丹皮10g　制附子6g^(先煎)

桃　仁12g　金钱草20g　山　药12g

共7剂，水煎服，每日1剂，早晚餐后40分钟温服。

二诊（2001.10.25）服上方腰仍酸，尿频，关节疼痛改善，余症减轻，守前方加续断12g、杜仲12g，续进7剂，煎服法同前。

三诊（2001.11.1）服上药后时有口干，腰酸、尿频皆缓，余症较前改善，舌淡苔白，脉沉。守前方去附子、桃仁，改生地黄为20g，加蒲公英15g。续进7剂，煎服法同前。守此法随证加减，前后坚持迭进50余剂，复查泌尿系彩超未见明显异常，诸恙尽除，随访半年未复发，疾病获愈。

— 按语 —

本案患者年近古稀，脏腑衰退，腰酸，尿频数，尿色清，此肾气虚之明证。前医见肾中结石，过用苦寒渗利之品，非但砂石不消，更损肾阳。肾虚气化不利，水行迟缓，尿中杂质聚为砂石故发为本病。如巢元方所说："肾主水，水结则化为石，故肾客砂石。"砂石形成，久客于肾，郁而化热，再煎熬尿液，结为砂石，亦可加重病情。腰为肾之府，肾气不足，气化不利，肾阳虚衰，经脉失于温养，故肾区喜揉喜按，腰酸乏力。肾气亏虚，蒸腾气化无力，约束无权，膀胱开阖失度，关门不固，故尿频，其色清。砂石内阻，影响水液输布，津液潴留肾络，不得下泄，故而成积水。砂石盘阻，血行不畅，溢于脉外，与尿液相混，故见尿色淡红。肾阳不足，水液失于蒸化，津不上承，则口渴不已；肾阳不足，损及卫阳，肌表失于温煦，故遇风则关节冷痛。如《金匮翼·痹证统论》所述："痛痹者，寒气偏胜，阳气少、阴气多也。夫宜通而塞则为痛，痹之有痛，以寒气入经而稽迟，注而不行也。"四诊合参，结合舌脉，辨证为肾气不足之证。吾师治以补益肾气、化气利水、通淋排石。方拟肾气丸加减。

方中以附子、桂枝温补肾阳，通阳化气，助肾气化，助阳化水，以除下焦之郁积。生地黄一能补肾滋阴，配以山茱萸、山药，平补肝肾之阴，肾为水火之脏，内舍真阴真阳，阳气无阴则不化，"善补阳者，必于阴中求阳，则阳得阴助，而生化无穷"，有从阴引阳之妙；二能凉血解毒，以防治因结石盘磨日久，化热生毒，灼伤血络，合于丹皮，止血解毒，活血通经。茯苓、泽泻，渗利膀胱，利水清热，合于海金沙、金钱草，通淋排石，除郁积而使下焦通畅，促进下焦气化。桃仁，活血化瘀，以治砂石瘀久，经脉瘀滞。诸药合用，非峻补元阳，乃微微生火，鼓舞肾气，即"少火生气"之义。助阳之弱以化水，滋阴之虚以生气，兼以通淋排石，使肾阳振奋，气化复常，则诸症自除。

二诊服上方腰仍酸，尿频，余症减轻，提示药已中的，守方加续断、杜仲补肝肾而固关，续进7剂。三诊药后时有口干，余症减轻，守前方去附子、桃仁，增加生地黄用量，滋补肝肾，养阴生津；蒲公英清热解毒、利尿通淋，续进7剂。守此法随证加减，前后坚持迭进50余剂，复查泌尿系彩超未见明显异常，诸恙尽除，随访半年未复发，疾病获愈，疗效满意。

病案7

蒋某某，男，31岁，2000年6月11日初诊。

主　诉 左肾结石半年余。

病　史 患者左肾结石半年余，偶有腰酸，余无不适，欲求中医药排石之法，遂慕名来诊。望其舌边尖红苔白，切其脉细稍数。

处　方 五苓散、黄芪二至丸合三金排石汤加减。

猪　苓15g　茯　苓12g　白　术9g　泽　泻9g

桂　枝6g　黄　芪15g　鸡内金12g　金钱草20g

女贞子15g　旱莲草12g　甘　草5g　瞿　麦20g

海金沙20g^(布包)

共14剂，每日1剂，水煎服，早晚饭后40分钟温服。

二诊(2000.6.25) 服药后腰痛加重，查B超提示：左肾轻度积水，输尿管扩张，结石0.2cm×0.3cm。舌质暗红，苔薄白，脉细稍数。

处　方

猪　苓15g　茯　苓12g　白　术9g　海金沙20g^(布包)

泽　泻12g　鸡内金15g　桂　枝6g　金钱草20g

白　芍20g　炙甘草10g　旱莲草12g　鱼腥草20g

丹　参18g　山　楂15g　茵　陈20g

共21剂，煎服法同前。

三诊(2000.7.20) 前日排出结石一粒，近日仅感轻微疼痛，晨起口干，纳眠可，舌红苔白，脉弦稍数。予上方去旱莲草、鱼腥草、山楂，加乌梅6g、萹蓄20g，药用20余剂，诸症消失。

— 按语 —

肾结石当属中医"石淋"范畴，《圣济总录》提到："论曰石淋者……盖由肾气虚损，则饮液停聚，不得宣通，膀胱客热，则水道涩痛，胞内壅积，故令结成砂石，随小便而下。"吾师认为，其病机初期多为湿热之邪阻于太阳膀胱，影响膀胱气化，煎熬尿液，其中杂质聚为砂石，结于肾脏，阻滞气机，化生瘀血，形成太阳膀胱实证。病程日久，湿热结石进一步损耗正气，病传少阴，以致少阴肾阴不足，下焦气化受阻，终成太阳少阴并病，虚中夹实之证。本案患者结石已有半年，病程日久，肾气已损，故时有腰酸。舌尖红，脉细数则为阴虚火热之象，故治必清热滋阴，利尿排石。

方中以五苓散化气利湿行水，则膀胱湿热可去，水液气化有源，尿液通畅，有助排石。三金排石汤之主药中，金钱草味甘咸性微寒，能清利湿热；海金沙味甘咸性寒，能利尿通淋；鸡内金味甘性平，既能通淋化石，又可和胃，以防寒凉之品损伤中土。黄芪二至丸中，黄芪可健脾益气，女贞子、旱莲草二药养阴而不滋腻。三方合以瞿麦利尿通淋，甘草调和诸药，共奏清热滋阴排石之功。

14剂服毕，由B超结果可知结石已下至输尿管，患者疼痛难忍，故用芍药甘草汤缓急止痛；五苓散加茵陈，更加增强清热利湿之功；患者舌质暗红，知其瘀血阻络，故加丹参、山楂活血化瘀；鱼腥草清热解毒。三诊患者结石已去，疼痛减轻，仍宗上法加萹蓄清热利湿除其病因，防止复发，其晨起口干，故用乌梅生津止渴，乌梅亦有滋阴之效，故去旱莲草以精简药方，山楂亦同此理，药用3周而病除。

病案8

林某某，女，58岁。2020年8月23日初诊。

主　诉　颜面浮肿1月余。

病　史　病家1个月余前无明显诱因出现颜面浮肿，于外院检查尿常规提示红细胞（+）。泌尿系彩超提示左肾结石。今慕名来诊，询知身困腰酸，口苦口干，胃胀不舒。观其舌淡苔白，切其脉沉弦。

处　方　柴苓汤合三金排石汤加减。

柴　胡12g　黄　芩12g　黄　芪20g　姜半夏12g

茯　苓20g　猪　苓12g　泽　泻12g　石　斛12g

鸡内金20g　金钱草20g　谷　芽12g　麦　芽12g

海金沙20g^(布包)

共7剂，每日1剂，水煎服，早晚饭后40分钟温服。

二诊（2020.8.30）患者自诉颜面浮肿减轻，腰酸，胃胀，舌淡苔白，脉沉弦。予上方加杜仲12g、陈皮12g，续进7剂，煎服法同前。

三诊（2020.9.6）服药后5天腰痛剧烈，尿出结石一枚，现水肿基本消退，稍有口苦胃胀，舌淡苔白，脉沉。予前方去鸡内金、金钱草、海金沙，加山楂20g、苏梗12g，再用7剂，煎服法同前。后随访患者，诸症悉除。

— 按语 —

　　病家颜面浮肿，乃水湿之邪侵犯少阳，枢机不利，决渎无权，三焦受阻，水道不通，泛溢于外所致。少阳不利，胆火内郁，水湿内阻，津不上呈，故见口干口苦。湿邪困遏，气血周流不畅，不能濡养周身，故见身困腰酸。湿邪阻于太阳膀胱，膀胱气化功能失常，久郁化热，湿热胶着，炼而成石，进一步阻滞气机，使病情加重。脾主运化，喜燥而恶湿，今湿邪困阻，饮食水谷失于运化，故见胃胀不舒。遂治以清化湿热，疏达少阳，方拟柴苓汤合三金排石汤加减。

　　柴苓汤由小柴胡汤合五苓散组成，两方均出自《伤寒论》，小柴胡汤可疏利三焦，调达上下，宣通内外，解少阳之郁。五苓散功善化气布津、分消水气，利水渗湿，有温阳化气之功。方中柴胡轻清升散，疏肝解郁，条达少阳郁滞之气；黄芩苦寒降泄，清泄湿热；半夏辛散和胃降逆、燥湿消痞。三药合用取小柴胡汤通利三焦，疏解少阳之意。茯苓甘淡，能健脾利水渗湿；猪苓甘平，善解渴通利小便；泽泻甘寒，可利小便，清湿热。三药合用，使湿热之邪从小便而去。三金排石汤出自解发良的《古今名方》，可清热通淋、利尿排石，其中金钱草、海金沙能清热利湿、通淋排石，鸡内金健脾理肠，善消砂石，既防消石之品碍胃之弊，又消壅塞之石。合以黄芪健脾益气，谷芽、麦芽消食和胃，石斛生津止渴则诸症兼顾。

二诊患者颜面浮肿减轻，续予前方巩固疗效。其腰酸、胃胀，遂加杜仲补肾强腰，陈皮理气和胃。三诊患者结石已下，予去鸡内金、海金沙、金钱草，其仍有胃胀，予加山楂、苏梗消食理气，坚持服用，终得全功。

第五节

⊢ 多囊肾病 ⊣

病案1

陈某某，男，41岁，2018年3月11日初诊。

主 诉 发现多囊肾3年余，肾功能异常1年。

病 史 3年余前于莆田市第一医院体检，行彩超检查提示双肾实质内可见数个无回声区，右侧最大约1.1cm×0.8cm，左侧最大约2.4cm×2.5cm。问诊得知其父亲有"多囊肾"病史，临床诊断为"多囊肾"，未予重视及治疗，平素偶有腰酸。1年前体检时发现肾功能异常，肌酐140μmol/L，诊断为"多囊肾、慢性肾衰竭"，给予口服"肾衰宁片、开同"等药物治疗，近日肌酐较前上升，波动在178~212μmol/L，尿蛋白波动在+~++，口服中药治疗，肌酐均未见明显下降，遂来求诊。现症：双侧多囊肾，腰酸，夜尿4~5次/晚，尿中泡沫，畏寒，舌暗苔白腻，脉沉涩。

处 方 大黄附子汤加减。

黄　芪20g　茯　苓15g　灯盏花20g　大黄6g^(后入)

益智仁12g　陈　皮9g　杜　仲12g　炮附子9g^(先煎)

山　楂20g　桑寄生12g　白条参9g^(另炖)

共14剂，水煎服，每日1剂，早晚饭后40分钟温服。嘱咐患者服药期间大便次数可能增多，属服药后正常情况；并嘱禁食豆类，注意休息避免感邪。

<u>二诊(2018.3.25)</u>服药后腰酸、畏寒减轻，余症皆缓，自诉仍感尿中泡沫

多，且夜尿频，舌暗苔白腻，脉沉涩。近日复查肾功能提示尿素氮4.32mmol/L、肌酐170μmo/L。予上方加芡实15g、金樱子15g，续服14剂，煎服法同前。

三诊(2018.4.8) 畏寒，腰酸等明显减轻，感食欲不振，舌暗苔白，脉沉涩。近日复查肾功能提示尿素氮2.32mmol/L、肌酐133μmol/L。予上方去杜仲、桑寄生，加谷芽、麦芽各12g。再服14剂后患者尿频停止，余症皆缓。

继续守上方随证加减治疗3个月余，患者已无腰酸、畏寒，肌酐逐渐下降，余诸症皆瘥，末次复诊时，患者肾功能复查结果较前明显改善，肌酐100μmol/L、尿素氮1.61mmol/L，指标趋于正常值，复查肾脏彩超多囊肾较前缩小(右侧最大约0.8cm×1.0cm，左侧最大约2.1cm×1.7cm)。

— 按语 —

多囊肾病，系肾脏的皮质和髓质出现囊肿的一种遗传性肾脏疾病。主要病理特征是双侧肾脏囊肿进行性生长，最终破坏肾脏的正常结构和功能。一般初始并无症状，随着囊肿的增大及增多，压迫周围肾组织，致使肾小管、肾小球萎缩硬化，肾功能受损，同时由于压迫肾内血管、囊肿过大或囊肿破裂，出现腰痛、腹胀、高血压、血尿等症状，后期出现肾衰竭。本病属人类遗传性疾病，其遗传方式可分为常染色体显性多囊肾病(ADPKD)和常染色体隐性多囊肾病(ARPKD)两种。有报道显示，ADPKD患病率为1/400～1/1000，占终末期肾病(ESRD)病因第4位，故多囊肾的早期发现及治疗尤为重要。

多囊肾在中医典籍中没有记载，但根据其临床表现，可以将其归属于"肾积""腰痛"等范畴。《医宗必读》记载："盖积之为义，日积月累，非一朝夕，所以去之，亦当有渐。太亟则伤正气，正气伤则不能运化，而邪反固矣。"吾师认为多囊肾多是本虚标实之证，因先天不足而起，因固邪伤正而加重。本案患者因先天禀赋不足，固邪萌动，耗伤肾中阳气，肾阳亏虚，气化不行，水湿蕴结于肾，阻滞气血运行，久而成瘀，形成积块，故见多囊肾；肾阳亏虚，腰府失养，故见腰酸；肾主封藏，肾阳亏虚，则开阖失司，故见夜尿多；精关不固，蛋白漏出，故见尿中泡沫增多；肾阳亏虚，无以濡养肢体，故见畏寒；肾阳亏虚，水湿凝聚，久而酿而成毒，积聚于体内，故见尿素氮、肌酐等升高；结合舌脉之象，本案辨证属肾阳亏虚，血瘀浊毒内阻之证。

吾师治以补肾温阳，化瘀泄浊，方投大黄附子汤加减。大黄附子汤出自《金匮要略》，条文记载："胁下偏痛，发热，其脉紧弦，此寒也，以温药下之，宜大黄附子汤。"原方用以治疗阳虚寒结之不大便，本案虽无便秘，但主要病机一致，故投本方加减，实为妥切。《神农本草经》记载附子主"风寒咳逆邪气，温中，寒湿，拘挛膝痛，不能行步，破症坚积聚血瘕，金疮"。故方中使用附子大辛大热，可温通肾阳，散其寒邪，利其水湿，并可破症坚、积聚、血瘕以散积聚；大黄味苦性寒，与附子配伍可制其苦寒之性，泄浊解毒，使浊毒从大便而出；黄芪味甘，性微温，一可补益中气，以资阳气生化，二可补益固摄，以助封藏之功；白条参为补气要药，既可补益脾肺，又可生津固脱，有阴中求阳之意；茯苓渗湿利水泄浊；灯盏花性温，可活血祛瘀、消积，配伍山楂则活血化瘀之效更甚；益智仁辛温，可温脾止泻摄涎，暖肾缩尿固精；杜仲、桑寄生补益肾气，续筋壮骨；陈皮可理气止痛，气行则血行，则瘀血可化。全方共奏温补肾阳，化瘀泄浊解毒之效。

二诊之时患者腰酸、畏寒减轻，肌酐较前下降，余证皆缓，药已中的，然肾阳亏虚，精关不固仍较甚，故加用芡实、金樱子以缩尿固精。三诊之时患者畏寒，腰酸等症明显减轻，可去杜仲、桑寄生，患者自诉偶感食欲不振，乃系肾阳亏虚，湿浊上犯脾胃，胃失受纳所致，故加谷芽、麦芽以加强健胃消食、运脾除湿浊之力。如此则阳气复，浊毒除，血瘀化，嘱其守方续服后，诸症得痊，效如桴鼓。

师曰：多囊肾合并肾衰竭者常见，其病多已深入厥阴，形成寒热虚实错杂，阳虚浊毒并见，大黄附子汤化裁，温阳泻毒，扶正达邪，坚持久服，每有良效。

病案2

方某某，女，46岁，2018年6月16日初诊。

主　诉　发现多囊肾14年，肾功能及尿酸异常1年。

病　史　患者于14年前，体检时B超发现双侧多囊肾，1年前因感腰酸痛，查血肌酐及尿酸升高，经中西医结合治疗，病情未见好转，遂来求诊。门诊查肌酐170μmol/L、尿素氮8.3mmol/L、尿酸387μmol/L，尿蛋白质（＋）。现症：腰酸而痛，头晕胀痛，身困，心慌，反复下肢水肿，平素畏寒怕冷，夜尿多，纳差，时有失眠，二便尚调，舌质淡，苔白，脉沉。

处　方　大黄附子汤加减。

黄　芪20g　白条参9g　土茯苓20g　大　黄6g^(后下)

莲　子20g　泽　泻12g　谷　芽12g　炮附子9g^(先煎)

麦　芽12g　牡　蛎30g^(先煎)

共7剂，每日1剂，水煎服，早晚饭后40分钟温服。并嘱患者服药期间大便次数可能增多，属正常情况；禁食豆类，警惕感冒，注意休息。

二诊(2018.6.23) 患者服药后腰酸疼痛减轻，大便每日2～3次，仍感头晕胀痛，舌尖红，苔白，脉沉。给予上方加天麻12g、石决明20g（先煎）、山药20g，续进7剂，煎服法同前。

三诊(2018.6.30) 患者服药后腰部酸痛消失，头胀而晕减轻，晨起口甜，舌脉如前。给予上方去泽泻、莲子，黄芪改为30g，加佩兰9g、陈皮12g，续进7剂，煎服法同前。

四诊(2018.7.7) 患者服药后头晕胀痛缓解，食后腹胀，身困，舌脉如前。给予上方黄芪增至40g，加鸡内金15g、莱菔子12g。再进7剂后，患者自诉服上药后，诸症皆缓，复查肌酐101μmol/L、尿素氮7.6mmol/L、尿酸367μmol/L。守前方随证加减调治半年余，诸症悉平，2019年1月7日复查B超提示肾囊肿明显缩小，肾功能及尿酸、尿蛋白恢复正常，病情缓解。嘱患者仍需定期复诊，长期服用中药调理，定期复查肾功能，以防复发。

— 按语 —

《素问·本藏第四十七》记载："肾大则善病腰痛，不可以俯仰，易伤以邪。"《难经·肾足少阴经病证第九》记载："肾胀者，腹满引背央央然，腰髀痛。"这些典籍中的描述似与本病的主要特点相类似。

以其临床表现为特征，可分属中医学"尿血""积聚""腰痛"等范畴。当多囊肾发展至慢性肾功能不全时可按中医"关格""肾风""溺毒""肾劳"等进行辨证施治。

本案患者为多囊肾病迁延日久，少阴寒化渐深入厥阴病期。久病及肾，肾精亏虚，腰府失养，故见腰酸腰痛；肾虚无以生髓，髓虚不能充脑，脑失所养，加之肝阳虚亢，浊阴上逆，浊阴循经上逆，故见头晕胀痛；脾为后天之本，主司运化，脾阳不足，运化失司，故见纳差；气血生化不足，心神所养，故见身困、心慌、失眠；久病失治，命门火衰，机体失于温煦，故见畏寒怕冷；脾肾阳衰，肾失其固摄，水液失布，水湿内停，泛溢肌肤，故见水肿及夜尿多；清气不升，浊阴不降，水液代谢失常，水湿内停，蕴而成毒，故见肾功能及尿酸异常；结合舌脉，本案辨证为脾肾阳虚、水湿浊毒内蕴之证，病性属虚实夹杂。

吾师治当温阳益气、化湿泄浊、扶正祛邪，方予大黄附子汤加减。大黄附子汤出自《金匮要略》，原方有温经散寒、通便止痛之功效，为温下之祖方，吾师根据病情随证加减。方中以大黄味厚，直入肠胃通腑泄浊，使邪有出路，现代药理学研究表明，大黄中的番泻甙衍生物能荡涤肠胃，排出肠道瘀毒，减轻肾脏及其周边器官水肿程度；附子味辛性大热、通行十二经走而不守，有补火助阳、散寒祛湿邪之效；以大黄苦寒佐制附子之刚燥，寒热互用，疗效愈佳。患者久病元气大亏，加白条参大补元气，合补气要药黄芪健脾益气，并加强后天之本，且合附子补充阳气，助大黄泻除浊毒；土茯苓泻浊除湿解毒；泽泻淡渗利水，祛除湿浊；莲子补益脾气，养心益肾；谷芽、麦芽健胃消食，顾护后天之本；牡蛎重镇潜降，软坚散结，合大黄以降泻浊毒，兼以安神。诸药合用，温阳气与泻浊毒同用，使邪有出路，正气得复。

二诊时患者腰酸疼痛减轻，药已中病，大便次数增多，此乃邪有所出之象，而仍有头晕胀痛，乃虚阳浮升妄动，故加天麻平抑肝阳，息风止痉；石决明平肝潜阳，收纳浮阳，引阳入阴；另加山药补益脾肾，固护先后天之本。三诊时患者服药后头部晕胀之感减轻，腰酸缓解，续予扶正祛邪，晨起口甜，为脾虚湿浊上泛，故去泽泻，加大黄芪剂量，合陈皮加强健脾补中，理气燥湿之功；佩兰易莲子以芳香醒脾化湿。四诊时患者自诉服上药后头晕未再发作，肾功能、尿酸等指标好转，偶有食后腹胀，身困，故黄芪量继续增至40g，另加鸡内金消食健胃；莱菔子消食化积，行气除胀。守前方随证加减调治近半年余后，诸症悉平，未再复作，复查肾囊肿已缩小，肾功能及尿酸恢复正常。然此病病情顽固，病程长且容易复发，患者饮食起居需谨慎，即使症状及实验室指标转为正常，仍需长期服中药调治，以防复发。

师曰：慢性肾功能不全原因颇多，从中医而言，多属厥阴病期，寒热虚实并见、浊毒内积为其特征，以大黄附子汤加减，长期服用，多有良效。

病案3

张某，男，41岁，2018年3月25日初诊。

主　诉　发现多囊肾8年，腰胀半年。

病　史　患者8年前于当地医院体检，查彩超提示双肾实质内可见数个无回声区，右侧最大约2.1cm×2.4cm，左侧最大约1.6cm×1.8cm，西医诊断为多囊肾，因无明显不适，平素仅稍觉腰酸，未予重视及治疗。近半年腰胀不适明显，今为求进一步诊疗，遂前来求诊。现症：双侧多囊肾，腰胀，身困，畏寒，手足冷，反复感冒，纳差，入睡困难，夜尿3～5次/晚，舌淡苔白，脉沉弦。

处　方　金匮肾气丸加减。

熟地黄9g　　山　药12g　　山茱萸12g　　炮附子9g^{（先煎）}

泽　泻12g　　牡丹皮9g　　桂　枝9g　　鳖　甲18g^{（先煎）}

菟丝子12g　　益智仁12g　　山　楂20g　　牡　蛎30g^{（先煎）}

灯盏花20g　　茯　苓12g

共7剂，水煎服，每日1剂，早晚饭后40分钟温服。

二诊（2018.4.2）服上方7剂后，患者腰胀、畏寒减轻，诉仍觉身困、尿频，舌淡苔白，脉沉。

处　方

熟地黄9g　山　药12g　山茱萸12g　茯　苓12g

泽　泻12g　桂　枝9g　菟丝子12g　红　芪20g

葛　根20g　鸡血藤20g　芡　实15g　鸡内金15g

谷　芽12g　麦　芽12g　炮附子9g^{（先煎）}

共14剂，煎服法同前。

三诊(2018.4.9) 患者自诉14剂尽服，腰胀明显改善，畏寒缓解，手足温，余证均较前减轻，舌质淡苔白，脉沉。

处　方

熟地黄 9g　山　药12g　山茱萸12g　茯　苓12g

泽　泻12g　桂　枝 9g　红　芪20g　金樱子15g

杜　仲12g　芡　实15g　灯盏花10g　鸡内金15g

山　楂20g　炮附子9g^{（先煎）}

共14剂，煎服法同前。

服药14剂后诸症皆缓，守上方随证加减治疗3个月巩固疗效，患者已无腰胀、身困、畏寒，诸症皆瘥，末次复诊时，告知复查肾脏彩超多囊肾较前缩小(右侧最大约1.2cm×1.5cm，左侧最大约1.0cm×1.2cm)。

— 按语 —

　　多囊肾归于中医"积聚""腰痛"等范畴。本病是一种本虚标实的慢性疾病，多因先天禀赋不足、饮食劳倦、情志不舒或外感六淫邪气，而致肾中精气亏虚，肝失疏泄，脾失健运，内生痰湿，阻滞脉络，气血瘀阻不通，痰浊瘀血搏结下注于肾，积聚成块，凝聚不散，日久发为肾囊肿。随着病程进展，邪愈积则愈大，则囊肿渐大，肾中正气进一步耗损，病至后期，可出现体内痰浊、血瘀聚而成毒，浊毒内停，正邪格局，而成关格重症。本案患者老年男性，肾气不足，气化蒸腾之功失常，水津不化聚为痰湿，经络受阻，气血瘀滞于内，积聚成块而发本病，加之患者病程长，邪实在内不断耗伤正气，日久损及肾阳，腰府失养，复又痰湿瘀血内停，脉络不通，故见腰胀；痰湿内阻，脾失转运，气机不畅，清阳不升，四肢百骸失养，故见身困、纳寐欠；肾阳亏虚，不能温煦肌肤，阳不达四末，故见畏寒、手足冷；卫阳不足，易受外邪侵扰，故反复感冒；肾阳亏虚，不能推动下焦气化蒸腾，津液代谢失常，故夜尿多。

四诊合参，本案乃虚实夹杂之证，以肾阳亏虚为本，痰湿瘀血内阻为标，治当补肾温阳，化瘀通络，利湿化痰，方投金匮肾气丸加减。方中所含六味地黄丸之"三补"熟地黄、山药、山茱萸可益肾养阴，"三泻"茯苓、泽泻、牡丹皮可通利下焦湿浊，利水泄浊，活血化瘀，有阴中求阳之意；桂枝温阳化气以助利水，解表散邪可使邪有所出；与附子同用可以温肾通阳，以促气化；菟丝子、益智仁可温脾暖肾，固精缩尿；牡蛎、鳖甲咸寒，既可化痰软坚散结，又可滋阴潜阳，防止邪毒积久化热；灯盏花止痛消积，活血舒筋；伍以山楂可健脾消积，泄浊化瘀，促脾机转运，以资肾阳之生。

二诊之时，患者服上方七剂后，患者腰胀、畏寒减轻，此药已中的，然补阳气之亏非一日可达，故患者仍觉身困、尿频，予宗上方，于前方基础去牡丹皮、益智仁、牡蛎、鳖甲、灯盏花、山楂，加红芪于本方之中补益中气，既可助气足阳生，又可使气旺血行；葛根主升清气，生津舒筋，合黄芪补气升阳；鸡血藤补血活血、化瘀通络；脾主运化，为生痰之源，为胃行其津液，故痰湿为患不可忘健脾，予芡实健脾除湿、补肾固精；合鸡内金、谷芽、麦芽健脾化痰，行气消积，则脾健津自行，而痰湿化矣。

三诊之时，患者自诉14剂尽服，腰胀明显改善，畏寒缓解，手足温，余证均较前减轻，故予上方基础去菟丝子、葛根、鸡血藤、谷芽、麦芽，加金樱子固精缩尿；伍以杜仲补肝肾，强筋骨，以填本虚充肾气；灯盏花、山楂活血化瘀，以通脉络、除瘀积。此方证相符，故服药14剂后，患者诸症皆缓，后守上方随证加减治疗3个月巩固疗效，腰胀、身困、畏寒等症皆瘥，末次复诊时，告知复查肾脏彩超多囊肾较前缩小(右侧最大约1.2cm×1.5cm，左侧最大约1.0cm×1.2cm)。

病案4

黄某，男，68岁。2018年9月2日初诊。

主 诉 发现左肾囊肿3天。

病 史 患者3天前体检，查彩超发现左肾囊肿，大小约10.8cm×5.0cm，肾功能未见异常。西医诊断为左肾单纯性囊肿，平素时有腰酸而痛，今为求进一步诊疗，前来求诊。现症：反复腰酸，腰痛，身困乏力，口干，二便正常，纳寐欠佳，舌质淡苔白，脉弦。

处 方 五苓散加减。

桂　枝15g　泽　泻15g　茯　苓20g　猪　苓12g

泽　兰12g　灯盏花10g　杜　仲12g　陈　皮12g

谷　芽12g　麦　芽12g　鸡内金15g　牡　蛎30g^(先煎)

鳖　甲18g^(先煎)

共7剂，水煎服，每日1剂，早晚饭后40分钟温服。

二诊(2018.9.9) 服药后腰酸、腰痛时作，身困乏力较前改善，纳寐尚可，舌质淡苔白，脉沉。患者症状较前有所缓解，药已中的，仍宗上法，给予前方加石韦12g、桑寄生12g，续服十四剂，煎服法同前。

三诊(2018.9.23) 患者自诉14剂尽服，腰酸、腰痛明显好转，余症皆除，舌质淡苔薄白，脉沉。效不更方，嘱守上方续服14剂，煎服法同前。

患者服上药14剂后，诸症皆平，自行于当地医院复查彩超（2018年10月8日）提示左肾囊肿，大小约4.8cm×2.2cm。明显变小，病家甚喜，前来告之，自觉症状已消除，定期复查超声。

— 按语 —

单纯性肾囊肿是常见的良性病变，多以腰痛、腰部酸软无力为首发症状。根据本病临床表现，可归为中医"腰痛""积证"等范畴。吾师以为本病乃本虚标实之证，多因先天禀赋不足或饮食劳倦等内伤虚损，而致肾精亏虚，气化蒸腾不利，津液不化，内生湿浊，日久酿湿为痰，阻滞脉络，气滞血凝，痰湿瘀血胶着下注于肾，积聚成块，发为肾囊肿。本案患者老年男性，肾气亏虚，不能行气化蒸腾之功，水津不化聚为痰湿，阻滞经脉，气血运行不畅，痰湿瘀血凝聚于肾，日久形成积块，发为肾囊肿；肾气不足，腰府失养，故见反复腰酸；痰湿阻滞脉络，气血瘀滞，不通则痛，故腰部隐隐作痛；痰湿内阻，脾失转运，气机不畅，清阳不升，四肢百骸失养，故见身困乏力、纳寐欠；痰湿瘀血内停，津液输布受阻，不能上承于口，故见口干。

四诊合参，本案乃虚实夹杂之证，以肾虚为本，痰湿瘀血内阻为标，治当补肾活血，利湿排浊，化痰散结，方投五苓散加减。五苓散出自《伤寒论》，有利水渗湿、温阳化气之功，素有逐内外水饮首剂之称。方中桂枝温阳化气以助利水，解表散邪可使邪有所出；泽泻甘淡，直达肾与膀胱，利水渗湿，通利下焦湿浊；茯苓、猪苓之淡渗，增强其利水渗湿之力。泽兰味苦性温，可活血通经、利水泄浊；伍以灯盏花止痛消积，活血舒筋；牡蛎、鳖甲咸寒，既可化痰软坚散结，又可滋阴潜阳，防止邪毒积久化热；杜仲补肝肾，强筋骨，以填本虚充肾气；脾主运化，为生痰之源，为胃行其津液，故痰湿为患不可忘健脾，予陈皮、谷芽、麦芽、鸡内金健脾化痰，行气消积，则脾健津自行，而痰湿化矣。

二诊之时，患者腰酸、腰痛时作，身困乏力较前改善，药已中的，然补肾气之虚非一日之功，故仍宗上法，予前方加桑寄生增补肾强筋骨之力，加石韦利水通淋，助邪从下焦而出。

三诊之时，患者自诉14剂尽服，腰酸、腰痛明显好转，余症皆除，效不更方，予守上方续服14剂后，患者诸证皆平，复查彩超提示左肾囊肿明显减小，自觉症状已消除。本病病机较为复杂，吾师于临床中审证求因，病证结合，据证立法，有针对性灵活运用补肾健脾，利水化湿，化痰祛瘀之法，常获良效。

师曰：肾囊肿十分常见，为现代诊断手段发展后新兴之患，传统医学典籍无记载，迫使中医与时俱进。其治应坚持辨证辨病相结合，有是证即用是药，同时以痰水内积为基本病机，参以利水化痰，并注意处方周全，久服无弊。

第六节

尿路感染

病案1

张某某，女，69岁，2017年9月10日初诊。

主　诉 尿频，尿急，尿痛3年。

病　史 患者3年前无明显诱因出现尿频、尿急、尿痛。多次就诊于当地医院，曾被诊断为尿路感染，行中西医治疗，症状反复发作，已检查排除泌尿系结石等梗阻性及结构性疾病，遂慕名来榕求诊。现症：患者尿频、尿急、尿痛，少腹时痛，时有灼热，身困，腰酸，口干，夜尿频，舌淡苔白，脉沉。

处　方 黄芪二至丸加减。

黄　芪20g	女贞子12g	旱莲草12g	石　斛 9g
生地黄9g	石　韦12g	瞿　麦12g	芡　实15g
鸡内金20g	野菊花15g	赶黄草10g	陈　皮12g
砂　仁6g^(后入)			

共28剂，水煎服，每日1剂，早晚饭后40分钟服用。因患者家住外地，复诊不便，故嘱一个月来榕复诊一次。

二诊(2017.10.8) 患者自诉服药后仍尿频、尿急，但尿痛症状已减轻，身困，入夜口苦，舌淡苔白，脉沉。

处　方

黄　芪20g	女贞子12g	旱莲草12g	石　斛 9g
生地黄12g	石　韦15g	萹　蓄15g	芡　实12g
鸡内金15g	野菊花15g	赶黄草10g	砂　仁6g^(后入)
谷　芽12g	麦　芽12g		

共28剂，煎服法同前。

三诊(2017.11.5) 患者自诉尿频、尿急、尿痛症状明显减轻，身困，腰酸，舌淡苔薄白，脉沉。守上方，加金樱子15g、车前子15g(布包)，共28剂，煎服法同前。

后守前方治疗数月，随访患者诉尿频、尿急、尿痛等诸症状均已消失。

一 按语 一

尿路感染属中医淋证范畴。中医淋证始见于《素问·六元正纪大论篇》的"阳明司天之政……初之气……小便黄赤，甚则淋"。《金匮要略·消渴小便不利淋病脉证并治》云："淋之为病，小便如粟状，小腹弦急，痛引脐中"，此是对淋证临床表现的早期描述。淋病多由外感湿热、饮食不节、情志失调或者劳伤久病而致，其病机多为本虚标实，其湿热为标，肾虚为实。张师指出尿频、尿急、尿痛非皆由湿热所引起，若在临床上遇到此类患者，切不可投以大量苦寒清热利湿之药，以防伤及人体正气；在临床工作应将中医辨证论治与西医的辨病论治相结合，从整体及动态上把握此类疾病；治疗方法不应仅局限于清热利湿，要多注重患者本身的临床症状以及机体反应而辨证用药；不应将治疗的着眼点仅仅局限在实验室的检测指标之上。若将此疾病的治疗单纯以实验室指标为指导，不辨寒热虚实，则有变证，坏证之忧，需慎之又慎。

本案属太阴少阴气阴两虚，湿热蕴结证。该患者为老年女性，且病程日久，气阴两虚，故见身困，腰酸，口干；湿热蕴结，膀胱气化不利，尿道失润，故尿频、尿急、尿痛，时有灼热。张师治以滋阴益气，清热通淋，方用黄芪二至丸加减。方中黄芪为补气要药，入脾肺二经，可补太阴之气，气足则湿除；女贞子、墨旱莲、鲜石斛滋阴而不留滞，不仅可以滋阴益肾，亦滋少阴之阴，阴升则火降。三药合用，益气不伤阴助火，滋阴补耗气生湿，以治其本。同时加以生地黄清热凉血，养阴生津，配以石韦、萹蓄增强其清热利湿、利水通淋之功效；野菊花、赶黄草合用可清热解毒、抗菌消炎；芡实补脾固肾，可缓患者尿频之苦；陈皮、鸡内金合用可健脾和胃、消食理气；加砂仁既可温中行气又可预防清热药伤及脾胃。诸药并用标本兼治，可滋阴不留邪，清热利湿不伤正。

二诊患者自诉服药后尿频、尿急、尿痛症状有效缓解，效不更方，继续治疗因患者纳差，改陈皮为谷芽、麦芽以加强消食和中，健脾开胃之力。

三诊患者尿频、尿急、尿痛症状明显减轻，于上方加金樱子以增加补肾缩尿之功效，同时用车前子以增强利水通淋之功效。患者服药数月尿频、尿急、尿痛症状完全消除，疗效满意。

师曰：本病属"劳淋"范畴，最易复发。中医论治，需攻补兼施，更要耐心，巩固疗效，防止复发，才有佳果。

病案2

朱某某，女，43岁，2018年5月22日初诊。

主　诉　小便频、急、痛2年，发作1月。

病　史　缘于2年前无明显诱因出现小便频数、急迫、疼痛，无肉眼血尿，无小便浑浊，曾就诊当地医院，诊断为"尿路感染"，给予抗生素治疗（具体不详），小便频数、急迫、疼痛较前改善，但仍反复发作。1个月前因劳累，上述症状再发，无发热寒战，无全身肌肉酸痛，无腰痛等，曾就诊当地诊所，予抗生素治疗（具体不详）后，症状未见明显改善，遂于今日求诊张师门诊。现症：小便频数、急迫、疼痛，手足心热，舌痛，心烦，无发热寒战，无头晕头痛，无全身肌肉酸痛，无口干口苦，白带色黄，量可，纳差，失眠，二便尚调，舌尖红苔薄黄，脉细稍数。

处　方　黄连阿胶汤加减。

黄　连9g　黄　芩12g　生地黄12g　石　韦12g

竹　叶9g　鸡内金12g　陈　皮12g　牡　蛎30g^(先煎)

炒枣仁15g　谷　芽12g　麦　芽12g　鳖　甲18g^(先煎)

共7剂，水煎服，每日1剂，分两次早晚饭后40分钟温服。

二诊(2018.6.2)　患者自诉小便频、急、疼痛较前缓解，已无舌痛，睡眠、手心发热改善，饮食增进，舌尖红，苔白稍腻，脉沉。效不更方，中药守上方，黄芩减至9g，去石韦、竹叶，加薏苡仁20g、百合15g，共7剂，煎服法同前。

1个月后患者因感冒来诊，自诉上次服药后小便频数、急迫、疼痛症状消失，未再复发。

— 按语 —

本案患者"尿路感染"迁延不愈，劳累时即作，属中医"劳淋病"范畴。患者初为热淋，因治疗失当，病程迁延，湿热稽留，反复不愈，致下焦阴血耗伤。心与小肠互为表里，心火亢盛，移热于小肠，致小肠泌别清浊功能失常，且湿热之邪，蕴结膀胱，膀胱气化不利，耗损阴血，故见小便频数、急迫、疼痛；心火亢盛，扰动心神，故见心烦、失眠；肾阴亏虚，阴虚火旺，故见手足心热；舌为心之窍，"诸痛痒疮，皆属于心"，心火上炎，熏灼舌窍，则见舌痛。舌脉亦为肾阴不足、心火亢盛、膀胱湿热之征象。

本案属阴虚火旺，下焦湿热，虚实夹杂之证，张师治以清心滋肾，清利湿热，方用黄连阿胶汤加减。黄连阿胶汤出自《伤寒论》，该方滋阴降火，除烦安神，交通心肾，原为主治少阴病心烦不寐证。方中以黄连、黄芩清心火；阿胶、鸡子黄滋肾阴养心，佐芩、连，于清心火中补心血；芍药佐阿胶，于补肾阴中敛阴气，使心肾交合，水升火降，则心烦不寐自愈。张师将其应用于本案劳淋，方中以黄连、黄芩清热燥湿解毒，黄连兼清心火；因湿热之邪内蕴，邪实较盛，故去阿胶、鸡子黄，易之以生地黄，发挥其滋养肾阴，且可凉血清热之功；加石韦甘寒清利下焦湿热；竹叶可助黄连清泻心火，通利小便，使邪从小便而去；谷芽、麦芽、鸡内金、陈皮健胃消食，理气和中，顾护中焦；炒枣仁、牡蛎、鳖甲宁心安神，养血滋阴。全方共奏清心泻火，补肾养阴，利水燥湿之功。

二诊患者小便频、急、痛症状缓解，无再舌痛，睡眠改善，手心热亦减，药已中的，湿热得减，中病即止，以防伤正故予黄芩、黄连减量使用，并去石韦、竹叶，加薏苡仁甘淡利湿，利水渗湿而无伤正之弊，再加百合清心养阴安神。服药后小便频、急、痛症状消失，余症皆除，疾病得愈。

师曰：慢性泌尿系感染，育龄妇女常见，其中湿热蕴结下焦、阴津亏虚者，黄连阿胶汤疗效颇佳。

病案3

罗某某，女，64岁，2000年8月20日初诊。

主　诉　尿痛4个月余。

病　史　患者4个月余前无明显诱因出现尿痛，于当地医院行泌尿系彩超检查，排除泌尿系结石等梗阻性及结构性疾病。经多方治疗，症状未见缓解。现症：小便时针刺样疼痛，稍有灼热感，尿有淋沥，腹胀，口干，舌尖红，苔薄黄，脉弦数。

处　方　五苓散加减。

桂　枝6g　　茯　苓15g　猪　苓12g　牡丹皮10g

益母草20g　白　芍30g　甘　草10g　莪　术6g

金钱草20g　白茅根12g　陈　皮6g　萹　蓄20g

共14剂，水煎服，每日1剂，早晚饭后40分钟服用。

二诊(2000.9.3) 小便刺痛症状缓解，左腿疼痛，入夜便急，舌质淡，苔薄白，脉弦。给予前方加川楝子12g、五灵脂12g、虎杖6g，共14剂，煎服法同前。

三诊(2000.9.17) 服上药后小便刺痛大减，小便次数减少，自觉眼中有不适，舌质红，苔薄黄，脉弦稍数。上方去白芍、甘草、金钱草、萹蓄，加紫草12g、凌霄花9g、鱼腥草30g，共7剂，煎服法同前。

后守前方加减再治疗月余，尿痛等症状消失，诸症皆平，门诊随访，未再复发。

— **按语** —

排尿时尿道、小腹甚至会阴出现疼痛症状，为尿痛，在中医上属于"淋证"范畴。其病机或实，或虚，或虚实夹杂，虚实之间可相互转化。本案病机以实为主，乃湿热内停膀胱，下焦气滞血瘀之证。下焦气滞血瘀，经脉不通，阻碍膀胱气化，水湿内停，蕴而化热，遂可见小便针刺样疼痛、灼热感、淋沥不利；瘀血湿热内停下焦，气机不利，固见少腹胀痛。膀胱气化不利，津不上承，上部失润，故口干。治当清热利水通淋，理气活血化瘀。

《伤寒论》第71条："太阳病发汗后。胃中干，烦躁不得眠，欲得饮水者，少少与饮之，令胃气和则愈。若脉浮，小便不利，微热消渴者，五苓散主之。"第72条："发汗已，脉浮数，烦渴者，五苓散主之。"第74条："中风发热，六七人不解而烦，有表里证，渴欲饮水，水入则吐，名曰水逆，五苓散主之。"可知五苓散所治之证的核心病机为"气化不利，水饮内停"，与本案下焦水气不利之机相符，故予五苓散去白术、泽泻，加清热利水通淋、理气活血化瘀之品以治之。方中桂枝通阳化气，以助膀胱气化而利水；茯苓味甘淡而性平，利水渗湿，其性上行，生津液，开腠理，滋水源而下降，利小便；猪苓淡渗利水，气升而又能降，故能利小便；牡丹皮辛凉疏利，善化凝血而破宿癥；益母草可活血利水而不伤阴；白芍味酸性寒，养血敛阴，通经止痛；甘草味甘性平，健脾益气，缓急止痛。莪术，味苦、辛，气温，无毒，入肝、脾二经，可行气破血；金钱草、萹蓄、白茅根可清热利湿，利尿通淋，加强二苓利尿作用；陈皮理气健脾，合桂枝以加强化气行水，并能和中防止苦寒利水药伤胃。诸药合用行气活血，利水通淋。

二诊患者小便疼痛症状已经明显缓解，由此可知药已对证，故用原方继续治疗，因患者现有腿痛遂加川楝子、虎杖、五灵脂以加强疏肝行气、活血止痛之功效。

三诊患者现尿痛症状有极大改善，故去白芍、甘草，加紫草、凌霄花凉血活血，行血祛瘀，再易萹蓄以鱼腥草，利尿通淋，清热解毒。如此守前方再调治月余，诸症皆除，疾病告愈。

淋证虽为临床常见病，但本案患者在之前的治疗中，诸医皆投以清热利湿剂而无效，究其原因皆被尿痛，口干等症状迷惑，误以为单纯是湿热证导致，遂久治不愈，忽视了辨证求因的要点，患者下焦瘀血，经络不畅，阻碍膀胱气化，津不上承，亦可导致尿痛、口干。此非为单纯内有湿热而导致的淋证，张师以五苓散为主方利水通淋，并佐以活血祛瘀之药，以除下焦瘀血，瘀血得出，则膀胱气化得以恢复，淋证自除。

师曰：五苓散之"小便不利"即指排出不畅，系膀胱气化不行之表

现，合于芍药甘草汤，既可通阳化气，又能舒筋活络、益阴止痛，防止通利太过伤及阴津，与淋证日久之疾，最为合拍。至于本案，更因瘀血内阻、湿热蕴结所致，故随证加减，终有佳果。

病案4

林某，女，33岁，2000年8月17日初诊。

主　诉　反复尿频、尿急、尿痛4年。

病　史　缘于4年前于省立医院行膀胱滤泡状物切除术，术程顺利，术后出现尿频、尿急、尿痛，伴少腹疼痛，反复发作，久治不愈。遂于今日前来求诊。现症：少腹疼痛，小便频急，时灼热疼痛，今晨起双脚抽搐，稍觉身困，心烦，纳可寐安，大便正常，舌质淡，苔薄黄，脉弦细。

处　方　猪苓汤合黄芪二至丸方加减。

猪　苓12g　茯　苓12g　泽　泻6g　阿　胶10g^(烊化)

桂　枝6g　萹　蓄20g　女贞子15g　旱莲草15g

赤　芍15g　白　芍15g　生地黄12g　黄　芪15g

鱼腥草30g

共4剂，水煎服，每日1剂，早晚饭后40分钟温服。

二诊（2000.8.21） 服药后证缓，小便疼痛减轻，下肢拘挛止，少腹时有疼痛，余无他见，舌质淡，苔薄黄，脉弦细。予上方去鱼腥草，加白茅根20g，共7剂，煎服方法同前。

三诊（2000.8.28） 服药后小便疼痛基本消失，偶有少腹不适，心烦夜寐欠安，余可，舌质淡苔薄白，脉弦。予上方去萹蓄、黄芪，加炒枣仁15g、合欢皮20g，续进7剂后，患者睡眠改善，余症亦消，随访半年，尿痛未再发作。

— 按语 —

本案患者以"尿频、尿急、尿痛"为主症，且伴有少腹疼痛，当属中医"淋证"的范畴。《诸病源候论·淋病诸候》曰："诸淋者，由肾虚而膀胱热故也。"此肾虚为本，膀胱蕴热为标的病机理论，为后世医家所宗。临床辨证论治淋证，应首辨"热淋、石淋、血淋、气淋、膏淋、劳淋"之六淋，其次审证候之虚实。本案根据其小便灼热疼痛，且无尿中夹砂石、血块，亦无浑浊，可归为"热淋"。该患者本有水热结于下焦，致膀胱有滤泡状物赘生，后经手术治疗耗伤气津，水热互结，膀胱气化不利，故小便热涩疼痛、小便不利、少腹疼痛；气津耗伤，阴虚生热，内扰心神，故见心烦；热灼阴津，气津不足不能濡润四肢，故见双脚抽搐、身困。结合舌质淡、苔薄黄、脉弦细，四诊合参，此乃热淋之水热互结、气阴两虚证。

故治宜清热利水，益气养阴，拟猪苓汤合黄芪二至丸方加减。方中猪苓归肾与膀胱经，专以淡渗利水，乃诸利水药中"性之最利者"；茯苓味甘性淡，渗脾肾之湿；泽泻味咸性寒，泄肾与膀胱之湿，助猪苓利水渗湿，且泽泻兼可泄热；以萹蓄、鱼腥草替滑石，以其微寒之性，能清利下焦湿热，利尿通淋；阿胶甘平滑润，既能通利水道，使热从小便下降，"疏泄湿浊之气而不留其瘀滞，亦能滋润其真阴而不虑其枯燥"；伍少量桂枝，温阳化气以助利水，合前诸药亦取五苓散化气利水之意。女贞子、旱莲草为二至丸，加生地黄共奏滋补肝肾、滋阴凉血之功效，兼能清虚热，补中有清；黄芪为补气要药，主入脾肺二经，善补脾肺之气，又具利水之功；赤白芍合用，以赤芍清热凉血，合白芍缓急止痛，擅长治疗患者之少腹痛。全方攻补兼施，补中兼清，共奏清热利水，益气养阴之功。

二诊患者少腹时有疼痛，小便疼痛减轻，予去鱼腥草，加白茅根增清热利尿之力。三诊患者小便疼痛基本消失，心烦夜寐欠安，故予去萹蓄、黄芪，加炒枣仁、合欢皮宁心安神。服药后患者睡眠改善，余症亦消，随访半年，尿痛未再发作，疗效满意。

师曰：反复出现尿频、急、痛，为中医之劳淋，多属本虚标实之证。黄芪二至丸为我治此之基本方，临证随机加减，每有满意疗效。

病案5

欧阳某某，女，59岁，2019年2月16日初诊。

主　诉　尿频、尿急、尿痛3个月余。

病　史　3个月余前无明显诱因出现尿频、尿急、尿痛，自服"三金片"效果不显著，遂至当地医院检查，诊为"尿路感染"，经抗生素治疗症状减轻，但仍有反复，故来求诊。现症：尿频、尿急、尿痛，口干欲饮，心烦少寐，胃中不舒，纳一般，大便调，舌尖红，苔薄黄，脉弦。

处　方　黄连阿胶汤加减。

黄　连9g　黄　芩12g　白　芍12g　阿　胶10g^(烊化)

石　韦12g　炒枣仁15g　陈　皮12g　牡　蛎30g^(先煎)

生地黄12g　鳖　甲20g^(先煎)

共7剂，每日1剂，水煎服，早晚饭后40分钟温服。

二诊（2019.2.23） 尿频、尿急、尿痛减轻，舌脉基本同前。予上方加砂仁6g（后入）、川牛膝9g，续服7剂，煎服法同前。

三诊（2019.3.2） 服药后诸症大缓，口稍干，寐差，舌淡红苔薄黄，脉弦。予二诊方去鳖甲，加合欢皮20g、夜交藤20g、玄参15g。再服14剂后，尿频、尿急、尿痛未作，诸症悉平，病遂告愈。

— 按语 —

本案肾阴亏虚，心火偏亢，热移小肠，清浊泌别失常，湿热蕴结下焦，膀胱气化失常，发为尿频、尿急、尿痛；阴虚火旺，津液灼耗，故见口干；心主神志，热扰心神，故见心烦寐差；舌尖红、苔薄黄、脉弦亦符合心肾不交、膀胱湿热之证。

吾师处方黄连阿胶汤化裁治之。黄连阿胶汤证属少阴热化，心肾不交，契合本案之机。"阳有余，以苦除之"，方中黄连清心火，黄芩泻里热，二者配合苦寒直折亢盛之心火，兼能清热燥湿；"阴不足，以甘补之"，白芍养阴收敛，阿胶滋阴养血，加生地黄清热凉血、养阴生津，三者共用壮水之主，以制阳光；牡蛎、鳖甲潜阳安神，枣仁养心安神；陈皮性温，健脾燥湿以防诸药碍胃；石韦清热通淋，《神农本草经》记载石韦"主劳热邪气，五癃闭不通，利小便水道"，并为佐药。全方共奏滋阴泻火，交通心肾，清热通淋之功。

二诊尿频、尿急、尿痛减轻，仍遵上法，加砂仁理气宽中，醒脾和胃；川牛膝利尿通淋，引火下行。三诊证缓，仍有口稍干、寐欠佳，稍适调整，去鳖甲加合欢皮、夜交藤养心安神，交通阴阳；玄参清热滋阴。药后诸证消失，证机相符，用之辄效。

师曰：心肾不交，水不制火，心火扰神则不寐，循经下移小肠发为淋症，黄连阿胶汤功擅清心泻火，壮水制阳，正与此机合拍，临证灵活化裁，体现辨证辨病论治精神，取效定捷。经方活用，重在审机，不可死煞句下。

病案6

黄某，女，63岁，2018年8月12日初诊。

主　诉 反复尿频、尿急、尿痛1年余。

病　史 患者1年余前，因骨折手术住院，行导尿术后出现尿频、尿急、尿痛，尿道灼热明显，发热，体温最高达38.9℃，西医诊断为泌尿系感染，予静脉滴注"盐酸左氧氟沙星"、口服"热淋清"等药物治疗，症状缓解后出院，此后尿频、尿痛反复发作，平均约2个月即发作一次，甚感困扰。近日，上述症状复作，查尿常规提示白细胞（++），为求进一步诊疗，前来就诊。现症：尿频、尿急、小便灼热涩痛，腰酸，口干，口苦，身困，纳寐尚可，大便干结，舌淡苔微黄，脉沉。

处　方 黄芪二至丸加减。

黄　芪20g　女贞子12g　旱　莲15g　石　韦12g

瞿　麦12g　萹　蓄15g　赶黄草15g　陈　皮12g

芡　实12g　鸡内金15g　枳　实12g　甘　草5g

谷　芽12g　麦　芽12g

共7剂，水煎服，每日1剂，早晚饭后40分钟温服。

二诊(2018.8.19)服药后尿频、尿急、小便灼热涩痛明显好转，口干、口苦较前缓解，腰酸、大便干结同前，见潮热，余症减，舌淡苔白，脉沉。予上方加白鲜皮20g、莱菔子12g，共7剂，煎服法同前。

三诊(2018.8.26)患者服药后诸症皆缓，小便已恢复正常，无不适，复查尿常规未见异常，患者时有多梦，予上方基础加酸枣仁15g、合欢皮20g，续服14剂，嘱其坚持服药，以固后效，同时注意休息、避免劳累，后患者守上方调治两个月后，诸症皆愈，未再复发，且多次复查尿常规、尿培养均无异常，病告痊愈。

— 按语 —

慢性泌尿系感染是临床常见疾病，以尿频、尿急、尿痛为主要临床表现，反复发作，迁延不愈，给患者造成严重的心理压力，影响生活质量。中医学属"劳淋"范畴，多由外感湿热、饮食不节、情志失调或者体质虚弱而致，由于本病迁延，临床可见由实转虚或虚实夹杂的病理现象，乃本虚标实之病，其标在湿热，其本为肾虚。本案患者乃术后感邪，久而耗气伤阴、病邪留恋，而致本有气阴亏虚，标有膀胱湿热，膀胱气化失司故发本病，出现尿频、尿急、小便灼热涩痛之症；腰为肾之府，肾阴不足，无以濡养腰府，故见腰酸；湿热内蕴，伤津耗气，故见口干、口苦、身困；气虚推动不利，津亏大肠失于濡润，故见大便干结。结合舌脉，四诊合参，本案乃气阴两虚兼有湿热内蕴之证，治当标本兼治，以益气养阴，清热通淋之法治之。吾师方投黄芪二至丸加减。

方中黄芪功擅健脾益气，使津液运化有常；二至丸仅女贞子、墨旱莲两味，药味虽简，性味平和，可养阴清热，凉血通淋，此三味共用，补气虚而无助火伤阴之弊，养肾阴而不滋腻留邪。配伍石韦、瞿麦、萹蓄、赶黄草可清利湿热、利尿通淋以治其标。陈皮、枳实有行气消积之功，使全方补而不滞，并助脾运化。芡实、鸡内金可补肾缩尿，健脾祛湿；谷芽、麦芽顾护脾胃，脾健气血生化有源，正虚得补，湿邪可化；甘草调和诸药。

二诊，患者服药后尿频、尿急、小便灼热涩痛明显好转，口干、口苦较前缓解，此湿热之邪已渐除，然气阴之虚非一日可补，故仍有腰酸；潮热，恐阴虚则生热故；患者年老，气虚津亏，肠腑失润，推动无力，故见大便干结。药已中的，仍宗上法，予上方基础加白鲜皮增加清热燥湿之力，助清余邪；并加莱菔子除胀、降气以助通便，使邪热可从下焦而出。

三诊，患者服药后诸症皆缓，小便已恢复正常，无不适，复查尿常规未见异常，患者时有梦多，予上方加酸枣仁、合欢皮养心安神。患者虽症状好转，但不可立刻停药，若停药则余邪未尽，气阴未足，复遇劳损则易卷土重来，本病病程缠绵反复，故症状虽有好转仍需坚持服药，以巩固疗效，注意休息，避免劳累。此案方证相符，扶正祛邪兼顾，予守上方调治两个月后，诸证皆愈，未再复发，且多次复查尿常规、尿培养均无异常，病告痊愈。

师曰：慢性泌尿系感染多见于女性，属劳淋范畴，多为本虚标实之患，太阴气虚、少阴阴亏、湿热内阻膀胱者常见。黄芪二至丸为我常用之验方，气阴双补、太少同调，加入清热通淋之品，据证调整攻补力量，注意保护胃气，效后巩固，长治久安。

病案7

郭某某，女，63岁，2018年5月6日初诊。

主　诉　尿频、灼热刺痛2个月余。

病　史　患者2个月余前无明显诱因出现尿频、小便灼热刺痛。既往曾于2016年患尿路感染2次，经西药抗菌消炎及对症治疗后症状好转。今年3月初劳累后，再次出现尿频及灼热尿痛，于当地某医科大学附属医院检查，诊断为"慢性尿路感染"，给予抗炎药物治疗后，开始症状稍有好转，随后又复如前，经人介绍，专程到吾师处求中医治疗。现症：小便频，尿涩不畅，灼热疼痛，伴有腰酸，稍有口干口苦，纳差，身困，眠可，大便调，舌质红，苔稍黄腻，脉沉。

处　方　知柏地黄丸加减。

熟地黄 9g　山　药12g　山茱萸 9g　茯　苓 9g

泽　泻 9g　牡丹皮 9g　黄　柏12g　知　母 9g

黄　芪20g　瞿　麦15g　萹　蓄12g　芡　实15g

山　楂20g

共7剂，水煎服，每日1剂，早晚饭后40分钟温服。

二诊（2018.5.13）药后小便频次减少，尿时仍有灼热涩痛感，舌脉同前。效不更方，上方加白茅根30g、鱼腥草20g、车前草15g，续服7剂，煎服法同前。

三诊（2018.5.20）近日小便灼热感减轻，双膝酸软，腰酸痛，舌尖红，苔稍黄，脉沉。上方熟地黄改为12g，加金樱子20g、石韦12g，再进14剂，煎服法同前。

四诊（2018.6.13）服药后证缓，腰腿酸软好转，身困，思睡，舌淡苔白，脉沉。上方去泽泻、牡丹皮、瞿麦、白茅根、鱼腥草，黄芪改为30g，加鸡内金15g、陈皮12g，续服14剂，煎服法同前。后以此方随证稍事加减，续以调治2个月余，诸症消失，尿常规检查正常，随访至今未再复发。

— 按语 —

　　本案当属中医"淋证"中"劳淋"的范畴。《中藏经》云："劳淋者，小便淋沥不绝，如水之滴漏而不断绝也。"《证治准绳·杂病》云："劳淋者，劳倦即发。"这些均记载了对劳淋病机及临床特点的认识。

　　本案患者年老体虚、病久，肾阴虚损而火旺，膀胱气化失调，开阖无度，制约无权，故小便频急；腰为肾之府，肾阴亏虚，腰腑失养，故腰酸；年老、久病，脾胃虚衰，运化失职，故见纳差、身困；脾虚水湿不化，郁久生热，湿热蕴结，上灼津液，下注膀胱，故见口干口苦、尿涩不畅、灼热疼痛等诸症；结合舌脉，四诊合参，本案辨为肾阴亏虚，湿热内蕴之证。吾师治以滋阴泻火、清热利湿、通淋止痛法，方选知柏地黄丸化裁。

该方由六味地黄丸加知母、黄柏而成。方中熟地黄，滋阴补肾、填精益髓；山药，健脾养胃、补肾涩精；山茱萸，补益肝肾、益精生血，以资耗伤之阴血；茯苓一则助山药健运脾胃，二则配合泽泻渗利水湿，并可防诸阴药滋补太过而生湿邪，牡丹皮，清热凉血化瘀，知母，清泻肾火、滋养肾阴；黄柏，长于清下焦湿热；黄芪，为补益脾气之要药；瞿麦、萹蓄，清热利湿、利水通淋；芡实、山楂合黄芪，健脾补中、固护中焦、运转脾机，助气血生化。诸药合用，标本兼治，补泻并施，滋阴泻火而不留邪，清热利湿而不伤正。

二诊时症状好转，效不更方，因患者自诉尿时仍有灼热刺痛感，故加白茅根、车前草，入下焦利湿通淋；另予鱼腥草清热解毒。三诊时尿频、尿急、涩痛减轻，双膝酸软，腰酸痛，此为湿热邪毒已减，而肾阴亏虚未全复，故仍需侧重滋补肾阴，兼以清肃湿热之邪，遂加重上方熟地黄剂量以增补肾养阴之力，并加金樱子补肾益精；石韦增强清热利湿、通淋止痛之力。四诊时诸症持续好转，湿热之邪已去大半，遂调整处方去泽泻、牡丹皮、瞿麦、白茅根、鱼腥草，自诉仍感身困，思睡，故黄芪剂量增至30g，并加鸡内金、陈皮以健运脾气，促脾机运转恢复。再守前方坚持调治2个月余以巩固疗效，余症皆除，疾病得愈。

师曰：慢性泌尿系感染多见于女性，遇劳即发，故称劳淋，乃本虚标实之患，即"肾虚膀胱热也"，扶正祛邪为基本大法。本案属肾阴亏虚、脾气不足为本，膀胱湿热为标，故以知柏地黄丸合黄芪扶正治本，萹蓄、石韦等清热通淋治标，并随病程适当调整双方力量，效后巩固，以防复发，获效满意。

病案8

石某某，男，68岁，2019年4月28日初诊。

主　诉　反复尿频、尿急、尿痛1年余。

病　史　缘于1年余前因饮酒后出现尿频、尿急、尿痛，伴发热、畏冷，最高温度达37.8℃，无肉眼血尿，无腰部绞痛，无腹痛、腹泻等不适，就诊于当地医院，查尿常规提示白细胞及细菌计数升高，诊断为"尿路感染"，予静滴"左氧氟沙星"及口服"热淋清颗粒"治疗，症状缓解后未足疗程自行停药，随后上述症状反复发作，每因饮酒、食辛辣、劳累等诱发。近日因劳累后再次出现尿频、尿急、尿痛，就诊于连江县医院，诊断为"慢性尿道炎"，予口服抗感染药乏效，遂来求诊。现症：尿频、尿急，尿道疼痛，痛如针刺，伴身困乏力，口干，纳可，寐欠佳，大便正常，舌暗苔白，脉沉。

处　方　补气通络方加减。

黄　芪40g　葛　根20g　薏苡仁20g　芡　实12g

金樱子15g　刘寄奴20g　枳　壳12g　石　韦12g

赶黄草10g　桑螵蛸20g　鸡内金20g　牡　蛎30g^{（先煎）}

砂　仁6g^{（后入）}

共7剂，水煎服，每日1剂，早晚饭后40分钟温服。嘱其少饮酒，少食辛辣刺激食物，适当休息，调节情志。

二诊（2019.5.5）患者自诉服上药7剂后尿频、尿急、尿痛等症减轻，余症皆缓，自诉时感眠差，舌脉如前。予上方基础上去桑螵蛸，并减轻黄芪剂量至30g，加用炒酸枣仁15g，合欢皮20g，续服14剂，煎服法同前。

三诊（2019.5.19）服上药后尿道疼痛大减，余症皆缓，仍感口干，舌暗苔白，脉沉。予上方基础上去金樱子、合欢皮，加麦冬9g，再服14剂后，尿频急、少腹疼痛等症明显减轻。嘱其守前方续服，以固后效，1个月后诸症悉除，未再复发。

— 按语 —

本案患者以"尿频、尿急、尿痛"为主要症状，结合既往病史，西医病归属于"慢性尿道炎"，中医病属"淋证"范畴，众多医家认为淋证一病，多以肾虚为本，膀胱湿热为标，然本案着实不同，以气虚血瘀为要，可予借鉴，古籍中有言"久病必有瘀""久病耗气""怪病必有瘀"，可见气虚血瘀在疾病之中的重要性。

本案患者正因饮酒后湿热蕴结，侵犯下焦，下焦膀胱气化不利，故见尿频、尿急；湿热蕴结，阻滞下焦气血运行，不通则痛，故见尿道疼痛，痛如针刺；饮酒后湿热蕴结，体内正气与其抗争，交争剧烈，故见发热、畏冷；其后因为患者自行停药，疾病未愈，迁延进展，久病耗气，久病入络，气虚血瘀，气虚则不能固摄体内津液，故见尿频、尿急；气虚则不能推动血液运行，阻滞尿道，故见疼痛；气虚则无以濡养肢体、筋脉，故见身困乏力；气虚则不能推动津液运行，加之血瘀则阻滞气血津液，津液不能上乘舌面，故见口干；气虚血瘀，气血不行，则不能濡养心神；舌暗苔白，脉沉亦为气虚血瘀之象。

四诊合参，故治当补气通络，固精缩尿，方投补气通络方加减，本方由师爷所创，方中黄芪甘温，可补益中气，以助血行，乃合气旺则血行之意；葛根味甘、辛，性凉，轻清升散，升举阳气，以助布散津液；牡蛎咸凉，可软坚散结，化痰通络；薏苡仁味甘淡，可利水渗湿，疏通筋络，健运脾胃，促进气血生化；芡实，益肾固精，健运脾胃；金樱子，可固精缩尿；刘寄奴味苦辛性温，可破血消瘀；枳壳一味，功擅理气行滞，以化血瘀；砂仁味辛性温，可化湿开胃，理气行滞；石韦入膀胱经，有利尿通淋之效；赶黄草味甘性温，可利水除湿，祛瘀止痛；桑螵蛸味甘、咸，性平，固精缩尿，补肾助阳；鸡内金甘平，功擅健运脾胃，涩精止遗；全方共奏补气化瘀，固精缩尿之功。

二诊之时，患者自诉服上药7剂后尿频、尿急、尿痛等症减轻，药已中的，效不更方，予上方基础上去桑螵蛸；身困缓解，减轻黄芪剂量至30g；因气虚血瘀，心神失养，故见眠差，予加用炒酸枣仁、合欢皮养心安神。

三诊之时，患者服上药后尿道疼痛大减，余症皆缓，故予上方基础上去金樱子、合欢皮；因气血血瘀，津液不行，不能上乘舌面，故见口干，予加用麦冬以养阴生津，如此则气虚得补，血瘀得清，气血津液得固，淋证乃愈。

师曰：慢性尿路感染，属劳淋范畴，为本虚标实之患，虚多实少，故以扶正培本为主，兼以祛邪通淋，其虚当以详辨。本案乃气虚失摄为

> 主，故以补气固摄为主，兼以化瘀通利，随机加减出入，久服无弊，祛病复本，防止复发。

病案9

陈某，女，25岁，2018年1月18日初诊。

主 诉 尿频、尿痛，肉眼血尿4个月余。

病 史 患者4个月前无明显诱因出现尿频、肉眼血尿。患者曾于当地某医院诊疗，诊断为"尿路感染"，给予抗炎药物治疗后，稍有好转，随后又复如前，遂来求诊。现症：小便频，尿涩不畅，灼热疼痛，尿色淡红，伴有腰酸，双膝关节疼痛，晨起口干口苦，饮食及睡眠可，舌质红，苔黄腻，脉沉细。本院尿常规检查提示白细胞10～15个/HP，红细胞5～8个/HP，尿蛋白微量。血常规检查提示白细胞 17×10^9/L，中性粒细胞0.83。

处 方 知柏地黄汤加减。

生地黄12g 山茱萸9g 山 药12g 茯 苓9g

泽 泻6g 牡丹皮12g 知 母9g 黄 柏9g

仙鹤草12g 鱼腥草30g 三七粉3g^(分冲)

共7剂，水煎服，每日1剂，早晚饭后40分钟温服。

二诊（2018.1.25） 服药后小便频次减少，尿时仍有灼热涩痛感，腰及双膝关节痛感已减，口苦消失，稍感口干，舌质红，苔薄白，脉滑数。效不更方，上方加萹蓄12g、白茅根12g、金樱子20g，续服14剂，煎服法同前。

三诊（2018.2.8） 近日小便灼热感减轻，未再排肉眼血尿，夜尿稍频，近日胃口稍差，舌脉同前。昨日尿常规提示红细胞（+），舌质红，苔薄白，脉弦滑。上方去茯苓、泽泻、牡丹皮、鱼腥草、萹蓄，加大小蓟各10g、砂仁6g（后入）及谷芽、麦芽各12g，再进14剂，煎服法同前。

服药后尿频、尿痛症状明显减轻，腰腿酸软好转，舌淡苔白，脉沉。后以此方随证稍事加减，续以调治2个多月，诸症消失，血、尿常规检查均正常，随访至今未再复发。

— 按语 —

　　尿路感染多由于各种微生物侵犯尿道，并在其中生长、繁殖并引起尿路炎症，临床常见尿频、尿急、尿痛、腰背疼痛等症状。本案依其临床表现，当属中医淋证之"血淋"范畴。本案患者素体肾阴不足，相火偏亢，热扰膀胱，加之湿热之邪下侵，阻滞气机，气化失常，水道失约而致尿频；肾水亏虚，阴虚火旺，下则灼伤尿络，血热妄行，故见溺时灼痛、血尿；湿热蕴结，津不上承，故见口干口苦；肾精亏虚，无以濡养腰府、膝骨关节，故见腰酸、关节疼痛；结合舌脉，可知本案乃是肾阴不足，阴虚火旺，湿热阻滞之证，治以滋肾益阴，兼以清热利湿，通淋止血，方用知柏地黄汤化裁治疗。

　　方中生地黄甘寒，功能养阴生津，凉血止血；山茱萸味酸涩、性微温，归肝、肾二经，功善滋养肝肾，收敛涩精；山药性平，脾肾双补，培本固元；牡丹皮入肾而敛阴火，清热凉血，并制山茱萸之温；泽泻味甘性寒，入肾、膀胱经，功能清泻肾中虚火，又能渗利水湿，清泻湿热，并防地黄之滋腻；茯苓淡渗健脾，以助山药之健运；知母清热泻火，滋阴润燥，可入肾经以滋肾阴、泻肾火；黄柏气寒能清，味苦能燥，尤长于清下焦湿热，与知母相配伍以滋阴泻火；仙鹤草味苦涩而性平，扶正补虚，且其用之有宁络止血之功效；三七化瘀止血而不留瘀；再以鱼腥草清热解毒，利水通淋。诸药合用，标本兼治，补泻并施，滋阴而不留邪，清热利湿而不伤正。

　　二诊时症状好转，效不更方，因患者自诉尿时仍有灼热刺痛感，故加萹蓄、白茅根直入下焦清热利湿，利尿通淋；再加金樱子以增强补肾缩尿之功效。

　　三诊时诸症持续好转，湿热之邪已去大半，故予上方去茯苓、泽泻、牡丹皮、鱼腥草、萹蓄。因尿常规检查仍有红细胞，故予大小蓟凉血止血，散瘀解毒；因近日胃口稍差，故予砂仁、谷芽、麦芽健脾和胃，且防诸寒凉清热之品中伤脾胃。本病临床常易复发，嘱患者坚持调服以固后效，如此则肾阴得补，虚火得清，湿热得除，诸症皆除，未再复发。

师曰：泌尿系统感染育龄妇女最为常见，其治宜彻底，防止变为慢

性、复发性即中医之劳淋。遣方用药仍应遵辨病辨证相结合之法，"病
皆与方相应，乃服之"，疗效方好。

第七节

┣ 慢性肾衰竭 ┫

病案1

林某某，男，50岁，2018年5月6日初诊。

主　诉　慢性肾功能不全3年余，发现血肌酐复高2天。

病　史　3年余前患者体检发现血肌酐异常升高，于当地医院诊断为慢性
肾功能不全，当时曾来榕求诊，由吾师调治数月后，肾功能转常。近日因感
身困疲劳，2日前复查肾功能提示肌酐138μmol/L、尿素氮6.9mmol/L、尿酸
435μmol/L，遵嘱前来就诊。现症：腰酸而软，身困乏力，余无特殊不适，纳
欠佳，寐安，二便调，舌淡红苔薄白，脉沉。

处　方　大黄附子汤加减。

黄　芪20g　茯　苓15g　泽　泻12g　大　黄6g^(后下)

桑寄生12g　鸡内金15g　百　合20g　炮附子9g^(先煎)

山慈菇15g　杜　仲12g

共28剂，每日1剂，水煎服，早晚饭后40分钟温服。并嘱其禁食豆类及豆
制品，警惕感冒，避免劳累。

二诊（2018.6.30）患者自诉服药后，偶有腰酸、身困乏力，现症见鼻流
清涕、喷嚏，舌淡红，苔薄白，脉沉。故于前方基础上加白鲜皮20g、地肤子
15g、蝉蜕12g，续服28剂，煎服法及禁忌同前。

三诊（2018.9.18）患者自诉服上药月余，诸症皆缓，无特殊不适，舌尖
红，苔薄白，脉沉。

处 方

黄　芪20g　茯　苓12g　泽　泻9g　　薏苡仁12g

杜　仲12g　桑寄生12g　白鲜皮20g　炮附子9g^(先煎)

赤　芍9g　牡丹皮9g　大　黄6g^(后下)

共28剂，煎服法及禁忌同前。

以此大黄附子汤加减再调治近5个月，诸症悉平，2019年4月12日于武夷山市立医院查肾功能提示肌酐119μmol/L、尿素氮5.8mmol/L、尿酸422μmol/L，肾功能恢复正常，病情缓解。嘱患者仍需定期复诊，长期服用中药调理，定期复查肾功能，以防复发。

— 按语 —

　　患者既往肾功能不全，经吾师中医调治后缓解，此次因劳累后复发，血肌酐138μmol/L，属慢性肾功能不全复发。此病由多种原因引起的肾小球严重破坏，使身体在排泄代谢废物和调节水电解质、酸碱平衡等方面出现紊乱的临床综合症候群。据其临床表现，多类似于中医"关格""虚劳""溺毒"等病范畴。

　　吾师认为各种肾脏疾病失治误治，邪毒留恋，进一步损伤人体正气，致脏腑阴阳气血俱亏，是形成本病的主要病机。故本病既有实邪为患，又有正气不足，实邪内蕴贯穿始终，而以正虚为本；正虚而外易招邪，内引发病，邪气内阻则可进一步伤正，二者互为因果。其中实邪可为风、寒、湿、热、毒等外邪入侵，亦可为瘀血、痰饮、毒浊等实邪内生。本虚则以脾肾二脏亏虚为主。少阴肾为先天之本，内寓真阴真阳，而腰为肾之外府，肾虚腰府失养，故患者腰酸而软；太阴脾主四肢肌肉，为气血生化之源，脾虚故见身困乏力，胃纳欠佳。证属脾肾阳虚，浊毒内蕴证，故治当健脾补肾，温阳泄浊，扶正祛邪，方予大黄附子汤加减。

　　大黄附子汤出自《金匮要略》，原方有温经散寒，通便止痛之功效，为温下之祖方。吾师根据病情随证加减，方中以大黄味厚，直入肠胃通腑泄浊，使邪有出路；现代药理学研究表明，大黄中的番泻甙衍生物能荡涤肠胃，排出肠道瘀毒，减轻肾脏及其周边器官水肿程度。附子大热、性刚燥，入心、脾与肾，有补火助阳、散寒祛湿邪之效；以大黄苦寒佐制附片刚燥，寒热互用，提升治疗效果。黄芪为补气要药，合附子充元阳，助大黄荡涤积滞；茯苓、泽泻淡渗利水，祛除湿浊；杜仲、桑寄生补益肾气。患者胃纳欠佳，加以鸡内金健胃消食，调后天之本。山慈菇清热解毒化痰，百合养阴清心润肺，两药合用，是吾师防治尿酸升高的经验药对。

二诊时患者腰酸、乏力减轻，有鼻流清涕、喷嚏的外感症状，故予加白鲜皮、地肤子祛风止痒，合蝉蜕共奏疏风透邪之效。三诊患者表证已除，腰酸、乏力缓解，故去地肤子、蝉蜕、鸡内金、百合、山慈菇；诸症皆缓，仍以扶正祛邪为主，予减茯苓、泽泻用量，加薏苡仁健脾祛湿；视其舌尖红，予加牡丹皮、赤芍清热凉血，降相火而制虚阳浮动。守前方随证加减调治近5个月后，诸症悉平，未再复作，复查肾功能恢复正常。

吾师以大黄附子汤加减化裁治疗慢性肾功能不全，颇有良效，此又是一例患者肾功能恢复正常的验案。吾师提醒，此病病情顽固，病程长且容易复发，患者饮食起居需谨慎，即使肾功能转常，仍需长期服药，检测肾功能，以防复发。

师曰：慢性肾功能不全临床极为常见，多属寒热虚实夹杂、浊毒内瘀之厥阴病，依寒热并用、攻补兼施、排毒降浊大法，每有良效。该病极易复发，需医患双方耐心、细心坚持久久服药，巩固疗效，方有满意结果。

病案2

林某某，女，65岁，2017年11月6日初诊。服药8月余，2018年7月10日复诊。

主 诉 慢性肾脏病24年余，肾衰竭3年余。

病 史 患者24年前发现慢性肾脏病（具体不详），3年余前于当地医院诊断为慢性肾衰竭，自诉肌酐最高达600μmol/L，出院后未再经治疗。2017年11月6日至吾师门诊诊治，服大黄附子汤加减治疗已8月余，今日前来复诊，查血肌酐484μmol/L、尿素氮24.2mmol/L、尿酸457μmol/L。现症：身困气短，恶寒，腹痛，腰酸，皮肤瘙痒，口干，面色晦暗，身材消瘦，手足心热，纳差，寐一般，二便调，舌暗苔白，脉弦。

处 方 大黄附子汤加减。

黄　芪20g　酒苁蓉15g　土茯苓20g　炮附子9g^(先煎)

佛　手15g　女贞子15g　杜　仲12g　大　黄6g^(后入)

鸡内金15g　白鲜皮20g　莱菔子12g　白条参9g^(另炖)

共14剂，每日1剂，水煎服，早晚饭后40分钟温服。

复诊（2019.4.30） 患者定期复诊，坚持服用大黄附子汤加减方。今日复查血肌酐288μmol/L、尿素氮31.3mmol/L、尿酸559μmol/L。现症：身困，微恶寒，恶心欲吐，腰酸，口苦，皮肤瘙痒，纳差，寐一般，夜尿频，大便2次/日，舌淡苔白，脉弦。

处 方

黄　芪20g　茯　苓12g　泽　泻9g　杜　仲12g

旱莲草12g　金樱子12g　石　斛12g　大　黄6g^(后入)

鸡内金15g　制陈皮12g　炮附子9g^(先煎)

共14剂，煎服法同前。

患者坚持复诊服药治疗至2019年11月13日，血肌酐稳定在120～200μmol/L，余症皆缓，病情稳定。

— 按语 —

慢性肾脏病多年，肾功能异常，肾小球滤过率渐进性下降，最终导致肾衰竭。本案患者因慢性肾脏病迁延不愈，邪从少阴入至厥阴，肾阳亏虚，温煦、蒸腾失常，则身困恶寒；阳虚浊逆，蕴而成毒，随血脉泛滥周身，故出现恶心欲吐、口苦、皮肤瘙痒。脾肾两虚，气血无源，腰府失养，故腰酸；肾在色为黑，肾衰气血不荣于面，故见面色晦暗。厥阴在脏腑为肝及心包络，主疏泄及行相火，病在厥阴，疏泄失常，阴阳二气交接无端，寒热错杂，故手足心热而身恶寒。厥阴与少阳相表里，掌枢机而理气机，故其病则三焦通道升降失常，水气必乱，乱于上焦，心肺不振，则气短；乱于中焦，湿滞纳化无能，故见纳差；乱于下焦，肾气不固，膀胱开阖失职，故夜尿频。结合舌脉，四诊合参，本案辨为厥阴寒热错杂，水浊毒瘀互结之证。

吾师投大黄附子汤化裁以治之。大黄附子汤出自张仲景《金匮要略·腹满寒疝宿食病脉证治第十》，主治阳虚不运、阴寒内结所致的寒积里实证，有温助元阳、内散阴结，清热通腑、化瘀祛毒之功效。本方以大黄化瘀毒，行脏腑浊气，利水气；附子扶阳救逆，通行三焦；黄芪人参补气固表，安五脏；酒苁蓉助附子温脾肾之阳；杜仲强筋壮骨，调补肝肾；女贞子滋阴养肾，于阴中求阳；土茯苓、白鲜皮消风利水，除湿化浊；佛手健脾疏肝，畅厥阴之气；莱菔子下气消满，行三焦壅塞；鸡内金消食和胃，助脾健运。后诊患者症见身困，微恶寒，恶心欲吐，腰酸，口苦，皮肤瘙痒等症状，此为毒邪久蕴，随水邪、血脉流注全身，引起全身反应，此时虽有邪壅，正气亦虚，肾关不顾，故吾师加用封土涩水药如金樱子、杜仲等补益肝肾，亦用祛湿化浊诸药如茯苓、泽泻、旱莲草等清泄浊邪，配合大黄附子汤，体现了温阳通下、攻补兼施之法，使得祛邪而不伤正，扶正而不助邪。长期坚持用药可维护患者正气，祛除邪毒，维持病情稳定。

吾师以"扶正祛邪"为核心思想，运用调补先后天与解毒化瘀利水诸药，以六经规律辨治肾脏疾病，在临床上取得良好疗效。吾师指出：肾脏病在临床的不同阶段表现出不同症状，相对应的"证"亦不同，因此，在对该疾病的辨治中，应结合疾病特点，从辨病、辨证二者出发，抓住各个阶段的主要矛盾，分清诊治主次，辅以舌脉，分证治之，方可药到病除。

师曰：慢性肾功能不全或肾衰竭之患，须终生服药，即使经治疗后肾功能恢复正常，亦应坚持服药，防止复发，故用药更应小心，行方智圆，不可偏颇，以利久服祛病无弊。另外，坚持服药，病情长期平稳，即使肾功能不能完全恢复，只要不恶化、症状改善，提高生活质量，亦

是较好疗效。

病案3

蔡某某，男，56岁，2019年8月18日初诊。

主　诉　发现肌酐升高4年余。

病　史　4年余前因体检时发现尿潜血（++），未予重视治疗，症状渐加重，于当地医院就诊时，复查肾功能发现肌酐升高，曾服用"尿毒清颗粒"等药物，症状反复，未见明显好转。一周前复查肾功能提示尿素氮26.8μmol/L、肌酐538.1μmol/L、尿酸581.9μmol/L，遂来求诊。现症：恶心欲吐，恶寒，气短，纳食欠佳，夜寐安，二便调，舌淡苔白，脉弦。

处　方　大黄附子汤加减。

黄　芪20g　党　参9g　茯　苓12g　大　黄6g^{（后入）}
山慈菇15g　泽　泻12g　藿　香9g　炮附子9g^{（先煎）}
赶黄草10g　百　合15g　谷　芽12g　麦　芽12g
苏　叶9g

共7剂，水煎服，每日1剂，早晚饭后40分钟温服。并嘱患者禁食豆类制品，勿感冒，避免劳累，注意休息。

二诊(2019.9.1)　患者自诉服药后，恶心欲吐感减轻，余无不适，舌淡苔白，脉沉。知药已中的，效不更方，故予上方加鸡内金15g。共14剂，煎服法同前。

三诊(2019.9.15)　患者自诉服药后，恶心欲吐感止，偶感腰部酸软，舌淡苔白，脉沉数。

处　方

黄　芪30g　太子参20g　泽　泻9g　大　黄6g^{（后入）}
续　断12g　鸡内金15g　土茯苓30g　炮附子9g^{（先煎）}
百　合20g　神　曲12g　谷　芽12g　麦　芽12g
杜　仲12g

共14剂，煎服法同前。

于2019年11月17日复查肾功能提示尿素氮10.5μmol/L、肌酐305μmol/L、尿酸276.8μmol/L，较前明显降低，嘱患者坚持随诊调治，定期复查肾功能，积极预防感冒，切勿劳累，注意休息，并长期服用中药调理，以延缓病情向前进展。

── 按语 ──

　　本案患者因慢性肾病迁延日久引发慢性肾衰竭。该病由多种原因引起的肾小球等结构的破坏，引起肾脏在排泄代谢废物、分泌及调节水电解质等功能出现紊乱的临床综合症候群。据其临床表现，多类似中医中的"关格""虚劳""溺毒"等病。

　　吾师认为该病病机关键在于脏腑阴阳衰败，浊毒瘀血内留。各种肾脏疾病的失治误治，致邪毒留恋，损伤人体正气，导致脏腑阴阳气血亏虚，其中以脾肾两脏为主。脾为后天之本，司运化，脾阳不足，运化无力，脾气不升，浊阴难降，水湿内留，故见恶心欲吐；脾虚则健运失职，故见纳食欠佳。肾为先天之本，内系元阴元阳，肾阴阳受损，温煦失司，故见恶寒；又肾主纳气，为气之根也，肾虚故见气短。本案患者证属脾肾阳虚，浊毒内蕴证。

　　吾师治以温补脾肾，降浊化毒。方投大黄附子汤加减。该方温经散寒，通便止痛之功。方中大黄味厚，直入肠腑泄浊，使邪有出路，现代药理研究表明，大黄有降低肌酐之效；附子大辛大热之品，温脾肾，扶助阳气，利水湿；黄芪、党参补气，合大黄荡涤积滞，助附子充元阳；茯苓、泽泻淡渗利湿；百合、山慈菇清热养阴，化浊解毒；藿香、苏叶芳香泄浊，和胃止呕；赶黄草活血祛瘀；谷芽、麦芽健脾以固护先天。诸药合用，脾肾之阳得振，浊瘀得除，肾功能逐渐转常。

　　二诊时患者自诉服药后症状缓解，恶心欲吐感减轻，浊阴有降之势，故继续守前方治疗，加鸡内金、合谷、麦芽健脾和胃。三诊时患者自诉恶心欲吐感停止，知浊阴已降，故去藿香、苏叶芳香辛散之品，自诉偶有腰部酸软，知肾虚腰府失养，故加杜仲、续断补益强腰膝；加土茯苓化浊解毒，神曲健脾助运消食。张师嘱该病病情顽固，易反复，需坚持长期服用药物调治，定期复查肾功能，注意休息，预防感冒，方可使肾功能趋于稳定，不再进展，诸症皆平，疾病告愈。

师曰：慢性肾衰竭多系病入厥阴之患，为虚实寒热错杂证，阳虚毒积，治应温阳益气、排毒泻浊。大黄附子汤化裁，坚持久服，常能消除症状、缓解病情，诸多患者肾功能可恢复正常，但仍应持续用药，防止复发。

病案4

李某，男，55岁，2018年12月8日初诊。

主　诉　下肢水肿1月余，高血压10余年。

病　史　缘于10余年前体检发现血压高，最高血压180/110mmHg，就诊于福建省立医院，诊断为高血压病，予口服降压药治疗，间断服药，血压控制不佳。3年余前体检发现血肌酐160μmol/L，未引起重视，后多次体检血肌酐波动在133～162μmol/L。一个多月前出现右下肢水肿，小便泡沫增多，血压不稳，至美国当地医院就诊，查尿素氮7.9mmol/L、肌酐180μmol/L、尿酸363μmol/L、血压170/110mmHg，诊断"慢性肾衰竭（失代偿期）"，予服用降压药、利尿药等对症治疗。半月前回国进一步治疗，于当地医院查尿素氮6.02mmol/L、肌酐182μmol/L、尿酸400μmol/L、血压150/92mmHg、白蛋白44.2g/L、Ca 2.06mmol/L、P 0.74mmol/L、NaHCO$_3$ 24.9mmol/L、尿蛋白（++）。为求进一步控制病情，遂来求诊。现症：双下肢轻度水肿，偶有恶心，头晕时作，胸闷气短，倦怠乏力，纳呆食少，口干口苦，小便频急，泡沫多，舌质红，舌苔黄白相间，脉弦细数。

处　方　黄柴苓汤加减。

柴　胡12g　黄　芩12g　姜半夏12g　黄　芪20g
桂　枝9g　茯　苓20g　泽　泻12g　猪　苓15g

陈　皮12g　白　术12g　生晒参9g^(另炖)　　牡　蛎30g^(先煎)

共14剂，水煎服，每日1剂，早晚餐后40分钟温服。

二诊(2018.12.22) 服药后证缓，头晕已解，水肿较前改善，大便时干，故予原方基础上去牡蛎、陈皮，加车前子12g、枳实12g，续服14剂，煎服法同前。

三诊(2019.1.7) 于我院复查血压142/90mmHg、肌酐150μmol/L、尿素氮6.58mmol/L、尿酸 398μmmol/L、尿蛋白（+）、尿蛋白定量0.645g/24h。患者仅见右踝部轻度水肿，余症皆缓，于原方基础上加蝉蜕9g、白鲜皮20g，患者诉此诊后需返美国，故予60剂，嘱患者坚持服药，定期门诊随访。

2019年2月23日患者家属因感冒求诊，告知患者肌酐已降至124μmol/L，尿蛋白（±），病情稳定无反复，偶有口干口苦，目前仍服用中药巩固调理中。

— 按语 —

此为浊毒内留，深入厥阴，波及少阳，三焦壅滞，气化不行之证。因病在厥阴，疏泄失常，气机不利，波及少阳，同时厥阴疏泄失司，体内浊毒瘀血无以外排，稽留难出，进一步影响少阳枢机，而少阳枢机是否畅利，事关一身上下内外，气血营卫之和畅，诚如《中藏经·论三焦寒热生死顺逆脉证之法》所记载："三焦者，人之三元之气也，号曰中清之腑，总领五脏、六腑、荣卫、经络、内外左右上下之气也。三焦通，则内外左右上下皆通也，其余周身灌体，和内调外，荣左养右，导上宣下，莫大于此也。"此案病入厥阴，波及少阳，少阳枢机不利，三焦水道不行，故见胸闷口苦，头晕目眩；三焦俱病，上焦心肺不宣，邪毒内扰，则见胸闷气短；中焦运化失司，则见食纳减少，时有恶心，体倦乏力；下焦水道不通，气化不利，则小便频数，泡沫浊多。张师治以疏利三焦，降浊利水之法，方拟小柴胡汤合五苓散即柴苓汤加减。

小柴胡汤与五苓散，二方皆出自仲景《伤寒论》，方中柴胡味辛、苦，性微寒，入肝、胆、三焦经，其气味俱轻，善泄善散，其功在和解表里，疏肝解郁，升发清阳，调畅气机，柴胡又为少阳、厥阴之行经药，对本病之厥阴少阳俱病，三焦壅滞，气化不利颇为相合。黄芩味苦，性寒，以清热燥湿，泻火解毒为用，《医学衷中参西录》指出黄芩"最善清肺经气分之热，由脾而下通三焦，又善入肝胆，清热而治寒热往来，兼能调气，其气郁而作热者，皆能宣通之"。柴芩相合，一散一清，一升一降，和解少阳枢机，升发厥阴肝气，疏达表里内外。张师说："柴胡升厥阴清阳，黄芩清厥阴浊火，二药相合，升清降浊，调和表里，开气机升降出入之机以应肝胆之气。"半夏味辛，性温，开宣滑降，能走能散，为散风寒、利痰涎、开结气、燥脾湿、温内寒之要药。陈皮味苦、辛，性温，以调气为专长，功擅调中降逆，燥湿化痰，与半夏相合，降逆止呕，燥湿化痰之力倍增。二药相须为用，痰浊化而胃气畅，逆气除而呕恶止。半夏、陈皮味辛性散，与柴胡配伍，则走表疏散之力倍增，且半夏、陈皮散中有降，柴胡疏中有升，三药疏散之中一升一降，则正合肝气之条达，通调三焦之力倍增；与茯苓配伍，则为二陈，陈、夏得苓渗湿以助化痰之力，健脾以杜生痰之源，三药合用，痰祛浊消矣。白术味苦、甘，性温，为健运脾胃，散湿除痹，消食除痞之药，与柴胡等升散药同用，又善调厥阴肝气。茯苓，淡能利湿，甘以补中，为益脾逐水之圣药也，茯苓得白术补脾气，利水湿，白术得茯苓而宣其通，补而不滞，二药合用，一补一利，一燥一渗，水消脾健，又可崇土抑木也。泽泻味甘，性寒，能渗利水湿，清泻湿热，清泄肾经虚火。猪苓味甘、淡，性平，归肾、膀胱经，渗湿气，利水道。猪苓、茯苓、泽泻三者皆淡渗之品，《本草思辨录》指出："《神农本草经》言猪苓利水道，茯苓利小便，泽泻消水，《黄帝内经》言三焦为水道，膀胱为水府，肾为三焦膀胱之主，合二者而观之，则猪苓利三焦水，茯苓利膀胱水，泽泻利肾水，三药合用，利水泄浊之功更捷。"三药与白术同用，攻补兼施，升清降浊，升脾气，降浊阴，利水湿，中州调，则全身安。桂枝辛温既能解表达邪，以开外窍、凿水源，又可温阳化气，以温州都、利水道。《古今名医方论》先哲有曰："水之得以安流者，土为之堤防也；得以长流者，火为之蒸动也；无水则火不附，无火则水不行"，是以桂枝合白术、茯苓、猪苓、泽泻，崇土健脾，燥湿利水，恢复三焦气化之功。《长沙药解》又指出："桂枝，入肝家而行血分，最调木气，升清阳之脱陷，降浊阴之冲逆，舒筋脉之急挛，利关节之壅阻，入肝胆而散遏抑，温经通脉，极止痛楚，通经络而开痹涩，甚去寒湿。"再者，本证寒热错杂，虚实互相见，张师指出："桂枝善温阳散寒，祛除错杂证中阴寒之邪，于黄芩等寒药相伍，以相反相成，使泻火解毒而不伤正气。"慢性肾衰病入厥阴，元气衰微，借黄芪、生晒参补中益气，扶正以达邪，其中，黄芪味甘、性温能补气，既能升补脾气，又能固表止汗，生晒参味甘、性平补气，主在健脾补气，一偏补卫气，一偏补中气；黄芪益气行水，生晒参能生津，两药相伍，补气作用倍增，不仅能补中健脾，又能益气固表。慢性肾衰竭病程长，多兼有肺脾气虚之证，不仅脾失健运，水湿泛滥易加重水肿，且常因肺气虚弱而易感造成病程反复和加重，参芪配对，中土健运，气血生化有源，既可扶助正气，未病先防，又有助于消除水肿。其次，大剂量黄芪能紧腠理，固尿蛋白之渗漏，现代研究表明，重用黄芪又可起到降压的作用。牡蛎味咸，性微寒，为血肉有情之品，功能平肝潜阳，重镇安神，又能收敛固涩，现代研究表明，对慢性肾衰竭所致之高血压、肾性蛋白尿及低钙血症有改善作用。诸药合用，共奏温化厥阴，疏达枢机，通调三焦，利湿降浊之功。

二诊，服药后证缓，头晕已解，肝旺渐平，故去平肝之牡蛎，仍见水肿，大便时干，腹部胀闷，此为病在厥阴少阳，水湿未去，气机壅滞所致，故加车前子利水渗湿，《本草汇言》记载其"行肝疏肾，畅郁和阳"，现代研究表明，其有明显的降压作用。加枳实破气除胀，消痞散结，为仲景治疗胸痹痞满之要药。

三诊检验指标明显改善，仅见右踝部轻度水肿，余症皆缓，原方基础上加白鲜皮疏风利尿，降浊解毒。《神农本草经》言："白鲜皮……主淋沥。"《玉楸药解》云："白鲜皮清金利水，治黄疸溺癃。"其配伍蝉蜕加强疏风解毒，利尿降浊之功。现代研究表明，蝉蜕对减少蛋白尿有一定作用。

共服药70余剂后，症状渐平，病情稳定。然治疗肾衰竭非一日之功，需长期调服，方能益寿延年。

师曰：柴苓汤加减亦属于寒热并用、攻补兼施之法，对慢性肾衰竭病入厥阴、水火通道不畅之证，恰为契合，如法使用，每有良效。

病案5

方某某，女，53岁，2019年10月6日初诊。

主　诉 下肢水肿1月余。

病　史 病家婚姻不幸，忧郁愤懑，心力交瘁，久为七情所苦，渐至疾病缠身，甚念一死了之，其兄姊不忍，苦苦劝之，携其来诊。代诉1个月余前水肿等病住院，昨日方离医院，诊为"心包积液，低蛋白血症，心功能Ⅲ级，慢性肾功不全，二尖瓣关闭不全"，住院颇久，治疗乏效。观其面色晦暗，精神萎靡，形体羸瘦，瞳神呆滞，下肢水肿；询问得知伴身困思睡，畏寒恶风，动则气喘，腰背酸痛，头晕脑涨，食后呕吐，入夜难寐，小便不利。查其舌质淡白，舌上少苔，口中润泽，伸舌欲滴，脉沉细无力。

处　方 真武汤加减。

| 白　术9g | 白　芍9g | 茯　苓15g | 猪　苓12g |

葶苈子12g　泽　泻12g　黄　芪20g　炮附子9g^(先煎)

山　楂20g　鸡内金20g　太子参20g　车前子12g^(布包)

谷　芽12g　麦　芽12g

共7剂，每日1剂，水煎服，早晚饭后40分钟温服。

二诊(2019.10.20) 病家自诉不思饮食，水液不下，汤药一剂分服两天，故时隔两周方来复诊。告知其此举使药效不足，有碍治疗，嘱其家属严格监督服药。现症：头晕，气喘，腰背疼痛，恶寒，水肿，纳差，大便稀溏，舌淡苔白，脉沉。仍宗上法，予方如下：炮附子9g(先煎)，白术12g，茯苓20g，黄芪20g，泽泻12g，车前子12g(布包)，葶苈子12g，鸡内金20g，山楂

20g，神曲15g，谷芽、麦芽各12g。共7剂，煎服法同前。

三诊(2019.10.27)头晕，气喘，下肢水肿无力，背部疼痛，二便尚可，舌淡苔白，脉弦稍数。予上方黄芪改30g，加杜仲12g，续服7剂，煎服法同前。

四诊(2019.11.3)头稍晕，时有气喘，右下肢水肿僵硬，身困，食欲不振，舌淡苔白，脉沉。予上方加白芍9g、苏梗12g，再进7剂，煎服法同前。

五诊(2019.11.9)患者此次来诊，笑容满面，神采奕奕，自诉服药后所苦皆减，现余右下肢稍肿，背部时痛，查其舌淡红，苔薄白，脉沉。予上方加丹参9g，复予7剂巩固疗效。并告知病家，病情复杂，缠绵难治，须长期服药，控制病情。患者长期随诊至今，病情稳定。

按语

患者以下肢水肿为主诉，虽其症繁多，但据其身困思睡，畏寒恶风，腰酸背痛，舌淡苔少水滑，脉沉细无力，辨为肾中阳气虚衰。肾不气化，水液不行，蒙蔽清窍，则头晕脑涨；气虚水停，上凌心肺，则动后气喘；壅遏中焦，则食后呕吐；蓄积膀胱，气化不利，小便不利，泛溢肌肤，则下肢水肿。《伤寒论》第316条文记载："少阴病，二三日不已，至四五日，腹痛，小便不利，四肢沉重疼痛，自下利者，此为有水气。其人或咳，或小便利，或下利，或呕者，真武汤主之。"此条所治阳虚水泛证与本案主要病机相符，故治以温补肾阳，化气行水，方用真武汤加减治之。

方中君以附子，温补肾阳，可"治一切沉寒痼冷之证"（《本草从新》）又"脚疼冷弱，腰脊风寒，心腹冷痛……为百药长"（《名医别录》）。其与健脾燥湿之白术，淡渗利湿之茯苓，活血脉、利小便之白芍，共调体内水液代谢。同时，附子为少阴药，白术为太阴药，白芍为厥阴药，三药合用，三阴通利，脏腑上下、表里内外之水皆可去。加之猪苓、泽泻，则取五苓散之意，有"开达腠理，分利阴阳之妙"（《本草汇言》）；患者水气凌心，动则气喘，益以葶苈子，则有利水平喘之效；车前子亦治其小便不利，且能"主虚劳"（《本草经集注》）。用之妥帖。气能行水，水亦载气，患者本虚，此施以大量利水之药恐更伤其气，故用黄芪、太子参以补之。患者食欲不佳，形体羸瘦，故用山楂、谷芽、麦芽、鸡内金健胃消食和中，合白术、茯苓健脾，可补益后天以养先天，亦有以土制水之妙。

二诊患者不思饮食，水液不下，汤药难进，故去滑利之猪苓，加大茯苓白术用量，复用神曲，与山楂、麦芽合而成保和丸之半，共谋开运脾胃之能；其人大便稀溏，参之《伤寒论》第316条方后注："若下利者，去芍药。"三诊其脉弦稍数，为阳气奋起之象，故加大黄芪补气之力，并加杜仲补益肝肾。四诊疗效已现，其脾土已固，故加白芍通利血脉以助利尿消肿；其气渐复，用苏梗"能使郁滞上下宣行，凡顺气诸品惟此纯良"（《药品化义》）。五诊患者神采飞扬而不见病色，知邪多已去，故加"功同四物"之丹参补血养虚，尽剂巩固。巩固疗效。并告知病家坚持长期服药，控制病情。

师曰：真武汤温阳利水，系温肾健脾开肺、体现水主在肾制在脾宣在肺、上开宣中促转下通关、标本兼治给邪水以出路之大法，对肾性心性等各种水肿属阳虚水泛者，皆有良好疗效，临证随机化裁，取效常为满意。

第八节

⊢ 肾癌 ⊣

病案1

王某某，男，86岁，2018年10月27日初诊。

主　诉　发现"肾癌"1月余，肉眼血尿4天。

病　史　患者2018年初自觉腰部胀闷不适，未予重视及治疗。1个多月前于福建医科大学附属第一医院体检时查泌尿系彩超提示右肾考虑占位性病变；进一步检查肾脏CT提示右肾占位。考虑肾脏肿瘤，院方建议其进行手术治疗，患者因年迈体弱与家属共同商议后拒绝手术。4天前，患者排尿见肉眼血尿，无尿频、尿急、尿痛，近日断续排肉眼血尿数次。遂经多方打听，特来求诊张师门诊。现症：断续排肉眼血尿，2～3次/日，身困，腰酸，右侧腰腹不适，下肢酸软无力，口干，大便秘结不通，舌淡苔白，脉弦稍数。

处　方　六味地黄丸加减。

生地黄12g　山　药9g　山茱萸9g　茯　苓9g
牡丹皮9g　泽　泻9g　知　母9g　大　黄6g^(后下)
白茅根20g　火麻仁12g　郁李仁12g　三七粉3g^(冲服)
枳　实12g　黄　芪20g

共7剂，每日1剂，水煎服，早晚饭后40分钟温服。

二诊(2018.11.6) 血尿次数减少，身困，右腰部不适，口干，大便干结，舌淡苔白，脉弦。予上方改山药12g、茯苓12g、黄芪30g，去郁李仁，加厚朴12g，共7剂，煎服法同前。

三诊(2018.11.13) 未再排肉眼血尿，右腰部不适感减轻，口干，大便干结，便时努挣，舌淡苔白，脉沉。予上方去大黄、厚朴、三七粉、白茅根，加白条参9g（另炖）、白芍12g、郁李仁12g、莱菔子12g，共14剂，煎服法同前。

四诊(2018.11.27) 服药后证缓，未再出现肉眼血尿，身困、腰酸缓解，右腰部不适感较前减轻，口干，纳差，大便干结程度减轻，排便仍较困难，夜尿2～3次/晚，舌淡苔白，脉沉。予上方去茯苓、牡丹皮、泽泻、知母、白芍、火麻仁、莱菔子，加天花粉9g、柏子仁12g、虎杖12g、鸡内金15g、菟丝子12g（布包），共14剂，煎服法同前。

五诊(2018.12.11) 服药后证缓，身困、腰酸、口干缓解，偶有腰痛，大便稍干，夜尿频多，舌淡苔白，脉沉。予上方去天花粉、柏子仁、虎杖、鸡内金，加火麻仁12g、厚朴12g、益智仁12g、杜仲9g，再服14剂后，患者病情基本稳定，未再出现肉眼血尿，余诸症皆缓，精神状态佳，定期前来复诊至今。

— 按语 —

本案患者经影像学检查，肾癌诊断明确。肾癌起源于肾小管上皮细胞，故又称为肾细胞癌，在泌尿生殖系肿瘤中发病率仅次于膀胱癌位居第二。肾癌在中医典籍中无明确记载，因其在临床主要表现为无痛性血尿、腰痛、腰部或上腹部肿块，故可归属于中医“腰痛”“血尿”“肾积”等范畴。

观其脉症，此乃肾阴亏虚，兼有脾气不足之证。患者年事已高，脏腑亏虚，脾主四肢，脾气亏虚无以充养四肢，则见身困、下肢无力。《太平圣惠方·治尿血诸方》云：“夫尿血者，是膀胱有客热，血渗于脬故也，血得热而妄行，故因热流散，渗于脬内而尿血也。”患者肾阴亏虚，虚火内生，灼伤肾及膀胱血络，络伤血溢，遂发为血尿。肾癌病灶为实性肿物，肿块积聚于内，气机阻滞不通，故见腰腹部胀闷不舒。腰为肾之外府，肾阴不足，腰府失于濡养，则腰膝酸软。足少阴肾经，循喉咙，挟舌根而行，阴虚水枯津液无以上承，故见口干。肾开窍于二阴，二阴主司二便，肾阴亏虚，肠燥津枯，故大便干结，气虚则传导糟粕无力，故便时努挣。

四诊合参，患者气阴两虚，血热津亏，腑气不通，正虚邪实，故吾师治以滋补肾阴，凉血止血，兼以润肠通便。投以六味地黄丸加减化裁。六味地黄丸出自《小儿药证直诀》，由宋代的钱乙所创，而其本源则从仲景先师的肾气丸减去附子、桂枝，易干地黄为熟地黄加减而成。吾师易方中熟地黄为生地黄，以清热凉血，养阴生津；山药脾肾双补；山茱萸补肝肾，涩精，以上三味药为“三补”。泽泻、牡丹皮、茯苓三药，泄浊、清热凉血、健脾，三味药同为佐药，亦为三泻，六味地黄丸中药物三补三泻，补泻兼顾，以补益肾阴为主，同时加入知母滋阴降火，黄芪补益脾气。尿血用三七化瘀止血，白茅根凉血止血，清热利尿。大便秘结不通，取脾约麻仁丸之意，用火麻仁、郁李仁润肠通便，大黄通腑泄下，枳实下气破结，加强通便之力。

二诊时，患者血尿次数减少，身困，右腰部不适，口干，大便干结。山药、茯苓改为12g加强健脾之力，黄芪改为30g增强补气之力，易郁李仁为厚朴，厚朴行气除满，与枳实相伍，破结除满，加强降泄通便之力。

三诊时，患者药后证缓，未再发肉眼血尿，右腰部不适感减轻，口干，纳差，大便干结，便时努挣。上方基础上加入白条参9g，加强益气补虚之力；便秘较前缓解，大黄久服有利湿伤阴之虞，故去之；加白芍养阴和里；去厚朴，加郁李仁润肠通便，莱菔子降气消食。

四诊时，患者未再出现肉眼血尿，身困、腰酸缓解，右腰部不适感较前减轻，口干，纳差，大便干结程度减轻，排便仍较困难，夜尿2～3次/晚。此时病机虚火渐消，以正虚为主，故去三泄之牡丹皮、茯苓、泽泻，方取参芪地黄汤之意，参芪地黄汤出自清·沈金鳌《沈氏尊生书·杂病源流犀烛》，其中记载"大肠痈，溃后疼痛过甚，淋沥不已，则为气血大亏，须用峻补，宜参芪地黄汤"。另因患者口干明显，易知母为天花粉生津止渴。去火麻仁、白芍、莱菔子，加虎杖清热解毒，吾师认为其"有大黄之功而无大黄之过"，故本方用虎杖以通便泄浊。纳差，加鸡内金健脾消食。夜尿频，加菟丝子固精缩尿，加柏子仁，一则润肠通便，二则安心神，可缓解因尿频起夜引起的睡眠不佳。

五诊时，患者服药后症缓，口干缓解，故去天花粉。去柏子仁、虎杖、鸡内金，加火麻仁润肠通便，厚朴宽肠下气。夜尿频多，加益智仁固精缩尿。偶有腰酸，加杜仲补肾强腰膝。服上药14剂后，患者病情基本稳定，未再发肉眼血尿，余诸症皆缓，精神状态佳，定期前来复诊至今。

师曰：癌症患者，因机繁杂，治亦有异，斩草除根确为困难，然延长寿命，提高生活质量，即人病共容无疑亦是疗效之重，望正确理解、科普之，切不可一见癌症，即曰不治，闻虎色变！

第九节

其他肾病相关水肿

病案1

王某某，女，46岁，2016年8月28日初诊。

主　诉 眼睑浮肿3个月。

病　史 3个月前无明显诱因出现眼睑浮肿，曾就诊当地医院，西医诊断为左肾静脉压迫综合征，曾服中西药治疗，他医大多投以温热中药，症状未见缓解，特来求诊。现症：眼睑浮肿，伴活动后腰酸，纳可，寐安，二便自调，舌质淡，苔白，脉沉，尿检示尿蛋白（+）、尿潜血（+）。

处　方 黄芪二至丸化裁。

黄　芪20g　旱莲草12g　石　斛15g　石　韦12g

茯　苓15g　泽　泻12g　白茅根20g　白鲜皮20g

地肤子15g　桑寄生12g　续　断12g　女贞子12g^(布包)

三七粉3g^(分冲)

共14剂，每日1剂，水煎服，早晚饭后40分钟温服。嘱患者同时注意休息。

二诊(2016.9.11) 服药后患者晨起眼睑浮肿，午后眼睑浮肿缓解，腰酸，咽中不利，舌尖红，苔白，脉滑。

处　方

黄　芪20g　旱莲草9g　石　斛12g　石　韦12g

茯　苓12g　生地黄12g　白茅根20g　白鲜皮20g

蝉　蜕9g　桑寄生12g　芡　实12g　三七粉3g^(分冲)

陈　皮12g　女贞子9g^(布包)

共28剂，煎服法同前。

三诊(2016.11.13) 服药后眼睑浮肿缓解，口干，腰酸，汗多，手足心热，舌尖红，苔薄白，脉滑。

处　方

黄　芪20g　旱莲草9g　石　斛12g　三七粉3g^(分冲)

生地黄12g　玄　参15g　鸡内金12g　牡　蛎30g^(先煎)

白茅根20g　枳　实12g　麦　芽12g　鳖　甲20g^(先煎)

谷　芽12g　女贞子9g^(布包)

共21剂，煎服法同前。

四诊(2016.12.25) 服药后平顺，诸症悉平，今日尿检正常，纳呆，余可，舌质暗，苔白，脉沉。

处　方

黄　芪20g　旱莲草9g　怀牛膝9g　女贞子9g^(布包)

石　斛12g　白茅根20g　白鲜皮20g　三七粉3g^(分冲)

茯　苓12g　泽　泻12g　鸡内金12g　谷　芽12g

麦　芽12g

续服14剂，煎服法同前。

服药后随访患者眼睑浮肿未复发，尿检正常，嘱患者定期复诊，以固疗效。

— 按语 —

　　此乃太阴气虚合少阴阴虚之证。《素问·水热穴论篇》云："肾者，至阴也；至阴者，盛水也；肺者，太阴也；少阴者，冬脉也。故其本在肾，其末在肺，皆积水也。"《素问·至真要大论篇》又云："诸湿肿满，皆属于脾。"肺脾肾三脏皆参与体内水液运化、输布、代谢。脾气不足，失于运化，精微不布，水湿不化；脾土生金，脾虚不足，肺失所养，水道失调；脾虚气弱，后天不养先天，肾精无源，主水失司，则发为肿满。患者肺脾肾气阴亏虚，前者医家过用温热药，进一步伤阴耗气，形成明显的阴虚火旺兼脾气虚损的病机特点。患者肺脾气弱，肾阴不足，水液失布，泛溢肌肤则发为眼睑浮肿；腰为肾之外府，肾阴不足，腰府失于濡养，则腰酸；足少阴肾经，循喉咙，挟舌根而行，阴虚水枯无以上承，见口干，虚火上绕咽喉，见咽中不利；脾失运化，脾不散精，精微外漏，肾阴不足，加之阴虚火旺，虚火扰动，肾关失约，故见蛋白尿；脾气虚则脾不统血，加之肾阴亏虚、热扰营血，故血溢脉外，见尿潜血。汗多、手足心热均示阴虚火旺之所见。

　　四诊合参，吾师治以益气滋阴，佐以利湿化浊、祛风涩关，方投以黄芪二至丸方化裁。二至加石斛均为质润清补之品，补益肾阴以治其本；黄芪健益脾气，入脾肺二经，为太阴补气之要药，又兼具利水之效；茯苓、泽泻淡渗利水消肿，以治其标；吾师认为大多蛋白尿乃浊毒并常夹风邪，故以白鲜皮、白茅根、地肤子祛风利水，清热解毒；加之以三七，功善止血又能化瘀，止血不留瘀，化瘀不伤正；石韦味甘苦性微寒，有利尿通淋、凉血止血之效；桑寄生、续断合用具有补肝肾、强筋骨、祛风湿之效。诸药相合，共奏益气养阴，利水渗湿之功。

　　二诊，服药后眼睑浮肿较前缓解，药已中病，蝉蜕易地肤子配伍白鲜皮以祛风透邪；去泽泻、减女贞子、旱莲草用量、加生地黄以增强补益肾阴、清热凉血之效；易续断为芡实，入脾肾二经，益精固摄；加陈皮运转中焦气机，以健脾固摄之效。

三诊患者眼睑浮肿明显缓解，观其脉象，浊毒已下，下焦之虚得补，肾风得平，水湿得利，故去芡实、茯苓、石韦、蝉蜕、地肤子；阴虚火旺之证较明显，故以牡蛎、鳖甲滋阴潜阳，入玄参增强滋阴之力；易陈皮为谷芽、麦芽、鸡内金健运脾气以运中焦气机；再入枳实辛苦行气并使脾胃得以运华，气机得畅。

四诊患者诸症皆瘥，肾阴得补，阴阳平和，故去生地黄、玄参、牡蛎、鳖甲、枳实。加之怀牛膝、茯苓、泽泻、白鲜皮在养阴同时，引药下行通利水气，以巩固疗效。药后疾病得除。

师曰：肾病诸疾，因机颇繁，病涉太少者居多，尤以气阴两虚者常见，余每以黄芪二至化裁，取效满意。

病案2

陈某某，男，65岁，2016年7月23日就诊。

主　诉 颜面及双下肢足踝部水肿1年。

病　史 缘于10年前因肾结石引发急性肾衰竭，于协和医院经手术治疗切除左肾，1年前出现颜面部、双下肢足踝部轻度水肿，晨起明显，伴小便量少。经检查肾功能、尿常规正常，考虑生理性肾小球滤过率下降，平素服用利尿药治疗，水肿仍时有反复，遂来就诊。现症：晨起颜面、双下肢足踝部轻度浮肿，小便量少，口干，身困，手足冷，腰冷，纳差，寐一般，大便较稀软。舌淡苔薄白，脉沉。

处　方 真武汤加减。

白　术9g　茯　苓15g　白　芍9g　炮附子9g^{（先煎）}

猪　苓12g　生　姜9g　泽　泻12g　牡　蛎30g^{（先煎）}

黄　芪20g　葛　根20g　杜　仲12g　续　断12g

车前子12g　薏苡仁20g　谷　芽12g　麦　芽12g

共14剂，水煎服，每日1剂，早晚饭后40分钟温服。

二诊(2016.8.7)服药后颜面浮肿发作次数减少，双下肢足踝部仍有轻度水肿，手足转温，尿量稍增、排除有不畅感，纳寐尚可，大便调，舌淡苔薄白，脉沉。拟前方加黄芪至30g，再加大腹皮12g、枳壳12g，再进14剂，煎服法同前。服药后加减调服数月，颜面及下肢水肿基本消失。

— 按语 —

　　此乃太阴少阴合病，脾肾阳虚之证。《景岳全书·肿胀》指出："凡水肿等证，乃肺脾肾相干之病。"盖水之制在脾，水之本在肾，水之标在肺，肺失通条，脾失转输，肾失开阖，三焦气化不利，故发为水肿。《素问·水热穴论》曰："肾者胃之关也，关门不利，故聚水而从其类也。"患者老年，先天独存一，水之主缺失而水液无制，加之生理衰老、脾肾阳气渐亏，脾阳失其运化，肾阳失其固摄，推动、温煦无力，蒸腾水气失常，遂中焦转输与下焦蒸化失司，水液失布，故水湿内停，泛溢肌肤，故见晨起颜面、双下肢足踝部浮肿；脾主四肢，肾为腰府，脾虚而四肢不用，肾虚则阳不蒸腾，加之湿邪为患，外攻于表，浸渍四肢，其性重浊，故见身困乏力、腰及手足均冷；脾阳虚衰，无以运化谷食，故见纳差；阳虚湿停，足少阴肾经与足太阳膀胱经相表里，湿邪循经入腑，膀胱气化不行，蓄水于腑，则小便短少；湿邪下注，则大便稀软；水液失布，津液无以上承于口，故见口干。

　　四诊合参，吾师投以真武汤合化裁，治以益气温阳，利水消肿。太阳和少阴互为表里，其病机皆为少阴阳虚、司水无权而水邪泛滥，突出的症状为小便不利和四肢沉重，皆为水邪致病的特点，应祛寒、扶阳、利水。方中附子味辛甘性热，用之温肾助阳，以化气行水，兼暖脾土，以温运水湿。白术健脾燥湿，使水有所制；术附合用，温经脉，除寒湿。茯苓健脾利水渗湿，猪苓甘平，解渴通淋，泽泻甘寒，滋阴泄热，利水化湿，三药合用，又佐上二药，入肾及膀胱利尿，共使水邪从小便去。白芍养阴和血，其义有四：一者利小便以行水气，二者通血脉，舒展经络，三者可防止附子燥热伤阴，以利于久服缓治。车前子利水通淋，以清湿浊而利小便；薏苡仁健脾渗湿，厚肠胃而实大便；加黄芪益气行气，补肺固脾，利水退肿，以宣上焦之气。葛根味辛甘性凉，解肌肉发表，升阳生津，在外能舒筋活络，在内又能通行血气，活血而不伤血，助黄芪温经通路止痛；配以杜仲、续断祛风湿而强肝肾，益筋骨；牡蛎软坚散结，化痰通络，亦重镇安神；五者共用，益气活血、补肾壮骨而除腰之湿痹。谷芽、麦芽健脾消食，以谷气滋养脾胃，以复脾阳。二诊药后颜面浮肿发作次数减少，双下肢足踝部仍有轻度水肿，手足转温，尿量稍增、排除有不畅感，纳寐尚可，大便调，此时清阳初升，但水气尚有余存，效不更方，拟加量黄芪至30g以温阳益气行水，配合大腹皮、枳壳，增强行气利水、通淋消胀之功。药尽调理数月，则阳升水祛，水肿自消。

病案3

黄某某，男，67岁，2021年5月12日初诊。

主　诉　水肿1月。

病　史　患者1个多月前无诱因出现双下肢水肿，傍晚为甚，于当地医院查尿常规提示尿蛋白（+）、尿潜血（-），后多次复查均见尿蛋白阳性，近来下肢水肿持续难消，遂求诊于吾师。现症：双下肢水肿，身困，头晕，纳欠，胃胀，口中和，小便不利，大便溏，寐可，舌尖红苔白，脉沉。

处　方　参苓白术散合五苓散加减。

黄　芪20g　党　参15g　茯　苓15g　猪苓12g

石　韦12g　泽　泻9g　鸡内金15g　砂　仁6g^{（后入）}

陈　皮12g　天　麻12g　谷　芽12g　麦　芽12g

牡　蛎30g^{（先煎）}

共7剂，水煎服，每日1剂，早晚饭后40分钟温服。

二诊(2021.5.19) 服药后肿缓,小便时有不利,舌尖红苔白,脉沉,予上方黄芪改30g,加车前子12g,续进7剂,煎服法同前。

三诊(2021.5.26) 服药后下肢肿缓,身困,头晕,舌淡暗苔白,脉沉。予上方去鸡内金、天麻、牡蛎,改茯苓20g、猪苓15g,加杜仲12g、寄生15g,续服7剂,煎服法同前。

四诊(2021.6.2) 复查尿蛋白消失,尿常规未见异常,下肢仍稍肿,舌尖红苔白,脉沉。予上方加金樱子15g,续服14剂,煎服法同前。上方尽剂后水肿时作,乃以健脾益气佐以利水渗湿守前法继进月余,下肢肿消,尿蛋白亦未见复阳,疾病告愈。

— 按语 —

水肿一病临床多见,论其病因病机,与肺脾肾三脏密切相关,张景岳亦云"盖水为至阴,其本在肾。水化于气,故其标在肺。水惟畏土,其制在脾。"强调了三脏与水液的关联。张仲景于《金匮要略》中指出外感、内伤皆可致之,故临床辨水肿应当分虚实表里,何脏为主。

尿中蛋白属中医精微之范畴,本案患者尿蛋白阳性,此精微外漏之征,同时症见胃胀、纳差、身困、便溏等脾虚之象,其人口中和,故当属太阴气虚,收涩无权,水湿泛溢证。中焦脾虚,土不制水,泛溢肌表,故见水肿;脾机不运,肺气不宣,统摄失司,精微外漏故见蛋白尿;水湿不得运化而滞于中焦,湿困脾胃则纳差,湿阻气滞则胃胀,湿遏气机则身困,湿渗肠间则便溏。水邪郁而化热,阻碍膀胱气化,故见小便不利;水谷精微不输于上而流于下,上虚下实,水邪上犯乃发为头晕。舌脉亦与证型相符。

故吾师治以健脾益气,利湿摄精,方拟参苓白术散合五苓散加减。参苓白术散出自《太平惠民合剂局方》,为治疗脾虚而湿邪不盛者,本案患者本于脾虚,而标于湿盛,故合利水渗湿之五苓散。原方中重用白术,本案患者脾虚不摄,精微下渗,故以黄芪代之,可增补气固涩之力,与党参合用功专补气以健脾理肺,脾机运转、肺气宣降则精微复行常道,水肿自消。茯苓、猪苓、泽泻三药同用利水渗湿,使邪水去而新水生，与利水通淋之石韦同用，正合仲师"诸有水者，腰以下肿当利小便"之说。气滞则水停，故辅以辛温之陈皮、砂仁醒脾和胃，行气化滞。谷芽、麦芽、鸡内金合用运脾消食，助脾机运转，且鸡内金亦可固精，如《本草经疏》云"肫是鸡之脾，乃消化水谷之所。其气通达大肠、膀胱二经"。再辨症辅以天麻、牡蛎潜阳敛阴。全方共奏健脾益肺，利湿泻浊，固摄精微之功。

二诊时肿缓，小便仍不利，故加车前子利尿通淋，开膀胱气化；再增黄芪量以添补气之力。三诊时头晕止，乃专攻利水，故加大茯苓、猪苓用量，并加杜仲、寄生以固肾关。四诊时尿蛋白转阴，精微得固，然指标正常亦需谨慎复发，故添金樱子以增固摄之力。尿检正常后仍时有水肿，乃守方续进，以培本为主，祛邪为辅，巩固疗效，以竟全功。

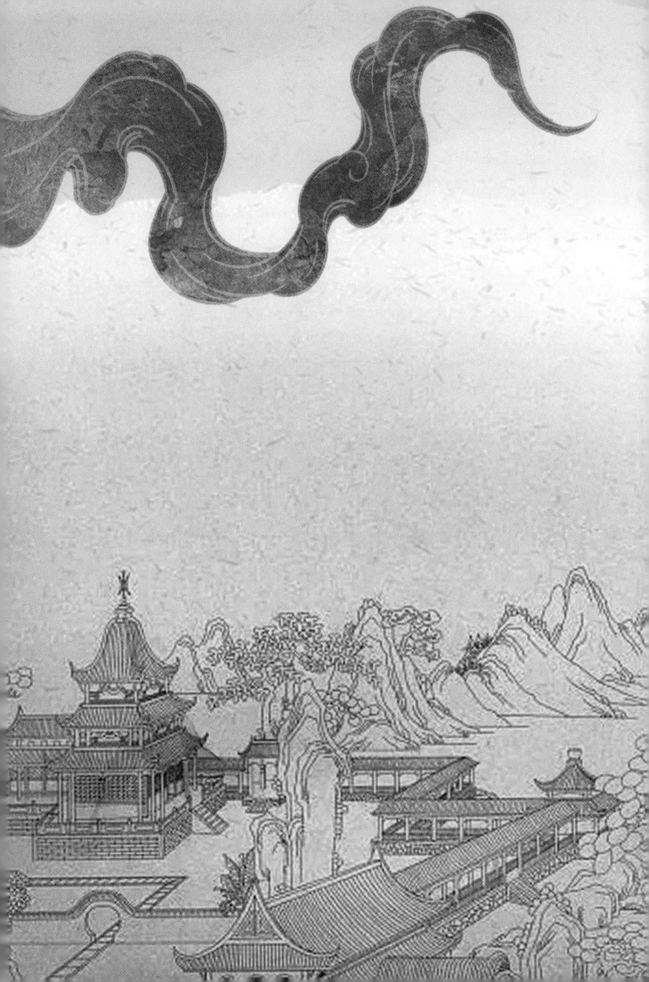

第三章

张喜奎中医肾病讲座精义

ZHANG XI KUI ZHONG YI SHEN BING JIANG ZUO JING YI

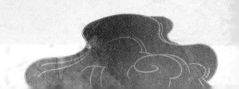

第一节

⊢经方辨治肾病综合征经验介绍⊣

今天，我想和大家一起讨论中医经方治疗肾病综合征的一些相关问题。我主要从概述、分型论治、参考理化检查加减、中西医结合问题、验案举例等5个方面的内容进行讲述。

— 概述 —

我们知道，肾病综合征是临床上的一种常见病、多发病，并且可以发生于任何年龄，儿童患病率较高，对于人体的损害比较大。关于肾病综合征的治疗，有一部分局灶性病变的患者可能对激素敏感，但是，还有很多患者不敏感，服用激素后未见较好的疗效。即使对激素比较敏感的患者，也存在着很多的问题。第一，激素的毒副作用问题。我们知道，激素使用时间短没有效果，而长时间使用之后，逐渐显现很多副作用，比如出现高血压、糖尿病、骨质疏松等。第二，很多对激素比较敏感的患者，稳定一段时间之后，在激素减停的过程当中，容易出现以下两种状况：一是减停激素到最后阶段，很快就恢复到原来状态了；另一种是缓慢减量，从大量开始减到小量，但再减病情易反复，蛋白尿、血尿又都出现了。所以，肾病综合征的治疗，还应当以中医为主。当然，中医治疗的方法有很多，而我个人主要研究的是经方，临床治疗中多以经方为主，所以今天，我跟大家分享的主要内容是关于运用经方治疗肾病综合征的一些思路和方法。

肾病综合征，根据其临床发病的特征，可归属于中医"水肿"的范畴。当然，随着整个病情的进展，可能会出现一些其他的问题，比如肾功能受损，从中医的角度而言相当于"虚劳""关格"等。肾病综合征在不同阶段，病机是不一致的。也就是说，从初期、中期、晚期来看，每一个阶段，都有每一个阶段的特殊性。但是，作为整个肾病综合征来说，绝大部分以水肿的形式出现，类似于中医的水湿。我们知道，机体的水液代谢，与肺脾肾三脏功能密切相关。肺脾肾三脏功能的失调，往往造成水湿、水液的潴留，泛溢于肌肤，就形成了水肿。所以，《黄帝内经》讲："饮入于胃，游溢精气，上输于脾，脾气散精，上归于肺，通调水道，下输膀胱，水精四布，五精并行"，这里的"饮"是水湿。水湿进到人体之后，其正常的代谢过程，首先有脾的转输；其次有肺的宣发肃降，通调水道；然后下输到膀胱，有肾和膀胱的蒸腾气化，才能 "水精四布，五精并行"，如此达到内而脏腑，外而皮毛的作用。当然，水液最主要的转输机制，与脾的运化，肺的宣发和肾的蒸腾作用是息息相关的。

水液代谢跟肺、脾、肾关系比较密切，从《伤寒论》理性出发，涉及两经，一经是太阴，一经是少阴。很多医家认为伤寒的六经传足不传手，实际上是错误的。从太阴病来讲，"太阴之为病，腹满而吐，食不下，自利益甚，时腹自痛，若下之，必胸下结硬"，加上它的治疗方法"自利不渴者，属太阴，以其脏有寒故也，当温之，宜服四逆辈"，我们看到，太阴病是以脾胃为中心进行治疗的，既有针对性，同时又有灵活性。基于这一点，有很多值得我们探讨的问题。很多学者认为，"腹满而吐"是局限性的中焦脾虚寒湿，没有涉及手太阴肺。实际上是这样吗？理中丸的条文396条讲："大病瘥后，喜唾，久不了了，胸上有寒，当以丸药温之，宜理中丸。"理中者，理中焦，此利在下焦。理中丸，实际上是以理脾为主，同时，方剂中很多的药物，除了暖脾还有暖肺的作用，从而达到恢复肺的宣发肃降功能的目的。

伤寒的六经究竟是什么？有人认为是脏腑，有人认为是经络，实际上不全是。六经跟脏腑以及经络有一定的关系，但并不都是如此。比如肺的病变，在六经当中属于哪一经呢？显然，太阴是没有问题的。因为刚才提到，《黄帝内经》就这个问题已经讲解清楚了，原文描述"饮入于胃，游溢精气，上输于脾，脾气散精，上归于肺，通调水道，下输膀胱，水精四布，五精并行"，说明水液代谢需要脾和肺的密切配合。另外，太阳病变与肺是否有关联？当然是有的。比如喻嘉言早年坚持太阳病与肺无关，到了晚年，认识到太阳病与肺的相关性，提出"肺实受邪也"。张仲景治疗水气病变的思路，也比现今很多中医要灵活很多！所以，尽管肾病综合征有不同的阶段，每一个阶段有不同的病理特点，但是，它的基础病理机制应当是肺脾肾三脏功能失调所造成的，其中最主要的是脾和肾。肺脾肾三脏功能失调，造成水液内停，外溢肌肤，形成了水肿。

我们目前诊断肾病综合征，重要的指标是蛋白尿、血尿。尿中的蛋白、血类似于中医的精微物质。精微物质由脾化生、吸收，由肾收藏。正常情况下，精微物质，由后天之本脾气转输，源源不断地产生，由肾脏进行收藏、密闭，是不会溢于体外的。只有当脾和肾的功能失调，才会造成精微的外漏。精微的外漏这里指的是蛋白尿和血尿。

另外，高脂血症，以及病情进展出现肾功能不全（尿素氮、肌酐、尿酸升高）。这是什么机理呢？从中医的角度看，患病早期，出现的高脂血症，类似于肺脾肾三脏功能失调，造成水湿的内留。水湿内留，不能通过正常的渠道来代谢，化为痰湿。所以，对于高脂血症的治疗，现今多治以化痰，如健脾化痰、理肺化痰，是有一定道理的。随着整个病情的进展，开始出现肾功能不全，毒素开始内积。这里的毒素，包含了尿素氮、肌酐、尿酸等，实际上是由肺脾肾三脏功能失调，水湿不化，毒素难排，毒素内生所造成的。因此，肾病综合征早期是水湿、水肿和精微的外漏；到了晚期，进一步产生了湿毒。毒邪的内积，使病情进一步恶化，伤及人体的正气，造成一系列严重的后果。从整体来讲，肾病综合征是一个本虚标实的过程。本虚是肺脾肾三脏阴阳方虚。标实是水湿、毒素的内积，以及肝阳的升动。

还有关于高血压的问题主要有两个方面。一方面脾肾的功能失调，造成痰湿内阻，风痰上壅；另一方面由于肝肾同源，肾阳不足，造成肝风内动。所以临床上，肾病综合征往往伴有不同程度的高血压。

我们从整体分析和把握肾病综合征的病理机制，从中医的角度而言，在治疗上应当分清标本，恰当辨证。这是中西医结合的问题，我之后会讲述。实际上，对任何一种疾病而言，不管是中医的还是西医的方法，均把能治好病当作唯一的目的。有些情况是不以医生的意志为转移的。比如患者在找我们诊治之前，先找了西医，服用了激素，我们必须接受这个现实。既然在服用激素，就不能随意叫停，我们把它作为一个整体的另类来处理。所以，中西医结合的治疗也是需要我们探讨的问题。

关于肾病综合征的临床治疗，我们要采取三辨一治立体化的治疗思路。什么是三辨一治？《伤寒论》的治疗特色是六经辨证。但是今天，六经辨证被严重弱化了。《伤寒论》以及我们整个中医思想的灵魂是什么？很多人说是辨证论治，实际上这是错误的。单纯的辨证论治会出现一系列问题，比如无证可辨时，该怎么办？如肾病综合征，有部分患者就没有对应的证。还有，辨证论治本身不够深入。《伤寒论》讲的辨治体系是"三辨一治"，是以先辨病，再辨证，最后辨症为三辨，辨之后才是一治。《伤寒论》除了

《辨脉法》《平脉法》《伤寒例》《辨痉湿暍脉证》这四篇之外，其余凡是直接指导临床治疗的，题目都很清楚，均为辨某某病脉证并治，如辨太阳病脉证并治、辨阳明病脉证并治、辨太阴病脉证并治等。其后两篇为辨霍乱病脉证并治、辨阴阳易瘥后劳复病脉证并治，最后还有教材上没有入选的八篇，如辨不可发汗病脉证并治、辨发汗后病脉证并治等。《伤寒论》的临床思维，先辨病，后辨证，讲解很清楚，血脉就是症状和体征。

我们通过以下的例了，了解具体该如何辨治《伤寒论》讲究共性，面对疾病，不管是内科、外科、妇科还是儿科的疾病，也不管是生物性的（细菌、病毒等）、物理性、化学性的还是其他因素所引起的疾病，我们只看它的基本反应。换而言之，不管什么样的有害因素，作用到人体之后，人体的反应基本有六大类（太阳、阳明、少阳、太阴、少阴、厥阴）。中医的治疗思维跟西医是截然不同的。西医的治疗方法是试图找出病因，消除病因。然而，到目前为止，临床上西医还没有研制出非常行之有效的抗病毒药物。西医试图把细菌或病毒，消灭干净，但往往事与愿违。每一个新药的上市，研制最快的一个周期也需要三年。药物从开始投入到产出，三年后才开始批量生产，但是因为病毒已经开始变异，细菌也开始传代而产生耐药，这个药物很难起到预期的作用。再比如一个癌症患者，西医的三大治法就是手术、放疗、化疗。西医以病为主，治疗重点为关注病，而较少关注患病的人。中医则正好相反，更加关注的是生病的人，而不是病本身。中医实际上就是治疗疾病的状态，把机体的疾病状态纠正过来，恢复到正常有序。

钱天来指出"受本难知，发则可辨，因发知受"。"受本难知"讲的是任何疾病刚刚开始，不管是风寒暑湿燥火还是内伤，附着到人体的那一刻、什么时候附体的，我们是不知道的。比如，今天下午大家都坐在这个屋里面，可能同时感受风邪，大部分人没有生病，只有少数人出现问题。大家的感受跟今天讲到的细菌、病毒是一样的。每个人身上都有细菌、病毒，只要不发作，不破坏人体，那就没有问题。"发则可辨"，是指只有人体出现了问题，才能辨别出来。"正气存内，邪不可干""邪之所凑，其气必虚"，正气不足，或者是感受的致病因素很强即为"发"了。这个"发"，是发生了机体正常顺序的紊乱。如果人的机体的正常顺序得到保持，那就不会发病。只有邪气足够强大，人体内部系统才会发生问题。一旦内部系统发生问题，出现失衡，我们就可以去辨了，这就是"发则可辨""因发知受"，是指我们根据现在的表现，来判定是感受了风寒、风热、风湿，还是其他什么病邪。实际上，中医不注重是不是真正的风——风寒、风热，或者说真正的细菌、病毒，它注重的是目前表现的这种异常状况。伟大的医家张仲景在约一千多年前已经总结出来：正常的人体，受到了足够强的生物、理化或者其他的刺激，机体内稳态发生紊乱，我们就知道他生病了。机体生病了之后，基本形式有六大类，就是太阳、阳明、少阳、太阴、少阴、厥阴。这实际上是感受了这些有害因子，机体失衡后的六大类表现。

《伤寒论》有六个提纲，它们不关注是病毒、细菌，还是其他物理的、化学的因素导致的疾病，只着眼于目前异常的表现，参考以往，知其当前，并将其划定为最基本的六大类。"太阳之为病，脉浮，头项强痛而恶寒。""阳明之为病，胃家实是也。""少阳之为病，口苦咽干目眩也。""太阴之为病，腹满而吐，食不下，自利益甚，时腹自痛，若下之，必胸下结硬。""少阴之为病，脉微细，但欲寐也。""厥阴之为病，消渴，气上撞心，心中疼热，饥而不欲食，食则吐蛔，下之利不止。"这就是六个提纲。六大类一旦出现，实际上就是六个诊断标准。我们以伤寒为例。一个人来看病，我们不知道他感受风寒，还是风热，或者其他什么原因，出现"脉浮，头项强痛而恶寒"，即头痛，怕冷，脉象是浮的，不管男女老少，不管春夏秋冬，也不管东南西北，只要有这个症状，无论什么原因引起的，统统都是太阳病。太阳病是营卫不和所导致的，治疗上就要调营卫，要根据具体的情况来判定。《伤寒论》第2条讲："太阳病，发热，汗出，恶风，脉缓者，名为中风。"这种在太阳病的基础上，出现了发热、汗出、恶风，脉象宽松，就是中风。《伤寒论》第3条讲："太阳病或已发热，或未发热，必恶寒，体痛，呕逆，脉阴阳俱紧者，名为伤寒。"无论什么原因，无论细菌还是病毒，只要出现"或已发热，或未发热，必恶寒，体痛呕逆，脉阴阳俱紧者"，就是伤寒。可见，中医的伤寒及中风，包含了很多。它既包含了细菌、病毒等生物因素，也包含了物理因素、化学因素等。《伤寒论》第6条讲："太阳病，发热而渴，不恶寒者，为温病。"这样一大纲，三小纲就很明确了。仅有一大纲和三小纲，还不足以治病必须要落到实处。不管什么原因，先辨病，辨完后明白这是什么，划归三类即中风、伤寒和温病。三类总体的治疗指导原则：中风者，解肌祛风，调和营卫；伤寒者，辛温发汗解表；温病者，辛凉解表。辨病最大的用途是规定了整个治疗的方向正确。也就是说，我要从福州到北京去，我要往北走不会有方向性的错误。具体怎么走，是坐火车，坐飞机，还是骑马，还是步行，那要根据个人情况而定。所以，大方向定完了之后，治疗就有了最基本的针对性，治之有效。同样都是往北走，走一步就离北京近一步，只不过效果不一样。这也就是为什么来了一个病人，几个医生看，看完之后开的方不太一样，但都有疗效的原因了。然而疗效有快慢，如果你技巧比较好，坐着飞机很快就到了；但假如你是步行，也是逐渐变近，但是慢得多。

大方向规定好了，还要进一步地去辨证。《伤寒论》第12条讲："太阳中风，阳浮而阴弱，阳浮者，热自发，阴弱者，汗自出，啬啬恶寒，淅淅恶风，翕翕发热，鼻鸣干呕者，桂枝汤主之。"中风跟桂枝汤联系在一起，这种情况是桂枝汤证。桂枝汤治疗的是太阳中风，紧接着，由于感邪有轻重，病情有兼夹，出现很多兼夹证，就要适当地对桂枝汤进行加减。如"太阳病，项背强几几，反汗出恶风者，桂枝加葛根汤主之"；"喘家，作桂枝汤，加厚朴杏子佳"；"太阳病，发汗，遂漏不止，其人恶风，小便难，四肢微急，难以屈伸者，桂枝加附子汤主之"；"发汗后，身疼痛，脉沉迟者，桂枝加芍药生姜各一两人参三两新加汤主之"；等等。根据不同的情况，进行举例说明，这样构成了整个网络。先辨病，在辨病的基础上规定了大方向，再根据具体情况辨证，一个个落到实处。反过来，当某一个症状非常严重，关乎整个治疗的成败，关乎患者生命的时候，必须把这个症状解决掉，这就是"辨脉"。好多人说《伤寒论》没有客观标准，其实不然。我们看看《伤寒论》第177条"伤寒，脉结代，心动悸，炙甘草汤主之"。条文短小而精悍，"脉结代"，结代就是客观标准，谁都能摸出来。"心动悸"是患者主观的感觉。"伤寒，脉结代，心动悸，炙甘草汤主之"，这是举例说明不管伤寒、中风还是温病，在发病的过程当中，患者突然出现了结代脉，心慌。即使有太阳病，也不要优先处理，发热、恶寒、头痛相对而言病情轻微，首要处理"脉结代"。不先处理"脉结代"，患者很快就有生命危险，先以炙甘草汤主之，来恢复患者的心功能。这是什么病？实际上它类似于我们今天讲的病毒性心肌炎。往往是年轻人感冒了，发热、恶寒、头痛，自己没有重视，医生如果再不重视，就很有可能危及生命。所以《伤寒论》告诉我们，遇到这种情况，一旦出现"脉结代、心动悸"，要赶快解决"脉结代"。如果"脉结代"不解决，一再解表，肯定必死无疑。

所以《伤寒论》的方法是三辨一治的，立体的，在思维上已经规定了我们整个中医的临床各科，不管内科、外科、妇科还是儿科，都必须要遵从，否则要么没疗效，要么就会把病情治得更严重。《伤寒论》的六经辨证是立体化的。六经只不过是个名字，我们既然叫顺了就不必更改。这与我刚才讲到六经辨证，实际上是一个共性的东西，它渗透到内、外、妇、儿各科。我出过一本书，叫《肾脏病六经辨治》，是中国中医药出版社2006年出版的。肾脏病就是西医的肾脏病，这本书的内容就是把西医的肾脏病用六经辨证的方法来处理。所以，不仅是肾病综合征，还包括临床各科的疾病都要遵循张仲景三辨一治立体化的诊疗原则。

今天我们在讨论疾病治疗的时候，基本上必须把疾病划分出一些证型。这里要注意，证候和证型是不一样的。我们好多搞中医的，弄不清楚什么是证，什么是证候，什么是证型。一个证一个病，可能出现各种各样的症状，证是内部的机理，候是外在的表现。比如说脾胃虚弱证，这是一个证，那候呢？那就有很多了！很多人认为证与候是一体的。这是错误的！证与候是游离的，同证同候，很好辨析，那同证反候，同证异候呢？例如，同证异候之脾胃虚弱证，候很多，可以呕吐，可以下利、拉肚子，可以是黄疸的阴黄证，可以是水肿，也可以是痰湿等。一个脾胃虚弱证，候有很多，这是证候。证型是什么呢？证型是临床常见的证候。我的一个同学，在浙江中医药大学任教，好几年前，他带的博士生毕业，把我请过去当答辩委员会主席。那篇博士论文研究的是中医的证。按照流程，答辩全部结束之后，我对这位博士生说："这个答辩很好，今天肯定能过，我再问几个题外问题，与这个答辩没关系。这些问题你不会答的话，让你老师答，你老师不会答，一会儿我答。"我们是老同学，闹着玩的，我说："今天你的答辩讲中医的证，我问你什么是证，什么是证候，什么是证型？"他们回答完了之后，我把我的理解也说了一遍。证是内在的机理，比如脾胃虚弱这个证，候是外面的表现。证候是由症组合起来的，如脾胃虚弱的呕吐、泄泻、头晕、水肿、黄疸等。所以，有好多人讲证候是错的，证候难以描述完整，而且它非常多，何止成千上万！证型是什么呢？是常见的证候，也就是说脾胃虚弱方面比较常见的证型有呕吐证、泄泻证等。同样的道理，对于肾病综合征来讲，真正地去分证候，也得成千上万，所以要分型论治。

— 分型论治 —

今天我们主要介绍肾病综合征几个常见的证型。大概的证型有：脾肾阳虚型、阴虚水停型、气阴两虚型和水气壅盛型。

　　第一，脾肾阳虚型。这一型基本有两类，这个证型多是由脾胃气虚证转化来的。疾病刚开始的时候，为肾病综合征，并没有看到阳虚表现，表现的是一系列的气虚症状，如食少、纳差、大便稀溏、小便不利、气短这一类症状，治疗用黄芪桂枝五物汤加减。这在临床也很多见。脾肾阳虚证，往往是在它的基础上进一步发展，由气虚变为了阳虚。最突出的一个标志就是阳虚则生内寒。如果这个患者，无寒而不畏寒，那属于气虚的范畴。一旦出现了畏寒怕冷，标志着这个患者，整个证型发生了变化，也就是我们讲的阳虚则生内寒。这是一个标准，畏寒与否，实际上分清了是阳虚还是气虚。《伤寒论》将湿邪中水湿下利的标准问题讲得很精细，比如说我刚才提到的第277条"自利不渴者，属太阴，以其脏有寒故也，当温之，宜服四逆辈"。自利不渴，拉肚子、口不渴，这是太阴病，病灶局限在中焦脾胃，予四逆辈来处理。而在第282条提到"自利而渴者，属少阴也，虚故引水自救，若小便色白者，少阴病形悉具，小便白者，以下焦虚有寒，不能制水，故令色白也"，讲的也是拉肚子。少阴跟太阴的区别是什么呢？是口渴与不渴：口不渴的是太阴，口渴的是少阴。为什么说口渴的是少阴呢？从中医的角度来说，是病情在进一步恶化，由中焦脾阳虚波及下焦肾阳虚，脾肾阳虚则下焦蒸腾气化作用比较弱，不能布津，所以口渴。接着提及下利跟脱水的关系，下利没脱水，口就不渴，病情要轻，属太阴。一旦口渴，标志着循环血量的降低，紧接着就会休克，到了少阴。我们读伤寒，一定要紧紧抓住细微处来辨析。这样辨证辨认程度才能够准确。那么脾肾阳虚，怎么发展而来的？疾病初起，气虚居多，气虚进一步发展，就是开始全身性的畏寒怕冷，标志着从气虚走向了阳虚，从脾涉及了肾。治疗用真武汤合理中汤化裁，予制附片9g、党参12g、黄芪15g、白术12g、芡实9g、丹参18g、红花9g、益母草20g、猪苓15g、石韦12g、萹蓄15g、鱼腥草21g、知母9g。我们要注意真武汤是治疗阳虚水泛的方子，理中汤是健脾的方子。我们从真武汤中能够明确张仲景对水气病治疗的思路。真武汤里面有附子、白术、生姜、茯苓、芍药，原文中方子后面的加减里边没有黄芪。水制者在脾，用白术来健脾，培土制水。水畏者为肾，用附子来温通肾阳，来促进整个肾脏蒸腾气化作用。生姜辛散温通，走表，发汗，要注意方中不用干姜，是取其开鬼门，宣肺气，促肺脏宣发肃降的作用。茯苓能通利膀胱，使小便从下而解，从膀胱排出，另外茯苓还有健脾的作用，与白术配合健运中州。我们观其整体是从肺脾肾三焦同治。这提醒我们在临床上恰恰忘掉了另外一个东西，脾肾阳虚实际上是肺脾肾三脏同调的。同时也体现了给邪以出路的这种思想：上面通过生姜使肺得以宣发肃降，开鬼门；下边通过茯苓来洁净府，通利膀胱；中间用白术转而分消。实际上是给水气找到出路。芍药有两个作用：第一，防止这些辛燥的药物伤阴；第二，我们通过《伤寒论》和《金匮要略》可知，芍药本身是唯一的一味滋阴利水的中药。然而，芍药在汉代的时候是赤白芍不分的，一个名字两个药物，我们要根据具体情况来判断。

当然，对这个方本身而言，在整体的基础上，要进行一些加减。党参、黄芪之类的药物是健脾的，因为脾属土，所以脾气健运之后，则水有所制。脾气虚精微外漏，加芡实。益母草本身既能够活血又能够通利。为什么要放一些知母、鱼腥草这一类的药物？实际上，这与热毒是相关的。到了脾肾阳虚的阶段，常常由于人体的正气比较虚，热毒侵袭，不像正常人的反应那样激烈。我们正常人一旦有热毒从下焦侵袭，尿急、尿频、尿痛、发热就出现了。而肾衰竭的患者则不一定，特别是脾肾阳虚者。有很多这类患者，小便细菌培养，发现了许多病菌，但临床上并没有出现尿急、尿频、尿痛，也没有发热，此乃抵抗力太差，正气无力抗邪。所以，遇到这种情况，我们一方面要恢复肾的阳气，另一方面，要注意清热解毒药物的应用。

从这个证型来看，往往患者病程时间较长，年龄较大。如果病程时间短，没有畏寒怕冷的表现，我们相对来说较少在这个基础上进行温肾，反而强调加强健脾的作用。同时对于肾脏来说，我们多使用的是温肾气的药物。这里要注意补肾和温肾不同，好多人讲附子补肾，这是错误的！附子本身不能补肾，它是通行十二经，温通散寒的。真正补肾的，实际上是肉苁蓉、鹿茸之类的药物。所以要记住补和通是不一样的。附子所主治的肾病，是以寒为主，因为它通行肾气，散除寒邪，所以这个证型，要注意它有轻和重的不同。如果证型轻，以脾为主的，就不要用附子之类的药物；如果以肾为主证型重的，附子是必须要用的。所以这两者之间的一个界限，关键的问题就是在临床上我们看看是不是有畏寒。

第二，阴虚水停型。这一类在临床上比较多见，与我们今天用激素有很大关系。西医激素药，属于温热药的范畴。刚开始服用，患者会出现情绪激动、心慌、食量大增等症状。其类似于一种热毒，所以它能够伤阴，能够生热，往往会出现一方面有阴津不足，另外一方面又有湿热的情况。这个证型，往往是阴虚之后失治，出现口干心烦；或者阴虚了之后生了内火，所以才会出现五心烦热，腰膝酸软，舌红苔薄黄，脉细数。我们在临床上用猪苓汤合六味地黄丸化裁，予生地黄15g、女贞子12g、山茱萸9g、牡丹皮9g、红花9g、益母草30g、萹蓄30g、知母9g、石韦15g、鱼腥草30g、黄芪30g、猪苓15g、泽泻12g、丹参15g。要注意，这里举例的用量都是基本的，在临床上应充分判定这个患者阴虚和水停、湿热的多寡，来调整这两类药物的用量，使它的治疗更切合临床实际。猪苓汤本身来讲，主治的病机是阴虚水停。这里阴虚，实际上是指肾阴虚，肾的功能难以发挥，造成肾的气化不行，导致水液的潴留。所以一定要分清楚，我们在这里滋的是肾的真阴，利的是邪水，一个正一个邪。

《伤寒论》里面阴虚水停证有两个阶段。第一个阶段，是单纯的阴虚失治，没有化火，此时不要清热，用桂枝去桂加茯苓白术汤。我前面讲了利水剂，水气的内停，根据气、阳、阴的不同情况有两个发展方向。偏寒一点的水气内停，轻者予五苓散，重者予真武汤。反过来，《伤寒论》的方子都是成对的。阴虚水停，我们不仅要知道猪苓汤，还应当注意另外一个方子，也就是第28条讲到的"桂枝去桂加茯苓白术汤"。很少有人知道这是一个滋阴利水的方剂。因为"桂枝去桂"有争议，好多人不同意并认为"一方无去君药之义"，有的人认为应该去芍药，有的人认为什么药物都不去，所以这个方子争议很多。实际上，桂枝汤由桂枝、芍药、生姜、大枣、炙甘草五味药组成，把桂枝去了，剩了一个芍药甘草汤。芍药甘草汤是酸甘化阴的，用生姜，一可补脾胃，二可促水布散，能够使水从汗解，加上茯苓、白术，具有利尿的作用。这个方子的适应症是阴虚水停，没有化热，所以它是个平性的方子。此方还有滋阴的功效，我刚才讲到里面有芍药。芍药既能滋阴又能利尿，加茯苓、白术直接利水。

随着病情进一步地发展，在阴虚水停的基础上出现了湿热，所以才用了猪苓汤，猪苓汤里面有滑石，但是我在临床上很少用滑石。滑石会伤人胃气，所以一般不能多用，用其他的清热化湿药。

在临床上根据具体情况，予猪苓汤合六味地黄丸化裁。阴虚水停证不仅见于肾病综合征，还可见于其他慢性肾病。由于肾病综合征的发病特征，在治疗的时候，一边用滋阴，一边用利水的情况比较多。我们加上一些的萹蓄、鱼腥草之类的药物预防生热、生湿热。刚才讲到，这个证型是在服完了激素之后，它会出现一系列免疫力低下的征象。所以在临床上，我们看到有很多患者生痤疮，生疮疖与此密切相关。把猪苓汤和六味地黄丸这两个方子叠加在一起，用以治疗阴虚水停证，如果五心烦热不重，单单就是阴虚失治同时水气内停的，清热解毒的药物可以少用一些。

第三，气阴两虚型。在临床上，这个证型多见于长期服用激素的过程中，病证会向两个方向发展：一是逐渐阴虚化热，出现类似五心烦热、腰膝酸软这类的症状；二是激素长时间地服用，加重疾病本身的这种演变，除了阴虚之外，还常常耗气，所以它就造成了患者自身气阴两虚。患者既有气虚也有阴虚，出现腰酸隐痛，疲倦乏力，口干，舌偏红，苔薄白，脉细数无力等症。我经常用到黄芪桂枝五物汤合二至丸化裁，予黄芪20g、太子参15g、女贞子20g、旱莲草20g、白茅根15g、猪苓15g、萹蓄15g、石韦15g、鱼腥草20g、知母9g、丹参15g、白芍12g、益母草20g、红花9g。二至丸，女贞子、旱莲草，滋阴而不滋腻，这个方子我在临床上很常用。可以这样讲，在好多肾脏病治疗中，我经常用二至丸，把黄芪桂枝五物汤跟二至丸合在一起使用，一个上午可开出十几张这样的方子。在此方的基础上，加用一些生地黄，因为肾病综合征中的水气、水湿比较盛，所以加以补气养阴之品，但养阴的同时不要忽视邪水。另外，在通利的时候，也要注意通利的药物不能作君药。因为，长时间服用，通利过甚，容易造成患者真阴的损伤。这里我们要注意，有一部分肾病综合征或慢性肾炎的患者，本身并没有症状，体检时发现蛋白尿和血尿。他们找中医看病，因为没有什么症状不愿意吃西药了。我经常使用这个方子，是因为这个方子既能够气阴双补，还能够去除湿气。根据不同情况，采用不同的方法进行处理。

第四，水气壅盛型。在临床上，肾病综合征多有高度的水肿，这个类型可以见到眼睑及全身浮肿，按之没指，短气身重，小便短少，胸闷泛恶，腹胀纳呆，苔白厚，脉沉缓等表现。这种水肿，多有低蛋白血症，一般的利尿药效果不好。有好多长期服用了西药的利尿剂之后，患者容易造成电解质的紊乱。从这方面来讲，中医祛除水湿利尿的方法相对比较保险。这个证型，我用五苓散合五皮饮化裁，予黄芪15g、茯苓皮20g、猪苓15g、泽泻20g、桂枝6g、白术9g、陈皮12g、大腹皮20g、石韦15g、萹蓄20g、益母草20g、红花9g、鱼腥草20g、知母9g，用以健脾化湿，通阳行气，活血利水。此方我在临床用了几十年，都没发现有因使用中药利尿消肿，造成患者电解质紊乱的。这类肿得比较严重的患者，一般需要长时间利尿，我们常常用中药来处理。

我在临床上将疾病大致划归为上述四种证型，实际上在临床上还有很多的亚型。比如说，有的患者出现恶心呕吐、水肿，我常常用柴苓汤来处理，就是把小柴胡汤和猪苓汤放在一起，这个时候在于通达三焦。小柴胡汤治疗的是少阳病，既有足少阳胆，又有手少阳三焦。三焦是人体水火的通道，所以小柴胡汤本身和解少阳的时候，常常能够使少阳枢机运转，三焦道路畅通。再加上五苓散，合上五皮饮，能够通利肾关，小便畅利。要注意，刚才讲了，有好多水肿的患者常常用了大量的利尿剂。如果出现中医利尿效果不好，需考虑什么呢？第一，要想到和解少阳枢机。第二，还要注意中医的提壶揭盖法。《金匮要略》中讲到，水肿腰以上肿者发其汗，腰以下肿者利小便乃愈。我们有很多时候，常常只想到利，却忘掉了宣发。水饮在人体代谢与肺脾肾的关系非常密切。在这里特别要强调的是肺和脾的相互配合，尤其是肺宣发肃降，通调水道，下输膀胱，水精四布，五经并行。所以张仲景反复强调风水，腰以上肿发其汗，腰以下肿利小便乃愈。利小便，这种提壶揭盖的方法在临床上是比较常用的，尤其是对一些水肿的肿势严重的患者，使用了一般的利尿药，甚至强利尿药，还没有效果的，要充分考虑到这种肺闭的可能。所以在前方的基础上我经常加一些麻黄。麻黄能够宣肺利尿，作用非常强，能够迅速达到阴阳和的作用。在临床上有好多单纯使用利尿药，效果不佳时，要想到整个少阳的枢机，整个三焦的通道，是不是畅通的。

另外，小柴胡汤的利尿作用，也是非常强的。小柴胡汤的用途是非常广，在水肿方面，不仅是肾病综合征，还有其他的水肿，尤其是我在临床上治疗一些内分泌失调的水肿患者。这一部分患者，反复检查，没有发现什么问题，但是水肿很厉害，这一类的患者一般都把它划归在少阳病来处理。小柴胡汤还可用于治疗更年期综合征，肾气与整个机体的生长壮老已息息相关，《素问·上古天真论》讲到，女子"七七，任脉虚，太冲脉衰少，天癸竭，地道不通，故形坏而无子也"，女子到了四十九岁左右，由于肾气衰少，会出现更年期综合征的相关证候。这种情况，在治疗上当然是要补肾。但临床上可能80%的患者不是这么回事，单纯的补肾方法是不够的。我用的就是小柴胡汤和解少阳，通达表里，疏达肝气。小柴胡汤，我在临床上用得非常多。一个上午将近100名患者，我最少要开出20张的小柴胡汤化裁方。

所以水气壅盛，千万要注意，不能一味地猛利。一味猛利常常达不到什么效果。我们要考虑到各种证型之间的相互联系。

— 参考理化检查加减 —

再讲一个，就是参考理化检查结果来进行加减。一般情况下，理化检查结果可以作为我们判断病情轻重的指标，很少把它作为整个辨证主体。但是随着整个检验手段的发展，我们也一定要面对事实，包括B超、CT等，中医、西医谁都可以用，所以我们今天有这种理化结果，可以适当参考。一般情况下，我们坚持在辨病辨证相结合的基础上，根据这个患者的具体情况，可以适当地进行一些药物的加减。

第一，蛋白尿。我刚才讲到了蛋白尿的本质实际上是精微物质的外漏造成的。精微外漏主要涉及两大脏，脾和肾，肾不藏精，脾转输失灵。所以我们在用药上都是以脾肾为本，黄芪、党参、薏苡仁等来补脾利湿，金樱子、芡实、山茱萸等来补肾收涩。根据具体用药与主体的辨病辨证相一致的前提下，可以随机加上一两样。如果你用药的主体里面已经有了这种药，就不用再加了。

第二，血尿。肉眼血尿和镜下血尿，可酌加大蓟、小蓟、当归身、炒蒲黄、槐花、三七、阿胶、白茅根、牡丹皮、旱莲草、生地黄等。血尿一旦出现了之后，我们一般的思维常常是要止血，但是要注意，有一部分患者由于病程相当久了，加上长时间服用这些收涩止血药，所以造成的瘀血内阻也是值得我们重视的。由于瘀血内阻，血不归经，所以同样也会造成出血。为保险起见，在临床上我用得最多的就是三七，三七既能够活血还能够止血。尤其是对一些病程久，服药时间长的患者，一种是服用中药中的止血药，一种是服用激素类药物。激素类药物常见服用完之后，造成瘀血，这点应当注意。

第三，脓尿。临床上加一些清热解毒之品，如萹蓄、金钱草、蒲公英、地丁草、鱼腥草、黄柏、连翘、金银花等。曾有一个加拿大医学家的研究报道，中药蒲公英在48小时之内把癌细胞全部杀灭。在临床上，蒲公英确实是一味好药，它清热解毒的作用非常强，以前用于治疗乳痈，一边给病人口服，一边外用，很快就治好了。还有很多化脓性的疾病经常使用蒲公英，取其作用要比抗生素显著。

第四，高血压。根据情况，一般加天麻、钩藤这些祛风的药物。有好多患者，病程时间长了之后，出现肾气不足，加桑寄生、杜仲之类补肾药物。当然也有一部分年轻患者或者新患者，表现为肝火旺盛，口干口苦，可以适当地进行泻肝火。从临床来看，绝大部分的患者，是以虚为主的。

第五，肾功能不全。现代研究已经证明，大黄能排除肌酐、尿素氮。对于肾病综合征及其他各种肾病引起的肾功能不全，不管有没有阳虚，我一般将大黄和附子、黄芪放在一起使用，这主要是受《金匮要略》大黄附子汤的启发。这里附子并不是温阳通阳的，而是消除大黄苦寒之性，使大黄归于平性，而活血化瘀、通腑解毒的作用不减。大黄没有了苦寒之性，就不会伤阳，尤其是对慢性肾功能不全患者，切切实实应当注意。在临床上，我治疗了很多肾功能不全的患者，治疗一段时间后，肾功能可以完全恢复。对这类患者，接诊的时候我会告诉他们："这个病恐怕得终身服药。就是好了，各项指标都正常了，也要继续服药。"我们都知道，一旦出现肾功能不全，双肾健康的部分不到30％啊！在治疗过程中，如果不继续用药，患者常常由于感冒或者劳累再度复发，复发一次病情将恶化一次，尤为难治。

第六，水肿严重的，我们可以加一些葶苈子，或者麻黄细辛汤之类发汗的药物。《金匮要略》中讲道："诸有水者，腰以下肿，当利小便；腰以上肿，当发汗乃愈。"所以，我们把利小便和发汗的方法充分结合起来。尤其有些水肿严重的患者单纯使用利尿剂，达不到治疗效果，我们可以采取提壶揭盖法，利用肺的宣发肃降、通调水道以及肺主皮毛，使得水湿从汗而排。

—中西医结合问题—

此外，我刚才提到的中西医结合的问题。一般情况下，普通的慢性肾脏病，如果没有兼夹证，没有吃过激素，我不主张使用西药。但是有以下情况的我主张要用西药。第一，高血压，若患者正在服用降压药不要叫停，停药会影响到疗效，甚至会出现其他情况。第二，糖尿病，降糖药不要停用。第三，我们被迫使用西药，即患者来找我们就诊时正在服用激素。服用激素时间长不能停用，停药后容易危及患者生命。那我们该怎么办？我们可以用上中药之后，逐渐减轻激素的用量，直至减停。有好多患者，激素一减量，快到停药阶段时，蛋白尿、血尿突然出现。遇到这种情况很多家属容易紧张。既然激素已停，我主张不要再给患者重新服用了。还要注意，激素本身类似于中医的温热药、温阳药。我们曾经建议把西药中药化，这要我们研究西药的寒热温凉，比如抗生素，可分为寒的热的温的凉的。通过长时间的观察，激素类似于中医的补阳药，服用早期常常出现口干、心跳、脸红的症状。所以在前期配合运用时，应当消除激素的毒副作用，用一些滋阴的，或滋阴泻火的中药，如左归丸、知柏地黄丸等。到了高峰期，要清热解毒养阴。但是，一旦打算停用激素，就要逐渐先加一些补气药，然后逐渐由补气过渡到温阳，使中药的作用能够完全替代激素的作用，最后直至停掉激素。

当然对于肾病综合征，还有其他水肿比较严重的疾病，我们单纯地用中药治疗，难免也有困难。此时，西医的治疗，如补充白蛋白等，也是必要的。

我们还要注意肾病综合征的饮食问题。很多患者看病，医师建议这个食物不能吃，那个食物也不能吃。太严格地忌口，是不可取的，尤其患者大量的蛋白流失，医生让他坚持吃素，过两天他的病情可能就不乐观了。同理，还有很多患者断盐的，这也是不对的。肾病综合征不是一天半天能治愈的，一天半天可以不吃盐，但几年不吃盐可行吗？人若没食欲，营养得不到补充，很快身体就垮掉了。饮食要适当且多样性，不可太严格地忌口。这样才能保持患者的体力，增强抗病能力，从而有利于整个疾病的恢复。

— 验案举例 —

最后，我们看一个案例：一个水肿的小女孩儿，治疗时间较长，来找我诊治前已经服用激素。我给她开了气阴两虚方，后逐渐转方并逐渐减少激素用量，大概治疗了七个月，给她停了激素，后续叮嘱她再吃一段时间中药就好了。

朱某，女，5岁，2009年4月6日初诊。

患者于2008年2月初发现颜面浮肿，尿少，在某医院检查尿蛋白（++++），诊断为"肾病综合征"，收住入院。给予肾上腺皮质激素后好转，但减量后即出现反跳，加激素又见好转，如此反复，无法停药，医生建议找中医配合治疗。查患儿颜面、下肢浮肿，手足心热，尿黄尚利，脉细数，舌红略暗，苔薄白，投以猪苓汤合六味地黄汤化裁：生地黄6g、女贞子6g、旱莲草6g、金樱子7g、当归5g、茯苓9g、泽泻6g、猪苓6g、巴戟天5g、益母草15g、白茅根15g、鱼腥草13g。水煎服，每日1剂。同时口服泼尼松20mg/d，每2周复诊1次。4月14日尿蛋白降为（+）；5月16日浮肿消退；6月14日颜面呈满月状，自汗，出现激素副作用，尿蛋白（-），将泼尼松改为地塞米松1.0mg/d，中药同前；7月17日尿常规化验正常，无明显不适，上方加丹参10g、红花4g、黄芪15g、去巴戟天、女贞子，地塞米松减为0.5mg/d。此后中药综上方随症稍事增损，每周5剂，地塞米松逐渐减量，11月底停服。2013年7月患儿母亲因病来就诊时，告知服药后至今患儿一切正常。

今天讲的内容，可能存在错误的地方，希望大家批评指正，谢谢！

第二节

┣ 蛋白尿中医六经辨治述略 ┫

今天，我同大家讨论蛋白尿的中医治疗。在肾脏病当中，蛋白尿是非常常见，并且也是比较难治的指标。我们知道，临床上蛋白尿这个病，西医没有效果佳的方法，但中医药有较好的疗效，中医在治疗肾脏病方面具有优势。在治疗肾脏病过程中，蛋白尿的消除是一个比较常见，同时需要我们仔细、认真研究的一个课题。在临床治疗过程中，我们常常遇到蛋白尿问题，我在读研究生的时候，做的就是肾脏病的研究。我的老师杜雨茂教授擅长治疗肾脏病，从那时起，我跟随我的老师一起做肾脏病的实验研究和临床研究，从中取得了一些心得和体会。长期以来，我在临床上经常运用《伤寒论》的六经辨证及经方治疗各种肾脏疾病，取得了较为满意的疗效，现在，我想就这个问题，给大家做一个汇报。

── 概述 ──

大家都清楚，蛋白尿是指从尿中排出的蛋白的量超过了正常范围。一般情况下，我们尿中也有蛋白，但是量较少，每天不超过150mg。但是，由于年轻人活动量较大，代谢较快，有时偏高一点，甚至有时达到300mg，也属于正常现象。由于健康人尿蛋白量少，所以我们在常规定性检查时为阴性，临床上习惯称为没有蛋白尿，实际上是有的。

蛋白尿，一般分为功能性蛋白尿和病理性蛋白尿。功能性蛋白尿，可以分为以下几种：一是应激性蛋白尿，在某些情况下容易出现，如情绪波动，或者劳累等；二是运动性蛋白尿，大量运动后出现，如爬山、踢足球、打篮球等；三是直立性蛋白尿，多见于生长期的孩子。通常，这一类蛋白尿，随着诱因的祛除，可迅速恢复正常。而病理性蛋白尿，我们一般把它划分为五种：肾小球性蛋白尿、肾小管性蛋白尿、溢出性蛋白尿、分泌性蛋白尿和组织性蛋白尿。临床上，我们常见的病理性蛋白尿，主要是肾小球蛋白尿和肾小管蛋白尿，如果失治或误治，病情可能向肾脏慢性纤维化和终末期肾脏病进展。

我们今天着重讨论蛋白尿的中医治疗问题。肾性蛋白尿，西医缺乏有效的治疗措施。我们看到好多患者使用激素，一部分使用是有效的，但大部分无效。这部分有效的患者，在激素减停过程中，常常出现反弹。有的患者比较敏感，激素一减，蛋白尿立刻反弹；还有一些患者在逐渐减量的过程中，仅有最后一点用量，蛋白尿迅速反弹，又出现了。所以中医治疗蛋白尿就比较稳妥，且几乎没有副作用。

—中医病因病机—

从中医的角度看，蛋白尿的病因病机要从以下几个方面认识：一是外邪，由于外邪入侵于肺，肺主皮毛，外邪入侵后，皮毛出现反应，出现发热恶寒等症状。二是肺，肺主气，《黄帝内经》指出"上焦开发，宣五谷味，熏肤、充身、泽毛，若雾露之溉，是谓气"，说明肺在精微输布方面，起到了至关重要的作用，它布散的是气，布散的是精微。蛋白尿问题，从中医的角度来看，就是属于中医精微物质外漏问题。

第一，外邪入侵。外邪侵袭的时候，我们看到许多急性肾炎患者，还有一些慢性肾炎患者又复感了外邪，此时，常常会造成肺气的输布障碍，肺不能正常地宣发肃降，不能布散精微，导致蛋白尿的出现或蛋白尿的加重。

第二，湿热瘀血内阻太阳膀胱。膀胱为"州都之官，津液藏焉，气化则能出矣"，下焦膀胱的功能主要是泌别清浊。什么是"泌别清浊"，什么是"津液藏焉，气化则能出"？实际上包含两层含义："泌别清浊"和膀胱的气化，二者是一回事。泌别清浊，是指当饮食物进入人体之后，通过多种途径到达膀胱，最后由膀胱分清楚清浊，清者升，浊者降，也就是膀胱的气化作用。中医的膀胱与西医的膀胱不是同种概念，西医讲的是解剖部位的膀胱，里面装的是尿液，中医讲的膀胱，里面藏的不是尿液。中医认为膀胱为"州都之官，津液藏焉，气化则能出矣"。气化作用，是指将人体有用的、有利的物质重新蒸腾吸收，布散周身，无用的废物排出体外。例如，以前军队吹号的司号兵，早上起来，很少去排尿，尿意几乎没有，而吹完号后就有尿意了，其实吹号过程中促进了膀胱的气化。膀胱的两种作用，一个是泌别清浊，另外一个是蒸腾气化，重新布散。所以，当湿热瘀血阻在太阳膀胱时，太阳膀胱的功能失常，就会造成津液的外泄。

第三，太阴脾肺的功能失调。太阴有手太阴肺和足太阴脾，脾和肺两者密切配合，对人体的水液代谢，津液布散，起到至关重要的作用。脾能转输，通过转输，把精微物质转输到肺，由肺重新宣发肃降，利于人体的东西布散到全身，把废物肃降到膀胱。《黄帝内经》曾讲过这个理论，以水液代谢为例，原文描述为"饮入于胃，游溢精气，上输于脾，脾气散精，上归于肺，通调水道，下输膀胱，水精四布，五经并行"。其指出津液在人体代谢的过程中，太阴手足肺和脾的关系，提到了二者转输、蒸腾、布散、宣发和肃降等作用。所以，当太阳出现各种原因，造成肺与脾的各种功能失调时，常常造成津液的不布，或者精微物质不能按照正常的渠道布散全身，无法营养脏腑、营养四肢百骸，反而通过膀胱泄之于外，造成了津液的外泄，精微的外泄。

第四，少阴肾关不固。我们都知道肾主藏精，主气化，所以肾关的封藏至关重要。肾封藏什么呢？封藏的是肾精，就是精微物质。肾所藏的精有两部分，一部分是先天之精，来源于父母；另外一部分是后天之精，是由脾运化精微，源源不断地供济到肾。肾脏主封藏，哪里需要精微物质，就通过肾进行调配，而后布散全身，内而营养脏腑，外而营养皮毛和四肢百骸。肾本实际上包括肾阳和肾阴，当各种原因造成肾本不固，肾阳虚则气化不行；肾阴虚了则阴虚火旺，扰动精关，这些都可以造成肾脏封藏失职，精微外流。

病机方面，主要责之于肺、脾、肾、膀胱。总的来讲有两类，一类是正虚，一类是邪实。正虚方面，主要与太阴脾肺和少阴肾密切相关。邪实方面，主要是风邪、湿热和瘀血。所以我们在治疗时，要紧紧抓住这些方面进行研究。

— 辨证论治 —

蛋白尿是微观的指标，中医传统著作中，没有蛋白尿的说法，我们今天随着诊疗手段的进步，发现了蛋白尿。在现代中医临床的工作当中，我觉得有两件事情值得讨论和商榷。第一是参照西医模式，进行中医的临床路径。中医本身是个体医学，因人、因地、因时制宜，怎么能不分地区，不分男女老少，得了病，都用一个方子，相同剂量呢？这本身就不妥当，不符合中医自身的临床规律。第二是病历书写问题，中医病历都按西医的格式要求书写和记录。甚至要求我们写中医病历时必须有中医诊断。这是极不恰当的！比如肾脏病，患者出现了蛋白尿，而没有水肿、头晕等不舒服的症状，该怎么诊断呢？可以诊断为水肿吗？答案是否定的。再比如高血压，收缩压180~200mmHg，患者既没有头晕，也不腰酸，该怎么诊断呢？糖尿病，血糖高，而不口渴，没有明显饥饿感，也没有消瘦，可以诊断为消渴吗？答案也是否定的。所以，这两种做法很需要广泛讨论和深入研究。

此外，有人认为CT、彩超、X线这些检查手段都是西医的。这种观点是错误的。这些检查手段既不属于西医，也不属于中医，谁都可以使用。随着诊疗手段的不断进步，中医也必须不断进步，蛋白尿就是很好的例子。传统中医没有蛋白尿一说，但若现在病人来看病，检查发现蛋白尿，没有任何症状，治不治呢？答案是必须要治疗。病人来就诊，说"我今天就找你吃中药"，问他怎么了？其回答肾炎，有蛋白尿、血尿，没有任何症状。没有症状我们就不治吗？这是行不通的！所以，对蛋白尿的治疗，张仲景的方法很重要，就是既辨病又辨证。辨证必须是有了症状才能辨。因此，在症状突出时，我们就按照六经辨证的方法来辨治蛋白尿。辨病治疗的问题最后再讨论。

（一）证治分类

（1）邪束太阳，肺气壅塞证。这一类多见于急性肾炎及慢性肾炎复感外寒，感冒的患者。临床上，除了蛋白尿之外，多伴有发热恶寒等表证。一旦外感了以后，会发现蛋白尿加重了，也出现了水肿。我们辨证时可注意以下方面。第一，太阳病的症状，"太阳之为病，脉浮，头项强痛而恶寒"。第二，肺外合皮毛的征象。肺一旦被邪侵了之后，肺不能宣发肃降而出现咳嗽。另外，肺不能通调水道而小便不利，水肿应期而至。所以在治疗上，要疏风散邪，宣通肺气，用越婢加术汤来化裁，予麻黄9g、生石膏20g、炙甘草5g、白术12g、蝉蜕12g、金钱草15g、鱼腥草20g、紫苏叶12g、益母草20g、丹参18g、金银花20g。越婢加术汤是《伤寒论》中非常有效的方子，在治疗水肿方面很重要。另外还有一个方子是麻黄连翘赤小豆汤，对于水肿伴有发热恶寒，可以使用。如果水肿没有伴随明显的发热恶寒等症状，也可以使用。它的指征是什么呢？是太阳的郁闭证无汗。在《金匮要略》当中，张仲景讲到"诸有水者，腰以下肿，当利小便；腰以上肿，当发汗乃愈"。发汗治疗水肿是非常有效的。好多同学跟我在临床门诊，会看到好多水肿比较严重的患者，用了一般利尿的方法，效果不理想，常常加上一些麻黄类宣肺的药物，提壶揭盖。肺一宣发，小便迅速通利了。所以无论是有表证，有明显的发热、恶寒、无汗，还是没有明显的发热恶寒，只要无汗，表气郁闭较严重的，均可以使用。

（2）太阳膀胱湿热证。这一类是湿热结在膀胱，出现小便的病变（小便黄赤、混浊或尿频、尿急、尿痛）、咽喉痛、口干口苦等等。这一类在临床中多见于服用激素过程中出现的问题。有好多患者抵抗力差，被蚊虫叮咬后身上起疙瘩，久久不能消散，而生好多疖疮，这都是湿热结在膀胱的原因。为什么这样说呢？一般提到外合皮毛时，我们教材常说肺外合皮毛，实际上，除了肺之外，还有膀胱。《黄帝内经》讲："三焦膀胱者，腠理毫毛其应。"2000年，我第一次参加全国统编教材《伤寒论》的编写，担任编委，在广州开会时，主编熊曼琪老师知道我能写，便把整个太阳病篇发给我负责。我们都知道在《伤寒论》中，太阳病篇占据了整个教材的一半，很难编写，除了表证之外，还有好些变证。谈到三焦膀胱外合皮毛的问题，《伤寒论》中说"淋家，不可发汗，发汗必便血"。实际上，我写了太阳病不仅有表证，也有里证，不仅有外感，也有杂病。这是为什么呢？淋家相当于现在我们所知的泌尿系感染。泌尿系感染从中医角度来讲，相当于湿热之邪结在了膀胱，出现两个方面的反应：一是膀胱本身气化出现了问题，可见尿频、尿急、尿痛；第二，膀胱外应皮毛，所以外面也出现了问题。我们接诊急性肾盂肾炎，急性尿路感染患者时，除了见到局部的尿频、尿急、尿痛还有表现于外的发热、恶寒、头痛等太阳病表现。这是湿热结在了膀胱。该治疗不能选择发汗，这种太阳病就是湿热结在膀胱，发汗完会出现便血，仲景言之有理。我们要注意，太阳膀胱有湿热时，一方面会出现尿频、尿急、尿痛；另一方面，在外面也会表现出发热、恶寒，同时蛋白尿会加重。治疗上，用八正散合四苓汤化裁，予瞿麦12g、通草6g、车前子12g、萹蓄15g、茯苓15g、猪苓15g、白术9g、泽泻9g、益母草20g，效果较好。一方面清热、利湿，另一方面通利小便。这种慢性泌尿系感染临床最为常见，中医把它称为"劳淋"，因劳累或感冒而加重，这种要扶助正气，我经常用黄芪和二至丸加减。

（3）太阴气虚，收涩无权证。这种证型，主要是出现蛋白尿的同时出现了太阴脾肺的病变。《伤寒论》第396条说："大病瘥后，喜唾，久不了了，胸上有寒，当以丸药温之，宜理中丸。"这里讲到的"胸上有寒"，有好多人把"胸上"理解为"胸中"，这是不正确的。因为理中者理中焦，本病在下焦，"胸上有寒"当指肺。肺为水之上源，肺为华盖，具有宣发肃降、通调水道的作用，肺一旦有寒，同样可以引起水肿。因此，这里的太阴，主要讲的是脾与肺，治疗上用参苓白术散加减，予党参12g、黄芪30g、白术9g、茯苓15g、山药12g、芡实12g、柴胡9g、扁豆15g、薏苡仁18g、陈皮9g、金樱子12g、丹参18g、益母草20g。

（4）少阴肾阳不足，膀胱失约证。该证型除了蛋白尿的表现外，突出的表现是肾的不足，腰膝酸软、四肢不温等。腰为肾之府，肾实质的病变，常常会造成气化不利，造成精微外泄。所以治疗上我们一般用金匮肾气丸化裁，予熟地黄10g、山茱萸9g、山药12g、茯苓12g、泽泻9g、牡丹皮6g、桂枝6g、附子6g、菟丝子12g、益智仁12g、五味子9g、芡实12g、益母草20g。金匮肾气丸是一个阴中求阳最典型的方剂。如果临床上水肿比较严重，可以用真武汤，真武汤的疗效也很显著。这种蛋白尿，临床上如果水肿不严重，一般可以用阴中求阳的方法；如果水肿严重，必须温阳利水。

（5）少阴肾阴不足，虚火扰动证。该证除了蛋白尿之外，还常常表现出一派肾阴不足、阴虚火旺的证候，如腰膝酸软、口干、手足心热等。治疗一般用六味地黄丸化裁，予生地黄15g、山药12g、茯苓10g、山茱萸9g、泽泻10g、牡丹皮10g、牡蛎20g（先煎）、益母草20g、川芎9g、桑寄生15g。实践证明，六味地黄丸的效果很好。有很多西医，不了解中医的辨证。病人前来就诊，问病人什么原因就诊，病人说是肾脏病，他们认为肾脏病当补肾，补肾用六味地黄丸。六味地黄丸对于肾阴不足的蛋白尿，效果极佳。有部分患者正好是阴虚火旺证，吃完有效。而如果是肾阳虚的患者，则会越吃越严重。在临床上，有些病人来找我看病，自述吃了好几年的药，中药吃了几百副，病还未见好。我告诉他们："中药有几千种，方剂有一万多首，你吃什么药呢？"如果吃药不对症，那病更重了。看病要找好大夫，水平低的大夫，只会越治越严重，让病情更麻烦。

（二）兼夹证

兼夹证最为常见的是气阴两虚证。很多患者就诊时没有症状，不腰酸、也不累，仅有蛋白尿、血尿。此时，一般按照气阴两虚来治疗，六味地黄丸合四君子汤化裁，辨病论治。

（三）辨治要点

（1）肾元亏虚，调补阴阳。肾主藏精，是阴阳之本，所以一旦疾病累及肾，要注意阴阳的调整。

（2）截流止涩，固涩精微。选加金樱子、芡实、五味子之类。这实际上是借鉴了遗精、滑精的治疗。蛋白尿也属于中医精微物质的范畴，其发病机理和遗精、滑精相似，所以我们要注意使用收涩之品。

（3）土封肾藏，补肾强关。"土封肾藏"讲到了脾肾同调的问题，我们可用一些加强补肾、益气、健脾的药物。

（4）逐湿热瘀血，祛邪安正。从大量的研究发现，肾脏病蛋白尿，一般多与湿热、瘀血有关系，所以在临床治疗时，常常加上一些清热利湿、活血化瘀的药物，如益母草。从大量使用益母草的实践中发现，益母草治疗蛋白尿的效果非常好，既能活血，又能利水。挟瘀血者，酌加丹参、牡丹皮等。挟湿热者，酌加金钱草、石韦、土茯苓等。

（四）辨病论治

有很多蛋白尿的病人没有症状，该怎么办呢？其实有许多验方可以使用，如用蜈蚣一条，研成粉，放入一个鸡蛋里面，烧熟了吃。还可以使用雷公藤，以前治疗蛋白尿在辨证的基础上加上雷公藤，效果极佳。现在医患关系较紧张，雷公藤有毒，万一100个人中，你治好了99个，有1个中毒，就有理说不清了，所以我现在很少使用。还有固肾方，予蝉蜕9～15g、益母草30g、小蓟30g、制首乌（或黄精）15g、杜仲15g、覆盆子30g，用于水肿不明显，仅有蛋白尿，或伴有肾功能损害者。我们还要注意肾风的问题，实际上很多肾脏病，无论是蛋白尿还是血尿，都与肾脏受风有很大关系，所以在临床上祛风的药物疗效也是稳固的。

最后再介绍一些医家治疗蛋白尿的经验用药，张镜人用冬虫夏草加乌梅炭；夏翔用黄芪、白术，黄芪量要大；日本研究者提出用肉桂、牡丹皮；等等。这些可供我们参考。

今天就讲到这里，谢谢大家！

第三节

┣ 水肿的中医辨治 ┫

今天要和大家讨论交流的内容是水肿的中医辨治。

— 概念定义 —

什么是水肿呢？就是指体内水液留滞，然后外溢肌肤的状况。水肿多见于头面、眼睑、下肢以及后背；再严重的话，会出现全身性水肿；最厉害的时候多伴有胸水、腹水。比如肾病综合征，严重的时候，不仅会有全身浮肿、疼痛的症状，而且会出现胸水、腹水的情况。

今天讲的中医水肿，实际上是以肾脏疾病为主因的。有些水肿，属于功能性水肿，西医查不出原因。除了肾脏病所致水肿之外，心源性水肿也很多见。还有营养不良性水肿，比如一段时间内只吃肯德基，或长期单纯吃素都会导致水肿。我坚决反对大家突然改变饮食习惯，开始吃素。和尚道士从小就吃素，代谢很低，而你可能大半辈子都吃荤的，主要摄入的是动物蛋白，突然吃素了，植物蛋白代替不了动物蛋白，一切问题都出来了，容易"吃出一身病"，患者很可能会出现营养不良性水肿。再有免疫性水肿，多见于有甲状腺问题的。还有一些水肿，我们把它称为功能性水肿，身体无其他器质性病变，仅表现为水肿，女性比较多见。

水肿在临床上主要表现为眼皮肿、头肿、脚肿、肚子肿、全身肿等，症状比较明显，容易被人发现，所以历代的著作当中都有关于水肿的记载。《黄帝内经》就讲到，水肿的发生与肺脾肾三脏密切相关，后世又出现了好多讨论水肿的医学文献，比如《金匮要略》有水气病专篇，《伤寒论》大家学过了，里面好多治水气的方子，这些方子后世医家多有运用，并沿用至今。《金匮要略》把水气病分成五水（风水、皮水、正水、石水、黄汗），后世则把它划分为两大类：阴水和阳水。

至今，水肿仍是一个较为棘手的课题，与其相关的疾病较多，特别是肾脏病多见。我在读研究生的时候，做的课题就是关于肾脏病的。我现在每天在门诊，会见到好多肾脏病的患者。我写过一本书叫《肾脏病六经辨治》，就是讨论这个肾脏病。我在中国中药出版社出了三本书，今年通通都要再版，合同去年就签了。一本是我和我老师写的《陈亦人医案医话》，已经再版了；另外两本，一本是《肾脏病六经辨治》，还有一本是《张喜奎伤寒临证九论》，很快就要出版了。

— 病因病机 —

关于水肿的病因，第一是外感。外感之后，常常造成肺脾肾三脏功能失常。为什么水肿病与肺脾肾关系比较密切呢？肺是水之上源，脾运化水液，肾本身是水脏。《黄帝内经》里面讲"饮入于胃，游溢精气，上输于脾，脾气散精，上归于肺，通调水道，下输膀胱，水精四布，五精并行"。讲到我们喝水，喝到胃里，首先游溢精气，通过脾的转输，脾散精上归于肺，肺通调水道下输膀胱；"水精四布"，说的是肾主水，蒸腾气化；"五精并行"，意思是好用的东西布散周身，没用的东西被水排出来。

那么水肿是哪里出了问题呢？其实最主要的各个环节都可能造成水肿。一是水津不布了，聚而成水；二是废水排不出去了。第一个病因就是外邪，感受外邪之后，首先侵犯的是肺。肺合皮毛，肺一旦有问题，就造成了风水。而许多慢性肾炎患者，早期阶段出现皮肤的疮疖、湿疹，久久不愈，而后内传脏腑，形成我们今天讲的出现肾炎了。这就是第二个病因疮毒内犯。

第三个病因是外感水湿，实际生活中比较少见。久居湿地是外感水湿的重要影响因素。比如说福州，我刚来的时候不适应，环境潮湿得不得了，衣服里面都是湿的，总感觉衣服没干。现在时间长了，会习惯一些，但到了夏天，还是不行。那个水泥地，把腿都"烧"坏了，上面有热气蒸腾气化，云里雾里的，走一会儿自己都晕倒了。

实际上还有一个病因，我在《肾脏病六经辨治》里专门写到"固邪"，固邪内伏。同样是感冒，你感冒好了没事了。另外一个人感冒，外邪入里了。同样是长疮疖，一个治好，另外一个外边好了却传里了，为什么？实际上跟固邪内伏有很大关系。这一类病证，最终会造成肺失宣发，脾失转输，肾失气化。其表现外溢在肌肤，实际上水气泛溢的地方比较多，只是泛溢在肌肤的水肿容易看到，泛溢在内脏不易看到。《金匮要略》讲"水走肠间，沥沥有声，谓之痰饮"，痰饮证，水走在肠间了，肚子响，就是泛溢内脏的表现。

水肿的病理机制，除了刚才讲到的肺、脾、肾三脏功能失调，另外还与三焦水道密切相关。《金匮要略》把水肿分成五类。我们今天常用的，实际上把它划分为两类，就是阴水和阳水。我们要注意水肿病，它的转归主要有三种。第一种，治疗了之后好了，这个没什么说的。第二种，治疗后仍难以痊愈，一定要记住，水肿很难治。患者来找我，我告诉他："你这个病，吃一年两年的药能治好已经很不错了，不要乱跑了，再跑也没用！东跑西跑，找这个找那个，我说你不是考验医生啊，正是考验你自己！今天这个医生这样治，明天那个医生那样治，治来治去，本来不复杂的病，就变得更复杂了。"但是我们一定要明确，这种水肿的病变，尤其是慢性水肿和慢性肾炎，是比较麻烦的，治疗过程中会出现种种的危象。最后一种转归是关格、癃闭，这是最可怕的。所谓"关格癃闭"实际上就相当于我们今天讲的肾衰竭了。我在我的微信公众号"喜奎国医学堂"里发了好几个肾衰竭的案例，每天都有好多这样的患者来找我，患者治疗一段时间后，我便告诉他需要终身服药。

—诊断与鉴别诊断—

一般来讲，水肿我们分为心水、肾水两类。鉴别诊断包括水肿与鼓胀、饮证相鉴别。鼓胀多为肝硬化腹水证候。饮证是因为其他一些原因，实际上多是由于一些流动的局部水液停留，与水肿有很大的不同。

— 辨证论治 —

辨证论治水肿，分为阳水证和阴水证。阳水以实为主，阴水以虚为主。

（一）阳水
1.风水相搏证
阳水最常见的证候是风水相搏。属于实证，肿势比较明显，时间相对来说比较短暂，发病比较快，且多兼有恶寒、发热等。这是"风水"，多见于急性肾炎。"风水"并不可怕，很好治，一般来说治疗后很快就好了，这是第一种情况。第二种情况见于慢性肾炎的急性发作，最突出的特征就是：肿势比较明显，没有虚象，多伴见有以肺气郁闭为突出特征的恶寒、发热、咳嗽、咽喉肿痛等表证。所以在治疗上有两种方式。第一，越婢加术汤，这是《金匮要略》中的方子，很好用，既可以开宣肺气，清泄里热，又能够分消。实际上这个方子是以越婢汤外散为主，只加了一个白术，转运脾气，以消除废水的滋生之地。如果这个患者伴有小便不利的，可以加上一些利尿的药物，如茯苓、泽泻、车前子等。如果风热偏盛了，可以加连翘、板蓝根之类的。第二，麻黄连轺赤小豆汤，能外宣、中转、清热。这个连轺本来是治黄疸的，我一个师兄，在某医院的高干病房工作，他研究生毕业论文研究的就是麻黄连轺赤小豆汤，想看一看连轺是什么东西？结果发现连轺确确实实是连翘的根，它既能清又能利，效果很好。现在我们医院药房里没有这个药，我一般用桑白皮和连翘放在一起来代替它。

2.湿毒浸淫证

这个证型最主要的是除了有蛋白尿、血尿，水肿已经开始出现了，外边皮肤还有疮疖，甚至有好些患者皮肤溃烂，一直流水，久久不能收口，湿疹比较严重，关节瘙痒，这一类证型是由于湿毒造成的。治疗方用麻黄连轺赤小豆汤合五味消毒饮。这个方存在一个问题——全是攻邪的药物，在治疗的过程中一定要注意。有的水肿患者治疗起来比较麻烦，所以，保胃气、扶正气，这是肯定要做的。患者来找我看病，我不管他是什么病，常常加入谷芽、麦芽、鸡内金等保护胃气。除非他的病全实不虚，且这个人很壮实，那就算了。谷芽、麦芽行胃气，化痰湿，也能够间接疏肝气，并且能防止诸药伤及胃气。所以我们开方子也要注意这个问题，不能一味地只管攻邪，不管正气的强弱，这很重要。有一位在省妇联工作的患者，劳累以后出现尿频、尿急、尿痛，眼皮肿、腰酸，找我开药，我都开比较保险安全的方子。有一次我外出开会，这个患者发病了，尿急、尿频、尿痛，眼皮肿，脚也肿胀，找我们另外一个老师就诊，那个老师一看尿频、尿急、尿痛，开了八正散。从辨证角度看，尿频、尿急、尿痛是结在下焦，用八正散是没错的。但是，我回来，患者跟我说用药后呕吐不止，胃痛得厉害。该患者年龄较大，平素劳累，时间长了正气不足。尿急、尿频、尿痛，还有胃痛，这就麻烦了，怎么治呢？患者来找我，说："我现在不行了，在西医院住院，住了这么长时间还是不行。"他的这种"劳淋",细菌都是耐药的,一般的抗生素无效,但又必须要联合使用几种抗生素才可能有效,但是现在胃痛,再使用抗生素更不可行。我看了之后说:"前面中医开的中药方子没错,这个方子开得很好,关键的问题在于你是不是有胃病?"这个患者原来有胃病,正好和淋证走到一块儿,那怎么给他开药呢?用半夏泻心汤。半夏泻心汤本用于治疗痞证,但要注意,里边黄连、黄芩的清热解毒作用非常强烈。该方表面看是治中焦的,实际上因中焦连及下焦是一样的道理,也可治疗下焦。所以运用这类的方子,治疗水肿病时一定要注意,不能单独只看邪侵,中医是以人为本的。

3.水湿浸渍证

这一种证型是发生在前中期,风水期,早期多是急性肾炎,治完出门诊就好了。如果是慢性肾炎急性发作,治完之后一定要注意,需继续给他治疗,外面风邪一过立即取转,接着要治里证。水湿浸渍证是属于实证没有表证,突出表现是水肿明显,并且正气也不足,治疗应当用五皮饮合胃苓汤,以通利为主。很多患者的临床表现为皮肤光亮,《黄帝内经》上讲"开鬼门,洁净府""去宛陈莝",《金匮要略》中说"诸有水者,腰以下肿,当利小便;腰以上肿,当发汗乃愈"。所以要用发汗、利小便的治法。但今天很多人不重视它,实际上该方效果很好。

4.湿热壅盛证

这种证型多见于年轻的肾病综合征患者。这种水肿表现为热邪内壅,口干口苦,小便短赤,大便干结,以一派实象为主,多见于体质比较壮实的年轻人。治疗这个病证相当麻烦,用疏凿饮子,方中泻下的药物是比较猛的,且用了商陆。商陆这个药是有毒的,我现在基本上不用毒性强的药物。为什么呢?因为现在医患关系比较紧张,用有毒的药比较麻烦。另外,很多有毒的药,临床上没有,药房不进这类药,就怕临床用药出问题。商陆泻下逐水,二便同开,吃完之后拉肚子,小便同排。方子里还用了泽泻、木通、椒目。然而好多药房里没有椒目。椒目是什么?花椒的壳,化痰浊、利水气很有效,我以前经常用。现在很多医院都没有这个药,他们不知道怎么进货。这是很奇怪的现象,有很多药,像天竺黄是竹子的分泌液,产地在南方。我老家在河南,那边的竹子细细的不产天竺黄,但是,在我老家有天竺黄这味中药,这边却没有。还有山茱萸、龙眼肉也一样。福建是龙眼的产地,龙眼晒干了,里面的肉就是龙眼肉,但这里的药房却没有龙眼肉,反倒是河南的药房有。泽泻、木通、椒目、赤小豆、茯苓皮,统统都是以利为主的药物。

这类药物使用时间长了以后，要防止伤阴，很容易伤及真阴，伤阴耗气，这是要注意的。

（二）阴水

前面的阳水证是以实为主的，下面讲的阴水证，是以虚为主的。

1.脾阳虚衰证

这个证型主要是腰以下水肿为主。要注意脾阳虚跟肾阳虚不同的地方。脾阳虚，惧冷的表现比较少见，会出现乏力，腹胀，神疲，四肢倦怠等征象。脾阳是中阳，脾是主四肢的，所以用实脾饮，用了干姜、附子、草果之类的药物温脾阳。

2.肾阳虚衰证

肾阳虚衰跟脾阳虚，最大的不同是：肾阳是一身真阳之根本，肾阳一衰，阳虚生寒，有寒象，这是它最突出的特点。所以要记住，看病要迅速抓到重点。肾阳虚和脾阳虚差不多，最重要的是，一旦出现畏寒怕冷，四肢逆冷这种表现，就已经到了肾，而不是脾了。脾阳是局部的，中焦阳虚，以内寒为主。肾阳是一身阳气的根本，肾阳虚是全身阳虚，四肢逆冷，全身怕冷，这是最突出的表现。当然了，肾阳虚之后，第一，火不腐谷，会出现下利清谷；第二，不能蒸腾气化，除了水肿之外，常常造成水气凌心，这类患者气短的比较明显。肾阳虚衰证最常用的方子是真武汤，它的用药是非常精细的。用附子来固肾、温阳，使水有所化。用白术健脾，脾能制水，使脾有所制。用生姜宣肺，使水有所散。所以真武汤中附子、白术、生姜实际上是肾脾肺三脏同调的。又使用了茯苓利尿，使水有所去，通利膀胱。真武汤在治水方面，第一，充分照顾到了水邪外出的各个环节，同时又凸显出给邪以出路的治疗思路，我刚才讲的附子温肾化水，白术健脾制水，生姜宣肺散水就是这种方法的具体体现；第二，生姜在外面开肌肤，使在表皮的水从皮肤而出，茯苓通利膀胱，使在内的积水通过膀胱外排。所以一个真武汤，你把它搞清楚了，治疗这种阴水证，思路就更清晰了。至于芍药，本身是滋阴的，又能够利水。同时，芍药能防止这些药物过用之后伤阴之弊。我刚才讲到此病证久病之后，治疗时间长，必须在治标上要行方治源，面面俱到。

3.瘀水互结证

这一类证型都是到了疾病后期，出现肾功能不全，寒热虚实错杂的证候。久病入血，出现皮肤瘀斑，舌质紫黯。瘀斑是水停日久，造成瘀血内阻，病程到晚期了。治疗上用桃红四物汤合五苓散。一方面桃红四物汤活血化瘀，另一方面五苓散通阳化气利水。

（三）临床其他常见证候

下面我们来讨论几个水肿相关证候问题，这些证候本科教材没有顾及，但临床上是很常见的。

1.阴虚水停证

阴虚水停证的形成，主要原因有二：第一就是刚才说的与素体有关系；第二个最大的原因，就是这些肾脏病患者来找我们中医的时候，不是第一次就诊，而是经过西医治疗了，西医大多给他用激素。这些患者用完激素后并没有痊愈，而且激素相当于中医的温阳药，吃完了之后造成真阴亏虚，水气内停，所以阴虚水停证还是比较多见的。要注意这个阴虚是真阴，水停是邪水，是两回事。阴虚水停证的代表方是猪苓汤。我一个在内蒙古的师姐很厉害，她研究生毕业做的课题就是阴虚水停证，运用的方子猪苓汤。当时毕业答辩邀请的专家是湖北的洪子云、李培生等，都是响当当的中医顶尖人物。李培生就是我们《伤寒论》第五版教材的主编。要注意，阴虚水停证在治疗上需滋阴不碍水，利水不伤阴。阴是真阴，滋补了真阴之后，正气就恢复了。这跟机关一样，需要油润滑，没有油了，功能再也发挥不出去了。所以滋阴的目的，是使整个机体的功能得以发挥，才能气化。利水，这种水，是废水、邪水，它们内阻之后，阻遏正气，影响阴阳气血的化生。时间长了之后，患者可能出现贫血、气虚、阳虚等。猪苓汤治疗阴虚水停证是非常有效的。猪苓汤中的阿胶我经常没用，有两个原因：第一，太贵，这种病不是吃一剂两剂就能好的，长时间吃，普通老百姓吃不起；第二，假的多，阿胶是用驴皮熬制而成的，药物资源有限，但我们看到满大街的药房里阿胶都塞得满满的，显然假货比较多。怎么办？我用生地黄代替，生地黄便宜，又能养血、养阴，还能清热，是蛮好的。这是比较需要注意的第一个问题。

2.气阴两虚水停证

这个证型在临床上非常多见，我开得最多的方子就是治疗这个证型。临床上这种病人很多，除了阳虚，还有好多气虚，最常见的是气阴两虚证。我把它换成太阴少阴同病，太阴气虚与少阴阴精不足兼有水停。正虚是脾气虚与肾阴虚，兼有水饮内停。用什么方法呢？黄芪二至丸。这是我最常用的方子，一天能开出好多。用黄芪补脾益气，二至丸旱莲草、女贞子滋阴而不助水，再加上一些利尿的药物。这个证候在临床上很多，我们看到的腰酸、身困、气短、口干、口苦等症状，属于气阴两虚的证型，以这个方为主进行处理，需要气阴双补，扶正达邪，久服无弊，效果是非常好的。

3.三焦水道郁滞证

这个证型也很多见。刚才讲了，除了肺脾肾之外，三焦是阴阳水火的通道。邪气尤其是水邪，阻遏在三焦，常常导致水道不通，水液泛溢肌肤，发为水肿。这种证候除了肾脏病多见外，还有一种我刚才已经给大家讲到了，就是功能性水肿，女性多见，男的少。有好多水肿患者是需要住院的，各个方面检查都找不到原因，西医也没有特别好的办法，一般给予利尿，尿一通，肿就消下来了，但过两天又开始，反反复复，其中有好多腿肿、脚肿。这实际上就是三焦水道郁滞，三焦手少阳三焦。用什么方呢？最常用的是柴苓汤，其为小柴胡汤合五苓散。对于通利三焦、通达膀胱的效果非常好，我经常用到。有好多水肿，西医没办法给它们命名，我们暂且称其为功能性水肿。

4.毒瘀蕴热证

还有一个毒瘀蕴热证，也是非常多见。我的学生这几年做的课题基本都是用这个证相关的方子。它属于慢性肾衰竭，临床上非常多见。今天上午我在门诊，刚好来一个33岁的女性肾衰竭患者。这个肾脏病，年龄大了反倒一般进展比较慢，能维持一段时间。为什么年龄越小预后越差呢？三岁两岁的小孩正在长身体，肾脏出问题了，很容易肾衰竭。肾衰竭的患者，多是终末期。西医讲的是终末期，中医讲也是终末期，它到达厥阴了。到达厥阴就形成了一个虚实寒热错杂的证候，既有实热又有虚热，既有寒又有热。总而言之，是正气亏虚，邪毒内积。肾脏是排毒的，一旦病程发展至肾衰竭，各种毒素就排不出去了，全部积在那里，西医到最后所运用的手法，一是透析，二是换肾，在过程中它是没有任何药物可以治疗的。对于这个证候，我也是用固定方大黄附子汤，大黄、附子、黄芪，在临床上适当加减，效果非常好。我的国家自然科学基金科研课题，研究的就是这个方子。这个方实际上是一个益气、温阳、泻毒、化瘀的方子。大黄本身既能够泻毒，又能够化瘀。我刚才提到，遇到这种病人，我直接对病人讲，你这个病跟高血压、糖尿病一样需要终身服药，这不是开玩笑，西医治疗也是需要终身服药。终身服药有几个好处，第一是稳定，稳定完了之后和正常人没什么区别，生活不受影响，这是最重要的。第二是肾功能问题。有些西医认为："只要发生了肾衰竭，肾功能只能恶化。"这是错误的观点。我治了好多患者，肾功能一直都正常，但是这种病人需要终身服药。肾衰竭的患者很容易复发，一旦复发，情况就很糟糕。患者天天吃中药，吃的时间长了，不会感觉苦了。这种需要终身服药的情况，开药要圆滑，排毒不能伤阳，温阳不能过热，还要配合益气、通利等治法。今天上午来了一个肾衰竭患者，他以前在本地某家医院治疗，后来转到其他医院，治了好多年，肾功能未恢复正常。后来，他在我这儿治疗了一段时间，肾功能恢复了，至今大概已经五六年了。这期间他的肾功能一直是正常的，天天不停吃中药，我每次给他开两周的药，两周后再来复诊。吃完后，肾功能都是正常的，没什么问题。其实也有一些患者肾功能没能恢复到正常，但是稳定在某一个较低的阶段，这也没什么问题。只要患者本身没有什么不舒服，不影响生活质量，不影响寿命，就没太大问题。这一点一定要注意。

临床上有好多寒热虚实夹杂在一块儿的病证，我们在治疗的时候，一定要格外小心。我刚才讲了，考虑需要终身服药的患者，每一个用药都要行方致远，不能偏颇。一旦偏颇，日久就会损伤正气，从而可能导致整个治疗走向失败。所以我们无论是看什么样的病，无论是内科、外科、妇科还是儿科，作为中医来讲，不要分开，分科了就不是好中医了。中医诊治特点不一样，必须是通科。这个就要求我们，学习要认认真真，多思多想，多向老师请教，争取每一个人都能成为中医大家，给中医的事业注入新的活力，我们每一个人都要为中医的发展尽一些绵薄之力。今天就讲到这里，请大家批评指正，谢谢！